中国壮医药文库

"十四五"时期国家民文出版项目库项目

民族文字出版专项资金资助项目

CANGYOZYOZ GIHCUJ

壮药学基础

（CEK GWNZ）

（上）

Vwnh Haijcwngz　Veiz Veih　Cawjbien

温海成　韦　威　主编

Veiz Cauh　Hoiz

韦　超　译

U0215741

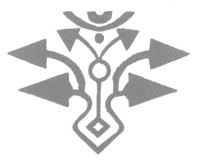

Gvangjsih Gohyoz Gisuz Cuzbanjse

广西科学技术出版社

Nanzningz

·南宁·

图书在版编目（CIP）数据

壮药学基础：壮文 / 温海成，韦威主编；韦超译 . ——
南宁：广西科学技术出版社，2023.12
ISBN 978-7-5551-2063-6

Ⅰ . ①壮… Ⅱ . ①温… ②韦… ③韦… Ⅲ . ①壮医－
中药学－壮语 Ⅳ . ①R281.9

中国国家版本馆 CIP 数据核字（2023）第 245636 号

ZHUANGYAOXUE JICHU
壮药学基础
温海成 韦 威 主编
韦 超 译

责任编辑：黎志海 张 珂 　　　　壮文审读：韦运益
责任校对：方振发 　　　　　　　　壮文编辑：陆奕晓
封面设计：韦娇林 　　　　　　　　壮文校对：韦愿娜
责任印制：韦文印

出 版 人：梁 志
出版发行：广西科学技术出版社 　　　　　社　　　址：广西南宁市东葛路 66 号
网　　址：http://www.gxkjs.com 　　　　邮政编码：530023

经　　销：全国各地新华书店
印　　刷：广西广大印务有限责任公司

开　　本：787 mm×1092 mm 1/16
字　　数：813 千字 　　　　　　　　印　　张：40.75
版　　次：2023 年 12 月第 1 版 　　　　印　　次：2023 年 12 月第 1 次印刷
书　　号：ISBN 978-7-5551-2063-6
定　　价：180.00 元

《Cangyozyoz　Gihcuj》

Benhveijvei

Cawjbien： Vwnh Haijcwngz　Veiz Veih

Fucujbenh： Loz Cez　Vangz Yiboz　Yiz Yen

Benhveij： (Ciuq cihsingq Sawgun bitveh lainoix baiz gonqlaeng)

Yiz Yen　Vangz Yiboz　Veiz Veih　Vuz Ging'yauz

Linz Caijyez　Loz Cez　Dangz Swjvei　Liengz Swjningz

Vwnh Haijcwngz　Se Siengzgvanh

Bouxingjdoz： Veiz Sunghgih

MOEGLOEG

Daih 2 Cieng　Yw Gejdoeg

Daih 3 Cieng　Yw Bouj Haw

Daih 4 Cieng　Yw Ywcaep

Daih 5 Cieng　Yw Diuzheiq

Daih 6 Cieng　Yw Doeng Lohhaeux

Daih 7 Cieng　Yw Doeng Lohheiq

Daih 10 Cieng　Yw Doeng Lohhuj

Daih 11 Cieng　Gij Yw Yw Gyaujuh

Daih 12 Cieng　Yw Sanqnit

Daih 13 Cieng　Yw Cijlwed

Daih 14 Cieng　Yw Sousaep

Daih 1 Cieng
Gyonj Daeuj Lwnh Ywcuengh

Cangyihyoz dwg Bouxcuengh vwnzva aen gapbaenz bouhfaenh youqgaenj ndeu, vih Bouxcuengh lwgminz majsanj miz baujcang youqgaenj. Ywcuengh dwg gij ceiq ndei ndaw cangyihyoz cungj ndeu, dwg youq cangyozyoz lijlun caeuq ginghyen cijdauj baihlaj, yungh daeuj guh gij doxgaiq caeuq liuyw yungh youq veiswngh baujgen caeuq fuengz bingh yw bingh fuengmienh, miz gij minzcuzsing conzdungjsing, difanghsing daegdiemj. Daengz seizneix, Ywcuengh vanzlij vih haujlai Bouxcuengh yinzminz ndangcangq bauj roenloh, hix aenvih de mizyauq ywbingh, fuengz bingh cozyung yied daeuj yied ndaejdaengz vunzlai haengjgyaez caeuq nyinhdoengz.

Bouxcuengh dwg aen minzcuz yinzgouj ceiq lai ndaw saujsu minzcuz daih gyadingz, cungjyinzgouj dabdaengz 1800 lai fanh. Gaujgujyoz, minzcuzyoz, vunzloihyoz yenzgiu biujmingz, Bouxcuengh dwg aen minzcuz bonjdieg ndaw Lingjnanz, dwg boux lwglan daihlaeng ciuhgeq Sih'ouh, Lozyez. Bouxcuengh cujyau faenbouh youq Gvangjsih, Yinznanz、Gvangjdungh、Huznanz、Gveicouh daengj swngj hix miz faenbouh. Gvangjsih dwg giz dieg cujyau comzyouq Bouxcuengh, dieg neix dwg yayezdai, veijdu daemq, yaek ok haij, dienheiq raeuj, fwn lai, doenghgo doenghduz fatmaj hoengh, vih Ywcuengh laizloh daezhwnj swhyenz gig lai.

Ywcuengh buenxriengz swnghcanj、swnghhoz lwgminz Bouxcuengh aeu yungh cix wng seizseiq okyienh, dwg Bouxcuengh lwgminz youq ciengzgeiz caeuq binghraq guh buekdaeuq sizcen ndawde cwkrom roengzdaeuj haujlai gingniemh caeuq cihsiz, miz lizsij gyaeraez.

Gaengawq Sangh Couh seizgeiz bonj saw《Yizcouh Suh·Vangz Vei Gaij》 geiqloeg: "Cingq baihnamz Ouh Dwng、Gveigoz、Sunjswj、Canjlij、Bwzbuz、Giujgin daengj dieg, cingj minghlingh yungh cawnaed、daimau、heujduzciengh、gaeusihniuz、bwn roeggungjcoz、raet roegbeghag daengj daeuj soengq hawj cauzdingz". Gizneix dwen daengz "Ouh"couh dwg Ouhloz; sojgangj"Gveigoz", couh dwg Gvangjsih dangdieg minzcuz. Seizneix gaenq miz ciuhgeq Bouxcuengh gunghawj gij yw dijbauj dieg Bouxcuengh hawj Sangh Vuengzciuz.

《Sanhhaijgingh》youq Cunhciuh Cangoz seizgeiz sij haenx hix geiqloeg le gij laizloh haujlai yw daj dieg Bouxcuengh daeuj.

Ndaw《Houhansuh•Maj Yenz Con》 miz gij geiqloeg gvendaengz dieg Bouxcuengh canj haeuxlidlu, naeuz: "Bae Gyauhcij hoenxciengq, namh caepndat heiqcieng lai.""Majyenz youq Gyauhcij, gwn haujlai haeuxlidlu, naeuz ndaej siu heiqcaep ndangmbaeu, miz leih sanqbae caepndat."

Ndaw《Sinznungz Bwnjcaujgingh》Dunghhan seizgeiz, dangguh gij saw cunghyozyoz ceiq caeux guek raeuz seizneix riuzcienz roengzdaeuj haenx, gij yw souhaeuj geiqloeg haenx miz 365 yiengh, faen baenz gwnz、cungqgyang、laj sam yiengh binjcungj, ndaw saw geiqloeg "cawjcieng ywbingh aeu gaengawq dangdieg, doeg lai, mbouj ndaej gwn nanz", miz "cawz nit ndat heiqdoeg、buq bingh cwkrom"daengj doengh gij yw neix 125 cungj, ndawde dingzlai youq giz dieg Bouxcuengh cungj miz okcanj. Gij raet go'gveiq、maujgvei、haeuxrou、danhsah、rincunghyuj daengj dieg Bouxcuengh canj hoengh neix hix miz souhaeuj.

Cindai Gizhanz soj sij bonj saw《Nanzfangh Caujmuzcang》neix, dwg guek raeuz bonj doenghgoyoz conhcu ceiq caeux haenx, ndawde geiq miz: "Nywjgitleih, gij ganj de lumj diuzcag aencamgim, yiengh lumj gosizhuz, rag lumj gocozyoz, Gyauhcij Lingjnanz miz haujlai duz non haih ngwz doeg, cij miz gij nywj neix ndaej gej doeg, gig lingzniemh. Vuzgoz Vangzvuj seizgeiz, Gyanghya Lij Hij aenvih miz coih deng gyangqcik bae Hozbuj, ngamq haeuj dieg Hozbuj, bungzdeng doeg, boux hoiq de dingjlingz ndaej go nywj neix, dawzdaeuj hawj Lij Hij gwn, couh ndaej gej doeg lo." Cinghdai Se Benhgunh youq bonj saw《Gvangjsih Dunghci》sij haenx, lij miz gij geiqloeg naeuz nywjgitleih sengmaj youq Sanglinz Yen giz dieg Bouxcuengh comzyouq haenx.

Dangzcauz Yenjging Ngeihnienz (657 nienz), bonjsaw《Sinhsiuh Bwnjcauj》youz Suh Ging daengj 22 boux vunz biensij haenx, itgungh soucomz le 850 cungj yw, hix sou ndaej gij yw mbiengj Lingjnanz digih. Lumjbaenz gij naengra go'epcueng: "Go'epcueng, maj youq ndaw lueg Liujcouh······ 8 nyied、9 nyied gipaeu naengrag, datndit ngoenz ndeu ndaej hawq". Liujcouh dwg dieg Bouxcuengh, dangseiz vunz gaenq rox gij yw neix ndaej dingz lwed, yw baksieng. "Fuzlingz······ seizneix maj youq Yizcouh, seizhaenx gij vunz dangdieg couh rox yungh go yw haenx. "Gangjmingz ciuhgeq Bouxcuengh senqcaeux couh rox ndaem gofuzlingz. "Goraetgveiq, feih manh, raeuj, mboujmiz doeg. Ndaej yw ndei gak cungj bingh, hawj vunz miz cingsaenz, ndaej ciengxndang, dwg cungj yw doeng gingmeg ceiq ndei······Maj youq ndaw gehrin bangxdat caeuq ndaw lueg Gyauhcij、Gveilinz······ Laebcou cij bae gipaeu. " "Mauxgveiq······aen mingz ndeu heuhguh nohgveiq, aen mingz ndeu heuhguh ganjgveiq, aen mingz ndeu heuhguh simgveiq, maj youq Yungzcouh、Liujcouh、Gyauhcouh ceiq ndei. "Daj《Sanhhaijgingh》hainduj, gak aen seizdaih gij sawcaujbwnj cungj daengh miz go'gveiq, cungj naeuz youq Lingjnanz digih dieg Gvangjsih maj gij go'gveiq haenx ceiq ndei.

《Sinhsiuh Bwnjcauj》gaisau ciuhgeq Bouxcuengh yinzminz soucomz、 gyagoeng、sawjyungh gij ginghyen dijbauj go'gveiq. Linghvaih, lij soucomz haujlai gij yw daj baihnamz gak dieg gag hwnq haenx, lumjbaenz vangzginz、 go'gvahluzmuz、rinheu、rinhoengz、rinhenj、rinhau、gohwzsizcij、gogaeucup、 gobwzvahdwngz、gosizvangz、goyizginh、golanzsiz、gobwzsiz、gociengqgiz、 ragnyaheumouh、gosoqmoeg、makbinhlangz、gobwzduhoz、gokduzcihniuz、 dinmanaez daengj.

Dangzciuz seizdai Cinz Canggi soj sij bonj saw《Diembouj Bwnjcauj》sij miz haujlai yw maj youq dieg Bouxcuengh, lumjbaenz yw Cinzgyah bwzyoz caeuq Ganhgyah bwzyoz: "Cinzgyah bwzyoz, feih hamz, nit, mbouj miz doeg, cawj gej gak cungj yw doeg, muz baenz mba cienq raemx gwn, haeuj dungx caeuq gij doeg doxgung itdingh rueg, ngeiz miz doeg mbouj dingz, caiq gwn, hix ndaej siubae gij simnyap dungx ndat. Ok Canghvuz, Cinzgyah yungh gij yw neix gej doeg, ndigah couh miz aen hauh Cinzgyah lo. Ganj nem rag, caemh lumj gvedoj, gij aen iq gaenj de haemq ndei. ""Ganhgyah bwzyoz, feih haemz, daihnit, siuj miz doeg, cawj gej gij yw doeg de, caeuq Cinzgyah bwzyoz goengnaengz doxlumj. Vunz rueg gij doxgaiq mizdoeg, ngeiz mbouj onj, cienq raemx gwn, sikhaek rueg, rueg mbouj caenh youq caiq gwn. Song cungj yw neix singqcingz nit, caeuq binghhholon oksiq doxfanj. "

《Diembouj Bwnjcauj》lij soudaengh le haujlai yw dieg Lingjnanz. Lumjbaenz byaekhouzgaeq、gaeuhamzraemx、duzdoqfwedhoengz、duzdoqgadog、nondenjgoj、makcengx、rumvaizbiz、goyijcij、gocinzswhgiz、ragcaujcihgwnh、maknganx、gaeufanh'it、goboujndoksoiq (hingbwn)、godalog、gaeuniuzlingjdwngz、ywdaeuh、vagimngaenz daengj.

Cek saw《Haijyoz Bwnjcauj》Dangzdai Lij Sinz sij de hix souloeg le gij yw giz dieg Bouxcuengh ciengzseiz yungh haenx, lumjbaenz laehcei、golingzlingzyangh、gocahswjguj、goginhcenhswj、aekex、gaeudaepvunz、ragcungcongh、mbawgo'em doengh gij neix. Ndawde daegbied gangj daengz aekex cungj yw Bouxcuengh caencingq youq Gvangjsih seizneix miz haenx: "Aekex, vunzlai gaeb de ma, gaj dai le aeu faexcuk cengqhai, dak ndit, dawz bae haw gai. Rieng de ceiq rengz, mbouj miz rieng ne couh mbouj miz yungh lo, vunz aeu de daeuj yw sieng. Mboengq neix baihsae hix miz. Yiengh de iqet, mbouj rengz geijlai, mbouj miz doeg. Cawj yw bwt nyoj hwnj heiq、aelwed、baenzae, caiqlij hab youq ywyienz ywsanq ndawde sawjyungh. Fanzdwg yaek yungh daeuj guh yw ae, aeu feiz bingj henj cug le, dubsoiq, aeu di ndeu hamz youq ndaw bak, doxbuet, hawj vunz mbouj ae'ngaeb ne, couh dwg yw caen."

Youq song Cin seizgeiz caeuq Suizcauz Dangzcauz seizgeiz gak cungj saw ndawde, hix souhaeuj le it bouhfaenh Lingjnanz digih gij ywfueng gej doeg, yw heiqcieng, ndawde baudaengz ywfueng Ywcuengh. Lumjbaenz ndaw bonj saw 《Ywfueng Yawhbwh Wngqgaep Gencueg Gvaqlaeng》Goz Hungz soj sij haenx, lwnhgangj gij naqdoeg seiz naeuz: "Fanz dwg naqdoeg miz sam cungj, gyauhgvangq ranghdieg neix aeu doengz guh baenz danq……ngam deng sieng naeng couh hoengz foeg naeuh cix daivunz……Ndawde danghnaeuz miz yw habngamq, couh suenq aeu haeux soengq gwn, roxnaeuz geuj aeu raemx gwn, caemhcaiq aeu ywraemx cat baez, sikhaek couh andingh. "Caemhcaiq ceijok, Gvangjsih swngcanj gij lamzo、ngaeux、raggogad、hinghawq、yungzvangz、nyabaehgeuj daengj cungj ndaej gej naqdoeg. Gij govaetcim、golomj、hinghawq、rumhaeu daengj canj youq Gvangjsih neix, gwn roxnaeuz baihrog baeng, ndaej yw ngwzdoeg haeb sieng.

Dangzdai《Duzgingh Bwnjcauj》ndawde geiqloeg gij yw gag canj youq giz

dieg Bouxcuengh yaek miz bak cungj. Linghvaih, Sungdai 《Lingjvai Lawh Dap》
《Gveihaij Yizhwngzci》 daengj gaisau gij saw Gvangjsih fungcingz hix geiqloeg le
haujlai yw doenghgo, lumjbaenz go yw cinghhauh、gobinhlangz、gyanghvangz daengj
ndaej yw gij heiqcieng yak, gij rag duhbya、rag gooij、gogyamq、gohingbya ndaej gej
doeg daengj, lij geiq miz gij yw gvangq mbouj miz mingz、mbayienz、dujliuzvangz、
danhsah daengj caeuq duznag、ngwzdapdan、ngwzgapndoengz daengj lai cungj
ywdoenghduz. Mingzcauz Lij Sizcinh youq ndaw bonj saw 《Bwnjcauj Ganghmuz》
ndawde ciengzsaeq geiq naeuz godienzcaet: "Maj youq Gvangjsih Nanzdanh gak
aen couh ndaw ndoeng ndaw bya""cungj yw neix ceiqgaenh ngamq miz, bingdoih
baihnamz yungh de yw sieng, caen miz saedyauq geizheih". Youh naeuz: "Fanzdwg
laemxhoemj moeb sieng, naeng dek oklwed, sikhaek nyaij goyw yungz bae, baeng
youq giz sieng couh ndei, gwnz ndang foeg naeuh hix siubae. Danghnaeuz deng
faex moeb seiz, sien gwn it ngeih cienz, couh lwed mbouj cunghwnj ndawsim,
deng faex moeb gvaq le engqgya hab gwn de. Seng lwg gvaqlaeng gwn hix ndei.
Daihgaiq aenvih gij yw neix, dienheiq raeuj, feihdauh loq haemz, dwg gij yw faen
yiengzmingz、lwedyaem, ndigah gij bingh gvendaengz lwed cungj ndaej yw."
Gangjmingz yungh dienzcaet ndaej yw ndaw rog deng sieng、lwed cwk daengj bingh.

Mingzdai Linz Fusiuh、Vangz Coj biensij 《Gvangjsih Dunghci》, geiq gij yw
miz bak lai cungj Gvangjsih canj hoengh haenx, lumjbaenz gij yw yanghfu、cwzlanz、
makgak、hinglaux、ginghndoengz、manndoi、mbaw go'ngaih rangrwt raeujsanq haenx,
lumj gij gobwzgiz、vujbeiswj、vuhmeiz、fuzbwnzswj、lwgvengj daengj gij yw sou
liemx gujsaep haenx, lumj baenz gogitgwngq、goginghgai、cijdouxbox、goyanghyuz、
caizhuz、banya daengj gij yw haidoeng heiq bwt, gyaep sanq biujyak haenx, gij yw
vazsiz、gomoedoeng、gaeubijgej、gonyadaezmax、gogizmwz daengj gij yw haidoeng
lohraemx, yinx yak ok rog haenx, gij yw gujsinh、makcaujhoengz、vagimngaenz、
vangzginz、vangzboz、faenzgaehhenj daengj gij yw cing huj gej doeg haenx, lij miz
gij yw Rogyungh lwgbaegbya、doengzheu、vanzvah、luzganhsiz daengj.

Bonjsaw doengz seizgeiz 《Linzgvei Yenci》 geiq miz: "Lozhangoj, hung lumj
makndae, yiengh luenzraez, ndaw gyoeng feih van, liengz, yw lauzbingh". 《Cin'anh
Fujci》 raiz miz: "Lwgfiengz, aen mingz ndeu heuhguh sanhlenzswj, aen mingz

ndeu heuhguh vujlenzswj······feih diemz soemj, ndaw de miz ceh iq, ndaej gaij gij doeg doenghduz, miz vunz gwn nohmou conghhoz foeg, bingh yaek dai, bouxhoiq gwn dangnoh caemh ityiengh, vunz heuh aeu lwgfiengz daeuj gwn, yaep ndeu couh hwnjdaeuj, youh ndaej gej guj doeg cieng doeg, vunzdoj dawzdaeuj cimq gyu gwn. "

《Bwzliuz Yenci》geiq miz: "Sae'gva······feihdauh loq damh, cij hozhawq siu hwngq foeg, yw conghhoz in baez foeg in, gej laeuj doeg". 《Cin'benh Yenci》geiq naeuz: "Sanhcaz······guh gau ndaej siu cwk". 《Yilinz Couhci》geiqloeg haeuxcidndaem: "Yungh daeuj cimq laeuj, bouj lwed". 《Yungzyen Ci》geiqsij gonimhenj"naeng ndaej haeuj yw", makgyamj "ndaej gej bya doeg". 《Sinhningz Yenci》geiq miz byaekbau"gwn de ndaej siu ndat", "byaekmyiek, led le ndaej siubae gij non doeg baez nyan" "lwgmanh daiq manh, feihdauh manh, yw raemxheiq, gej cieng doeg""gvehaemz, feih haemz, singqheiq nit, gej raemxcieng doeg".

Minzgoz seizgeiz bien baenz Gvangjsih deihfuengci caeuq mizgven vwnzyen, caengz soucomz le haujlai yw Gvanghsij daegcanj, lai canj gaxgonq caengz guh gvaq geiqloeg roxnaeuz haemq noix geiqloeg de. Lumjbaenz sanghbiuhsiuh、ndokguk、banhmauz、rwzguk、golwedraenmbin、makgak、cazromboh、meizcaekgaen、gaeusoengnyinz、dujyinzsinh、sauxloed、dujbwzsuz、dujvangzlenz、luzsonj、hingsei、gogaeudan、gyaugveiq、godiulanz、gofangzlengj; nyagumhvaj、gofunghlwed、ragyangzgwnh、nywjcaxmid、nyabetgvaq、gohinglamz、nyarinlamzcauj、gobenzhwnjsang、godiepdeihliengz、faexrieng'vaiz、uhlenzmeiz、golungzsamnyauj daengj.

Cunghvaz Yinzminz Gunghozgoz laebbaenz gvaqlaeng 20 sigij 50~60 nienzdaih, Gvangjsih Bouxcuengh Swcigih couh guh le ywdoj (hamz gij yw minzcuz) swhyenz diucaz, Gvangjsih veiswngh siujcuj doenggvaq diucaz cingjleix, bien le 《Gvangjsih Ndawbiengz Ciengzyungh Cunghcaujyoz Soujcwz》(cek daih'it) (baihndaw swhliu), sou daengz ndawbiengz ciengzseiz yungh ywdoj caeuq yw minzcuz 200 cungj; 1970 nienz, Gvangjsih Veiswngh Gvanjlijgiz Fuzvucan cujciz biensij okbanj le bonj saw 《Gvangjsih Cunghcaujyoz》(cek daihngeih) soucomz miz gij yw minzcuz 200 cungj; 1974 nienz, Gvangjsih Bouxcuengh Swcigih Veiswnghgiz cujciz biensij okbanj bonj saw 《Gvangjsih Bwnjcauj Genjbien》 (cek gwnz cek laj), sou daengz Gvangjsih ciengzyungh ywdoj、yw minzcuz 1000 cungj caeuq gij ywfueng ginggvaq linzcangz niemhcingq yaugoj haemq ndei de 544 souj; 1985 nienz, Fanghdingj、Loz Ginhyi daengj biensij okbanj le 《Bouxcuengh Ndawbiengz Yunghyw Senjbien》 cek gwnz; 1994 nienz, Cinz Siuyangh daengj okbanj 《Gvangjsih Ywcuengh Swhyenz Moq》; 2001 nienz, bonj saw 《Cunghgoz Cangyihyoz》 Vangz Hanyuz cujbenh neix soucomz le Ywcuengh 285 cungj, niemhfueng 1500 souj; 2003 nienz, Cuhvaz、Cai Yi biensij okbanj le 《Cunghgoz Ywcuengh Yienzsaek Dozbuj》 souloeg Ywcuengh miz linzcangz saedyungh 200 lai cungj; Cuhvaz、Veiz Sunghgih cawjbien okbanj bonjsaw 《Ciengzyungh Ywcuengh Yw Ndip Caetliengh Biucinj Yenzgiu gyonjcomz le 226 cungj yw caen mizyauq、wngqyungh gvangq haenx; Cuh Vaz lij guhdaeuz okbanj le 《Cunghgoz cang'yozci》 (gienj daih'it); 2005 nienz, Liengz Gijcwngz、Cungh Mingz cawjbien okbanj 《Cunghgoz Cang'yozyoz》 Soucomz 500 cungj Ywcuengh youqgaenj ciengzyungh neix. Gaenh geij bi daeuj, 《Ciengzyungh Ywcuengh Linzcangz Soujcwz》《Ciengzyungh Ywcuengh》《Saedyungh Cang'yihyoz》《Ywcuengh Yozcaizyoz》 daengj cucoz gonqlaeng okbanj.

2008 nienz, Gvangjsih Bouxcuengh Swcigih Sizbinj Yozbinj Gamduk Guenjleix Giz okbanj 《Gvangjsih Bouxcuengh Swcigih Ywcuengh Caetliengh Biucinj Gienj Daih'it》, 2011 nienz okbanj 《Gvangjsih Bouxcuengh Swcigih Ywcuengh Caetliengh Biucinj Gienj Daihngeih Cawqgej》. Itgungh genj sou go yw Ywcuengh 375 cungj, ndawde gij yw doenghgo 338 cungj, yw gvang'vuz 3 cungj, yw doenghduz 24 cungj, daezaeu doxgaiq 6 cungj, gij yw yiengh wnq miz 4 cungj.

《Gvangjsih Bouxcuengh Swcigih Ywcuengh Caetliengh Biucinj》 cingqsik okbanj, dwg gij lohbaiz moq gwnz Ywcuengh fazcanj lizsij, Ywcuengh caetliengh miz le gij fapdingh caetliengh biucinj cingqsik swngjgaep.

Daih 2 Ciet　Gij Anmingz Yenzcwz Caeuq Faenloih Ywcuengh

It　Ywcuengh Anmingz

Ywcuengh anmingz itbuen faenbaenz mingzcingq caeuq mingzwnq song loih.

Mingzcingq youh heuh mingz doeng'yungh, vih daihdingzlai deihfueng riengz aencoh yungh. (Bonj saw neix caijyungh gij mingzcingq Sawcuengh caeuq mingzcingq Sawgun) . Mingzwnq youh heuhguh mingz mbouj doengz、mingz deihfueng、mingz fungsug, neix dwg gij mingzcoh loih Ywcuengh lingh giz deihfueng sawjyungh haenx. Ywcuengh mingzcoh itbuen dwg gaengawq canj dieg、fatmaj vanzging、fatmaj daegdiemj、yungh yw bouhvih、yienghsiengq、yienzsaek、singqheiq、goeng'yauq、sing'yaem、yunghliengh daengj fuengmienh bae anmingz. Lumjbaenz aeu canjdieg bae anmingz miz go faenzsenfa、ginghgvun daengj; aeu fatmaj vanzging bae anmingz miz nyayazgyae、gongumxlienz、gosipraemx daengj; aeu aen daegdiemj fatmaj bae anmingz miz songmienhcim、goujgohlungz daengj; aeu giz yw bouhvih bae anmingz miz mbawlungzli、vagimngaenz、ragduhbyaj、makhaeuq daengj; aeu go yw hingzyiengh bae anmingz miz maengzbaegmbouj、caemnaujgaeb、lienzbatgak daengj; aeu nganxsaek bae anmingz miz gaeulwedgaeq、meizhajsaek、goraghenj、goswjsuh daengj; aeu heiqfeih bae anmingz miz byaekhom、gomaedlaehhaeu、gaeuhaexgaeq、gocaekvaeh daengj; aeu singqheiq bae anmingz miz gocazdaeng、meizsoemj、cazvan daengj; aeu goengnaengz bae anmingz miz lwglazbyaj、gocinzyangh、caekdinbaet、ngaihmwnj、gociepndoklaux daengj; aeu sing'yaem bae anmingz miz gobikbaek、aekex daengj; aeu yunghliengh bae anmingz miz gosamcienzsam、gosamfaensam daengj; aeu geiqniemh gij vunz haidaeuz fatyienh caeuq sawjyungh bae anmingz miz maenzgya、goliuzdiuhcuz daengj; lij miz yungh gij yocangz geizhanh、gyagoeng guh yw fuengsik bae anmingz daengj.

Aenvih lizsij yienzaen, youq Ywcuengh mingzcoh ndawde miz haujlai yienhsiengq "doengz mingz mbouj doengz doxgaiq "caeuq " yiengh doengz mingz mbouj doengz". "Doengz mingz mbouj doengz doxgaiq"lumjbaenz aeu"lwedrae you" aen mingz neix haeuj yw couh miz cib geij cungj yw; " yiengh doengz mingz mbouj doengz"couh dwg cungj Ywcuengh ndeu doengzseiz miz geij aen mingzcoh mbouj doxdoengz, lumjbaenz nyayenzbauj, youh heuhguh nywjdoiqnyied、mbawsueknye、lienzdoiqmbaw、lienzdoiqmbaw mbaw hung、nywjconsim、nywjdoiqging、nywjfanruz daengj. Cungj mingzcoh Ywcuengh neix luenh lai, cauhbaenz le Ywcuengh binjcungj hoenjluenh, yingjyangj le Ywcuengh sawjyungh caeuq doigvangq. Danhseih, gak cungj Ywcuengh cungj miz itdingh laizloh caeuq eiqngeih, daj mbouj doengz fuengmienh bae miuzveh le Ywcuengh hingzyiengh, yienzsaek, singqheiq, canjdieg caeuq goengnaengz daengj, lumjbaenz go lienzbetgak, meizhajsaek, caekvaeh, dienzcaet, cimzciengaen, dezdajvangz daengj. Coengz diemj neix daeuj yawj, Ywcuengh aen mingzcoh lailai neix youh dwg cungj yizcanj dijbauj ndeu, doenggvaq doiq gyoengqde guh yenzgiu caeuq cingjleix, ndaej bangcoh raeuz engq ndei bae guh Ywcuengh bingzdingh caeuq yinhyungh, neix doiq gyadaih Ywcuengh sawjyungh fanveiz, raaeu caeuq fatyienh gij laizyienz Ywcuengh moq, fungfouq minzcuz yihyoz baujgu, hwnghoengh guekcoj yihyozyoz, cungj miz yiyi cibfaen youqgaenj.

Ngeih   Ywcuengh Faenloih

1. Ciuq laizyienz faenloih

Ndaej faen baenz yw doenghgo、yw doenghduz、yw gvang'vuz sam daih loih. Yw bouj haw lai dwg gij yw doenghduz、yw diuzheiq、gej doeg、yw ciengx saenz dingzlai dwg gij yw doenghgo, baihrog yungh yw lai dwg gij yw gvang'vuz.

(1) Yw doenghgo: Gij Ywcuengh doenghgo faenbied dwg daj gij rag gak cungj doenghgo (lumjbaenz dienzcaet、oenceu)、ganj (lumj gaeulwedgaeq、byaeknok)、 mbaw (lumjbaenz mbawngaenqvadoj、mbaw go'ngaih)、va (lumj va'nyaujyiuh、 vamandozloz)、naeng (lumjbaenz naenggveiq、maexcungdwnh)、nga (nyacoengzgang、 nya'ndokmaxhau)、mak (maklozhangoj、makhaeuq)、ceh (lumj cehmoegbiet、 cehyiengzmbeq、cehgodaengloengz)、daengx go (lumj nyadaezmax、haekmaegcauj) caeuq doxgaiq fwnhmiz (lumj gohomninzcaem) daengj. Lij miz bouhfaenh yw doenghgo ginggvaq genjdanh gyagoeng lienh baenz, lumjbaenz goromj、 faexlwedlungz daengj. Yw doenghgo daihdingzlai dwg gij doenghgo ndaw ndoeng gag hwnj. Riengz Ywcuengh aeuyungh soqliengh ngoenz beij ngoenz gyalai, haujlai go yw doenghgo ciengzyungh de gaenq cugbouh daj gij doenghgo ndaw ndoeng bienqbaenz doenghgo vunzgoeng dajndaem, lumjbaenz dienzcaet、gorengzmox、 gaeulwedgaeq daengj. Gij yw doenghgo dwg gij bouhfaenh binjcungj ceiq lai ndaw Ywcuengh, youq sawjyungh haemq bujben 1000 lai cungj Ywcuengh ndawde, go yw doenghgo ciemq 85% doxhwnj. Ndawde gij doenghgo neix daih'iek ciemq 80%,

ndigah daj ciuhgeq doxdaeuj sibgvenq dawz Ywcuengh heuhguh ywdoj. Aenvih Ywcuengh yw bingh yungh yw lai dwg seizlawz gipaeu seizde yinhyungh, yungh yw ndip haemq lai, vihneix go yw doenghgo Ywcuengh hix heuhguh yw ndip.

(2) Yw doenghduz: Ywcuengh loih doenghduz daj gwnzndang gak cungj doenghduz daeuj daezaeu (lumjbaenz gaeqndokndaem, aekex), gi'gvanh (lumjbaenz mbeingwz, daepyiengz), gij doxgaiq oklaeng swnghlij (lumj seyangh) caeuq gij doxgaiq oklaeng binghleix (lumj niuzvangz, vangzyangz daengj). Hix miz mbangj di yw dwg ginggvaq genjdanh gyagoeng cauhguh cix baenz (lumjbaenz gij ywyienz vuhgihbwzfungvanz, gij ywyienz gozgaidingconjvanz daengj). Riengz minzcuz yihyoz saehnieb fazcanj, mbouj noix gij laizloh yw doenghduz hix cugbouh daj doenghduz ndaw ndoeng bienqbaenz doenghduz vunzgoeng guengciengx, lumjbaenz aekex, duzfw, duzlogvameiz daengj. Gij Ywcuengh ciengzyungh de daihgaiq miz 300 cungj.

(3) Yw gvang'vuz: Gij gvang'vuz loih Ywcuengh baugvat gij gvang'vuz dienyienz ndaej guh ywyungh haenx (lumjbaenz vadsig, ringau daengj), gij doxgaiq gyagoeng gvangq'vuz ndaej daeuj haenx (lumjbaenz liuzvangz, bwzfanz daengj), nem gij rinvaq caeuq ndok doenghduz (lumjbaenz ndoklungz, byuk maeg'yiz daengj). Seizneix gaenq rox gij gvang'vuz loih Ywcuengh binjcungj daihgaiq miz 50 cungj.

2. Ciuq singqheiq bae faenloih

Faen miz yw nit, yw bingz, yw ndat.

3. Ciuq linzcangz sawjyungh faenloih

Faen baenz neigoh yungh yw, vaigoh yungh yw, fucanjgoh yungh yw, bizfuhgoh yungh yw, wzgoh yungh yw daengj.

4. Ciuq goengyungh faenloih

Faenbaenz yw gej doeg, yw bouj haw, yw diuz heiq, yw doeng lohraemx, yw doeng lohheiq, yw doeng lohhaeux, yw doeng lohlungz, yw doeng lohhuj, yw uk, yw sanq nit, yw dingz lwed, yw cawz caep, yw cawz non, yw sou caep, yw diuz heiq, yw rogyungh daengj.

5. Ciuq binghcingz bae faenloih

Faenbaenz gij yw deng dub sieng in、yw vuengzbiu、yw deng ngwzdoeg haebsieng、yw baezding daengj.

6. Ciuq go yw yienzsaek faenloih

Faen baenz yw hoengz、yw ndaem、yw hau、yw henj.

Daih 3 Ciet　Baenzlawz Faenbied Ywcuengh

Ywcuengh ciengzyunghfaenbied fuengfap miz goekgyaeuj laizloh bingzdingh、singqheiq hingzyiengh bingzdingh、yenjveiz bingzdingh、lijva bingzdingh daengj.

It　Goekgyaeuj Laizloh Bingzdingh

Goekgyaeuj laizloh bingzdingh dwg bingzdingh go yw ndawde aen fuengfap ceiq gvangqlangh ndeu. Gij fuengfap de couh dwg gij mizgven cihsiz yinhyungh doenghgo fwnhleiyoz、doenghduz fwnhleiyoz caeuq gvang'vuz fwnhleiyoz, doiq Ywcuengh yienz doenghgo、yienz doenghduz caeuq gvang'vuz guh bingzdingh, doekdingh gij faenloih caeuq yozmingz de, baujcwng linzcangz yungh yw binjcungj cinjdeng mbouj loek. Cujyau doenggvaq canjdieg diucaz、gipaeu byauhbwnj caeuq haeddoiq mizgven vwnzyen swhliu caeuq byauhbwnj daengj guh bingzdingh.

Ngeih　Singqheiq Hingzyiengh Bingzdingh

Singqheiq hingzyiengh bingzdingh youh heuhguh conzdungj gingniemh bingzdingh, dwg bingzdingh gak cungj Ywcuengh banhfap ndawde cungj ndeu. Cungj fuengfap neix genjdanh yungzheih guh, de dwg gaengawq go yw singqheiq daegdiemj, aeu it yawj、ngeih mo、sam nyouq、seiq cimz、haj raemx sawq、roek feiz coemh daengj cungj conzdungj fuengfap neix bae guh bingzdingh.

It yawj dwg yungh lwgda cazyawj go yw baenzlawz yiengh、hung iq、co saeq、mbang na、ding oen、riz rag、bwnnyungz daengj. Miz mbangj aeu yawj go yw gatmienh, aeu fwngz eujraek gij rag、ganj、nge、naeng go yw baenzdiuz de, miz mbangj yawj miz mbouj miz faenj mbin ok bae、miz sing yiengj、gij singqcaet gatmienh de dwg bingzbwd、baenz naed roxnaeuz dwg miz cenhveiz, miz di yawj miz mbouj miz gausei、deng eujraek cingzdoh baenzlawz yiengh, roxnaeuz aeu cax vang cab go yw baenz mienh gatbingz bae, cazyawj gyaengh naeng caeuq gyaengh faex gij beijlaeh、yienzsaek、gij baizlied hingzyiengh sienqsied、miz mbouj miz diemjyouz faenbouh daengj.

Ngeih mo dwg aeu fwngz mo go yw.

Sam nyouq dwg doenggvaq ndaeng nyouq yawj go yw miz mbouj miz gij heiq daegbied. Danghnaeuz bungzdaengz gij go yw miz heiq damh, roxnaeuz ce seizgan nanz lai, heiq sanqdeuz, mbouj yungzheih nyouq daengz, ndaej aeu raemxndat cimq yaep ndeu, roxnaeuz dubsoiq le caiq nyouq.

Seiq cimz dwg cimz gij feihdauh go yw daeuj faenbied.

Haj raemx sawq dwg dawz mbangj di yw cuengq roengz ndaw raemx bae cimq, cazyawj de dwg mbouj dwg yienh'ok daegbied bienqvaq.

Roek feiz coemh dwg dawz mbangj di yw aeu feiz coemh roxnaeuz ring, cazyawj de dwg mbouj dwg miz gij yienhsiengq daegbied.

Sam Yenjveiz Bingzdingh

Yenjveiz bingzdingh dwg aeu yenjveizging daeuj cazyawj gij daegdiemj go yw cujciz gezgou、sibauh hingzyiengh caeuq gij daegcwng baihndaw hamz miz doxgaiq haenx. Doengzseiz, lij ndaej yungh yenjveiz vayoz cungj fuengfap neix, doekdingh moux cungj binjcungj mizyauq cingzfaenh youq go yw haenx ndawde faenbouh cingzgvang. Yenjveiz bingzdingh ciengz boiqhab singqcaet hingzyiengh、goekgyaeuj laizloh、lijva bingzdingh daengj banhfap bae guh, yungh bae bingzdingh gij go yw daegdiemj baihrog mbouj mingzyienj roxnaeuz baihrog doxlumj cix cujciz goucau mbouj doengz haenx、gij yw buqsoiq、mbouj yungzheih nyinhdingh haenx, caeuq lumjbaenz ywgau、ywdan、ywyienz、ywsanq daengj Ywcuengh, aeu daeuj bingzdingh gij caen gyaj、cinghdoh caeuq gij binjciz go yw.

Seiq Lijva Bingzdingh

Ciengzyungh lijva bingzdingh banhfap miz vayoz dinghsingq faensik fuengfap、vayoz dinghliengh faensik fuengfap、vuzlij ciengzsoq caekdingh fuengfap、yingzgvangh faensik fuengfap、veizlieng swnghvaz fuengfap、baenzcaengz faensik

13

fuengfap、beij gij nganxsaek fuengfap、beij gij dohrongh fuengfap、hamz raemx caekdingh fuengfap、hamz hoi caekdingh fuengfap、veihfazyouz hamzliengh caekdingh fuengfap、gij doxgaiq iemqok hamzliengh caekdingh fuengfap daengj, yungh daeuj bingzdingh go yw ndawde hamz moux cungj vayoz cingzfaenh singqcaet、cinghdoh caeuq go yw caen gyaj daengj.

Daih 4 Ciet Gipaeu Ywcuengh

Gipaeu loih doenghgo Ywcuengh, caeuq Ywcuengh haifat nem leihyungh miz maedcaed gvanhaeh. Ywcuengh ndawndoeng swhyenz gig lai, hoeng Ywcuengh fatmaj caeuq faenbouh souhdaengz swyenz diuzgen hanhhaed, lumjbaenz youq diegdeih hanhhaed caeuq namh、gihou、suijvwnz diuzgen mbouj doengz, cungj ndaej yingjyangj go yw caetliengh. Gipaeu Ywcuengh, miz itdingh seizhanh, daezgonq roxnaeuz gvaqseiz gipaeu, cungj yingjyangj daengz Ywcuengh caetliengh caeuq goengnaengz.

Gipaeu gij doenghgo Ywcuengh, miz seizgan daegdingh de, caeux lai go yw caengz baenz, daiq laeng gij singqheiq go yw gaenq naetnaiq, caiqlij naeuh dem, yungh mbouj ndaej. Itbuen dwg genj aeu aen "seizhoengh" gij rag、ganj、mbaw、va、 mak mbouj doengz bouhfaenh de, couh dwg mizyauq cingzfaenh hamzliengh ceiq lai de bae gipaeu. Lumjbaenz gij rag caeuq ganj rag Ywcuengh hab youq seizcin roxnaeuz seizcou gipaeu, aenvih seizneix mizyauq cingzfaenh hamzliengh sang、 caetliengh ndei、canjliengh lai; gij loih naeng Ywcuengh hab youq seizcin roxnaeuz seizhah codaeuz gipaeu, aenvih seizneix gij raemxhanh ganjfaex lai, byaknaeng yungzheih bokliz; loih ganj、mbaw Ywcuengh dingzlai youq mwh hai va gipaeu; va loih Ywcuengh aeu youq mwh valup roxnaeuz ngamq langh seiz mbwn'gvengq gipaeu; loih mak Ywcuengh couh youq mwh aen mak yaek baenz de gipaeu; loih naedceh Ywcuengh youq mwh gij ceh cienzbouh sug seiz gipaeu; loih iengfaex Ywcuengh hab youq aen geiqciet hawqsauj gipaeu; loih cienz go Ywcuengh cix lai youq hai va seiz gipaeu.

Canghywcuengh angq yungh yw singjsien, daihdingzlai dwg mbaet daeuj couh yungh. Loih doenghgoYwcuengh dingzlai dwg gag hwnj, gipaeu seiz wnggai daegbied haeujsim dwg aeu baujhoh goekyw, mbouj ndaej lumj baiz raemx hawq dwk bya ciemzaeu rag liux bae. Wngdang ciuq saedsaeh sihgiuz bae gipaeu, aeu go hung ce go iq, louz ceh fatmaj. Ndawbiengz dawz de gaigvaz baenz fwensei: Gomaenz hab seizdoeng, ganjmbaw hab seizhah, va youq hanzloh aeu, mak ngamq baenz couh gip, faenceh geq cij yungh.

Daih 5 Ciet　Gij Singqheiq feihdauh Ywcuengh

　　Ywcuengh singqheiq bauhamz singqheiq caeuq feihdauh, singqheiq dwg ceij go yw cozyung youq ndang'vunz le fanjyingj ok gij singqcaet mbouj doengz de. Ywcuengh singqheiq faenbaenz nit、ndat、raeuj、liengz、bingz 5 cungj. Gij yw nit liengz yungh bae yw bingh ndat, lumj gocinghniuzdanj、gohaizcauj、goloedcaemj ndaej yungh bae gej doeg ndat; gij yw raeujndat couh yungh bae yw bingh nit, lumjbaenz naenggveiq、goginghgai、goswjsuh lai yungh bae gej gij nit doeg; gij yw bingz youq song yiengh ndawde, nit ndat mbouj mingzyienj, lumjbaenz gocaenghnaengh、dujsahcinh. Gij feihdauh go yw dwg ceij doenggvaq bouxvunz cigsoh cimz okdaeuj, roxnaeuz gaengawq linzcangz gingniemh doi okdaeuj. Gij feihdauh go yw miz soemj、van、haemz、manh、ndaengq、maz、cit、saep 8 cungj. Moix yiengh yw feihdauh cungj miz gij singqheiq caeuq feihdauh de, danhseih youh mbouj dwg gagdog, gij singqheiq doxdoengz、feihdauh go yw mbouj doengz, goengnaengz hix mbouj doengz, feihdauh doxdoengz、singqheiq mbouj doengz goengyungh hix mbouj ityiengh.

　　Canghyw Bouxcuengh dawz Ywcuengh bien baenz fwensei, gvangqlangh riuzcienz: Soemj cawj maenh saep ndaej souliemx, saep cing cij hanh maenh saejlaux; feih van bouj heiq youh diuz nyieg, gej doeg caeuq yw ndaej iet bi. Haemz ndaej cawz caep nit cing huj, maenh cing huj doeg baiz haex nanz; manh hengz heiq lwed maenh gej biuj, sanq cwk siu fung youh sanq nit. Ndaengq ndaej unq geng sanq baeznou, oksiq cawz rwix doeng lohhaeux; maz maenh cij in siu baenznong, ndaej yw ngwz sieng caeuq byaiz nanz. Damhcit cawj caep doeng lohraemx, an saenz byoengq ndat ndaej cawz fanz; feih saep sou sieng youh cawz non, cij lwed cij in liux siu yiemz.

Daih 6 Ciet　Bauqguh Ywcuengh

Canghyw Bouxcuengh youq ywbingh seiz, itbuen dwg yungh yw yienzliuh lai, yungh go yw ndip lai, danhseih hix miz di yw gyagoeng cauhguh, gemjmbaeu gij doeg fucozyung caeuq demgiengz ywbingh yaugoj, daegbied dwg aeu cawz bae gij yw labcab caeuq gij bouhfaenh mbouj dwg yw de, gij yw gipaeu miz geiqciet iugouz, gij yw miz singqhaenq roxnaeuz doegsingq mbouj ndaej cigciep gwn haenx, gij yw yungzheih bienqcaet de, gij yw miz feih haeu haenq mbouj leih gwn haenx, couh engq hab gyagoeng cauhguh. Ywcuengh gyagoeng cauhguh, dwg youq linzcangz sawjyungh go yw gaxgonq, gaengawq linzcangz、diuzci、boiq yw iugouz, doiq go yw guh gak cungj gisuz cawqleix.

It　Ywcuengh Bauqguh Muzdiz

(1) Doekdaemq roxnaeuz siucawz go yw doegsingq roxnaeuz doegfucozyung, lumjbaenz banya caeuq gofangzlengj ndip yungh yaek coeggik ndaw bak caeuq conghhoz, banya aeu yungh hing daeuj gyagoeng, gofangzlengj aeu caeuq haeuxsan cauj henj.

(2) Demgiengz go yw yaugoj, daezsang linzcangz yw bingh yaugoj, lumjbaenz dangzrwi caeuq maenzbya bauqguh、raemxgyu cimq lwgcid、youzduhdoem ceuj byaekhom、namhsimcauq ceuj bwzsuz、nyukmeg ceuj gosipraemx. Gaijbienq go yw singqheiq goengnaengz, demgiengz ywbingh cozyung, sawj de engqgya habngamj binghcingz aeuyungh, lumjbaenz go hozsoujuh ndip singqheiq saep, ndaej nyinh saej doeng haex, gej baez doeg, gyagoeng gvaq le feihdauh bienq diemz, ndaej siucawz dungxraeng siq cwk cozyung, aeu bae bouj daep mak, ik cing lwed.

(3) Hawj go yw cinghseuq, baujcwng Ywcuengh binjciz caeuq yungh yw soqliengh cinjdeng, lumjbaenz cawzbae gij namhsa labcab caeuq gij bouhfaenh mbouj baenz yw de, baujcwng go yw seuqcingh, yungh yw soqliengh cinjdeng,

fuengbienh gwn yw, lumjbaenz gij rag caeuq ganj go yw doenghgo, wnggai cawzbae gij namhsa labcab daengj.

(4) Gemj haeu、diuz feihdauh, fuengbienh gwn yw, lumj cauj duzndwen、duzbing'vaiz (duzbing)、aeu meiq daeuj gyagoeng byakduzfw、aeu laeuj daeuj gyaux aekex ndaej cawz gij feih haeusing.

Ngeih   Gij Banhfap Gyagoeng Bauqguh

Ywcuengh ciengzyungh yw gyagoeng fuengfap cujyau faen baenz gij banhfap coihceih、raemx gyagoeng、feiz gyagoeng、raemx feiz lienzhab gyagoeng caeuq gizyawz guhfap daengj.

1. Gij banhfap coihceih

Coihceih cujyau doenggvaq cinghseuq cawqleix、dubsoiq、cab baenz gep cawqleix gvaq le, sawj go yw seuqcingh, fuengbienh boiq yw、cienq cawj、gwn yw. Gyagoeng gij yw doihduz, cujyau dwg vihliux gaj gvaqlaeng cwzseuq bwn caeuq gij doxgaiq dungxndaw, ring sauj roxnaeuz dak sauj.

(1) Cinghseuq cawqleix: Yungh deu、genj、viq、raeng、gvet、cat daengj fuengfap, baet dawz gij namhfaenz、labsab caeuq gij bouhfaenh mbouj dwg yw de cawzbae, sawj go yw seuq sangj. Lumjbaenz gocidmou, cehyiengzmbeq aeu yungh aen banhfap raeng, mbaw bizbaz couh aeu cat bwn, ndokmabwngim、suzyi (maenzbya) aeu gvet bwn daengj.

(2) Dubsoiq cawqleix: Yungh dub、nienj、conx、daem daengj fuengfap, sawj yw soiq baenz mba, aeu daeuj guh yw caeuq fuzhab gij yw wnq guhfap iugouz. Lumjbaenz siggau、dienzcaet daengj ciengzseiz aeu dubsoiq le yungh.

(3) Cab baenz gep cawqleix: Yungh cab、dat banhfap, dawz yw cab baenz itdingh gveihgwz, fuengbienh guh gij yw wnq, hix ndei hawj gep yw hawqsauj、yocangz caeuq boiq yw seiz habdangq yungh. Gaengawq go yw singqcaet caeuq yihliuz aeuyungh, cab baenz gep miz gep mbang、ben na、gep sez、baenz sei、baenz ndaek daengj. Lumjbaenz mbaw bizbaz, naeng makgam cab sei.

2. Gij banhfap raemx gyagoeng

Aen banhfap neix cujyau yungh raemx、laeuj、meiq daengj bae cawqleix go yw, sawj go yw seuqcingh, fuengbienh cab baenz gep, roxnaeuz aeu gijneix bae gemjnoix go yw miz doeg caeuq fucozyung. Itbuen baudaengz swiq、biuz、ceh、cimq、 raemxdongj daengj bouhloh.

(1) Swiq: Cawz gij namh caeuq gij labcab go yw bae.

(2) Biuz: Dwk yw roengz ndaw raemxsaw haemq lai bae biuz swiq seuq, gingciengz fandoengh caeuq vuenh raemx, biuz bae gij doeg caeuq feih sing、 ndaengq、manh, roxnaeuz cawzbae gij bouhfaenh mbouj ndaej yungh daeuj guh yw haenx. Biuz raemxyw seizgan gaengawq go yw caetliengh、hung iq bae gietdingh.

(3) Ceh: Dwk go yw roengz ndaw raemxsaw roxnaeuz ndaw raemxndat bae cimq, lumjbaenz ngveihlwgdauz, ngveihmakgingq daengj, ceh raemx le naenj gij naeng rog bae. Miz di yw doenghgo haemq geng, itdingh aeu ceh unq le cij ndaej cab baenz gep.

(4) Cimq: Cimq caeuq ceh ca mbouj lai, hoengq dan dwg sawj yw cugciemh cimqdaeuq sawj go yw bienq unq, fuengbienh cab baenz gep. Hoeng miz di go yw, cimq raemx le yungzheih saetbae yw singq, lumjbaenz go'nyaqyah、ginghgai daengj loih yw neix couh mbouj hab yungh aen fap neix daeuj cawqleix.

(5) Raemx dongj: Guh ywsanq、yw mba seiz gya raemx bae nienj, sawj nienj seiz gij yw mba mbouj mbin sanq, caemhcaiq haemq seuq. Fuengfap dwg dawz gij rin gvangq mbouj yungz youq ndaw raemx roxnaeuz gij yw loih gyapbangx haenx daeuj sien dub soiq, cuengq roengz aen boi gya raemx bae nienjmuz baenz giengh, caiq gya raemx habdangq soqliengh, sawj mbafaenj fouz hwnjdaeuj, raix okdaeuj, gij mba co de baihlaj cungzfuk guh gij hong baihgwnz gangj haenx, cigdaengz cienzbouh nienj mienz, cienzbouh doxgyaeb gij yw mbaraemx, cuengq de caj yw mba caem roengz le, dawz gij yw mba caem roengz de dak hawq, caiq nienj baenz mba gig nuenx.

3. Gij banhfap feiz gyagoeng

Feiz gyagoeng, dwg ceij gij fuengfap yungh feiz gya ndat cawqleix go yw. Ciengz yungh feiz gyagoeng banhfap miz ceuj、gangq、coemh、saz、iengj daengj.

(1) Ceuj: Miz ceuj henj、ceuj remj、ceuj ndaem daengj cingzdoh mbouj doengz.

Aeu feiz iq ceuj daengz Ywcuengh biujmienh loq henj heuhguh ceuj henj; aeu feiz haenq ceuj daengz Ywcuengh biujmienh henj remj roxnaeuz henjgeq, baihndaw yienzsaek gya laeg, caiqlij miz heiq hom ne heuhguh ceuj remj. Aeu feiz haenq ceuj daengz Ywcuengh biujmienh bienq ndaem, bouhfaenh bienq danq, baihndaw bienq henjgeq bae, danhseih vanzlij baujlouz go yw yienzmiz singqheiq heuhguh ceuj danq. Ceuj henj, ceuj ndaem sawj dubsoiq lai yungzheih, lij gejsoeng yw singq, demgiengz yaugoj, lumjbaenz faenjhaeux ceuj gohaizdaej ndaej yw foeg raemx, gyu ceuj gofangzlengj ndaej gyangqdaemq gij doegsingq caeuq fucozyung. Gij fuengfap caeuq rinsa roxnaeuz faenjvadsig, faenjgyapbangx itheij ceuj, sibgvenq heuhguh dangq, ndaej sawj go yw souh ndat yinz, bienq ndaej byot, yungzheih cienq ok mizyauq cingzfaenh roxnaeuz fuengbienh gwn yw, lumjbaenz rinsa ceuj duzlinh、faenjgyapbangx ceuj whgyauh daengj.

(2) Gangq: Dwg aeu go yw caeuq raemx yw bangbouj doxgyaux ceuj, sawj raemx yw cugciemh iemqhaeuj ndaw yw bae. Gij raemx yw bangbouj bingzciengz ndaej yungh haenx miz dangzrwi、laeuj、meiq、raemxhing、raemx gyu daengj. Lumjbaenz dangzrwi gangq vangzgiz、dangzrwi gangq ganhcauj、laeuj gangq conhyungh、meiq gangq mbaw go'ngaih、gyu gangq ducung daengj. Gangq ndaej gaijbienq yw singq, demgiengz yaugoj roxnaeuz gemjnoix doeg fucozyung.

(3) Coemh: Mingz coemh dwg cigsoh dwk yw youq ndaw feiz coemh, roxnaeuz dwg youq ndaw yungzgi naih feiz cawj mbouj goeb fa de gya ndat, sawj gij singqcaet go yw soeng byot, yungzheih dubsoiq, cungfaen fazveih ywbingh yaugoj. Aen banhfap neix cujyau yungh youq gij yw gvang'vuz roxnaeuz gij gyapbangx loih doenghduz, lumjbaenz coemh gyapbangx、coemh siggau daengj. Dwk yw roengz ndaw yungzgi bae goeb maenh cij gya ndat heuhguh fung coemh roxnaeuz goeb coemh, aen fap neix yungh youq gij yw soeng'yungz、yungzheih baenz remj baenz danq de, lumjbaenz coemh danqlwedlw、coemh danqgo'gvang daengj.

(4) Saz: Aeu mba mienhfaenj、mbaw ceijmaez caep daeuj suek yw, dwk haeuj ndaw daeuhfeiz bae gya ndat, roxnaeuz aeu ceijmaez caeuq gep yw gek caengz gya ndat, heuhguh saz. Ndawde aeu mba mienhfaenj suek saz, heuhguh mienh suek saz; aeu mbaw ceijmaez daeuj bausuek, heuhguh ceij suek saz; aeu ceijmaez daeuj faen

caengz gek hai, heuhguh ceij gek saz; cigsoh dwk yw haeuj ndaw daeuhfeiz bae moek, hawj de fatndat hwnj bop, heuhguh cigsoh saz. Lumjbaenz gogad saz le ndaej gejrungq fathanh cozyung, demgiengz cij siq yaugoj.

(5) Iengj: Gij cuengfat dawz yw cuengq gwnz feiz iq gya ndat, sawj gij yw sauj bae heuhguh iengjfap. Lumjbaenz ring iengj duzbuengx、iengj duzsip, iengj gvaq le ndaej gyangqdaemq gij doegsingq caeuq cawz bae haeusing, yungzheih dub soiq.

4. Raemx feiz lienzhab gyagoeng

Bingzciengz miz cawj、naengj、rob、romx raemx daengj.

(1) Cawj: Aeu raemxsaw roxnaeuz raemx yw bangbouj caeuq go yw doengzcaez gya ndat, lumjbaenz begdangz cawj gyaeqgaeq、laeuj cawj vangzginz.

(2) Naengj: Yungh raemx fwi roxnaeuz gek raemx gya ndat. Gij mbouj miz yw bangbouj haenx, heuhguh cing naengj, lumjbaenz gouj naengj gouj dak senhyinzdauz, naengj gvaq le miz gyagiengz bouj nyinh cozyung, yungh bae yw lauzbingh baenzae, rueg lwed daengj; danghnaeuz gya miz yw bangbouj, couh heuhguh doxgyaux naengj, lumjbaenz haeuxcid naengj denhmaz ndaej yw gipsingq sinyenz. Haeuj ndat seizgan, yawj gyagoeng muzdiz bae dingh. Danghnaeuz yaek gaijbienq go yw singqheiq feihdauh, wnggai naengj nanz di roxnaeuz naengj geij baez, lumjbaenz naengj divangz、hozsoujuh; danghnaeuz dwg vihliux yungzheih daksauj roxnaeuz gaj non, bienhleih yocangz, gya ndat naengj daengz fwiheiq dohdaengz couh ndaej dawz okdaeuj dak ndit, lumjbaenz naengj makgingq、nijcinhswj、sanghbiuhsiuh daengj.

(3) Yob: Dwg gij banhfap dwk yw roengz ndaw raemxgoenj bae yob yaep ndeu, sikhaek dawz okdaeuj. Ciengz yungh bae cawqleix gij gyamq rog yw naedceh roxnaeuz cawqleix gij go yw raemx lai baenznoh de, lumjbaenz rob gij makgingq、cehlwgdauz dawz gyamq bok bae, rob byaekbeiz、godiendieng yawhbienh dak sauj yocangz.

(4) Romx raemx: Gij fuengfap dawz yw dwk haeuj ndaw feiz bae coemh hoengz le, gig vaiq dwk roengz ndaw raemxgyoet roxnaeuz ndaw raemxyw bangbouj bae, sawj de byot soeng. Romx raemx le mboujdan yungzheih dubsoiq, gij yw bangbouj vanzlij yungzheih supsou, fazveih yawhdingh ywbingh yaugoj. Lumjbaenz

raemx meiq romx doengzswhyienz、gyap duzfw、govuengzlienz cawj raemx romx luzganhsiz daengj.

5. Gizyawz gyagoeng banhfap

Cawz le gwnzneix seiq loih guhfap caixvaih miz di guhfap daegbied, cungj gyoebgyonj youq loih neix. Ciengzyungh miz guh mwi、oemqfat、fatngaz、muh raemx daengj.

(1) Guh mwi: Gij yw naedceh dokat cawzbae gijyouz roxnaeuz daj go yw faenliz okdaeuj le giet baenz naed iq haenx, heuhguh mba naed, gij fuengfap bauqguh doxwngq de heuhguh guh mwi. Yiengh gonq lumj bahdousangh, yiengh laeng lumj sihgvahsangh.

(2) Oemqfat: Ciuq go yw mbouj doengz aenq beijlaeh boiqhab, cuengq youq itdingh dohraeuj caeuq dohcaep fung ce duenh seizgan he, hawj go yw oemqfat, heuhguh oemqfat. Lumjbaenz sinzgiz、damh douciz.

(3) Fatngaz: Dawz gij faenceh go yw aeu raemx cimq le, baujciz itdingh dohraeuj caeuq dohcaep, sawj de didngaz, heuhguh fatngaz. Lumjbaenz haeuxngaz、 megngaz、duhngaz.

(4) Muh raemx: Dawz go yw nienjmuh aeu raemx daeuj ywbingh gij fuengfap neix, heuhguh muh raemx. Lumjbaenz aeu meiq muh daizdaengdiet yw baeznong、 yw gij binghnaengnoh daengj.

Daih 7 Ciet · Wngqyungh Ywcuengh

Ywcuengh wngqyungh dwg youq Ywcuengh yenzgiu lijlun cijdauj baihlaj bae guh, miz gij minzcuz daegsaek sienmingz de.

It   Ywcuengh Boiq Yw

Ywcuengh boiq yw, gangjgouz genjdanh bienzngeiz mizyauq, yungh yw haemq noix, itbuen mbouj mauhgvaq 10 yiengh yw. Cujfangh faen baenz danfueng caeuq fukfueng, danfueng couh dwg dan cungj yw dog baenz fueng; fukfueng couh dwg song cungj roxnaeuz song cungj yw doxhwnj doxcaez yungh. Ywcuengh fukfueng ciuq aen yenzcwz yw goeng、yw meh、yw cawj、yw bang (yw daiq) daeuj boiq yw. Yw goeng dwg cimdoiq yaemcingq daeuj boiq, fanzdwg gij Ywcuengh miz gij ywyauq ndaej raeujbouj、sawj ndangdaej genqcangq de heuhguh yw goeng. Yw meh dwg cimdoiq yiengz cingq daeuj boiq, dingzlai dwg Ywcuengh loih liengznit, lai miz cing ndat gyangq huj、gyangqdaemq huj doeg goengyauq. Yw cawj hix heuhguh yw daeuz, dwg gij Ywcuengh cimdoiq cujyau binghcwngq roxnaeuz gij yienzaen binghcingz bae laeb haenx. Yw bang dwg gij yw bangbouj bang yw cawj bae yw gij bingh cujyau haenx, roxnaeuz cimdoiq gij bingh giem fat de. Yw bang youh heuhguh "yw yinx", ndaej dazyinx gij yw wnq baedaengz giz bingh, roxnaeuz miz gij cozyung diuzhuz gak cungj yw. Youq mwh gidij sawjyungh, ndaej gaengawq mbouj doengz binghcungj、binghcingz mbouj doengz bae genj, danhseih yw cawj itdingh noix mbouj ndaej, yw cawj hix ndaej doengzseiz dwg yw goeng roxnaeuz yw meh. Yw cawj yunghliengh aeu lai di, gij yw wnq yunghliengh aeu noix di. Caemh cungj yw ndeu youq mbouj doengz bingh ndawde, ndaej dwg yw cawj, hix ndaej dwg yw bang. Yw goeng、yw meh cix doxdoiq dinghmaenh. Boux ndang naiq lai boiq yw doenghduz, lwgnyez baenz bingh lai boiq gij yw gyagoeng haenx daeuj yw bingh. Ciengzyungh gij fuengsik boiq yw de miz lajneix geij cungj.

(1) Cawj goeng bang (cawj meh bang) roxnaeuz cawj bang habyungh, demgiengz yauqlig. Neix dwg gij boiq yw fuengfap doiq moux di bingh haemq naek, yw danfueng mbouj dabdaengz ywbingh yaugoj, roxnaeuz miz song cungj bingh aeu doengzseiz yw de. Youq ndaw danyw cimdoiq bingh daeuz yungh yw cawj caixvaih, boiq it yiengh roxnaeuz geij yiengh yw bang, caeuq yw cawj doxgap fazveih engq daih cozyung.

(2) Cawj bang goeng meh habyungh, gemjmbaeu doegsingq. Cimdoiq bingh genj yungh yw cawj, hoeng aenvih doeg fucozyung fanjying haenq lai, roxnaeuz heiq haenq lai gwn mbouj ndaej, ndaej senjyungh yw bang daeuj gemjmbaeu doegsingq roxnaeuz ndei gwn.

(3) Cawj goeng yinx (cawj meh yinx) roxnaeuz goeng yinx (meh yinx) hab yungh. Ywcuengh yawj naek yw yinx youq danyw ndawde gij cozyung haenx, nyinhnaeuz yw yinx dwg danyw ndawde aen gapbaenz bouhfaenh youqgaenj noix

mbouj ndaej haenx. Aenvih yw yinx geiq miz ywbingh cozyung, youh ndaej bangcoh gij yw wnq fazveih cozyung, roxnaeuz gyagiengz hawj yw vaiqdangq iemqhaeuj baedaengz giz bingh.

Ngeih   Ywcuengh Boiq Yw Aeu Geih Gijmaz

Canghyw Ywcuengh nyinhnaeuz miz mbangj yw doxgap gyangqdaemq goengnaengz, caiqlij saetyauq dem, gaej hawj de doxgap sawjyungh. Boux ndangnyieg aeu geih gij yw fatsanq、oksiq; bouxvunz ndangcangq de siujsim yungh gij yw unqbouj; boux aen dungxmamx hawnyieg, gaej gwn gijgwn nywnx、gyoet、ndip haenx. Boiq yw aeu louzsim"yw fanj"caeuq mizndang geihbak, mwh gwn yw aeu louzsim geihbak、gvanbaz mbouj doengzfuengz.

Cawz le gijneix, miz mbangj yw cijndaej rogyungh, mbouj ndaej gwn, miz di yw mbouj cinj caeuq naengnoh doxbungq daengj. Youq mwh boiq gijgwn, Bouxcuengh ndawbiengz lij miz geih "bungq banj", couh dwg "hab gwn miz doeg", couh dwg naeuz geij cungj doxgaiq mbouj ndaej hab gwn, hab gwn couh baenz doeg, yinxhwnj ndangdaej mbouj ndei, lumjbaenz duhheu mbouj ndaej caeuq nohma doxgyoeb gwn, lwgmaenz simva mbouj ndaej caeuq lwggyoij doengzcaez gwn, nohfw mbouj ndaej caeuq byaekroem guhdoih gwn daengj.

Sam   Ywmizdoeg Caeuq Ywgejdoeg Baenzlawz Yungh

Ywcuengh sawjyungh ywdoeg lizsij gig raez, ak yungh ywdoeg dwg Ywcuengh aen daegdiemj caeuq youhsi ndeu. Ywcuengh gej doeg cujyau ndaej faen baenz lajneix geij cungj.

(1) Gej gwn yw deng doeg: Lumjbaenz gej gaeunguenx deng doeg, yungh rag gohaz dubsoiq gyaux cazyouz guenq gwn; gej gij doeg mandozloz deng doeg lai gwn dangznding, hamz gwn meiqhaeux; gej gofangzlengj deng doeg, ndaej yungh raemxmeiq gya hing cawj, gwn roengzbae roxnaeuz hamz youq ndawbak daengj.

(2) Gej non ngwz doeg: Golienzcaetmbaw、vaedveuq、gofangzlengj、gosuzcuizswj、byaekmyiek、aenmuhrin nienj mba cat giz deng daengj.

(3) Gej gijgwn deng doeg: Makcid、makgyamq、gaeuvangzdwngz、go'ndukma daengj.

(4) Gej laeuj doeg: Oij、lauxbaeghau、bwzdougou daengj.

(5) Gej ginhsuz doeg: Lwed duzbit、ngwzngaenq、lwggyoij diemz daengj.

(6) Gej guj doeg: Nyabaehgeuj、golingzyanghcauj daengj.

(7) Gej sa cieng doeg: Govuengzlienzndoi、lwgrazbya、naeloegnyied、majbinhlangz、cazvahoengz、makbinhlangz、gogaqlaeuj、dinggaeq、gogwngj、lwgbieng、lwgndiqhaemz、lwgmanh、haeuxlidlu、ngwznuem daengj.

(8) Gej ndat doeg: Cazromboh、goconsimlienz、mbaw faexcuk、nyahaizcauj、caekvaeh、nyarinngoux、golinxgaeq、gaeungaeuzlig、caekgeizgaeh、maexndeihmeij、vagimngaenz、gogoujleixmingz daengj.

(9) Gej gij doeg wnq: Ganhcauj、gaeuhenj、maenjcienzndengx、gocahswjguj、govangzdwngz、gyaeujsuenq、lwgfiengz、gocaekloekhauj daengj.

Ywcuengh ciengzyungh gij yw gej doeg gipgouq, dwg hing、meiqhaeux、duhheu、lwglazbyaj、gobwzdenjcwngh、vagimngaenz、ganhcauj、dangz daengj、ganhcauj、duhheu caeuq dangz ceiq ciengz yungh. Linghvaih, doiq mbangj di bingh gaenjgip deng doeg, gij gingniemh ndawbiengz Bouxcuengh dwg sikhaek hawj bouxde gwn gyaeq, niuznaij, daihliengh gienghduh, raemxreiz couz、souh mbahaeuxyangz、souh maenzfaex daengj.

Seiq   Yungh Ywndip

Bouxcangh Ywcuengh sibgvenq aeu go yw singjsien daeuj guh yw, neix caeuq Bouxcuengh giz cujyau comzyouq de——Gvangjsih swyenz vanzging miz gvanhaeh. Gvangjsih seiq geiq heuswdswd, dienheiq raeuj, go yw swhyenz gig lai, go yw singjsien fuengbienh yungzheih aeu, suizseiz gipaeu suizseiz yungh.

Haj   Yungh Ywdoenghduz

Gyoengq lwgminz Bouxcuengh lumjbaenz gwn duzngwz、duznou、duzroeg ndaw bya, gij doenghduz gwnz haij、ndaw dah daengj, cwkrom le haujlai gingniemh aeu gijgwn daeuj ywbingh, ndigah, yw doenghduz yinhyungh haemq bujben. Ndawbiengz miz gij yunghyw gingniemh "fuz cingq bouj haw, itdingh aeu boiq yungh lwed noh". Lumjbaenz yw senglwg gvaqlaeng raemx cij mbouj doeng, dawz gorengzmox caeuq dinmou aeuq gwn; doiq gij vunzbingh heiq lwed hawnyieg, giem miz fungcaep、 hoz、hwet、hohndok in, geij bi mbouj ndei, moix bungz daengz dienheiq bienqvaq cix gyahaenq de, Ywcuengh cawjcieng lai gwn gak cungj raemxdang nohngwz、raemxdang duzlinh roxnaeuz laeuj vuhyenz; giz dieg Bouxcuengh yw doenghduz swhyenz gig lai, vihneix yungh gij doenghyiengh"lwednoh miz cingz"daeuj guh yw bouj haw, baenz le canghyw Bouxcuengh yungh yw aen daegdiemj ndeu.

Roek   Ywcuengh Sawjyungh Fuengfap

Ywcuengh sawjyungh fuengfap lai cungj lai yiengh, ciengzseiz gaengawq gij binghcingz bouxbingh bae genj aeu gij sawjyungh fuengfap habngamj, Ywcuengh sawjyungh fuengfap faen baenz geij cungj lajneix.

1. Gij fuengfap cienqnaengj

Aen banhfap neix dwg gij fuengfap Ywcuengh ceiq ciengz yungh haenx, dwg dawz yw yungh raemxcienqcawj le cij gwn, dwg gij fuengfap yungh bae yw gak cungj bingh. Cungj fuengfap neix doiq gij raemx cienq yw caeuq feiz miz gidij iugouz, go yw hix faenbaenz sien cienq、doeklaeng cuengq、suekcienq、gangqvaq daengj gak cungj fuengfap.

2. Gij fuengfap dandog naengj

Gij fuengfap dandog naengj, lai yungh bae yw boux vunzbingh ndang nyieg bingh lai haenx, aeu yw bae boiq gij nohgaeq、gyaeqgaeq、duzfw daengj gij yingzyangj haemq sang haenx naengj gwn, lumj dienzcaet aeuq nohgaeq yungh bae yw mehmbwk swnghcanj gvaqlaeng ndangdaej hawnyieg.

3. Gij fuengfap muh raemx

Muh raemx dwg yungh laeuj roxnaeuz raemx muh aeu raemx yw, dawz gij raemx yw gwn roxnaeuz baihrog baeng. Lumjbaenz meiq muh daizdaengdiet yungh bae yw baeznong、binghnaengnoh daengj.

4. Gij fuengfap cimqlaeuj

Gij fuengfap cimqlaeuj dwg cimq laeuj le, gwn laeujyw roxnaeuz yungh laeuj cat naengnoh baihrog, itbuen yungh laeujhau roxnaeuz laeujhenj cimq yw. Lumjbaenz laeuj cimq ngwzvunzbyagimcienz yungh bae yw fungcaep ndok in.

5. Gij fuengfap nienj baenz mba

Gij fuengfap nienj baenz mba dwg dawz yw dak sauj le nienj baenz mba yungh raemxraeuj heuz gwn, lumjbaenz yungh naengdawgaeq bingj sauj nienj baenz mba, yungh raemxraeuj heuz gwn.

6. Gij fuengfap naeddangz

Aen fap neix dwg dawz gij yw de nienj baenz mbasaeq, caeuq gij dangzrwi daezlienh ndaej haenx doxgyaux nu, aeu fwngz laenz baenz ywnaed bwh yungh de.

7. Gij fuengfap rog oep

Gij fuengfap rog oep dwg gij fuengfap dawz yw ngauz baenz ywgau bae oep baihrog, roxnaeuz dawz yw singjsien dub yungz cigciep rogyungh, lai yungh bae yw baeznong、baihrog sieng、duzsip haeb sieng.

8. Gij fuengfap nyaenj raemx

Gij fuengfap nyaenj raemx dwg gij fuengfap yungh laeuj roxnaeuz raemx cimq yw roxnaeuz dawz yw ndip dub yungz le geuj, dawz gij raemx yw de gwn bae roxnaeuz baihrog cat daeuj yw bingh.

9. Gij fuengfap aeu yw oemqcwng

Aen banhfap neix dwg aeu gij hoenz aeu go yw coemh haenx roxnaeuz aeu gij fwiheiq cawj yw haenx oemq gizdeng, baenzneix couh ndaej dabdaengz aen fuengfap ywbingh muzdiz.

10. Gij fuengfap aeu yw oemq swiq

Aeu yw oemq swiq dwg aeu ywdoj bae cienq raemx, bouxbingh naengh youq ndaw bungz humx baengz, swngz ndat aeu ywraemx daeuj oemqcwng gizdeng, caj ywraemx dohraeuj habngamj le, caiq bae swiq ndang.

11. Gij fuengfap swiq baihrog

Gij fuengfap swiq baihrog dwg gij fuengfap dawz goyw ngauz raemx swiq gizdeng, yungh bae yw gij bingh naengnoh、gyoetnit sieng、duzsip haeb sieng、ngwzdoeg haeb sieng daengj.

12. Gij fuengfap cung gwn

Gij fuengfap cung gwn lai yungh bae yawhfuengz bingh. Lumjbaenz aeu caekvaeh singjsien ma swiq seuq, daem yungz le caiq dwk dangznding heuz raemx goenj cimq dang caz gwn, ndaej doeng nyouh leih nyouh, yawhfuengz nyouh cwkrom.

13. Gij fuengfap baundwnj

Gij fuengfap baundwnj dwg dawz moux cungj yw miz feihdauh daegbied roxnaeuz youq mwh cienq yw ywsingq yungzheih deng buqvaih haenx, aeu haeux、naengduh daengj doxgaiq suek gijgwn, caemhcaiq nyaenj baenz aen donz iq gyan gwn.

14. Gij fuengfap saek conghndaeng

Gij fuengfap saek conghndaeng dwg dawz gij yw miz cij lwed cozyung de dub yungz, cigsoh dienz youq ndaw ndaeng cij lwed.

15. Gij fuengfap diuzcat

Aen banhfap neix dwg dawz yw caeuq gyaeqgaeqcing、youzcaz、laeujhenj、raemxreiz doengh gij neix gyaux yinz, cat giz deng, yw hij bingh naengnoh.

16. Gij fuengfap beqraek yw

Gij fuengfap beqraek yw neix dwg genj yungh di yw ndeu beqraek youq gwnz ndang'vunz itdingh bouhvih, leihyungh yw gij heiq daegbied de, dabdaengz aen muzdiz ywbingh. Aen banhfap neix miz gij cozyung siu nong gej doeg、siu foeg cij in、fuengz bingh yw bingh neix.

17. Gij fuengfap swiq din

Aen banhfap swiq din dwg aeu go ywdoj cawj 30 faen cung le raenglawh gvaq, caj dohraeuj gyangq daengz 40~50° C seiz, aeu daeuj swiq din roxnaeuz cimq din. Cimq din miz doengh gij goengyauq doeng lohlungz、lohhuj, siu ndat gej doeg、siu yenz cij in、siu foeg cawz cwk、gaj non cij haenz daengj, sawj naengnoh ndaej souh ndat yinz, hawj ndangvunz soengrungz, sailwed baihrog gya'gvangq, heiq lwed byaij swnh, cix dabdaengz aen muzdiz yw bingh.

18. Gij fuengfap aeu yw ndat dangq

Yw ndat dangq dwg baengh rengzndat, roxnaeuz rengzndat boiqhab yw, dangq youq gwnz ndang vunz, daeuj doeng gij heiqlwed lohlungz、lohhuj, diuzcez gij heiq mbwn、vunz、dieg sam heiq doengzbouh yinhhengz, yienghneix couh dabdaengz ywbingh muzdiz cungj banhfap baihrog ywbingh ndeu. Lai yungh youq linzcangz gak goh ywbingh, daegbied dwg doiq gij bingh nit caep giet cwk、heiq cwk lwed cwk roxnaeuz gij bingh hawcaep ywyauq haemq ndei. Yunghfap dwg dawz moux di yw gya ndat le, cuengq youq bouxbingh ndangdaej daegdingh bouhvih, bae guh ndat dangq roxnaeuz baedauq noddoengh, doenggvaq gij rengzyw caeuq rengzndat daeuj yw bingh.

19. Gij fuengfap ywcuiz

Gij fuengfap ywcuiz dwg aeu gij nye go faexsan roxnaeuz go faexrenh, gawq baenz diuz faex iq cizging 3~4 lizmij、raez 8~9 lizmij, caemhcaiq youq cungqgyang cuenq aen congh iq daih'iek 12 hauzmij ndeu, ndaw congh iq cang diuz gaenqfaexcuk raez 42~45 lizmij ndeu, yienzhaeuh aeu gij baengzfaiq suek ywmba 5~10 gwz, yungh baengz bausuek youq gyaeuj fagcuiz le cug maenh, couh baenz aen ywcuiz ndeu. Sawjyungh seiz yungh ywcuiz cigsoh dub youq giz binghbienq roxnaeuz gwnz hezvei, gij giengzdoh de aeu bouxbingh ndaej nyaenx guh baenz doh, yungh bae yw fungcaep hwet in ga in、genhcouhyenz daengj.

Daih 2 Cieng　Yw Gejdoeg

Godungxhau

【Laizloh】Dwg gij mbaw doenghgo dagijgoh doenghgo godungxhau.

【Hingzyiengh】Go faexcaz roxnaeuz siuj gyauzmuz. Nga iq、ganj mbaw caeuq va cungj miz gij bwnnyungz loq saek hau roxnaeuz loq saek henj deih lumj ndaundeiq. Dan mbaw doxdoiq maj; mbaw gvangq luenz lumj gyaeq, raez 4.5~23 lizmij, gvangq 3.5~16 lizmij, byai ciemh liem, goek yiengh gat bingz roxnaeuz dinj bingz, miz 2 aen sienqdiemj, henz mbaw wenj roxnaeuz dingj mbaw miz 3 riz dek, henz mbaw miz di faenzgawq, laeng mbaw miz sienqdiemj saeqdeih saek cazhoengz. Va dansingq gag go; vaboux maj

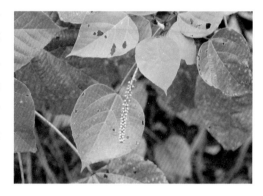

baenz nyup, nyumq vaboux lumj riengzhaeux youq gwnz byaidingj maj, va'ngoz 3~6 riz dek, raez mbouj doxdoengz, baihndaw miz sienqdiemj saek hoengz, mbouj miz limqva, nyiuzboux lai; vameh danmaj, nyumq vameh lumj riengzhaeux, mbouj faennga, giet mak seiz luenz lumj saeu; va'ngoz lumj aen cung, 3~5 riz dek, yiengh lumj gyaeq dek, mbouj miz limqva, gij oen unq gwnz rongzceh miz bwnnyungz maeddeih. Mak miz dip, yaek lumj aen giuz, miz bwn unq caeuq miz bwnnyungz saek hau.

【Faenbouh】Cujyau canj youq Anhveih、Cezgyangh、Gyanghsih、Fuzgen、Huznanz、Gvangjsih、Gvangjdungh、Swconh. Gvangjsih gak dieg cungj miz faenbouh.

【Gipaeu gyagoeng】Seizcou gipsou, cawz bae va, dak sauj.

【Hingzyiengh】Mbawdan doxdoiq maj, gaenqmbaw raez; mbaw luenz lumj gyaeq, raez 7~12 lizmij, gvangq 5~14 lizmij, byai loq liem, goek mbaw yiengh bingz roxnaeuz dinjbingz, miz 2 aen sienqdiemj, henz mbaw wenj roxnaeuz mbouj gvicaek miz 3 giz riz dek, gwnzmbaw ca mbouj geijlai mboujmiz bwn, lajmbaw saek monghau, miz bwnnyungz maeddeih, miz sienqdiemj saek gyaemq gig maed. Heiq noix, feih haemz, saep.

【Singqheiq】Haemz、saep, bingz.

【Goengnaengz】Cawz hujdoeg, siu saepdoeg, doeng lohlungz, leih lohraemx, cij lwed cij in. Yungh bae yw binghlwedcwng, haexlwed, baenzngoz, baezhangx, baenz gyaksaep, deng laemx deng dub sieng in, sieng naeng oklwed, naengnoh naeuhnwd, ngwzdoeg haeb sieng, dujrwz fazyenz ok nong.

【Yunghfap yunghliengh】Gwn: Cienq raemx, 15~30 gwz. Rogyungh: Nienj baenz mba saj youq gizdeng, roxnaeuz cimqlaeuj cat gizdeng, roxnaeuz cienq raemx swiq.

【Anqlaeh wngqyungh】

(1) Yw rwz cujcizyenz: Godungxhau、naenggam、mbaw gofaexan、mbaw gogoux gak habdangq soqliengh, dubsoiq baeng gizdeng.

(2) Yw naengnoh hwnj sizcinj: Aeu mbaw ndip godungxhau cienq raemx, swiq giz deng.

(3) Yw baeznou: Aeu mbaw ndip godungxhau 60 gwz, nohcing habdangq soqliengh, cienq raemx gwn.

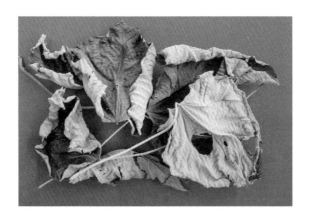

Cazbou

【Laizloh】Dwg gij ganh、mbaw doenghgo dougoh doenghgo go cazbou.

【Hingzyiengh】Go faexcaz saeq. Ganj miz 3 limq, gwnz limq miz bwn co, doeklaeng bienq ndoq. Dan mbaw doxdoiq maj, mbaw miz yiengh lumj gyaeq bihcinhhingz caeuq bihcinhhingz gaeb, raez 6~15 lizmij, gvangq 1~4 lizmij, byai mbaw gip lim, gaenqmbaw yiengh lumj aensim roxnaeuz luenz lumj gyaeq, gwnz mbaw mbouj miz bwn, laj mbaw meg cungqgyang caeuq meg bangxhenz miz bwn raez; gaenqmbaw miz fwed gvangq; dakmbaw 2 mbaw, bihcinhhingz. Va'ngoz lumj aen cung, lajva riz faenz dek baenz diuz sienq, miz bwn raez mbang; roujva saek hoengzaeuj, lumj duzmbaj, lupgeiz luenz, byai loq mboep, henzbien valup lumj aen gyaeq dauqdingj, goek miz rwz,; luphungzgoek lumj fagliemz goz, nyauj caeuq lupva raez doxdoengz; nyiuzboux miz song aen daej, youq baihlaj hab maj; rongzva miz bwnnyungz dinj maeddeih, saeuva gaeuz yiengq baihndaw. Makfaek yiengh diuz luenz raez, miz faek 4~8 aen, ndoq seuq roxnaeuz miz bwn, sienqnyib lajmbaw soh, sienqnyib

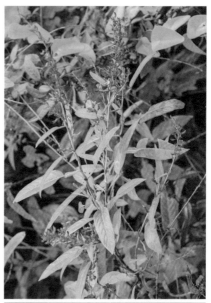

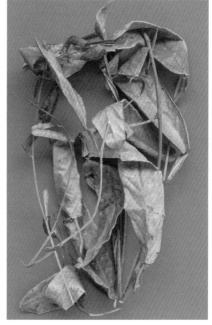

gwnzmbaw lumj raemxlangh.

【Faenbouh】Cujyau maj youq Gvangjdungh、Gvangjsih、Fuzgen daengj. Gvangjsih cujyau faenbouh youq Nanzningz、Sanglinz、Laizbinh、Ginzhih.

【Gipaeu gyagoeng】Seizhah seizcou gvej aeu gwnz namh bouhfaenh, cawz bae nga co, cab dinj, dak sauj.

【Go yw singqhingz】Nge ganj daihbouhfaenh raek, goek rag ndongj lumj faex, yiengh luenz lumj saeu, cizging daihgaiq 5 hauzmij, saek cazhoengz daengz hoengz henjgeq; ganj gyaenghgwnz unq lumj rum, miz 3 limq, gwnz limq miz bwn co. Mbaw lai nyaeuqsuk gienj, bubingz le yiengh luenz gyaeq caeuq yiengh seiqfueng roxnaeuz yiengh bihcinhhingz, raez 6~15 lizmij, gvangq 1~3.5 lizmij, miz mbaw fwed hung; mbawdak mizseiz yawj ndaej raen, bihcinhhingz, saek aeuj damh myox. Mizseiz ndaej yawjraen cungj valup roxnaeuz mak miz faek benjbingz, raez 2~5 lizmij, miz faek yaek lumj yiengh seiqfueng haenx miz 4~8 aen, miz bwn. Heiq rang, feih loq van.

【Singqheiq】Haemz、saep, liengz.

【Goengnaengz】Cing hujdoeg, doeng lohhaeux、lohraemx, diuz lohraemx, gaj non. Yungh bae yw gijbingh dwgliengz, liuzganj, conghhoz foeg in, aelwed, vuengzbiu, oksiq, okleih, fungcaep ndok in, baenzgam, baezding、baezfoeg, baenz binghdehbenj, fatsa simfanz hozhawq, sinyenz, nyanmboeng.

【Yunghfap yunghliengh】Gwn: Cienq raemx, 15~60 gwz. Rog yungh: Habdangq soqliengh, daem aeu raemx cat roxnaeuz cienq raemx swiq.

【Anqlaeh wngqyungh】

(1) Yw conghhoz foeg in: Gocazbou 60 gwz, cienq raemx gamz ndwnj.

(2) Yw liuzganj: Gocazbou、majlanz gak 15 gwz, gyanghhoz 9 gwz, go'nyaqyah 6 gwz, cienq raemx gwn.

(3) Yw baez doeg: Gocazbou habliengh, daem yungz, ngoenz 2~3 baez, moix baez habdangq soqliengh.

Godaengloengz

【Laizloh】Dwg cienz go vuzvanswjgoh doenghgo godaujdilingz.

【Hingzyiengh】Gogaeu lumj rum benz doxhwnj. Ganj saek loeg, miz 5~6 limq caeuq 5~6 aen cauz soh, gwnz limq miz bwnnyungz nyaeuq, gij mumhgienj yiengh lumj baenqluzsae. Song sam mbaw doxdaeb maj; gwnz dingjbyai miz mbaw iq ngeng binhcinhhingz roxnaeuz gaenh

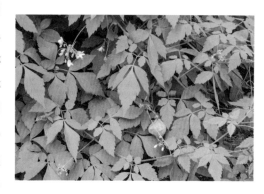

lingzhingz, raez 3~8 lizmij, gvangq 1.5~2.5 lizmij, byai ciemh liem, gij mbaw iq maj youq henz haenx haemq iq, luenz gyaeq roxnaeuz luenz raez, henzbien miz faenzgawq roxnaeuz lumj fwed roeg sikdek. Vameh vaboux doengz go roxnaeuz lingh go maj; valup luenzsoem gig noix miz va; va'ngoz 4 mbaw, miz yienz bwn, baihrog 2 benq yiengh luenz gyaeq, baihndaw 2 mbaw yiengh luenz raez, beij baihrog 2 gep raez 1 boix; limqva 4 dip, saek cijhau, yiengh daujluenz gyaeq; nyiuzboux 8 diuz, caeuq limqva yaek raez doxdoengz roxnaeuz loq raez, vasei miz bwn'unq mbang youh raez; rongzva daujluenz gyaeq roxnaeuz yaek lumj aen giuz, miz bwnnyungz dinj. Mak miz dip lumj makleiz, lumj aen lwggyangq baenz samgakhingz roxnaeuz mizseiz yaek lumj aen giuz, saek monggeq, miz bwn'unq dinj.

【Faenbouh】Cujyau dwg guek raeuz saenamz digih caeuq Gvangjdungh、Gvangjsih、Daizvanh daengj. Gvangjsih cujyau faenbouh youq Cunghsanh、Vuzcouh、Bingznanz、Gveigangj、Yilinz、Ningzmingz、Lungzcouh、Nanzningz、Majsanh、Cingsih、Lingzyinz、Dunghlanz、Denhngoz、Yunghningz.

【Gipaeu gyagoeng】Seizhah seizcou gipaeu cienz go, Cawzbae gij labsab, dak sauj. Seizcou seizdoeng gipaeu aen mak, dak sauj.

【Go yw singqhingz】Ganj co 2~4 hauzmij, saek henjloeg, miz riz lueng laeg soh, faennga iq saeq, lainoix miz bwn, byot, yungzheih deng eujrek, gatmienh co. Mbaw lai loenq, dek soiq cix ngamq lw gaenqmbaw, song sam mbaw doxaemq; mbaw iq luenz gyaeq roxnaeuz yiengh gyaeq bihcinhhingz, saek amqloeg. Va saek henjdamh, hawqroz, aenmak miz dip ndij caengz baenz haenx maj youq gwnz dingj gaenq va, baihlaj miz munhgienj. Aenmak miz 3 lup fwed, baenz mueg, heiq iq, Heiq noix haemz.

【Singqheiq】Haemz、manh, nit.

【Goengnaengz】Gaij hujdoeg, cing saepdoeg, diuz lohhaeux、lohraemx. Yungh bae yw bingh vuengzbiu, nyouhniuj nyouhlwed, sizcinj, baeznong, ngwzdoeg haeb sieng, deng laemx deng dub sieng in, baezding, baeznong.

【Yunghfap yunghliengh】Gwn: Cienq raemx, 9~15 gwz (ndip 30~60 gwz). Rogyungh: Habdangq soqliengh, dubsoiq oep gizsieng; roxnaeuz cienq raemx swiq gizsieng.

【Anqlaeh wngqyungh】

(1) Yw deng doeg: Godaengloengz mbawndip habdangq soqliengh, gya raemxgyu caeuq di haeuxgyoet dub yungz oep gizsieng.

(2) Yw gyaeqraem sizcinj: Godaengloengz 90 gwz, byaekhomjgya 30 gwz, cienq raemx swiq.

(3) Yw baeznong: Godaengloengz、gogangzngwd gak habliengh, cienq raemx swiq.

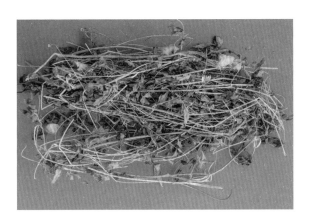

Lwgbaegbya

【Laizloh】Dwg gij rag sanghluzgoh doenghgo lwgbaegbya.

【Hingzyiengh】Caujbwnj.
Daengx go wenj mbouj miz bwn. Rag
co cangq, yiengh luenzlim, baenz
noh, saek henjdamh, miz conghnaeng
vang raez. Ganj saek loeg roxnaeuz
aeujhoengz, miz nga lai. Dan mbaw
doxdoiq maj, miz gaenq; goek
mbaw loq benj gvangq; mbaw luenz

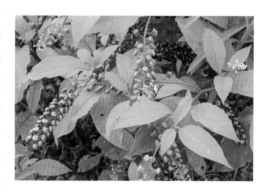

gyaeq roxnaeuz luenz raez, raez 12~15 lizmij, gvangq 5~8 lizmij, byai gip soem
roxnaeuz cugbouh soem, goek cugciemh gaeb, mbaw caezcienz. Va maj youq byai
nga roxnaeuz maj youq gwnz henz ganj, dujlupva duengq doxroengz; va miz 5 lup,
haidaeuz saek hau doeklaeng cugciemh bienqbaenz damhhoengz; nyiuzboux 8~10
diuz; simnaeng 8~10 diuz, faenliz, hoeng gaenjmaed depgaenh. Aen makieng benj
luenz, miz va'ngoz sukyouq, geq le saek hoengzaeuj roxnaeuz saek ndaem.

【Faenbouh】Cujyau canj youq Hoznanz、Anhveih、Huzbwz daengj, guek
raeuz gizyawz digih cungj miz. Gvangjsih dingzlai dwg ndaem ganq.

【Gipaeu gyagoeng】Cienz bi ndaej gipsou, swiq seuq, cab baenz gep, dak
sauj.

【Go yw singqhingz】Rag yiengh luenzliem, miz dingzlai faen nye. Saek
mong roxnaeuz saek henjmong, miz congh naeng yiengq vang caeuq raiz mingzyenj.
Sanghbinj dingzlai dwg vang cab roxnaeuz raez cab baenz benq. Gij benq vang
cab yiengh luenz mbouj gvicaek, henzbien nyaeuqsuk, cizging 2~8 lizmij, na
2~6 hauzmij, yw benq cungqgyang saek henj roxnaeuz saek henjhau, miz lai aen
gienluenz doed'ok mbouj bingz, gij yw benq raez cab haenx yiengh cangzfanghingz

mbouj gvicaek, vangoz roxnaeuz gienjgoz, raez 10~14 lizmij, gvangq 1~5 lizmij, biujmienh gumz doed mbouj bingz, gizfaex miz haujlai diuz raiz sohroengz doedhwnj. Faex genqndongj, mbouj yungzheih eujraek. Heiq noix, feih loq van, nyaij nanz le linx fatmaz.

【Singqheiq】Haemz, nit, miz doeg.

【Goengnaengz】Doeng lohraemx, gej guj doeg, sanq giet. Yungh bae yw foeg raemx, haenxgaz, baezhangx, baezding、baeznong, baezndip, baezfoeg, baeznou.

【Yunghfap yunghliengh】Gwn: Cienq raemx, 3~9 gwz. Rogyungh: Habdangq soqliengh, dubsoiq oep gizdeng.

【Anqlaeh wngqyungh】

(1) Yw baez sieng raemx doeg: Lwgbaegbya habliengh, daem yungz gangq ndat, aeu baengz suek baujraeuj oep, nit couh gveng bae.

(2) Yw foeg doeg: Lwgbaegbya habliengh, gyaux di gyu he, dubsoiq oep gizdeng, ngoenz daihngeih caiq vuenh.

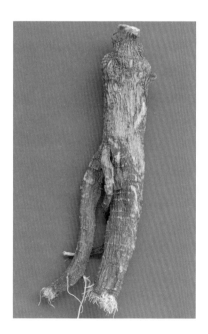

(3) Yw baeznou, giethaed foeg ndongj: Lwgbaegbya 60 gwz, daem yungz, guh baenz bingj, lumjbaenz aen maenzcienz hung, oep youq gizdengsieng, aeu ngaih daeuj cik, hawj de fatndat fwt bienq hawq ceiqndei, nat aeu ngahi daeuj cit 30 baez bingh couh ndei.

Dienzcaetdoj

【Laizloh】Dwg gij ganjrag yenhveijgoh doenghgo dienzcaetdoj.

【Hingzyiengh】Caujbwnj, lajgoek humx miz byak mbaw geq canzlw caeuq senhveiz. Rag ganj haemq dinj, bizna, raiz gvaengx loq deih. Mbaw laj goek fatmaj, mbaw giemqhingz, raez 15~50 lizmij, gvangq 1.5~3.5 lizmij, byai ciemh liem, goek yiengh faek, caengz daeb caengz baiz baenz 2 baiz, miz geij diuz megraez mbouj mingzyienj. Youq ndaw ganj va miz mbaw 1~2 gep; baubenq 2~3 gep; ganj saek aeujlamz, va dek baenz 6 benq, 2 lunz, lunz rog benq dek yiengh lumj gyaeq dauqdingq roxnaeuz yaek luenz, rog raek, meg cungqgyang miz aen doxgaiq lumj roujgaeq

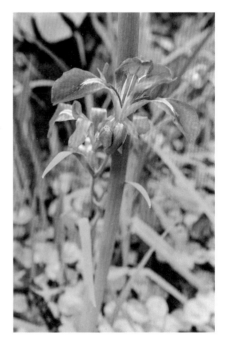

saek henj mbouj caezcingj haenx doed hwnjdaeuj, ndaw lunz gep dek haemq iq; nyiuzboux 3 lup; rongzceh laj vih, saeuva faen miz 3 diuz, lumj limqva, saek lamz, cwgoep nyiuzboux, byai dek 2 riz, henz mbaw yiengh liuzsuh. Aenbak miz dip yiengh giuz roxnaeuz yiengh gyaeq dauqdingq, miz 6 diuz nyinz yienhda.

【Faenbouh】Cujyau canj youq guek raeuz saenamz digih caeuq Sanjsih、Sanhsih、Ganhsuz、Gyanghsuh、Anhveih、Cezgyangh、Gyanghsih、Fuzgen、Huzbwz、Gvangjsih daengj. Gvangjsih cujyau faenbouh youq Nanzdanh、Ginhsiu.

【Gipaeu gyagoeng】Cienz bi ndaej gipaeu, swiq seuq, vut gij rag bae, cab baenz gep, dak sauj.

【Go yw singqhingz】Ganj rag yiengh mbouj gvicaek, miz faennga, raez 3~10 lizmij, cizging 1~2 lizmij, saek hoengzgeq roxnaeuz saek cazndaem, nyaeuqsuk, miz gvaengx raiz vang nyaeuq baizlied haemq maed. mbiengj gwnz miz haujlai aen nwnj lumj aenbuenz mbot doxroengz, mbiengj laj miz gij riz rag caeuq rag saeq canzlw.

【Singqheiq】 Manh、haemz, nit, miz doeg.

【Goengnaengz】 Cing hujdoeg, siu fungdoeg, leih caepdoeg, siu foeg cij in. Yungh bae yw hozin, ganhyenz, daep foeg, fungcaep ndok in, deng raemx deng dub sieng in, baezding, naenghumz naengnyap, rongznyouh fazyenz.

【Yunghfap yunghliengh】 Gwn: Cienq raemx, 6~15 gwz, geuj aeu raemx roxnaeuz nienj baenz mba. Rogyungh: Habdangq soqliengh, dubsoiq oep gizdeng; roxnaeuz cienq raemx swiq.

【Anqlaeh wngqyungh】

(1) Yw ganhyenz, daep foeg, daep in, conghhoz in, dungx in: Dienzcaetdoj 15~30 gwz, cienq raemx gwn.

(2) Yw conghhoz in, dungx raeng, lwed cwk: Dienzcaetdoj 9 gwz, cienq raemx gwn.

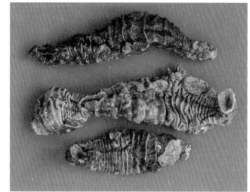

Maknah

【Laizloh】 Dwg gij dak va doenghgo sanghgoh doenghgo maknah.

【Hingzyiengh】 Go faexcaz roxnaeuz siujgiuzmuz. Daengx go miz raemx cij; faennga lai, nga iq maenghcoek, saek hoengzgeq, miz di bwndinj. Mbaw doxdoiq maj; dakmbaw bihcinhhingz yiengh lumj gyaeq, saek hoengz; mbaw na mozciz, yiengh gyaeq gvangq roxnaeuz yiengh luenz gyaeq, raez 10~24 lizmij, gvangq 8~22 lizmij, miz 3~5 riz dek, mbaw dek yiengh gyaeq, henzbien miz rizgawq mbouj gvicaek, gwnz mbaw saek loeggeq, laeng mbaw miz gij doxgaiq lumj aencij gig maed caeuq gij bwnnyungz dinj saek henjgeq, goek lumj diuz sim feuh, goek miz

3~5 diuz meg. Vameh vaboux lingh
go, valup gyaeuj ndumj, vadak dan maj
youq geh mbaw, yiengh makleiz, mak
geq seiz saek aeujhoengz roxnaeuz
saek loegheu, baenz noh, gwnzdingj
mboep doxroengz, goek miz 3 mbaw
baubenq; vaboux caeuq limqva
doengzcaez maj youq aen vadak ndeu,

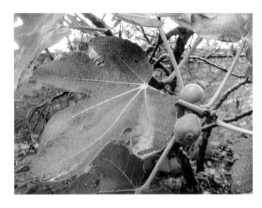

vadoux youq ndaw va maj, nyiuzboux 2 diuz, miz vagep 3~4 lup; limqva saeuva maj
youq bangxhenz; vadoux maj youq lingh aen vadak, miz vagep 3~4 lup, saeuva maj
youq bangxhenz, saeuva dek 2 gep.

【Faenbouh】Guek raeuz gak dieg cungj miz, dingzlai dwg ndaem ganq.

【Gipaeu gyagoeng】7~10 nyied aen mak heu seiz, faen buek aeu; roxnaeuz
gipaeu gij mak doek gwnznamh caengz sug haenx, yungh raemxgoenj log le, dak sauj
roxnaeuz ring hawq.

【Go yw singqhingz】Gij vadak sauj haenx bienqbaenz yiengh luenzliem
roxnaeuz lumj giuz, raez daih'iek 2 lizmij, cizging 1.5~2.5 lizmij; saek damhhenj
daengz saek amqhoengz、saek heundaem, miz sienq soh lumj raemxlangh; byaidingj
loq bingz, cungqgyang doed hwnj yiengh luenz, goek ciemh bienq gaeb, daiq miz
gij gaenqmak caeuq baubenq canzlw. Genq ndongj, mienh vangcab saek henj hau,
caengz ndaw miz haujlai aenmak gig iq, miz seiz gwnz gaenq lij raen gij vaboux
gaenq reuqroz. Aenmakbyom yiengh lumj aen gyaeq roxnaeuz yiengh gyaeq
samlimq, raez 1~2 hauzmij, saek damhhenj, baihrog miz va'ngoz. Heiq noix, feih
diemz、loq soemj.

【Singqheiq】Van, nit.

【Goengnaengz】Diuz lohhuj, cing hujdoeg, diuz lohhaeux. Yungh bae yw
hozin, huj lai baenzae, raemx cij gig noix, haenxgaz, dungxraeng, okleih, oksiq,
baeznong、baezfoeg, gyak, nyan, gwnhaeux mbouj diemz, siuvaq mbou ndei.

【Yunghfap yunghliengh】Gwn: Cienq raemx, 6~15 gwz, yunghliengh lai
ndaej yungh 30~60 gwz, roxnaeuz gwn makndip 1~2 aen. Rogyungh: Habdangq

soqliengh, cienq raemx swiq gizdeng, nienj baenz mba roxnaeuz boq conghhoz.

【Anqlaeh wngqyungh】

(1) Yw baezhangx oklwed: Maknah 11~21 aen, cienq raemx gwn.

(2) Yw baezfoeg inget: Aeu maknah ndip habdangq, daem yungz gya ndat, aeu baengz bau ndei oep gizdeng.

(3) Yw conghhoz in: Maknah ndip dak sauj, nienj baenz mba, boq conghhoz.

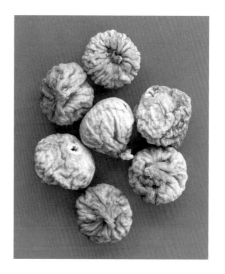

Goswjginhniuz

【Laizloh】Dwg swjginhniuzgoh doenghgo gofaexdiegbingz daengx go.

【Hingzyiengh】Go faex buenq faexcaz. Ganj lumj rag gomakit. Ganj oiq seiz miz bwnnyungz saeq. Mbaw doiq maj roxnaeuz gaenh lwnz maj; gaenqmbaw miz bwnnyungz; mbaw geng lumj ceij roxnaeuz mbaw unq lumj naeng, yiengh luenzraez daengz luenzgyaeq dauqdingq, byai gip liem, goek yiengh limx, henz miz di faenzgawq, miz di sienqdiemj, mizseiz laengmbaw dandan meggyang miz bwnnyungz saeq. Gij valup lumj aen liengj, miz va 3~5 duj, mizseiz 6 duj; gaenqva ciengz utvan, miz bwn'unq; va'ngoz yiengh gyaeq, henz miz bwn, mizseiz miz sienqdiemj; limqva saek hoengzfaenj roxnaeuz saek hau, yiengh gyaeq gvangq, miz sienqdiemj maeddeih; nyiuzboux beij limqva haemq dinj, yw va lumj aen gyaeq bihcinhhingz roxnaeuz lumj aen gyaeq, baihlaeng miz sienqdiemj; vameh caeuq limqva

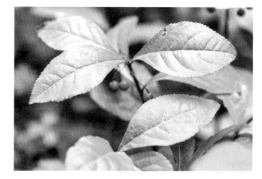

daengj raez, miz naedboi 15 aen, 3 lwnz. Aenmak lumj aen giuz, saek hoengzsien, miz di sienqdiemj.

【Faenbouh】Cujyau youq guek raeuz Cangzgyangh baihnamz gak dieg. Gvangjsih cujyau faenbouh youq Ginhsiu、Sanhgyangh、Lungzswng、Swhyenz、 Cenzcouh、Gveilinz、Mungzsanh、Hocouh.

【Gipaeu gyagoeng】Ndaem le 3~4 bi youq 8~9 nyied gipaeu, wnggai yungh aen banhfap vataeu gij gomiuz maeddeih ce gij mbang haenx, roxnaeuz moix gek 25 lizmij louz gomiuz 2~3 go mbouj vat, gvaq 2~3 bi youh ndaej sou. Vat okdaeuj swiq seuq le, dak hawq.

【Goyw singqcaet】Daengx go raez 15~25 lizmij. Ciengzseiz fouq miz ganj bin youq gwnz namh, ganj luenz roxnaeuz loq benj, cizging 2~5 hauzmij, biujmienh saek hoengzndaem, miz riz faenz soh roengzlaj caeuq miz riz mbaw loq doedhwnj, goek miz rag mbouj dingh yiengh lumj mumh; dingjbyai mizseiz ndaej raen gij mak iq nyaeuqsuk yiengh giuz gaenqva saek hoengz, yungzheih eujraek, mienh gatduenh saek cazhoengz; ndawgyang miz ngviz hau. Mbaw ciengzseiz miz 3~5 gep baenznyup maj youq byaiganj, mbaw loq gienj roxnaeuz loq vengqsoiq, buhai bingz le yiengh luenz raez, saek mongloeg daengz saek hoengzgeq; mbaw oiq miz bwnsienq, henzbien miz faenzgawq saeq, meg vangj mingzyienj. Heiq noix, feih noix.

【Singqheiq】Manh, bingz.

【Goengnaengz】Gaij hujdoeg, diuz 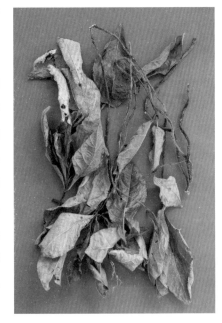 lohheiq、lohraemx, doeng lohlungz. Yungh bae yw gij bingh cihgi'gvanjyenz, dayezsing feiyenz, lwgnding feiyenz, lauzbingh, ganhyenz, okleih, gipsingq mak in, lohnyouh ganjyenj, deng laemx deng dub sieng in, fungcaep ndok in, naeng humz naeng nyap, baezcaet, baenzae naihnanz, ndaw myaiz miz lwed, vuengzbiu, foegraemx, begdaiq, dingzging, dawzsaeg in, gyaeqraem foeg in.

【Yunghfap yunghliengh】 Gwn: Cienq raemx, 9~12 gwz, yw yunghliengh lai ndaej yungh 30~60 gwz; roxnaeuz dubsoiq aeu raemx. Rogyungh: Habdangq soqliengh, dubsoiq oep gizdeng.

【Anqlaeh wngqyungh】

(1) Yw lwgnyez feiyenz: Gocijginhniuz 30 gwz, mbaw bizbaz 7 benq, naenggam 15 gwz, danghnaeuz miz boux ae ok lwed roxnaeuz ndaw myaiz daiq lwed, gya gaekleknaz 15 gwz, moix ngoenz 1 bau, aeu raemx cienq, faen 2 baez gwn.

(2) Yw lauzbingh: Goswjginhniuz 60 gwz, gobazgyah、ndokmaxhau gak 30 gwz, gya raemx 300 hauzswngh, cienq baenz 150 hauzswngh, moix baez gwn 50 hauzswngh, ngoenz 3 baez.

(3) Yw foeg doeg: Mbaw ganj goswjginhniuz 30 gwz, cienq raemx gwn.

Gorangzrinhau

【Laizloh】 Dwg gij ganj rag gyanghgoh doenghgo bisiuhgyangh.

【Hingzyiengh】 Gocaujbwnj hung sang. Goek ganj yaek lumj faex. Mbaw luenz raez roxnaeuz yiengh bihcinhhingz, raez 15~20 lizmij, gvangq 6~10 lizmij, byai ciemh soem roxnaeuz byai soem, goek yiengh luenz, daengx mbaw wenj, meg bingz lumj fwed haenx daj cungqgyang iet okdaeuj, laj mbaw miz bwnsei gig maed; gvaengxmbaw fungsaek. Valup lumj riengzhaeux maj youq byai go, luenz raez roxnaeuz luenz gyaeq; baubenq yiengh luenz gyaeq, saek hoengz, miz bwnnyungz dinj, gyaeujva soem dinj

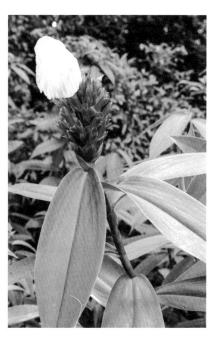

youh raeh youh na, moix aen baubenq ndaw de miz duj va ndeu; miz baubenq iq; va'ngoz lumj naeng, saek hoengz, 3 riz dek, mwh oiq miz bwnnyungz; roujva saek hau roxnaeuz saek hoengz; bak limqva lumj lahbah, saek hau, byai mbaw miz riz faenzgawq dek caeuq raiz nyaeuq; nyiuzboux lumj limqva, miz bwnnyungz dinj, saek hau, goek mbaw saek henj lumj makdoengj. Mak miz dip loq lumj faex, saek hoengz.

【Faenbouh】Cujyau ok youq Daizvanh、Gvangjdungh、Haijnanz、Gvangjsih、Yinznanz daengj. Gvangjsih cujyau faenbouh youq Lingzyinz、Bwzswz、Denzdungh、Bingzgoj、Sanglinz、Nanzningz、Lungzcouh、Fangzcwngzgangj、Bwzliuz、Gveibingz、Bingznanz、Ginzhih、Canghvuz、Vuzcouh、Cunghsanh.

【Gipaeu gyagoeng】Seizcou gipaeu, cawz bae ganj mbaw、rag, cab baenz gep, dak sauj.

【Go yw singqhingz】Ganj lumj rag faennga lumj lwgfwngz, saek henjdamh, miz hothoh mingzyienj, ndaw hoh miz gij gaenqmbaw canzlw lumj gyaeplinz, miz di miz rag caeuq ragmumh reuqrat. Sanghbinj lai raez cab、 ngeng cab roxnaeuz vang cab baenz benq, naeng rog saek hoengzmong, miz riz nyaeuq soh, miz ragmumh caeuq giz riz rag yiengh luenz nem miz hothoh, mbiengjcab saek henjmong, co'nyauq, miz gij gvaengx saek hoengzhenj caeuq cenhveizgvanj baenz diemj doed hwnj daeuj. Heiq noix, feih damh、loq haemz.

【Singqheiq】Manh, nit, miz doeg.

【Goengnaengz】Cing hujdoeg, cawz caepdoeg, doeng lohraemx. Yungh bae yw foegraemx, nyouhniuj nyouhlwed, baeznong、baezfoeg.

【Yunghfap yunghliengh】Gwn: Cienq raemx 15~30 gwz. Rogyungh: Habdangq soqliengh, cienq raemx swiq; roxnaeuz yungh yw ndip dub soiq baeng; roxnaeuz dubbsoiq aeu raemx ndik rwz.

【Anqlaeh wngqyungh】

(1) Yw raemxdoeg foegbongz: Aeu gij gorangzrinhau saek hoengz, daem yungz le aeu baengzcouz bau,

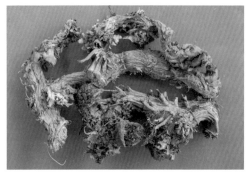

bangj saejndw, daj nyouh lae ndaej okdaeuj couh suenq binghndei.

(2) Yw gipsingq mak in foeg raemx: Aeu gorangzrinhau、raghaz、mumhhaeuxyangz gak 15 gwz, rag godangjnyinz、nyacaijmaj、nyadaezma gak 9 gwz, ngoenz gwn baez ndeu.

(3) Yw hozhep caeuq baenz leihhaepbak. Aeu gorangzrinhau saek hau haenx 30~60 gwz, caeuq nohmou caez cienq, ngoenz gwn 2 baez.

Gangzngwd

【Laizloh】Dwg liugoh doenghgo gangzngwd cienz go.

【Hingzyiengh】Caujbwnj. Daengx go mbouj miz bwn; ganj miz limq, gwnz limq miz oenngaeu dauqdingq. Mbaw doxdoiq maj; gaenqmbaw miz seiz doxdoiq maj, caeuq mbaw ca mbouj geijlai raez doxdoengz; mbawdak yiengh faekmbaw, luenz roxnaeuz lumj aen

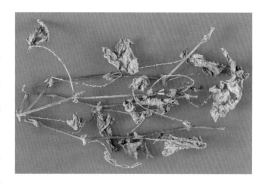

gyaeq, suek gij ganj; mbaw yaek lumj samgakhingz, raez、gvangq cungj dwg 2~5 lizmij, saek damhheu, gij meg laeng mbaw miz oenngaeu mbang, mizseiz rogmbaw hix miz di oenngaeu. Va lumj riengzhaeux dinj maj youq byai go roxnaeuz maj youq goek gaenqmbaw, song singq; va iq, dingzlai miz baubenq, gep baubenq yiengh luenz; va miz saek hau roxnaeuz saek damhhoengz, dek 5 riz, dek benq yiengh lumj gyaeq, mwh baenz mak gyahung, miz noh, bienqbaenz saeklamz; nyiuzboux 8 diuz; saeuva yiengh sam ca; mak byom yiengh aen giuz, saek mongndaem, miz rongh.

【Faenbouh】Canj youq Gyanghsuh、Cezgyangh、Fuzgen、Gyanghsih、Gvangjdungh、Gvangjsih、Swconh、Yinznanz、Gveicouh. Gvangjsih cujyau faenbouh youq Lungzanh、Majsanh、Denhngoz、Cauhbingz、Bwzliuz、Bozbwz daengj.

【Gipaeu gyagoeng】 Seizcou seizdoeng gipaeu, swiq seuq, cab dinj、dak sauj.

【Hingzyiengh】 Ganj saeq raez, loq baenz saeu, cizging 1~5 hauzmij; saek hoengzndaem、saek cazhenj roxnaeuz saek henjloeg, maj gij oen lumj ngaeu dauqdingq; Hothoh loq bongz hung, miz gij riz gengx youz gij faek dakmbaw loenq gvaq laeng louz roengzdaeuj haenx, ndaw hoh raez 0.6~6 lizmij; caet byot, yungzheih eujraek, mbiengj gatduenh saek henj hau, miz ngvizsim roxnaeuz cungqgyang hoengq. Mbaw doxdoiq maj; mbaw lai nyaeuqsuk roxnaeuz dek soiq, gij mbaw caezcingj haenx bubingz yiengh lumj daengjbien samgakhingz, saek damhcazhoengz roxnaeuz saek mongloeg, henzmbaw、megcawj laengmbaw caeuq gaenqmbaw miz oen lumj ngaeu dauqdingq mbang. Valup lumj riengzhaeux maj youq dingjbyai, roxnaeuz maj youq goek gaenqmbaw gwnz ganj, baubenq luenz, va iq, lai suknyaeuq roxnaeuz gag loenq. Heiq siuj, feih loq soemj.

【Singqheiq】 Soemj, nit.

【Goengnaengz】 Gej hujdoeg, doeng lohheiq, diuz lohraemx. Yungh bae yw gij bingh aebakngoenz, foeg raemx, okleih, sizcinj, ngwzdoeg haeb sieng, baeznong、baezfoeg, hangzgauqmou, baezcij, dwgliengz, fatndat, baenzae, baeznou, baezhangx, conghhaex laeuh, vuengzbiu, begdaiqroengz, fatnit, deng laemx deng dub sieng in, oklwed.

【Yunghfap yunghliengh】 Gwn: Cienq dang, 10~30 gwz. Rogyungh: Habdangq soqliengh, cienq raemx oep swiq roxnaeuz aeu yw ndip dubsoiq baeng gizdeng.

【Anqlaeh wngqyungh】

(1) Yw baeznong: Mbaw gangzngwd (mba saeqnaeh) 30 gwz, naehang 1.5 gwz, doxgyaux, diuz youzlwgraz cat gizdeng.

(2) Yw gipsingq benjdauzdijyenz: Mbaw singjsien gangzngwd 60 gwz, sizdoulanz (mwzhuz) 30 gwz, goguthenj 15 gwz, cienq raemx, faen song baez gwn, ngoenz 1 baez.

(3) Yw baezfoeg: Mbaw singjsien gangzngwd 60 gwz, cienq raemx, diuz laeujhenj gwn.

Golizlungz

【Laizloh】Dwg cienz go gizgoh doenghgo golilungz.

【Hingzyiengh】Caujbwnj.
Ganj saek aeuj roxnaeuz saek loeg.
Mbaw doxdoiq maj, mbouj miz gaenq,
mbaw loq miz noh, gij mbaw maj
youq laj ganj de yiengh luenzgyacq,
raez 5~10 lizmij, gvangq 4~5
lizmij, dekvaih lumj gimz, henz
mbaw miz faenzgawq ngoemx, gij

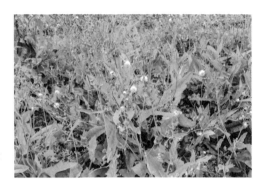

mbaw gwnz ganj iq, ciengz wenj roxnaeuz miz faenzgawq saeq, najmbaw saek heu, laengmbaw ciengzseiz dwg hoengzaeuj, goek lumj dujrwz, suek ganj. Nyumqva yiengh gyaeuj, miz gaenq raez, valup lumj liengj faensanq, va nye ciengzseiz faen song nga; va cungj dwg song singq, lumj aendoengz, roujva saek aeujhoengz, dek 5 riz, cungj baubenq yiengh saeu luenz; baubenq miz 1 caengz, caeuq roujva ityiengh raez. Mak byom gaeb luenz yiengh seiqcingq, miz limq; bwn rouj saek hau, unqnem.

【Faenbouh】Cujyau ok youq Gyanghsih、Gvangjdungh、Gvangjsih、Fuzgen、Huznanz、Gveicouh. Gvangjsih gak dieg cungj miz faenbouh.

【Gipaeu gyagoeng】Cienz bi ndaej gipaeu, swiq seuq, yungh singjsien roxnaeuz dak sauj.

【Hingzyiengh】Ragganj saeq raez, luenz soh, saek cazhenjdamh; ganj faennga noix, yiengh luenzsaeu, miz raiz soh, saek mongheu roxnaeuz saek henjgeq. Mbaw lai nyaeuqsuk, saek mongheu, goek mbaw yiengh gyaeq、yiengh gimz, ganj gyaengh gwnz mbaw haemq noix, goek loq suek ganj; mbaw lumj ceij. Nyumqva yiengh gyaeuj roz, va lai gaenq loenq, dakva caeuq cungj baubenq canzlw, baubenq saek henjgeq, mozciz. Mak byom saek henjgeq, bwn rouj gig lai, saek hau. Miz heiq sauj, feih cit、loq ndaengq.

【Singqheiq】Haemz, nit.

【Goengnaengz】Cing hujdoeg, siu fungdoeg, cawz caepdoeg, doeng lohlungz, gajnon. Yungh bae yw fungcaep ndok in, foeg raemx, vuengzbiu, baenzae, dwgliengz, lwgda hujndat, hozin, baezding, baeznong、baezfoeg, baeznou, nyouhlwed, begdaiqroengz, ngwzdoeg haeb sieng, saidiemheiq gwnz ganjyenj, bonong (bwt baeznong), baekhi (baezcij).

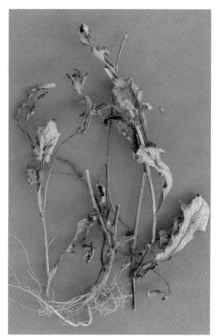

【Yunghfap yunghliengh】Gwn: Cienq raemx, 9~15 gwz (mbawndip 15~30 gwz), roxnaeuz dubsoiq aeu raemx hamz gwn. Rogyungh: Habdangq soqliengh, cienq raemx swiq; roxnaeuz dubsoiq baeng gizdeng.

【Anqlaeh wngqyungh】

(1) Yw benjdauzdijyenz: Golizlungz ndip 90 gwz, 3 vanj raemx cienq baenz vanj ndeu, faen 2 baez, lienzdaemh hamz gwn.

(2) Yw cangzyenz, baenz siq: Golizlungz 120 gwz, mbaw godauz 120 gwz, gya raemx habdangq, cienq baenz 250 hauzswngh, moix baez gwn 50 hauzswngh, ngoenz 2 baez.

(3) Yw mbouj mingz foeg doeg, bak baenzngoz in: Golizlungz singjsien gaem ndeu, gya dangznding dubsoiq baeng gizdeng, ngoenz vuenh 2 baez.

Meizcaekgaen

【Laizloh】Dwg gij rag swjginhniuzgoh doenghgo go meizcaekgaen.

【Hingzyiengh】Go faexcaz. Ciengz mbouj faennga. Mbaw doxdoiq maj; mbaw wenj lumj naeng roxnaeuz mbaw geng lumj ceij, bihcinhhingz luenz raez daengz bihcinhhingz dauqhingq, raez 7~75 lizmij, gvangq 2~4 lizmij, byai gip soem roxnaeuz menhmenh soem, goek lumj limx, bienmbaw miz faenzgawq roxnaeuz miz eiz heuj yiengh raemxlangh, henz mbaw miz gij sienqdiemj mingzyienj, mizseiz lajmbaw miz gep linz gig iq; meghenz 12~18 doiq, gapbaenz gij meghenz mbouj hab gvicaek haenx. Valup yiengh liengj roxnauez valup lumj liengjhaep; va'ngoz luenz raez lumj aen gyaeq, miz sienqdiemj; limqva saek hau, loq daiq faenjhoengz, seiz hai hoengh fanjgienj, yiengh gyaeq, byai gip liem, miz sienqdiemj, ndawde mizseiz gyawj goekmbaw miz gij diemj lumj gyaeujcij doed hwnjdaeuj; nyiuzboux beij limqva dinj; nyiuzmeh caeuq limqva yaek daengj raez, rongzceh miz sienqdiemj. Aenmak lumj aen giuz, seiz sug saek hoengzsien, miz sienqdiemj.

【Faenbouh】Cujyau canj youq Gvangjsih、Gvangjdungh、Gyanghsih、Cezgyangh hix miz. Gvangjsih gak dieg cungj miz faenbouh.

【Gipaeu gyagoeng】Seizcou gipsou, cab baenz gep, singjsien yungh roxnaeuz dak sauj.

【Hingzyiengh】Rag baenz nyup maj youq gwnz ragganj loq bongz hung, yiengh luenzsaeu, loq goz, raez daihgaiq

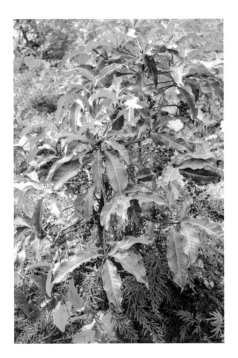

525 lizmij, cizging 2~10 hauzmij; saek cazhoengz roxnaeuz saek ndaemmong, miz dingzlai faenznyaeuq soh maj caeuq vang maj, roxnaeuz miz riz dekgoenq baenz gvaengx, naeng caeuq faex yungzheih faenliz. Caet geng youh byot, yungzheih eujraek, mienh eujraek mbouj bingz, mbiengjnaeng na, daih'iek ciemq mienh eujraek dingz ndeu, loih saek hau roxnaeuz damhhoengzaeuj, gyaengh faex bienq damhhenj. Heiq noix, feih loq haemz、manh, linx lumj deng oen camx.

【Singqheiq】Haemz、manh, nit.

【Goengnaengz】Cing hujdoeg, doeng lohraemx、diuz lohlungz, lohhuj. Yungh bae yw hozin, fungcaep ndok in, vuengzbiu, okleih, laemx deng dub sieng in, baezding, baezcij, gyaeqraem fazyenz, laefeiz.

【Yunghfap yunghliengh】Gwn: Cienq raemx, 15~30 gwz. Rogyungh: Habdangq soqliengh, dubsoiq baeng gizdeng.

【Anqlaeh wngqyungh】

(1) Yw conghhoz foeg in: Meizcaekgaen 15 gwz, cienq raemx gwn; meizcaekgaen 6 gwz, seganh 3 gwz, ganhcauj 3 gwz, cienq raemx gwn.

(2) Yw raem fazyenz: Meizcaekgaen 30~60 gwz, ngveihmaklaehcei 14 aen, laeuj cienq raemx gwn.

(3) Yw ngwzdoeg haeb sieng: Meizcaekgaen 60 gwz, cienq raemx gwn; lingh aeu mbaw maeqcwj roxnaeuz byakfaex maeqcwj、mbaw gogoux habliengh, cienq raemx swiq baksieng, aeu gij naeng meizcaekgaen daem yungz, oep seiqhenz baksieng.

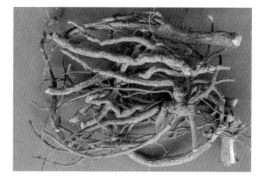

Makyid

【 Laizloh 】 Dwg gij rag dagijgoh doenghgo makyid.

【 Hingzyiengh 】 Gofaex siuj giuzmuz roxnaeuz faexcaz, naeng faex saek monghau. Mbaw doxdoiq maj youq gwnz nga iq saeq, miz 2 baiz, mbaw deih, miz bwnnyungz lumj bwnroeg dozaemq; gyawj mbouj miz gaenq; mbawdak yiengh bihcinhhingz; mbaw yiengh sienq fuengraez

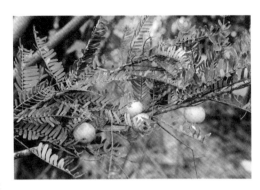

roxnaeuz luenzraez, raez 1~2 lizmij, gvangq 3~5 hauzmij. Va baenz nyup maj youq goek gaenqmbaw, va iq, saek henj; dan singq, vaboux vameh doengz go; moix duj valup miz 1 duj vameh, va'ngoz 5~6 duj, mbouj miz limqva; vaboux buenzva miz 6 aen sienqdaej gig iq, nyiuzboux 3 diuz, habmaj baenz saeu; vameh buenzva lumj boi, henzbien lumj dek vaih, rongzceh buenq yo ndawde. Mak baenz noh, luenz cix loq miz 6 limq, ngamq haidaeuz saek henj heu, sug le saek hoengzgeq, feihdauh sien soemj saep doeklaeng dauq hoiz diemz.

【 Faenbouh 】 Cujyau canj youq Yinznanz、Gvangjdungh、Gvangjsih、Swconh、Fuzgen、Gveicouh. Gvangjsih cujyau faenbouh youq Nanzningz、Baksaek daengj.

【 Gipaeu gyagoeng 】 Seizcou aen mak geq le gipaeu, langh hawq.

【 Hingzyiengh 】 Aenmak yiengh giuz roxnaeuz benj lumj aen giuz, cizging 1.2~2 lizmij; saek cazhoengz daengz saek mongndaem, miz gij naed saek henj damh doed hwnjdaeuj, miz faenznyaeuq caeuq 6 limq mbouj mingzyienj, aenmak noh na 1~4 hauzmij, geng youh byot; ndaw mak naeng saek hau, yiengh ngveih, loq miz 6 limq, gij sienqnyib loq baihgwnz de miz haujlai nyup cenhveizgvanj, sauj le dek baenz 6 limq; ceh miz 6 naed; yiengh lumj sam limq, saek cazhoengz. Heiq noix, feih soemj saep、hoiz diemz.

【Singqheiq】Haemz、van、saep, loq nit.

【Goengnaengz】Gej doeg maj myaiz, yw ae vaq myaiz, doeng lohhuj, diuz lohheiq、lohhaeux. Yungh bae yw dwgliengz, hozhat simfanz, funghoj heuj in, baenzngoz, baenzae, dungx in, vuengzbiu, gezmuzyenz, gauhhezyaz.

【Yunghfap yunghliengh】Gwn: Cienq raemx, 3~9 gwz, roxnaeuz aeu mbawndip geuj aeu raemx yw.

【Anqlaeh wngqyungh】

(1) Yw ae'ngab: Makyid 21 aen, bwtmou fouq ndeu, aeu raemx cawj goenj, cawzbae fugfouz, dwk di makgyamj cawj cug caeuq raemxdang caez gwn.

(2) Yw dungxraeng rueg, dungxin, oksiq: Makyid 5~10 aen roxnaeuz aeu gyu cimq makyid 5~8 aen, nyaijgwn; roxnaeuz aeu 1 beuzgeng gij raemx makyid yungh gyu cimq gvaq haenx, aeu raemxraeuj cung gwn.

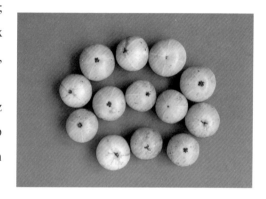

(3) Yw deng duzbyahozdwnz doeg: Makyid habliengh, gwn ndip raemx gyan gwn, caemhcaiq ndaej ceih ndokbya gaz hoz.

Gaemnaujgaeb

【Laizloh】Dwg gij rag vujgyahgoh doenghgo gooenguk.

【Hingzyiengh】Go faexcaz. Mbaw doxdoiq maj; dakmbaw caeuq gaenqmbaw hab maj youq ndaw goek, byai bingz roxnaeuz ngeng; sam mbaw lumj fwedaemq, raez 60~100 lizmij; Diuz cug mbaw caeuq diuz cug benqfwed miz di oen iq, moix benqfwed miz 5~9 mbaw iq, mbaw iq luenz raez daengz luenz gyaeq, raez 4~11 lizmij, gvangq 2~5 lizmij, byai ciemh soem, goek yiengh luenz roxnaeuz yiengh sim, loq ngeng yiengq henzbien, song mbiengj miz di oen iq, baihlaeng miz bwnnyungz dinj maeddeih, henzbien miz faenzgawq mbouj caezcingj. Valup yiengh liengj maj youq byai go, maj miz di oen ngaeu dinj; gaenqva miz oen saeq caeuq bwn co, ndaw baubenq bihcinhhingz lumj gyaeq, byai raez soem; baubenq iq lumj diuz sienq, baihrog miz bwn raez deih; henzbien aendoengz va'ngoz miz 5 gep faenzgawq samgakhingz; va saek hau, limqva 5 duj; nyiuzboux 5 diuz; rongzceh 5 aen, saeuva 5 diuz, faenliz van ok rog. Aenmak miz ngveih yiengh giuz, lumj ieng mak, saek ndaem, miz 5 limq, miz saeuva sukyouq.

【Faenbouh】Gvangjsih cujyau faenbouh youq Bingznanz、Ningzmingz、Denhdwngj、Nazboh、Lingzyinz.

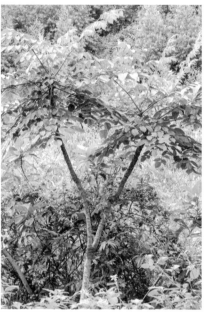

【Gipaeu gyagoeng】Seizhah seizcin gipaeu mbaw nga, seizcou gipaeu rag roxnaeuz naengrag, cab baenz gyaengh, yungh ndip roxnaeuz dak sauj.

【Go yw singqhingz】Rag luenz sang, ciengz faennga, va'ngoz, raez 30~45 lizmij, cizging 0.5~2 lizmij; saek namhhenj roxnaeuz saek henjmong; naeng faex yungzheih loenq, giz loenq saek henjgeq roxnaeuz saek mong henjgeq, miz raiz nyaeuq soh doxroengz, miz geh naeng yiengq vang doed hwnj caeuq riz rag henz yiengh luenz, caet geng, yungzheih eujraek, baenz faenj; naeng mienh gvej saek mong, gyaengh faex saek monghenj roxnaeuz monghau, miz haujlai congh iq (daujgvanj). Heiq noix, feih loq haemz、manh.

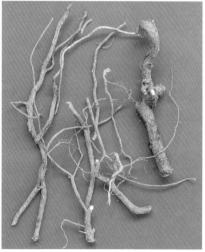

【Singqheiq】Haemz、manh, bingz.

【Goengnaengz】Siu fungdoeg, cawz

caepdoeg, doeng lohhaeux, diuz lohlungz. Yungh bae yw laemx deng dub sieng, fungcaep ndok in, vuengzbiu, nyouhniuj nyouhlwed, foeg raemx, okleih, roengz begdaiq, dungxin, ndang in, conghhozin, baezcij, foegdoeg mboujmiz laizyouz, baeznou, baeznong、baezfoeg.

【Yunghfap yunghliengh】 Gwn: Cienq raemx, 9~15 gwz; roxnaeux cimq laeuj. Rogyungh: Habdangq soqliengh, dubsoiq oep gizdeng; roxnaeuz dubsoiq gyaux laeuj cauj ndat oep; roxnaeuz cienq raemx oep swiq gizdeng.

【Anqlaeh wngqyungh】

(1) Yw baeznou: Caemnaujgaeb habdangq soqliengh, dubsoiq oep gizdeng, moix ngoenz 1 baez; giem gwn swnghdi 15 gwz, 12 gwz, fangzgij 9 gwz, ganhcauj 6 gwz, cienq raemx gwn.

(2) Yw gipsingq mak in, cenzlezsenyenz, conghhoz in: Caemnaujgaeb 9 gwz, cienq raemx gwn.

Gaeubeizhau

【Laizloh】 Dwg gij ganj mbaw gencaujgoh doenghgo gaeubeizhau.

【Hingzyiengh】 Go faexcaz benz hwnjsang. Mbaw doiq maj roxnaeuz lwnz maj; dakmbaw samgak, byai ciemh soem, goek limx soem. Baihgwnz mbouj miz bwn roxnaeuz miz bwn noix, baihlaj miz bwnnyungz dinj deih. Valup lumj liengj maj youq byai go, miz cungj gaenqva gig dinj caeuq miz gij baubenq lumj diuz miz bwn; va 5 duj, miz bwn, mbouj miz gaenq; va'ngoz vadoengz lumj aen gyangq, gep dek baenz diuz, beij vadoengz raez 2 boix doxhwnj. Gij va miz bouhfaenh ndeu miz 1 duj va'ngoz mbe'gvangq baenz mbaw,

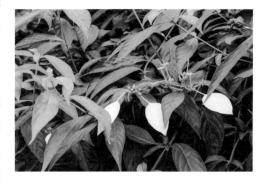

saek hau, luenz raez, meg iet doxroengz; roujva saek henj, roujvadoengz raez 2~2.5 lizmij, gep dek raez daihgaiq 4 hauzmij, ndaw de miz diemj iq doeghwnj lumj mbafaenj saek henjgim. Mak baenz noh, loq luenz raez.

【Faenbouh】Cujyau hwnj youq Gvangjdungh、Gvangjsih、Fuzgen、Cezgyangh. Gvangjsih cujyau faenbouh youq Gveibingz、Bwzliuz、Bozbwz、Luzconh、Bwzhaij daengj.

【Gipaeu gyagoeng】Cienz bi cungj ndaej gipaeu, gvej aeu mbaw gwnz namh, cab baenz duenh, dak sauj.

【Hingzyiengh】Ganj yiengh luenz sang, cizging 3~7 hauzmij; saek cazhoengz roxnaeuz saek hoengzndaem, miz raiznyaeuq saeq、congh naeng lumj diemj caeuq riz mbaw; nga genqndongj, mbouj yungzheih eujraek, gat mienh saek henjhau roxnaeuz saek damhheuhenj, gyaengh ngviz mingzyienj, saek hau. Heiq noix, feih cit.

【Singqheiq】Van、loq haemz, nit.

【Goengnaengz】Gaij hujdoeg, cawz caepdoeg fungdoeg, doeng lohheiq、lohhaeux、lohraemx, diuz loh huj. Yungh bae yw dwgliengz, fatsa, fatndat, baenzae, hozin, oksiq, okleih, foegraemx, nyouhniuj, baeznong、baezfoeg, ngwzdoeg haeb sieng.

【Yunghfap yunghliengh】Gwn: Cienq raemx gwn, 10~30 gwz (ndip 60~90 gwz); roxnaeuz dubsoiq aeu raemx gwn. Rogyungh: Habdangq soqliengh, dubsoiq oep gizdeng.

【Anqlaeh wngqyungh】

(1) Yw conghhoz foeg in: Aeu Gaeubeizhau mbaw ndip, di gyu he, daem yungz haed aeu raemx, lij deihdeih gamzgwn.

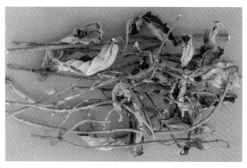

(2) Yw dwgliengz, yawhfuengz seiz deng fatsa: Ganj mbaw gaeubeizhau 60~90 gwz、mbaw go'ndukma 30~45 gwz, cienq raemx baen gwn.

(3) Ndaej yw caepndat oknyouh mbouj swnh: Gaeubeizhau 30 gwz, gaeu va'ngaenz 60 gwz, nyadaezma 30 gwz, cienq raemx gwn.

Gobyaekhohhohmbawluenz

【Laizloh】Dwg daengx go cenhfuzcaigoh doenghgo gobyaekhohhoh-mbawluenz.

【Hingzyiengh】1 nienz maj caujbwnj. Daengx go mbouj miz bwn, ganj daengjsoh. Loq saeq, doengciengz saek aeuj. Mbaw doiq maj; mbouj miz gaenq roxnaeuz miz gaenq dinj; mbaw yaek luenzlub、yiengh gvangq lumj gyaeq dauqdingq roxnaeuz yiengh luenzraez, raez 5~12 hauzmij, mizseiz

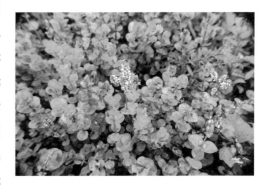

dabdaengz 20 hauzmij, gvangq 3.5~10 hauzmij, byai luenz, goek ngoemx roxnaeuz miz di sim yiengh, song mbiengj cungj mbouj miz bwn; henz meg doengciengz 4 doiq, mbiengj baihlaeng mingzyienj. Va dan maj youq ndaw baubenq, baenz gij valup lumj riengzhaeux maj youq byai go, moix go 1~3 aen, mizseiz 5~7 aen; va gig iq, ca mbouj geij mbouj miz gaenq; baubenq lumj aen gyaeq roxnaeuz luenz gyaeq raez, caeuq va daengj raez, baubenq iq 2 gep, yiengh bihcinhhingz roxnaeuz yiengh fagcuenq, caeuq va'ngoz doxdaengh raez; aendoengz va'ngoz lumj aen cung gvangq, mozciz, buenq ronghcingx, byak va dek baenz 4 limq, yiengh samgak, gep dek cungqgyang mbouj miz gij doxgaiq bengxcoengz; limqva 4 duj, daujluenz gyaeq, saek hoengzgyaemqdamh, raez daihgaiq dwg va'ngoz 2 boix; sim vaboux 4 diuz; rongzceh lumj makleiz, saeuva raez dwg gij raez rongzceh 1/2, gyaeuj saeu lumj buenz.

【Faenbouh】Faenbouh youq baihnamz Cangzgyangh caeuq Daizvanh digih. Gvangjsih cujyau faenbouh youq Bwzliuz.

【Gipaeu gyagoeng】Seizhah seizcou gipsou, swiq seuq, cab dinj, dak sauj.

【Anqlaeh wngqyungh】Ganj loq benj, miz limq, saek henj daengz saek henjhoengz, cizging daih'iek 2 hauzmij; unq, yungzheih eujraek, gij hothoh laj goek miz rag. Mbaw saek henjmong, lai nyaeuqsuk, doiq maj, mbouj miz gaenq roxnaeuz miz gaenq dinj, mbaw loq luenz, luenz gyaeq dauqdingq gvangq roxnaeuz luenz raez, song mbiengj mbouj miz bwn, meg baihlaeng dauqdingq mingzyienj.

【Singqheiq】Cit, loq nit.

【Goengnaengz】Gaij hujdoeg, cawz caepdoeg, doiq vuengzbiu, doeng lohheiq, diuz lohraemx, sanq giet cij lwed. Yungh bae yw baenzae, okleih, vuengzbiu, fungcaep ndok in, nyouhniuj、 nyouhlwed, ndokraek, ngwzdoeg haeb sieng, baeznong、 baezfoeg, baezcij, yezgingh mbouj diuz, dawzsaeg in, faenzheuj foeg in, baezhangx, feiz log sieng.

【Yunghfap yunghliengh】Gwn: Cienq raemx, 6~15 gwz, roxnaeuz cimq laeuj、 nienj baenz mba. Rogyungh: Ndip habdangq soqliengh, dubsoiq oep gizdeng.

【Anqlaeh wngqyungh】

（1）Yw lohnyouh ganjyenj: Gobyaekhohhohmbawluenz、 gomaxdaez、 gaeungaenzva、 niuzwjdavangz gak 30 gwz, cienq raemx gwn.

（2）Yw gipsingq ganhyenz: Gobyaekhohhohmbawluenz、 ginhcenzcauj、 mumhhaeuxyangz、 makcauj gak 30 gwz, cienq raemx gwn.

（3）Yw baezcij: Gobyaekhohhohmbawluenz、 gocaekvaeh、 go'nyaqyah gak habliengh, dubsoiq oep gizdeng.

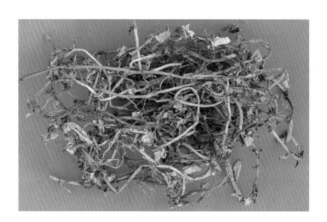

Nyafaedmox

【Laizloh】Dwg gizgoh doenghgo nyafaedmox gij bouhfaenh gwnznamh.

【Hingzyiengh】Buenq faexcaz. Ganj daengjsoh, daengx go miz bwnnyungz saek uqhau roxnaeuz lumj baenzcouz saek henjgeq roxnaeuz lumj fai mienzmaeddeih. Gij mbaw baihlaj youq va loenq le ce gij ngaz miz nyez saek hau roxnaeuz uq saek hau haenx. Mbaw doxdoiq maj; mbaw luenz racz roxnaeuz bihcinhhingz luenz raez, raez 10~16 lizmij, byai ngoemx roxnaeuz gip soem, goek luenz roxnaeuz lumj limx, henz miz faenzgawq saeq roxnaeuz faenzheuj feuz, goek gwnz ganj miz bwn co lumjdiemj doedhwnj, laj ganj mbaw miz bwnnyungz maeddeih saek hau roxnaeuz bwnnyungz maeddeih saek uqhau lumj baenzcouz. Valup yiengh gyaeuj lumj gyaeq dauqdingq, miz haujlai baenz byumq yiengh liengj haep maj youq gwnz ganj caeuq laj nge, cungj baubenq miz 5 caengz, caengz rog beij caengz ndaw dinj, miz bwnnyungz saek hau roxnaeuz daiq monggeq; va iq saek henj, caengz baihrog linx va dinj roxnauez mboujmiz linx; ndaw gyang va yiengh luenz roxnaeuz yiengh aenlaeuh gaeb. Aen makbyom yiengh luenz raez, miz bwn raez saek hau, roujva saek henjmong.

【Faenbouh】Cujyau ok youq Cezgyangh、Gyanghsih、Fuzgen、Huznanz、Gvangjsih、Gvangjdungh、Gveicouh、Swconh、Yinznanz. Gvangjsih gak dieg cungj miz faenbouh.

【Gipaeu gyagoeng】Cienz bi cungj ndaej gipaeu cienz go, singjsien yungh roxnaeuz dak sauj.

【Go yw singqhingz】Ganj yiengh

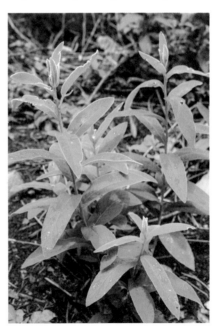

luenz, noix faennga; saek monggeq daengz saek mong'amqhenj, miz di riz soh caeuq conghnaeng yiengh luenz raez doed hwnj, mbaw miz riz mingzyienj, lumj buenq aen ronghndwen, caengz naeng yungzheih bokliz; ganj geng, heih deng eujraek, mbiengj goenq mbouj bingz. Mbaw yungzheih doek, ciengz gienj ngut, mbehai le yienh ok seiqcingq gaeb roxnaeuz gaenh lumj aen gyaeq dauqdingq, raez 7~9 lizmij, gvangq 1.5~2 lizmij, henzbien miz faenzgawq saeq, dingj ciemh liem roxnaeuz ngoemx, goek luenz roxnaeuz yiengh limx, mbiengjgwnz saek henjloeg, miz bwn co saek henj, mbiengjlaj saek henjhau, miz bwnnyungz saek hau. Mizseiz daiq miz gij valup yiengh gyaeuj cujbaenz gij nyumqva lumj liengj maj youq byai go roxnaeuz laj goek gaenqmbaw. Va iq. Aenmak byom miz limq, miz bwnrouj. Heiq rang, feih manh、 loq haemz.

〖Singqheiq〗Manh、loq haemz, loq ndat.

〖Goengnaengz〗Gaij cieng doeg, cawz caepdoeg, doeng lohhaeux. Yungh bae yw fungcaep ndok in, deng laemx deng dub sieng in, dwgliengz, binghfatnit, baenzae, mansing ganhyenz, dungxin, yezgingh mboujdiuz, dawzsaeg in, ga laj biux naeuh, ngwzdoeg haeb sieng, baezcij, baezbangx, sizcinj, nyan, gyak.

〖Yunghfap yunghliengh〗Gwn: Cienq raemx, 15~30 gwz (ndip 25~60 gwz). Rogyungh: Habdangq soqliengh, dubsoiq oep gizdeng, roxnaeuz cienq raemx swiq.

〖Anqlaeh wngqyungh〗

（1）Yw dwgliengz gyaeuj in: Nyafaedmox 30 gwz, goguthenj 15 gwz, vagimngaenz 9 gwz, cienq raemx gwn.

（2）Yw binghbwtlauz: Nyafaedmox 45~60 gwz, mou ndoksej 120 gwz, cawj cug, gwn noh gwn dang.

（3）Yw okleih: Nyafaedmox sauj 30 gwz, raemx cienq, cimq dangzndaem gwn.

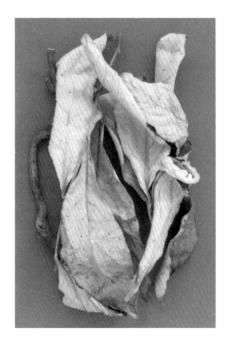

Caemhmbaemx

【Laizloh】Dwg gij rag yenzsinhgoh doenghgo caemhmbaemx.

【Hingzyiengh】Caujbwnj. Rag biz hung, luenz soh, saek henjmong roxnaeuz monggeq. Ganj yiengh seiqlimq, miz riz mieng. Laj ganj mbaw doxdoiq maj, gwnz ganj mbaw mizseiz doxdoiq maj; cungj miz gaenq; mbaw yiengh gyaeq roxnaeuz yiengh gyaeq luenz raez, raez 7~20 lizmij, gvangq 3~12 lizmij, byai ciemh liem, goek yiengh luenz daengz yiengh gat bingz, henz mbaw miz faenzgawq saeq, meg laengmbaw miz bwn. Valup lumj liengj sanqhai, yiengh luenzliem; diuzcug valup caeuq gaenqva cungj miz bwnsienq; va'ngoz dek 5 riz, gep dek yiengh luenzgyaeq, byai ngoemx, henz

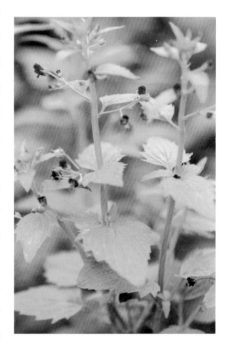

mbaw mozciz; roujva saek aeuj, gyaengh guenj yiengh aenhuz ngeng, byai dek 5 riz, mbouj hung doxdoengz; nyiuzboux 4 diuz, 2 diuz ndei, lingh miz diuz nyiuzboux ndeu doiqvaq, lumj gep gyaep, dep maj youq gwnz doengz roujva, saek heuloeg roxnaeuz amqloeg; va'ngoz yo youq ndaw roujva.

【Anqlaeh wngqyungh】Cujyau canj youq Cezgyangh、Swconh、Sanjsih、Gveicouh、Huzbwz、Gyanghsih、Hozbwz. Gvangjsih gak dieg cungj ndaem miz.

【Gipaeu gyagoeng】Ndaem ndaej bi ndeu le youq 10~11 nyied vat aeu, vat aeu baenz go, aeu gaiq rag, dak daengz buenq hawq, daeb hwnjdaeuj goemq nywj at saed, ginggvaq lai baez baenz dong dak, caj ndaw rag bienq ndaem, caiq dak daengz cienzbouh sauj.

【Go yw singqhingz】Rag gaenh luenz soh, cungqgyang loq co, roxnaeuz gyaengh gwnz co gyaengh laj saeq, miz di gungj lumj riengh gokyiengz, raez 6~20 lizmij, cizging 1~3 lizmij; saek henjmong roxnaeuz saek hoengzgeq, miz riz soh gig yienhda roxnaeuz congh naeng vang yiengq, dingjlingz miz rag saeq dinj roxnaeuz riz rag saeq; caet gengmaenh, nanz eujraek, gat mienh loq bingz, saek maegndaem, loq miz rongh. Miz gij heiq dangz caemh gvaqbouh, feih diemz、loq haemz. Aeu raemx cimq, raemx yienh saek maegndaem.

【Singqheiq】Haemz、ndaengq, loq nit.

【Goengnaengz】Cing hujdoeg, liengz lwed nyinh yaem. Yungh bae yw bak sauj hozhawq, haexgaz, hozin, baenzae, baeznou, baenzngoz, baezding、baezfoeg, da ndaengq da va.

【Yunghfap yunghliengh】Gwn: Cienq raemx, 9~15 gwz. Rogyungh: Habdangq soqliengh, dubsoiq oep gizdeng; roxnaeuz nienj baenz mba diuz oep baeng gizdeng.

【Anqlaeh wngqyungh】

(1) Yw hozin gipsingq: Caemhmbaemx、gosojnenhswj (buenq ndip buenq ceuj) gak 15 gwz, caez nienj baenz mba, cienq raemx gwn.

(2) Yw gyanghwnz bak hawq hoz hat: Caemhmbaemx 2 benq, hamz gwn, couh miz myaiz ok.

(3) Yw heiq haw lwed saek, oknyouh noengz doengq, lumj lwed mbouj dwg lwed, lumj nyouh mbouj dwg nyouh, nyouh guenj in: Caemhmbaemx、cehcenzswj gak 30 gwz, cienq raemx gwn.

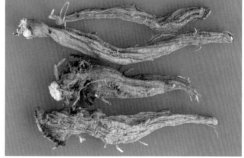

Go'gyakiq

【Laizloh】Dwg cienz go dagijgoh doenghgo cenhgwnhcauj.

【Hingzyiengh】Caujbwnj. Ganj iq saeq, maj youq gwnznamh, miz faennga lai, doengciengz dwg saek hoengz, miz di bwn. Mbaw dan doiq maj; miz gaenq dinj; dakmbaw mozciz, bihcinhhingz roxnaeuz sienqhingz; mbaw raez yiengh luenz、luenz raez roxnaeuz lumj gyaeq daujdingq, raez 4~8 hauzmij, gvangq 3~4 hauzmij,

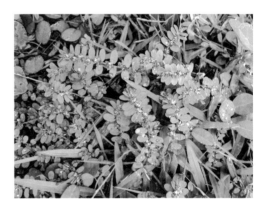

byai luenz ngoemx, goek bien ngeng, henz mbaw miz faenzgawq saeq, gig noix caezcienz, song mbiengj miz bwnnyungz dinj cax. Gij valup lumj aen cenj haenx dan maj roxnaeuz siujsoq baenz nyup yiengh lumj liengjhaep, cungj vabau hai lumj aen gyangq, byai dek 5 riz, miz bwn'unq dinj nem youq ndaw gepdek; sienqdaej 4 aen, yiengh aenlaeuh, miz gaenq dinj caeuq di doxgaiq bengxfouq lumj limqva iq saek hau nei; va dan singq, mbouj miz byukva; vameh vaboux doengzcaez maj youq ndaw cungj vabau; vaboux laisoq, nyiuzboux miz 1 diuz; nyiuzmeh miz 1 diuz, maj youq cungqgyang valup, rongzceh 3 aen, saeuva 2 diuz, doxliz maj, byai miz 2 riz dek. Mak miz dip, luenz gyaeq yiengh sam gak, miz bwnnyungz dinj.

【Faenbouh】Cujyau canj youq Fuzgen、Daizvanh、Huznanz、Gvangjdungh、Yinznanz. Gvangjsih cujyau faenbouh youq Lingzyinz、Luzconh、Gveibingz、Nanzningz、Vujmingz、Yunghningz、Bingznanz、Ginzhih、Cunghsanh.

【Gipaeu gyagoeng】Seizhah seizcou gipsou, singjsien yungh roxnaeuz dak sauj.

【Go yw singqhingz】Daengx go raez daih'iek 13 lizmij, rag saeq. Ganj saeq raez, co daihgaiq 1 hauzmij, saek cazhoengz, miz di bwn, loq nyangq, cungqgyang hoengq. Mbaw doiq maj, lai nyaeuqsuk, saek mongloeg roxnaeuz loq daiq saek aeuj, valup maj youq goek gaenqmbaw, va iq, hawq suk. Miz mbangj daiq miz gij mak miz dip samgak. Heiq iq, feih loq soemj、saep.

【Singqheiq】Soemj、saep, nit.

【Goengnaengz】Cing hujdoeg, cawz caepdoeg, doeng lohhaeux, gyaepdeuz ciengdoeg. Yungh bae yw bingh fatnitndat, okleih, oksiq, sizcinj, baezcij, baezhangx, baeznong、baezfoeg.

【Yunghfap yunghliengh】Gwn: Cienq raemx 15~30 gwz (ndip 30~60 gwz), roxnaeuz dubsoiq aeu raemx cienq gwn. Rogyungh: Habdangq soqliengh, dubsoiq oep gizdeng; roxnaeuz cienq raemx swiq.

【Anqlaeh wngqyungh】

(1) Yw naengnoh humz ndang haenz, bizyenz, sizcinj, baezhangx oklwed: Go'gyakiq singjsien, habliengh cienq raemx swiq.

(2) Yw dengsieng oklwed: Go'gyakiq habdangq soqliengh, nienj baenz mba, vanq youq giz dengsieng.

(3) Yw laeuhcing: Go'gyakiq 30 gwz, dangzhoengz 30 gwz, cienq raemx, donq ndeu gwn, laebdaeb gwn 3~5 ngoenz.

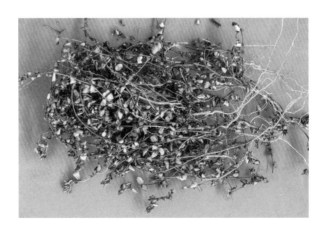

Mbawgaemhgaet

【Laizloh】Dwg gij nga mbaw muzcihgoh doenghgo mbawgaemhgaet.

【Hingzyiengh】Go faexcaz roxnaeuz go faex siujgiuzmuz. Nga oiq seiz miz bwn'unq dinj roxnaeuz miz bwn'unq. Mbaw dan, doiq maj; mbaw mbang lumj ceij roxnaeuz lumj naeng, yiengh luenz gyaeq roxnaeuz yaek luenz, raez 2~7 lizmij, gvangq 1~3 lizmij, byai raeh liem, soem dinj daengz cugciemh soem、goek gvangq yiengh limx roxnaeuz gaenh luenz, mbiengjgwnz saek loeg, henz mbaw meg gyang miz bwnnyungz dinj. Valup luenzsoem, diuz cug valup miz bwn'unq saej henjdamh; gaenqva miz bwn'unq dinj roxnaeuz mbouj miz bwn; byai va'ngoz yiengh bingz lumj cab roxnaeuz miz faenzgawq lumj raemxlangh iq; aen doengz roujva gep dek yiengh

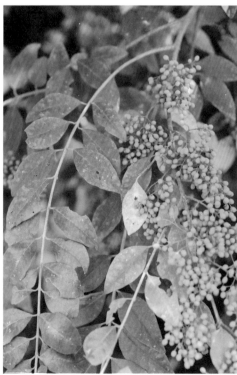 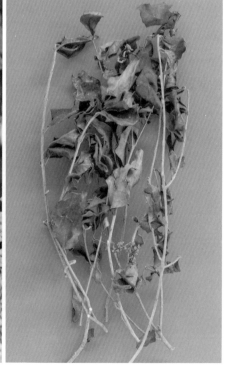

luenz raez roxnaeuz yiengh gyaeq luenz raez; seiva caeuq gep dek yaek daengj raez roxnaeuz beij gep dek raez, ywva yiengh luenz raez. Aen mak yaek lumj giuz.

【Faenbouh】Cujyau canj youq Gyanghsuh、Anhveih、Cezgyangh、Gyanghsih、Fuzgen、Daizvanh、Huzbwz、Huznanz、Gvangjdungh、Gvangjsih、Swconh、Gveicouh、Yinznanz. Gvangjsih gak dieg cungj miz faenbouh.

【Gipaeu gyagoeng】Seizhah seizcin gipsou, swiq seuq, cab dinj, dak sauj.

【Go yw singqhingz】Ganj yiengh luenzsaeu, miz bwnnyungz dinj henj, miz conghnaeng maeddeih, cizging 1~2 lizmij, saek damh henjhau, gyaengh faex mbiengj gatmienh saek henjdamh. Mbaw doxdoiq maj, miz bwnnyungz dinj; mbaw lumj ceij mbang roxnaeuz lumj naeng, nyaeuqsuk, buhai yiengh gyaeq daengz bihcinhhingz, roxnaeuz yaek luenz, raez 2~5 lizmij, gvangq 1~3 lizmij, byai liem raeh, soem dinj daengz cugciemh soem, roxnaeuz ngoemx cix mboep doxhaeuj, goek gvangq yiengh limx daengz yaek luenz, gwnz mbaw saek heuloeg, swnh meg cungqgyang miz bwnnyungz dinj. Heiq noix, feih saep.

【Singqheiq】Haemz, nit.

【Goengnaengz】Cing hujdoeg, cawz caepdoeg, siu fungdoeg, doeng lohhaeux, diuz lohhuj. Yungh bae yw dwgliengz, fatndat, baenzae, conghhoz in, conghhoz baenzngoz, vuengzbiu, okleih, baeznong、baezfoeg, sizcinj, deng laemx deng dub sieng in, deng caemh log sieng, baklinx baenznengz, naengnoh fatyenz.

【Yunghfap yunghliengh】Gwn: Cienq raemx, 15~30 gwz (ndip gya boix). Rogyungh: Habdangq soqliengh, cienq raemx riengx conghbak, roxnaeuz ngauz baenz gau diep, daem yungz roxnaeuz aeu raemx cat gizdeng.

【Anqlaeh wngqyungh】

(1) Ywbaeznong: Mbawgaemhgaet habliengh, nienj baenz mba, saj youq gizdeng, roxnaeuz yungh youzcing diuz oep gizdeng.

(2) Yw deng laemx deng dub foegin, baezmboq: Mbawgaemhgaet mbaw oiq dubsoiq baeng gizdeng, moix ngoenz vuenh yw 1~2 baez.

(3) Yw vuengzbiu ganhyenz: Mbawgaemhgaet mbaw heu oiq 30 gwz, cienq raemx gwn.

Gohaizdaej

【Laizloh】Dwg gij ganj senhyinzcangjgoh doenghgo gohaizdaej.

【Hingzyiengh】Gij doenghgo baenznoh lumj faexcaz, ciengz baenz byoz maj. Ganj youq gyaengh laj geng lumj faex, gaenh luenz soh, gyaengh gwnz ganj miz faennga, miz hoh; hoh ganj benjbingz, yiengh gyaeq daujdingq daengz luenz raez, raez 7~40 lizmij, mwh iq saek loeg oiq, mwh geq bienq saek heuloeg, mizseiz miz faenjhau, gwnzganj maj gij rongzva iq cax, moix aen rongzva iq hai baenz nyup baenz nyup oencim caeuq haujlai bwn oen dinj dauqdingq; oencim saek henj, cab miz riz raiz saek henjgeq. Mbaw doiqvaq baenz congh, caeux loenqdoek. Va maj youq henbienz byai nga hoh, saek henjsien; miz haujlai vadip, gij baihrog de saek loeg, yiengq baihndaw cugciemh bienqbaenz yiengh limqva, gvangq lumj gyaeq dauqdingq; nyiuzboux lai,

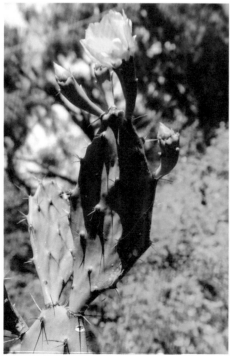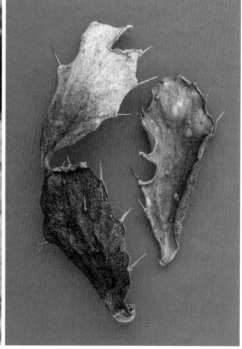

baiz baenz lai lunz, nyupva saek henjdamh, ywva 2 aen; rongzceh laj vih, 1 aen, saeuva maenghcangq, gyaeuj saeu miz 6~8 riz dek, saek hau. Mak ieng miz raemx lai, luenz lumj gyaeq dauqdingq roxnaeuz lumj makleiz, saek hoengzaeuj.

【 Faenbouh 】 Cujyau canj youq Vaznanz digih, Saenamz digih caeuq Cezgyangh、Gyanghsih、Fuzgen. Gvangjsih gak dieg cungj miz faenbouh, dingzlai dwg ndaem miz.

【 Gipaeu gyagoeng 】 Seiqgeiq cungj ndaej gipaeu. Yungh mbaw oiq roxnaeuz cab baenz gep, dak sauj.

【 Go yw singbingz 】 Ganjhoh benjbingz, lai nyaeuqsuk, yiengh lumj gyaeq dauqdingq daengz luenz raez, raez 7~40 lizmij, saek henjhau roxnaeuz saek cazndaem, gwnzganj sanq maj gij rongzva iq, moix aen rongzva maj baenz nyup baenz nyup oencim caeuq haujlai bwn oen iq dauqdingq; oencim saek henj; biujmienh mbouj wenj, miz diemj mboep; caet ndongj soiq, yungzheih eujraek, gat mienh mbouj bingz, saek henjhau. Heiq cit, feih haemz.

【 Singqheiq 】 Haemz, nit.

【 Goengnaengz 】 Cing hujdoeg, doeng lohlungz、lohhuj, doeng lohhaeux. Yungh bae yw dungxin, oklwed, okleih, hozin, baenzae, aelwed, baezbangx, baezding, baezcij, hangzgauqmou, baenznyan, ngwzdoeg haeb sieng, feiz log sieng, nit sieng.

【 Yunghfap yunghliengh 】 Gwn: Cienq raemx, 10~30 gwz; roxnaeuz ring sauj nienj baenz mba, 3~6 gwz. Rogyungh: Mbawndip habdangq soqliengh, dubsoiq oep gizdeng.

【 Anqlaeh wngqyungh 】

(1) Yw gipsingq okleih: Gohaizdaej ndip 60 gwz, cienq raemx gwn.

(2) Yw gyaeuj in: Gohaizdaej cawzbae oen, buq baenz song benq, buqmienh dwk gyu, haep hwnjdaeuj, mbaw ceij duk ndei, diuz sienqdiet saeq cug maenh, feiz coem bet cingz sug. Buqmienh diep najbyak, gyauhbu dinghmaenh, moix baez diep 4 diemjcung, ndaej lienzdaemh sawjyungh.

(3) Yw hangzgauqmou, baezcij, baezding baeznong: Gohaizdaej habliengh, cawzbae oen, dubsoiq oep gizdeng.

Nyarinngoux

【Laizloh】Dwg cienz go gencaujgoh doenghgo nyarinngoux daengx go.

【Hingzyiengh】Caujbwnj. Ganj loq seiqfueng roxnaeuz benj luenz soh, goek lai faennga. Mbaw doiq maj; mbaw baenz diuz sienq bihcinhhingz, raez 1~3.5 lizmij, gvangq 1~3 hauzmij, byai gip liem; mbawdak mozciz, goek hab maj baenz faek. Va dan maj roxnaeuz baenz doiq maj youq geh nye mbaw; va'ngoz lumj aen giuz, 4 riz dek, gep dek yiengh luenz raez bihcinhhingz, henz mbaw miz bwnda; roujva saek hau, yiengh aenlaeuh, byai dek 4 riz laeg, gep dek yiengh gyaeq luenz raez; nyiuzboux 4 diuz, maj youq bak roujvadoengz, caeuq roujva gep dek haenx doxdoiq maj. Aenmak miz dip yiengh luenz benj, miz va'ngoz yo youq ndawde.

【Anqlaeh wngqyungh】Cujyau canj youq Fuzgen、Gvangjdungh、Gvangjsih. Gvangjsih cujyau faenbouh youq Hocouh、Ginzhih、Yungzyen、Yilinz、Gveigangj、Bingznanz、Ginhsiu.

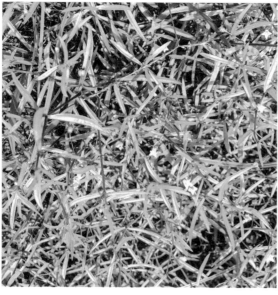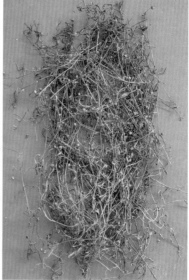

【Gipaeu gyagoeng】Seizhah seizcou gipsou, swiq seuq, yungh ndip roxnaeuz dak sauj.

【Anqlaeh wngqyungh】Daengx ndang niujheux baenz aen duenz, saek mongloeg daengz saek mongcazgeq. Diuz ragcawj saeq raez, co iek 2 hauzmij, rag saeq, saek mong hoengzdamh. Ganj saeq, gienj; caet geng, heih eujraek, gyaengh ngviz cungsim saek hau. Mbaw lai nyaeuqsuk, dek soiq, yungzheih loenq; va、mak dan maj roxnaeuz baenz doiq maj youq goek gaenqmbaw, va ciengzseiz miz gaenqva dinj loq co. Mak miz dip yiengh lumj giuz benj, youq va'ngoz dingjbyai miz 4 riz dek, henz mbaw miz bwn oen dinj. Heiq noix, feih cit.

【Singqheiq】Haemz、van, nit.

【Goengnaengz】Gaij hujdoeg, cawz caepdoeg, doeng lohlungz, sanq giet siu foeg. Yungh bae yw baenzaiz foeg, vuengzbiu, nyouhniuj, nyouhlwed, okleih, baeznou, baenzgam, hozin, roengz begdaiq, ngwzdoeg haeb sieng, baeznong、baezfoeg, bwt ndat ae'ngab, saej baezbaez, foeg raemx.

【Yunghfap yunghliengh】Gwn: Cienq raemx 15~30 gwz, yw yunghliengh lai ndaej yungh daengz 60 gwz; roxnaeuz dubsoiq aeu raemxyw. Rogyungh: Habdangq soqliengh, dubsoiq baeng gizdeng.

【Anqlaeh wngqyungh】

(1) Yw gipsingq lanzveijyenz: Nyarinngoux 30 gwz, vagimngaenz、baicienghcauj gak 18 gwz, gaeu hoengz 15 gwz, cienq raemx gwn.

(2) Yw bwt baeznong, feiyenz: Nyarinngoux、luzgwnh、gocaekvaeh gak 30 gwz, cienq raemx gwn; nyarinngoux、gobwzsinhcauj gak 30 gwz, cienq raemx gwn.

(3) Yw bwt ndat doeg foeg: Aeu Nyarinngoux ndip habliengh, dubsoiq oep gizdeng.

Sizgwnghdwngz

【Laizloh】Dwg gij rag bohlozgoh doenghgo sizgwnghdwngz.

【Hingzyiengh】Gogaeu lumj faex. Daengx go miz raemx cij; ganj saek monggeq, miz congh naeng, nga oiq miz bwn. Mbaw doiq maj, miz bwnnyungz dinj, byai miz sienqdaej baenz nyup maj; mbaw yiengh gyaeq daujdingq roxnaeuz yiengh gyaeq luenz raez, raez 3~8

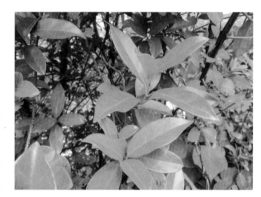

lizmij, gvangq 1.5~4 lizmij, dan meg mbaw miz bwn loq iq; henz meg gozgungj doxhwnj. Valuplumj liengj maj youq laj goek gaenqmbaw; va'ngoz 5 gep, gep dek baihndaw duenh goek miz 5 aen sienqdaej; roujva loq goemq yiengq gvaz; roujva henz maj youq lajgep dek roujva gozgungj baihlaj; nyiuzboux 5 diuz, maj youq goek roujvadoengz; rongzceh luenzraez, daengjsoh, gyaeuj saeu iet ok ywva baihrog. Mak miz ngveih yiengh gokyiengz. Cehfaen luenz gyaeq, byai miz gij bwnceh lumj maesei hau.

【Faenbouh】Cujyau ok youq Gvangjdungh、Cezgyangh、Daizvanh、Fuzgen、Yinznanz. Gvangjsih cujyau faenbouh youq Sangswh、Hwngzyen、Nanzningz、Vujmingz、Lungzcouh、Bingzgoj、Dunghlanz、Gveilinz、Gveibingz、Gveigangj、Bwzliuz、Bozbwz.

【Gipaeu gyagoeng】Cienz bi cungj ndaej gipaeu rag, swiq seuq, cab baenz gep, singjsien yungh roxnaeuz dak sauj.

【Go yw singqhingz】Rag luenz soh, cizging 1~3 lizmij, ciengz cab baenz gep na 2~5 hauzmij; saek cazmong, haemq co, miz raiz dek caeuq conghnaeng; mbiengjcab saek henj, gyaenghfaex miz congh iq saeqdeih, cauxbaenz caengz gvaengx lumj raemxlangh utngeuj, gyaengh ngviz soeng mboeng, saek damhcazhoengz. Heiq noix, feih haemz.

【Singqheiq】Haemz, bingz.

【Goengnaengz】Cing hujdoeg, leih caepdoeg, diuz lohlungz、lohhuj. Yungh bae yw fungcaep ndok in, hozin, baeznou, baezcij, baezdoeg, sizcinj, baez mbouj miz mingz foeg doeg, ngwzdoeg haeb sieng.

【Yunghfap yunghliengh】Gwn: Cienq raemx 15~30 gwz. Rogyungh: Mbawndip habdangq soqliengh, dubsoiq oep gizdeng.

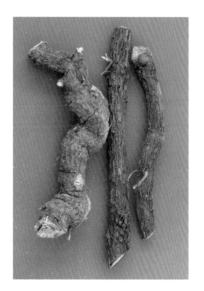

【Anqlaeh wngqyungh】

(1) Yw baezhaem, baezding: Sizgwnghdwngz 30 gwz, vagimngaenz 15 gwz, cienq raemx gwn.

(2) Yw mbouj miz mingz foeg doeg, sizcinj: Sizgwnghdwngz 30 gwz, dujfuzlingz 15 gwz, cienq raemx gwn.

Oenciq

【Laizloh】Dwg gij rag sanghgoh doenghgo oenciq.

【Hingzyiengh】Go faexcaz roxnaeuz go faex siujgiuzmuz. Nga iq saek heugeq, miz oen genq. Dan mbaw doxdoiq maj; dakmbaw maj youq henz, faenliz; mbaw na lumj naeng, luenz gyaeq roxnaeuz dauj yiengh gyaeq dauqdingq, byai ngoemx roxnaeuz cugciemh soem, goek yiengh

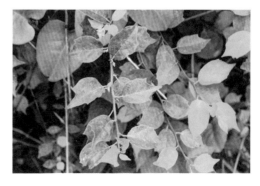

limx roxnaeuz luenz, henzbien caezcienz roxnaeuz miz 3 riz dek, mwh iq song mbiengj cungj miz bwn, maj hung le diuz megcawj baihlaeng miz bwn; goek okmeg 3 diuz. Va dan singq, vaboux vameh mbouj doengz go; gij valup yiengh gyaeuj cungj lumj aen giuz, dan aen roxnaeuz baenz doiq maj youq laj goek gaenqmbaw; vaboux miz vabenq 4 dip, goek miz baubenq 2 dip roxnaeuz 4 dip, nyiuzboux 4 diuz; vahmeh miz vabenq 4 dip, goek miz baubenq 2 dip roxnaeuz 4 dip, saeuva aen ndeu, baenz diuz lumj sienq. Mak comz va lumj aen giuz, baenz noh, saek hoengz lumj makgam roxnaeuz saek henj lumj makdoengj, biujmienh loq nyaeuqsuk, makbyom deng suek youq ndaw va miz noh haenx.

【Faenbouh】Cujyau youq Cangzgyangh duenh gyang duenh laj baihnamz gak dieg caeuq fueng dieg saenamz. Gvangjsih gak dieg cungj miz faenbouh.

【Gipaeu gyagoeng】Cienz bi cungj ndaej gipaeu, raemj aeu faexganj caeuq ngaco, swngz singjsien bok aeu byakfaex, cab dinj roxnaeuz cab baenz gep, dak sauj.

【Go yw singqhingz】Rag luenz, cosaeq mbouj ityiengh; ganjfaex saek henj lumj lwgdoengj roxnaeuz saek hoengz lumj makdoengj, yungzheih doekloenq; naengfaex bokloenq le, biujmienh saek henjmong roxnaeuz saek henjdamh; caet genq; mienh vang cab naeng mbang, gyaengh faex bouhfaenh fatdad.

【Singqheiq】Haemz, bingz.

【Goengnaengz】Diuz lohheiq、lohhaeux, cing hujdoeg, cawz caepdoeg. Yungh bae yw binghbwtgiethaed, vuengzbiuhingz ganhyenz, daep mamx foeghung, dungx、cibngeih cijcangz gveiyangz, hwetnaet, deng laemx deng dub sieng in, fatnit.

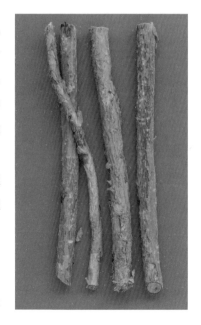

【Yunghfap yunghliengh】Gwn: Cienq raemx, 20~30 gwz. Rogyungh: Habdangq soqliengh, dubsoiq oep gizdeng.

【Anqlaeh wngqyungh】

(1) Yw binghbwtlauz, fungsaep: Oenciq、dezbauhginh、ganhcauj gak 20 gwz, cienq raemx

gwn.

(2) Hawj lwgda rong: Oenciq habdangq soqliengh, cienq raemx, ngoenz raeujndat swiq song lwgda.

(3) Yw ndang haw miz begdaiq: Oenciq30 gwz, cienq raemx gwn.

Nyafaenzlenz

【Mingzycuengh】Nyafaenzlenz.

【Laizloh】Dwg cienz go gezcangzgoh doenghgo nyafaenzlenz.

【Hingzyiengh】Caujbwnj. Ganj miz 4 limq, hoh loq bongz. Mbaw doiq maj; mbaw bihcinhhingz roxnaeuz luenz raez, byai ciemh liem, goek yiengh limx, henz mbaw miz riz loq lumj raemxlangh, mbaw song mbiengj cungj mbouj miz bwn.

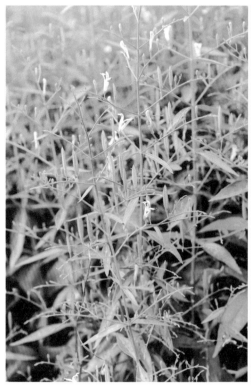 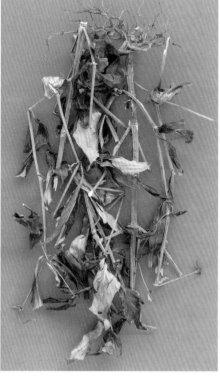

Cungj valup maj youq byai go, gyoebbaenz gij valup luenzsoem gig hung; baubenq caeuq baubenq iq bihcinhhingz; va'ngoz miz bwnsienq; roujva saek aeujdamh, lumj song faj naengbak, naengbak gwnz yiengq rog goz, 2 riz dek, naengbak laj daengjsoh, dek 3 riz feuh, gep dek lumj vax nei baizlied, roujvadoengz caeuq naengva raez doxdoengz; nyiuzboux 2 diuz, iet ok rog, ywva 2 fungh, rongzyw aen hung aen iq, aen hung goek miz bwn, seiva miz bwn. Simmak benj, luenz raez, cungqgyang miz riz mieng ndeu, loq miz bwnsienq gig dinj.

〖Faenbouh〗Cujyau hwnj youq Gvangjsih、Fuzgen、Gyanghsih、Huznanz、Swconh daengj dieg hix miz.

〖Gipaeu gyagoeng〗Youq doekceh dangnienz 9~10 nyied va hai hoengh seizgeiz caeuq faenceh cingzsug seiz gipaeu. Caez gvej aeu daengx go dak hawq, roxnaeuz gvej aeu daengx go le, mbaet mbaw roengzdaeuj faenbied dak sauj.

〖Go yw singqhingz〗Daengx go dak hawq le daihbouhfaenh nyaeuq gienj, mbaw daihbouhfaenh deksoiq doekloenq. Ganj yiengh saeu, lai faennga, raez 50~70 lizmij, hoh loq bongz hung; byot, yungzheih eujraek. Dan mbaw doiqmaj, gaenqmbaw dinj roxnaeuz yaek mbouj miz gaenq; mbaw nyaeuqsuk, yungzheih soiq, gij mbaw caezcingj haenx mbebingz yiengh bihcinhhingz roxnaeuz yiengh gyaeq bihcinhhingz, raez 3~12 lizmij, gvangq 2~5 lizmij, byai cugciemh liem, goek soem lumj limx iet doxroengz, henz mbaw caezcienz roxnaeuz lumj langhraemx; mbiengj mbaw gwnz saek loeg, mbiengj baihlaeng saek loegmong, song mbiengj wenj. Heiq noix, feih gig haemz.

〖Singqheiq〗Haemz, nit.

〖Goengnaengz〗Cing hujdoeg, siu hujdoeg, diuz lohheiq, cawz caepdoeg. Yungh bae yw dwgliengz, fatndat, baenzae, aebakngoenz, hozin, vuengzbiu, nyouhniuj nyouhlwed, danhdoeg, baeznong、baezfoeg, sizcinj, ngwzdoeg haeb sieng.

〖Yunghfap yunghliengh〗Gwn: Cienq raemx, 9~15 gwz, yw yunghliengh lai ndaej yungh daengz 30~60 gwz; roxnaeuz nienj baenz mba, 0.6~3 gwz, cang gyauhnangz gyan gwn roxnaeuz raemxraeuj soengq gwn. Rogyungh: Habdangq soqliengh, daem yungz roxnaeuz guh baenz gau'unq le cat gizdeng; roxnaeuz raemx cienq ndik lwgda、rwz.

【 Anqlaeh wngqyungh 】

(1) Yw liuzganj: Nyafaenzlenz nienj baenz mba, moix baez 3 gwz, moix ngoenz 2~3 baez; yawhfuengz liuzganj ndaej yungh mbaw nyafaenzlenz guh baenz mba, ci haeuj conghhoz bae, ngoenz baez ndeu.

(2) Yw aebakngoenz: Nyafaenzlenz mbaw 3 dip, cimq raemx, dangzrwi diuz gwn, moix ngoenz 3 baez.

(3) Yw conghhozin: Nyafaenzlenz 15 gwz, cimq caz gwn.

Nyafaengzbengj

【 Laizloh 】 Dwg cienz go gingjdenhgoh doenghgo nyafaengzbengj.

【 Hingzyiengh 】 Caujbwnj baenz noh. Ganj maj youq gwnznamh, gij hoh ciepgaenh gwnz namh haenx maj miz rag. Mbaw ciengzseiz 3 benq lwnz maj; mbaw dauj bihcinhhingz daengz luenz raez, raez 1.5~2.5 hauzmij, gvangq 3~7 hauzmij, byai gaenh gip liem, goek iet roengzlaj, gaeb cix

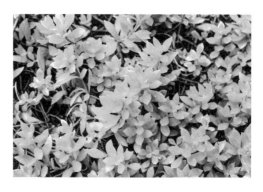

doxliz, henzmbaw caezcienz. Baenz nyup va lumj liengj maj youq byai go, va iq; va'ngoz 5 duj, gvangq bihcinhhingz, raez mbouj doxdoengz; limqva 5 dip, saek henj, bihcinhhingz daengz luenzraez; nyiuzboux 10 diuz, 2 lunz, beij limqva dinj; gyaep 5 gep, yiengh limx seiq fueng, byai loq mboep; sim naeng 5 caengz, luenz raez, loq cahai. Mak miz ngveih.

【 Faenbouh 】 Cujyau canj youq Gyanghsuh、Cezgyangh、Anhveih. Gvangjsih cujyau faenbouh youq Majsanh、Hozciz、Liujgyangh、Cauhbingz、Cunghsanh daengj.

【Gipaeu gyagoeng 】Cienz bi ndaej gipaeu, swiq seuq, cab dinj, dak sauj.

【Go yw singqhingz 】Go sauj daengx go mbaw loq gienjsuk. Rag saeq dinj. Ganj saeq, saek cazloeg; gwnz ganj miz 10 lai aen hothoh saek henjgeq loq yiengq rog doed, gwnz hoh miz rag mbouj dinghmaenh; byai mizseiz daiq va; caet haemq nyangq roxnaeuz byot; duenhmienh cungsim saek henjdamh. Mbaw nyaeuqsuk, yungzheih dek vaih caemhcaiq loeng, gij mbaw caezcingj de yiengh bihcinhhingz dauqdingq daengz luenz seiqfueng, saek cazloeg. Valup lumj liengj; va iq saek henjhau. Heiq noix, feih loq haemz.

【Singqheiq 】Van、cit、loq haemz, liengz.

【Goengnaengz 】Cing hujdoeg, diuz lohraemx, cawz caepdoeg. Yungh bae yw vuengzbiu, nyouhniuj nyouhlwed, baeznong, baezfoeg, gipsingq ganhyenz、 mansing ganhyenz, ngwzdoeg haeb sieng, feizcoemh raemxgoenj lod sieng; sizcinj, daicangbaucinj; okleih; bwtfoeg; ndawbak baenzniengz.

【Yunghfap yunghliengh 】Gwn: Cienq raemx 15~30 gwz (ndip 60~150 gwz) . Rogyungh: Habdangq soqliengh, dubsoiq baeng gizdeng.

【Anqlaeh wngqyungh 】

(1) Yw binghcangzyenz, okleih: Nyafaengzbengj 30 gwz, byaekroem 30 gwz, cienq raemx gwn, ngoenz fuk yw ndeu.

(2) Yw feiz coemh raemxgoenj lod sieng: Nyafaengzbengj habliengh, dubsoiq aeu raemx cat gizdeng; nyafaengzbengj 12 gwz, vaxcoengz 9 gwz, caez nienj baenz mba, aeu youzbyaek diuz baeng gizsieng.

(3) Yw conghhoz foeg in: Nyafaengzbengj 15 gwz, ragsanhdougwnh 9 gwz, cienq raemx gwn.

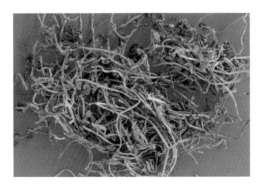

Gocehyuengz

【Laizloh】Dwg gij rag daengx go dagijgoh doenghgo gocehyuengz.

【Hingzyiengh】Caujbwnj. Ganj miz bwn geng, ndaw ganj miz raemxcij hau. Nga ciengz damhhoengz roxnaeuz saek damh aeuj, mbemaj youq gwnznamh roxnaeuz mbe'gvangq. Mbaw doiq maj; dakmbaw iq, sienqhingz; mbaw longz cim yiengh luenz raez daengz lumj aen gyaeq roxnaeuz yiengh gyaeq, raez 1~4 lizmij, gvangq 0.5~1.3 lizmij, byai liem gip youh ngoemx, goek luenz cix mbit yiengq henz, henzbien miz faenzgawq saeq, bien gig noix caezcienz, cungqgyang ciengz miz 1 aen raiz saekaeuj, song mbiengj miz bwn dinj. Valup lumj aen cenj haenx dingzlai deih baenz nyup maj youq laj goek gaenqmbaw; va dan singq; cungj bauva gvangq lumj aen cung, baihrog miz bwnnyungz dinj maeddeih, byaidingj miz 4 riz dek; sienqdaej 4 aen, yiengh aenlaeuh, miz gaenq dinj caeuq gij doxgaiq fouqbengx de; nyiuzboux miz diuz simva ndeu; vameh miz 3 aen rongzceh, saeuva 3 diuz. Mak dip lumj aen gyaeq miz sam limq, miz bwnnyungz dinj.

【Faenbouh】Cujyau canj youq Gvangjsih、Cezgyangh、Gvangjdungh、Fuzgen, Yinznanz daengj.

【Gipaeu gyagoeng】Seizhah seizcou ndawgyang gipaeu, dak sauj.

【Go yw singqhingz】Bonj doxgaiq raez 15~50 lizmij, maj youq gwnz

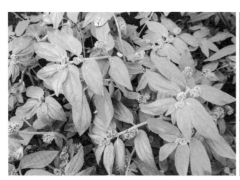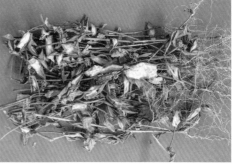

dieg miz bwn co. Rag saeq raez dauq gaeuz, saek namh henj. Ganj geq luenz, ganj oiq loq benj roxnaeuz miz limq, cizging 1~3 hauzmij; saek henj daengz damhhoengz roxnaeuz saek henjgeq; geng, yungzheih euj goenq, cungqgyang hoengq. Mbaw doiqmaj, nyaeuqsuk, haibingz le yiengh gyaeq luenz raez daengz yiengh gaenh lingzhingz, roxnaeuz dekvaih mbouj caezcienz; mbaw caezcingj raez1~4 lizmij, gvangq 0.7~1.6 lizmij, saek mongheu daengz saek henjgeq, byai liem gip, goek ngeng, bien miz faenzgawq saeq, miz 3 diuz meg haemq mingzyienj. Nyumqva yiengh cenj baez nyup lumj liengj lumj gyaeuj nei, maj youq laj goek gaenqmbaw. Mak miz dip yiengh samlimq lumj aen gyaeq. Mbouj haeu, feih cit, loq saep.

【Singqheiq】Manh, soemj, nit, miz doeg noix.

【Goengnaengz】Cing hujdoeg, cawz caepdoeg, rumzdoeg, leih lohraemx, doeng lohhaeux. Yungh bae yw gipsingq veicangzyenz, okleih, nyouhniuj nyouhlwed, nyouhlwed, bwt foegnong, baezcij, baezding, foegdoeg, sizcinj, baenznyan, naengnoh humzhaenz.

【Yunghfap yunghliengh】Gwn: Cienq raemx, 6~9 gwz (ndip 30~60 gwz). Rogyungh: Habdangq soqliengh, dubsoiq oep gizdeng, roxnaeuz cienq raemx swiq.

【Anqlaeh wngqyungh】

(1) Yw sizcinj: Gocehyuengz 1 goenggaen, mbaw ndaem 2 goenggaen, mauzseyangh 250 gwz, gya raemx 45 swngh, cienq daengz 15 swngh, gaengawq giz hwnj sizcinj, ndaej genj aeu naengh swiq, dumz oep roxnaeuz led; boux ganjyenj haenx gya nyafaenzlenz habliengh, cienq raemx gwn.

(2) Yw oknyouh mbouj doeng, nyouhniuj nyouhlwed: Gocehyuengz singjsien 50 gwz, cienq raemx gwn, ngoenz 2 baez.

(3) Yw nyouhlwed: Gocehyuengz singjsien, gosejraemx singjsien gak 30 gwz, byaekgep singjsien, dangzhoengz gak 15 gwz, cienq raemx gwn.

Govuengzlienzndoi

【Laizloh】Dwg cienz go linzsijgezgoh doenghgo govuhgez.

【Hingzyiengh】Loih go gut maj gwnz dieghawq. Rag ganj maj deih, saek monggeq, biujmienh miz gyaep lumj cuenq. Mbaw doxgaenh maj; gaenqmbaw saek gomiuz, miz rongh; mbaw na lumj rum, yienglı luenzraez bihcinhhingz roxnaeuz lumj aen gyaeq, raez 20~45 lizmij, gvangq 5~12 lizmij, song mbiengj mbaw dek laeg lumj bwnfwed; mbaw fwed 10~15 doiq, goek doiqmaj, gizyawz doxdoiq maj, miz gaenq, gvangq yiengh bihcinhhingz, byai raez cugciemh soem daengz gaenh byairieng; 2 mbiengj mbaw lumj fwed 6~10 doiq, doxdoiq maj, miz

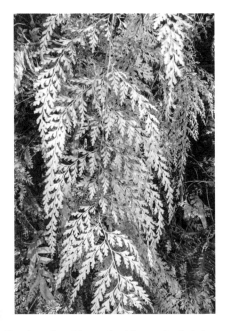

gaenq, yaek lumj aen gyaeq, byai ciemh liem; gij mbawfwed lunz doeklaeng 2~3 doiq, doxdoiq maj, yiengh gyaeq dauqdingq、yiengh limx gvangq roxnaeuz lumj limqva, song mbiengj miz 1~2 doiq mbaw dek lumj limx; mbaw meg song ca faennga. Daeh bauhswj baenznyumq iq, miz mbaw dek youq gwnz byai megsaeq, moix mbaw dek miz 1~2 diuz; daeh bauhswj baenznyumq lumj ceij na, yiengh aen cenj roxnaeuz aen cenj loq feuh, aen bak caezcingj roxnaeuz lainoix miz yiengh deng haeb goenq.

【Faenbouh】Gvangjsih cujyau faenbouh youq Majsanh、Sanglinz、Vujmingz、Yunghningz、Binhyangz、Bozbwz、Luzconh、Bingznanz、Dwngzyen、Canghvuz、Vuzcouh、Gunghcwngz、Swhyenz、Fungsanh、Lozyez、Lungzlinz daengj.

【Gipaeu gyagoeng】Cienz bi ndaej gipaeu, swiq seuq, cab dinj, dak sauj.

【 Go yw singqhingz 】 Ganj lumj rag maenghcangq, raez 2~7 lizmij. Biujmienh miz gyaep saek hoengzmong lumj cuenq, diepgyawj gwnz ganj mbaw lai, laj ganj miz haujlai rag saek aeujhenjgeq. Gaenqmbaw raez 10~25 lizmij, cizging daih'iek 2 hauzmij, yiengh luenz saeu mbouj gvicaek, biujmienh wenj, saek gomiuz caeuq goek saek cazhoengz, miz lai diuz limq caeuq diuz riz mieng mboep ndeu; mbaw bihcinhhingz, sam daengz seiq mbaw lumj bwnfwed neix faenmbek, loq nyaeuq, saek cazhenj daengz henjgeq, gep dek iq yiengh limx, byai bingz roxnaeuz miz 1~2 riz dek feuh; daeh bauhswj baenznyumq miz 1~2 aen iq maj youq moix gep dek iq mbouj miz rizbien de. Heiq noix, feih haemz.

【 Singqheiq 】 Haemz, nit.

【 Goengnaengz 】 Gej doeg yw binghsa, doeng lohlungz, diuz lohheiq、 lohhaeux、 lohraemx, cij lwed. Yungh bae yw dwgliengz, baenzae, hozin, okleih, roengz begdaiq, baeznong、 baezfoeg, bak baenzngoz, ngwzdoeg haeb sieng, hangzgauqmou, sizcinj, rueglwed, oknyouhlwed, haexlwed, cangzyenz, ganhyenz, rog sieng oklwed.

【 Yunghfap yunghliengh 】 Gwn: Cienq raemx, 15~30 gwz; roxnaeuz dubsoiq aeu raemx. Rogyungh: Habdangq soqliengh, dubsoiq oep gizdeng; roxnaeuz nienj baenz mba oep gizdeng; roxnaeuz cienq raemx swiq gizdeng.

【 Anqlaeh wngqyungh 】

(1) Yw cungndat fatsa: Govuengzlienzndoi 60 gwz, daem yungz haed aeu raemx gwn.

(2) Yw bakbaenzniengz: Govuengzlienzndoi singjsien habdangq soqliengh, caeuq dangzrwi roxnaeuz gyu dubsoiq baeng gizsieng.

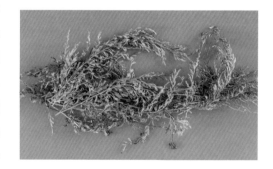

(3) Yw baezcij: Aeu gij ganj govuengzlienzndoi 30 gwz, raemx cienq, cung laeujhenj gwn; mbaw govuengzlienzndoi, dubsoiq oep gizdeng.

Gogaekboux

【Laizloh】Dwg hozbwnjgoh doenghgo Gogaekboux cienz go.

【Hingzyiengh】Caujbwnj. Rag lumj ganj dinj co, genq; mumhrag gaenh byai roxnaeuz cungqgyang ciengz na baenz gij rag yiengh fagcuiz. Ganj saeq nyicg, geijlai bienqbaenz ganjfaex. Mbaw doxdoiq maj; mbaw gvangq bihcinhhingz, raez 5~20 lizmij, gvangq 1.5~3 lizmij, byai

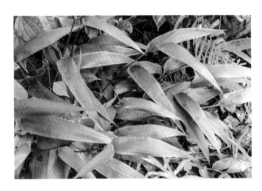

cugcienh soem roxnaeuz soem dinj, henzmbaw caezcienz, goek mbaw yaek yiengh luenz roxnaeuz yiengh limx, cix cugciemh suk baenz gaenq roxnaeuz mbouj miz gaenq, meg lai diuz bingzhingz, caemhcaiq miz gij meg vang mingzyienj; henz byak mbaw wenj roxnaeuz miz bwnsaeq; mbawlinx dinj iq, loq ndongj, bien miz bwn. Valup luenzliem maj youq byai go, faen hai haemq noix, sanq youq; lumj riengz iq raez bihcinhhingz; byakngveih luenz raez, miz haj diuz meg, byai ngoemx, henz mbaw mbang lumj bozmoz, aen byakngveih daih'it beij aen daihngeih dinj; byukrog beij byakngveih raez, bihcinhhingz, byai mbaw miz gyaeuj soem dinj, miz 5~7 diuz meg, ndawbyuk beij rogbyuk dinj, limj bozmoz ronghcingx. Ngveih ndaw byak yiengh lumj lwgruek, saek henjgeq.

【Faenbouh】Cujyau ok youq Cezgyangh、Anhveih、Gyanghsuh、Gyanghsih、Huznanz、Gvangjdungh. Gvangjsih cujyau faenbouh youq Denzyangz、Lozyez、Fungsanh、Dunghlanz、Ginhsiu、Fuconh、Canghvuz、Dwngzyen、Bingznanz、Yungzyen、Gveigangj、Yilinz、Bozbwz.

【Gipaeu gyagoeng】Cienz bi cungj ndaej gipaeu cienz go, cab dinj, dak sauj.

【Go yw singqhingz】Ganj yiengh luenzsoh, raez 25~30 lizmij, cizging 1.5~2 hauzmij, saek henjloeg, miz hoh; gwnz hohsuek miz byak, mienhgoenq gyang hoengq. Mbaw lai nyaeuqsuk youh gienj, mbaw bihcinhhingz, raez 5~20 lizmij, gvangq 1~3.5 lizmij; saek damhloeg roxnaeuz saek heuhenj, megmbaw bingzhingz, miz diuz meg iq vang maj, cauxbaenz fan vangxgek yiengh seiqfueng, laeng mbaw daegbied yienhda. Byakmbaw raez iek 5 lizmij, dek, rog miz diuz raiz soh, swnh byakmbaw bangxhenz miz bwnnyungz raez hau. Daej mbaeu, unqnyangq. Heiq noix, feih cit.

【Singqheiq】Van、cit, nit.

【Goengnaengz】Cing hujdoeg, leih lohraemx, diuz lohlungz. Yungh bae yw fatndat simfan hozhawq, baenzngoz, goek heuj foeg in, lwgnyez gingfung, nyouhlwed, nyouhniuj nyouhlwed.

【Yunghfap yunghliengh】Gwn: Cienq raemx, 9~15 gwz.

【Anqlaeh wngqyungh】

(1) Yw fatndat simfanz hozhat: Gogaekboux 15 gwz (ndip 30 gwz), mwzmwnzdungh 15 gwz, cienq raemx gwn; gogaekboux 30 gwz, raggohaz 30 gwz, vagimngaenz hawq 12 gwz, cienq raemx gwn.

(2) Yw bak linx naeuh: Gogaekboux 30 gwz, moegdoeng、sengdeih gak 9 gwz, cienq raemx gwn.

(3) Yw conghhoz in, conghbak in: Gogaekboux、golinxgaeq gak 10 gwz, nyafaenzlenz 3 gwz, cienq raemx gwn.

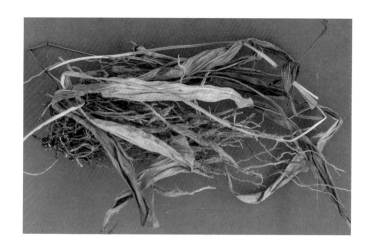

Vadauznamh

【Laizloh】Dwg gij rag ginjgveizgoh doenghgo vadauznamh.

【Hingzyiengh】Caujbwnj buenq faexcaz. Nga iq miz bwnnyungz lumj ndaundeiq. Mbaw doxdoiq maj; gaenqmbaw miz bwn monghau; dakmbaw yiengh sienq, doek caeux; gij mbaw lajganj loq luenz, raez 4~5 lizmij, gvangq 5~6 lizmij, byai miz 3 riz dek loq feuh, goek luenz roxnaeuz yaek yiengh lumj sim, henz mbaw miz faenzgawq, cungqgyang mbaw luenz gyaeq, gwnz mbaw raez luenz raez daengz bihcinhhingz; gwnzmbaw miz bwnnyungz, laengmbaw miz bwnnyungz saek monghau lumj ndaundeiq. Va nyeq maj youq laj geh gaenqmbaw, saek

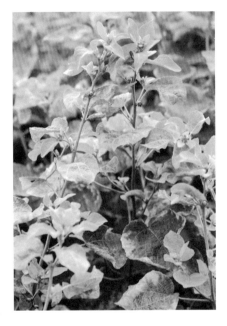

hoengzdamh; gaenq va miz bwn unq; miz 5 gep baubenq iq, goek hab maj; va'ngoz lumj aen cenj, dek baenz 5 limq, aen baubenq haemq iq loq dinj, song yiengh neix cungj miz bwnnyungz lumj ndaundeiq; limqva 5 dip, luenz lumj gyaeq dauqdingq, baihrog miz bwn'unq; nyiuzboux mboujmiz bwn; saeuva faen miz 10 diuz nga. Mak benj luenz, faen mak miz bwnnyungz dinj caeuq oen lumj byauz.

【Faenbouh】Cujyau ok youq Fuzgen、Huznanz、Gyanghsih、Gveicouh、Swconh、Yinznanz. Gvangjsih cujyau faenbouh youq Bwzswz、Nanzningz、Yilinz、Vuzcouh daengj.

【Gipaeu gyagoeng】Cienz bi ndaej gipsou, swiq seuq, cab dinj, dak sauj.

【Go yw singqhingz】Rag yiengh luenz soh, loq goz, miz nge rag siujsoq, baihgwnz dingzlai maj miz mumh. Ganj loq henj, miz raiz nyaeuq; caet geng, gat mienh yiengh dekvaih. Heiq noix, feih cit.

【Singqheiq】Van, nit.

【Goengnaengz】Cing hujdoeg, siu fungdoeg, cawz caepdoeg, doeng lohheiq、 lohhaeux、lohraemx. Yungh bae yw fungcaep ndok in, dwgliengz, fatnit, okleih, roengz begdaiq, foegraemx, yezgingh mbouj diuz, deng laemx deng dub sieng in, ngwzdoeg haeb sieng.

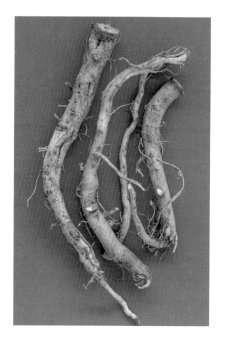

【Yunghfap yunghliengh】Gwn: Cienq raemx, 15~30 gwz.

【Anqlaeh wngqyungh】

(1) Yw dwgliengz: Vadauznamh 24 gwz, cienq raemx gwn.

(2) Yw liuzganj, lwgnyez feiyenz: Vadauznamh 9 gwz, mbaw vannenzcingh、 hoi gaeuq gak 6 gwz, cienq raemx gwn.

(3) Yw baeznong, dok nong: Vadauznamh ndip habdangq soqliengh, dubsoiq oep gizdeng.

Byaeknyinz

【Laizloh】Dwg cienz go sizcuzgoh doenghgo byaeknyinz.

【Hingzyiengh】Caujbwnj. Gij ganj daz youq gwnz namh unq saeq, bingz daz, gwnz hoh maj miz haujlai nga daengjsoh; nga luenz soh, baenz noh, raemx lai youh byot, gatmienh gyang hoengq, rog ganj mbiengj ndeu miz hangz bwn dinj ndeu, gizyawz bouhfaenh mbouj miz bwn. Mbaw dan doiq maj; gij mbaw gyaengh gwnz ganj mbouj miz gaenq, gyaengh laj ganj mbaw miz gaenq; mbaw luenz gyaeq roxnaeuz lumj aen gyaeq, raez 1.5~2.5 lizmij, gvangq 1~1.5 lizmij, byai gip liem roxnaeuz soem dinj, goek gaenh bingz gat roxnaeuz yiengh gij sim feuz, henz mbaw wenj roxnaeuz lumj langhraemx, song mbiengj cungj wenj mbouj miz bwn. Va song singq; va dan maj youq laj goek gaenqmbaw roxnaeuz baenznyup lumj liengj maj youq byai go, gaenqva saeq raez, mbiengj ndeu miz bwn; va'ngoz 5 duj, bihcinhhingz, baihrog miz bwnsienq hau dinj; henzbien hawq lumj bozmoz; miz limqva 5 dip, saek hau, dinj gvaq va'ngoz, miz 2 riz dek laeg soh daengz goek; nyiuzboux 10 diuz, yw va saek gyaemqhoengz le bienqbaenz saek lamz; rongzceh luenz gyaeq, saeuva 3~4 dip. Mak miz dip, luenz gyaeq, byai dek 6 riz. Ceh lai, saek mongndaem, biujmienh miz diemj raiz doedok.

【Faenbouh】Daengx guek gak dieg cungj miz faenbouh. Gvangjsih cujyau faenbouh youq Nanzningz、Yunghningz、Vujmingz、Hwngzyen、Denhngoz daengj.

【Gipaeu gyagoeng】Seizcou seizdoeng gipsou, swiq seuq, cab dinj, dak sauj.

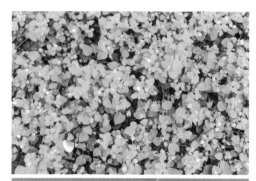

【Go yw singqhingz】Daengx go yw lai niujheux baenz ndaek. Ganj saeq luenz, cizging daih'iek 2 hauzmij, faennga lai, miz limq raez, henjloeg. Mbiengj ndeu miz coij bwnnyungz saek hau dinj, giz hot miz ragmumh saek saek henj; haemq nyangq. Mbaw

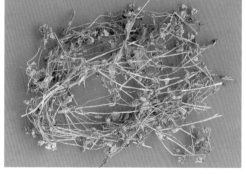

iq doiq maj; mbouj miz gaenq, mbaw caezcingj mbe'ok yiengh gyaeq roxnaeuz luenz gyaeq, byai raeh soem, saek mongloeg, byot yungzheih soiq. Gwnz dingj nga roxnaeuz laj goek mbaw miz duj ndeu roxnaeuz geij duj va iq, saek damh cazhoengz, gaenqva saeq; va'ngoz 5 duj, limqva 5 dip. Mizseiz ndaej yawjraen aenmak dip iq yiengh luenz gyaeq, ndawde hamz miz haujlai naed ceh luenz iq, saek ndaem henjgeq, biujmienh miz diemj doed iq. Heiq noix, feih cit.

【Singqheiq】Van、soemj, liengz.

【Goengnaengz】Cing hujdoeg, sanq giet cij in, diuz lohlungz、lohhuj, coi raemxcij roengz. Yungh bae yw okleih, ganhyenz, deng laemx deng dub sieng in, baezcij, funghuj heujin, dawzsaeg in, senglwg gvaqlaeng dungxin, raemxcij mbouj roengz.

【Yunghfap yunghliengh】Gwn: Cienq raemx, 15~30 gwz (ndip 30~60 gwz); roxnaeuz dubsoiq aeu raemx. Rogyungh: Habdangq soqliengh, dubsoiq oep gizdeng, roxnaeuz nienj baenz mba diuz baeng gizdeng.

【Anqlaeh wngqyungh】

(1) Yw cung hujdoeg rueg: Ndaw byaeknyinz singjsien 30 gwz, mbawgimuz、gofuzbeih、gobwzniuzciz gak 12 gwz, cienq raemx, gwn haeux gaxgonq gwn.

(2) Yw baeznong, deng laemx deng dub sieng foeg in: Byaeknyinz singjsien habdangq soqliengh, dubsoiq oep gizdeng.

(3) Ywbaihlaeng hwnj baez: Byaeknyinz, ienmbaw gag habdangq soqliengh, dubsoiq oep gizdeng.

Gogad

【Laizloh】Dwg gij rag dougoh doenghgo gogad.

【Hingzyiengh】Gogaeu. Rag hungbiz. Ganj miz bwn dinj saek henjgeq roxnaeuz cap miz bwn geng raez. Sam mbaw doxdaeb, miz gaenq raez; dakmbaw yiengh bihcinhhingz luenzraez, miz bwn; mbaw iq yiengh limq luenz gyaeq daengz luenz gyaeq gvangq, raez 9~21 lizmij, gvangq 8~18 lizmij, miz 3 riz dek, byai dinj ciemh soem, goek luenz. Cungj valup maj youq laj goek gaenqmbaw; baubenq iq luenz

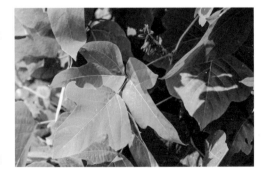

gyaeq; va'ngoz lumj aen cung, mbaw ngoz miz 5 riz faenzgawq, bihcinhhingz, beij aendoengz va'ngoz raez, miz bwn geng raez saek henj; roujva saek gyaemq. Faek luenz raez, benjbingz, miz bwn geng raez saek henjgeq.

【 Faenbouh 】 Cawz Sinhgyangh, Sihcang mbouj canj, guek raeuz gak dieg cungj canj. Gvangjsih cujyau faenbouh youq Lungzcouh、Yunghningz、Nanzningz、Vujmingz、Ginhsiu、Cenzcouh daengj dieg.

【 Gipaeu gyagoeng 】 Seizcou seizdoeng gipsou, swiq seuq, cab baenz gep, dak sauj.

【 Go yw singqhingz 】 Rag baenz ndaek luenzsoh, loih yiengh lwgruek roxnaeuz buenq luenzsoh, sanghbinj miz mbangj dwg soh cab roxnaeuz ngeng cab baenz gep na, hung iq mbouj doxdoengz. Cawzbae naeng rog le yienh saek henj hau roxnaeuz saek henjdamh, gij caengz cawzbae naeng rog de saek cazmong; youh geng youh naek, gij senhveiz de haemq nyieg; miz mbangj baenz bwnmienz, miz faenj lai.

【 Singqheiq 】 Van、manh, loq nit.

【 Goengnaengz 】 Cing hujdoeg, daeuq sizcimj, doeng lohhuj, leih lohraemx, cij oksiq. Yungh bae yw dwgliengz, fatndat, mazcinj, hozhawq, hezyazsang, okleih, baenzsiq.

【 Yunghfap yunghliengh 】 Gwn: Cienq raemx, 9~15 gwz; roxnaeuz dubsoiq aeu raemx. Rogyungh: Habdangq soqliengh, dubsoiq baeng gizdeng.

【 Anqlaeh wngqyungh 】

(1) Ceih simfanz simgip hozhawq: Gogad 120 gwz, gyaux roengz gij haeuxvaeng aeu raemx cimq gvaq hwnz ndeu haenx, cawj cug aeu raemxreiz heuz gwn.

(2) Yw ndat doeg oklwed, roxnaeuz aenvih gwn doxgaiq ndat lai fatdoengh: Gogad 1000 gwz, dubsoiq aeu raemx 500 hauzswngh, caemhcaiq caeuq raemx ngaeux 500 hauzswngh, doxgyaux gwn.

(3) Yw laeuj fiz mbouj singj: Gogad habdangq soqliengh, dubsoiq aeu raemx 500 hauzswngh, gwn.

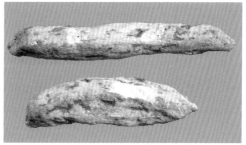

Gaeuvad

【Laizloh】Dwg gij ganj mbaw fangzgijgoh doenghgo gaeuvad.

【Hingzyiengh】Go gaeu baenz nywj. Cawz le valup caixvaih, daengx go mboujmiz bwn. Ganj miz diuz raiz. Mbaw doxdoiq maj, goek gaenqmbaw ciengz utvan; mbaw lumj gyaeq samgak, raez 3~9 lizmij, byai gvangq 2~6 lizmij, byai ngoemx, miz soem iq doed, goek gaenh bingz roxnaeuz 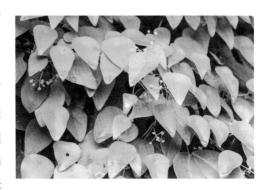 loq luenz, laengmbaw saek heudamh roxnaeuz saek faenjheu; diuz meg lumj fwngz 10~11 diuz. Va iq, vaboux vameh mbouj doengz go; valup baenznyumq lumj liengj maj youq laj goek gaenqmbaw; vaboux miz 8 duj va'ngoz, gig noix miz 6 duj, baiz baenz 2 lwnz, yiengh limx roxnaeuz lumj aen gyaeq dauqdingq, mienh baihlaeng miz bwn dinj lumj gyaeujcij, miz 4 dip limqva, roxnaeuz miz seiz miz 3 dip, saek henjloeg, gaenh yiengh luenz, comz yw nyiuzboux; vameh va'ngoz caeuq limqva cungj miz 4 gep, noix 3 gep, miz 1 diuz nyiuzmeh, mbouj miz bwn. Ngveihmak ndawde gij naengngveih baihlaeng miz 2 coij nyinz vang iq.

【Faenbouh】Cujyau canj youq Gvangjdungh、Fuzgen. Gvangjsih cujyau faenbouh youq Lingzsanh、Majsanh、Lungzcouh、Cinghsih、Nazboh、Hozciz、Vanzgyangh、Yizsanh、Laizbinh、Nanzningz、Dwngzyen、Bingznanz、Gveibingz daengj.

【Gipaeu gyagoeng】Seizcou seizdoeng gipsou, swiq seuq, cab dinj, dak sauj.

【Go yw singqhingz】Ganz saeq nyieg, niujgoz, cizging 1~2 hauzmij, saek cazgeq, miz diuz sienq soh gig mingzyienj. Mbaw samgak yiengh gyaeq, saek mongloeg roxnaeuz saek loeg henjgeq, lai nyaeuq gienj. Ganjrag luenz lumj diuz saeu roxnaeuz baenz gaiq mbouj gvicaek, baihlaj maj miz lai diuz rag, raez dabdaengz 30 lizmij, cizging 5~12 hauzmij, biujmienh saek henjnamh daengz saek cazhoengz, miz nyaeuq soh. Nyangq, mbouj yungzheih euj goenq, mienhgoenq cenhveizsing, miz faenx. Heiq noix, feih haemz.

【Singqheiq】Loq haemz、saep, bingz.

【Goengnaengz】Cing hujdoeg, siu fungdoeg, diuz lohlungz、lohhuj, doeng lohhaeux. Yungh bae yw vuengzbiu, okleih, haexgaz, baeznong、baezfoeg, ngwzdoeg haeb sieng.

【Yunghfap yunghliengh】Gwn: Cienq raemx, 5~15 gwz (ndip 15~30 gwz). Rogyungh: Mbaw ndip habdangq soqliengh, dubsoiq oep gizdeng.

【Anqlaeh wngqyungh】

(1) Yw damueg: Aeu gaeuvad、mbaw gosauqbaetdiet 30 gwz, yemingzsah、cehyiengzmbeq gak 9 gwz, nyadangjmaj、hahli gak 6 gwz, cienq raemx gwn.

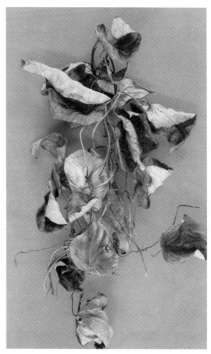

(2) Yw fungcaep fungdoeg, hwetgyad: Aeu gaeuvad daengx go 15 gwz, cienq raemx gwn, roxnaeuz baihrog swiq.

Yw fungsaepsingq gvanhcezyenz, ndok aengh sinzgingh in: Aeu rag gaeuvad 30 gwz, haeuxlidlu 60 gwz, raemx cienq, dangzrwi cung gwn.

Goriengroeggae

【Laizloh】Dwg fungveijgezgoh doenghgo goriengroeggae daengx go.

【Hingzyiengh】Loih gogut maj gwnz dieghawq. Ganj rag miz gyaep yiengh bihcinhhhingz sek caz. Mbaw lumj ceij, maj maeddeih, miz song yiengh; gaenqmbaw yingzyangj wenj, saek gomiuz, mizseiz duenhlaj daiq saek cazhoengz; mbaw yiengh gyaeq roxnaeuz luenz gyaeq, raez 20~40 lizmij, gvangq 15~25 hauzmij, goek luenz limx, byai yiengh rieng, dansoq lumj bwnroeg; henz mbawroeg miz 2~5 doiq; doxdoiq maj, sienqhingz, ganj ceiq laj gij mbawroeg miz gaenq, goek ciengzseiz dwg song nga dek riz laeg, henz miz faenzgawq yienh oen; megmbaw lumj bwnfwed; mbaw bauhswj haemq hung; mbaw luenz gyaeq, mbaw daih'it lumj fwed, hoeng cungqgyang doxroengz gij bwn de doengciengz faennga, mizseiz lij miz 1~2 mbawfwed iq faenliz. Gyawj gyaeujbyai yingzyangj bouhfaenh miz faenzheuj soem. Daeh bauhswj baenznyup maj youq henz mbawfwed daengz byai.

【Faenbouh】Cujyau canj youq Vazcungh digih, Saenamz digih caeuq Sanjsih、Cezgyangh、Gyanghsih、Fuzgen、Daizvanh、Sihcang daengj. Gvangjsih cujyau faenbouh youq Lozyez、Lungzcouh、Nanzningz、Yangzsoz.

【Gipaeu gyagoeng】Cienz bi ndaej gipaeu, swiq seuq, cab dinj, dak sauj.

【Go yw singqhingz】Ganj dinj, saek cazhoengzgeq, ganj baihlaj ragmumh

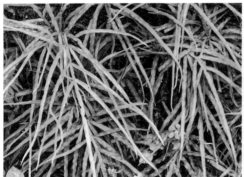
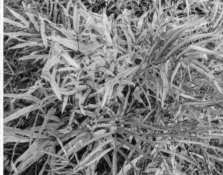

baenznyup maj, gwnz ganj miz mbaw baenznyup maj, gaenqmbaw saeq, miz limq, saek cazhenj roxnaeuz saek henjloeg, yungzheih eujraek. Mbaw yiengh rum, mbaw daih'it lumj mbawfwed, saek mongloeg roxnaeuz henjloeg, henz mbaw miz faenzgawq mbouj caezcingj. Heiq noix, feih cit.

【Singqheiq】Van、cit, loq nit.

【Goengnaengz】Cing hujdoeg, cawz caepdoeg, diuz lohlungz, lohhuj. Yungh bae yw oksiq, okleih, vuengzbiu, nyouhniuj, nyouhlwed, aelwed, haexlwed, nyouhlwed, baeznong、baezfoeg, deng laemx deng dub sieng in, feizcoemh raemxgoenj lod sieng, foegraemx.

【Yunghfap yunghliengh】Gwn: Cienq raemx 30~60 gwz. Rogyungh: Habdangq soqliengh, nienj baenz mba saj gizdeng; roxnaeuz cienq aeu raemxyw swiq; roxnaeuz go yw ndip dubsoiq baeng gizdeng.

【Anqlaeh wngqyungh】

(1) Yw caepndat okleih: Goriengroeggaeq 60 gwz, cienq raemx gwn; goriengroeggaeq 30 gwz, byaekroem 15 gwz, diginjcauj (nongz roegraeufeiz) 15 gwz, cienq raemx gwn.

(2) Yw vuengzbiu ganhyenz: Goriengroeggaeq 60 gwz, hujcang 15 gwz, byaekhanh (byaekyouzcai hawq) 30 gwz, cienq raemx gwn.

(3) Yw lohnyouh hidungj ganjyenj, sinyenz foegraemx: Goriengroeggaeq 30 gwz, cienq raemx gwn.

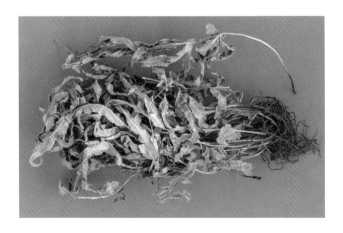

Oij

【Laizloh】Dwg gij ganj hozbonjgoh doenghgo go oij.

【Hingzyiengh】Caujbwnj. Ganj saek loeg roxnaeuz saek cazhoengz, ganj youq laj valup doxroengz miz bwnsei hau. Byakmbaw maj youq gyang hoh, mbouj miz bwn, dan youq congh byak miz bwn; mbawlinx lumj bozmoz, gat bingz; mbaw benjbingz, song mienh mbouj miz bwn, miz gij meg cawj bizna saek hau, raez 40~80 lizmij, gvangq daihgaiq 20 hauzmij. Valup hung, diuz meg cawj miz bwnsei hau; diuz sug mbawoij ndaw hoh raez 7~12 hauzmij, henz mbaw maj bwn saeq raez mbang; gaenqmbaw iq yiengh bihcinhhingz, goek buenz miz bwnsei raez gvaq mbawiq 2~3 boix; mbiengjgwnz

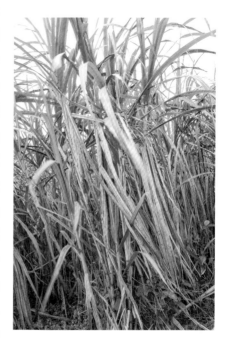

byak lumj naeng, henzbien miz bwn saeq iq, aen byak daih'it byai loq ngoemx, miz 2 diuz ndok, 4 diuz meg, aen byak daihngeih yiengh ruz, miz 3 diuz meg, byai raeh soem; aen byak rog daihngeih luenz raez de yiengh bihcinhhingz, miz 1 diuz meg, byai soem, aen byakrog daihngeih gaebged de lumj sienq, aen byakndaw daihngeih de bihcinhhingz. Gij rieng iq miz gaenq caeuq gij rieng iq mbouj miz gaenq doxlumj; gij gaenq rieng iq mboujmiz bwn, byai loq bongz hung.

【Faenbouh】Gvangjsih gak dieg lai ndaem miz.

【Gipaeu gyagoeng】Seizdoeng gipsou, cawz bae gij mbaw, cab baenz gep, singjsien yungh roxnaeuz dak sauj.

【Go yw singqhingz】Ganj luenzsoh lai, cizging 2~4 lizmij; saek henjgeq roxnaeuz hoengzndaem, miz gij doxgaiq lumj lab saek hau, soh yiengq nyaeuq baenz limq, hothoh mingzyienj, gvaengxganj yiengh ndaem, gwnz hoethoh yawj ndaej raen gij ngaz reuqroz; geng, mbouj yungzheih eujraek. Heiq noix, feih diemz.

【Singqheiq】Van, nit.

【Goengnaengz】Cing huj gej doeg, gaij laeuj doeg, nyinh sauj cawz fanz, maj raemx gaij hozhawq, doeng lohheiq、diuz lohhaeux. Yungh bae yw gwn laeuj gvaqbouh, dungxfan, sim fanz hoz hawq, bak roz hoz hawq, baenz ae, rueg, okleih, siu saej ndat.

【Yunghfap yunghliengh】Gwn: Cienq raemx, 50~100 gwz.

【Anqlaeh wngqyungh】

(1) Yw gwn laeuj gvaqbouh: Oij、lauxbaeg ndip gak habdangq soqliengh, caq raemx gwn.

(2) Yw fatndat bak sauj, oknyouhniuj: Habdangq soqliengh oij, cawzbae naeng gwn, gvengq nya ndwnj raemx; danghnaeuz bak in, daem yungz aeu raemx gwn.

(3) Yw bwt ndat sauj baenzae: Oij、haeuxfiengj habliengh, cawj souh gwn.

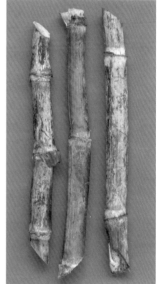

Raggodiemjcaengh

【Laizloh】Dwg gij rag dunghcinghgoh doenghgo gombawmoizdunghcingh.

【Hingzyiengh】Go faexcaz. Nga iq mbouj miz bwn, miz conghnaeng saek hau gig yienhda. Mbaw doxdoiq maj; mbaw mozciz, yiengh luenzgyaeq roxnaeuz yiengh gyaeq luenzraez, raez 3~7 lizmij, gvangq 1.5~3 lizmij, byai ciemh liem baenz rieng, goek gvangq yiengh limx, henzmbaw miz faenzgawq ngoemx, meg cungqgyang gwnzmbaw loq mboep doxroengz, meg bangxhenz miz 6~8 doiq, meg vangj mbouj mingzyienj. Va saek hau, vaboux vameh mbouj doengz go; vaboux 2~3 duj baenznyup maj roxnaeuz dan maj youq gaenq nye mbaw, va 4~5 duj, va'ngoz mboujmiz bwn, mbaw dek aj baenz samgak roxnaeuz luenz, youq giz goek doxhab; vameh dan maj youq gaenq nye mbaw, 4~5 duj, limqva youq giz goek doxhab, rongzceh yiengh lumj aen giuz luenz gyaeq, saeuva mingzyienj, gyaeujsaeu yiengh buenz. Aen mak lumj aen giuz, sug seiz saek ndaem aeuj, faen ngveih 4~6 naed, baihlaeng miz riz lumj mieng laeg, gij naeng mak ndaw mak geng lumj faex.

【Faenbouh】 Cujyau maj youq Gvangjdungh、Fuzgen、Huznanz、Gyanghsih. Gvangjsih gak dieg cungj miz faenbouh.

【Gipaeu gyagoeng】 Seizcou vat aeu rag, swiq scuq, dak sauj.

【Go yw singqhingz】 Rag loq luenz soh, loq vangoz, miz faennga; raez 30~50 lizmij, cizging 1.5~3 lizmij; saek monghenj daengz saek monghenjgeq, miz riz ragmumh caeuq raiz nyaeuq soh doxroengz; caet genq geng, mbouj yungzheih eujraek. Heiq noix, feih haemz gonq laeng diemz. Sanghbinj dwg gij gep gaenh luenz roxnaeuz baenz gyaengh, gyaengh naeng haemq mbang, gyaengh faex haemq gvangq, saek henjdamh, yawj ndaej raen gij diuzraiz yiengh fangse caeuq dingzlai raiz gvaengh mbouj miz gvicaek.

【Singqheiq】 Haemz、van, nit.

【Goengnaengz】 Cing hujdoeg, maj myaiz, doeng lohlungz, diuz lohheiq、lohraemx, cij in. Yungh bae yw bingh dwgliengz, getin, gyaeujngunh, baenzae, hozin, oklwed, binghmoizdoeg, baeznong、baezfoeg, deng laemx deng dub sieng in, aebakngoenz, baezhangx, nyouhniuj nyouhlwed, baezding baezdoeg.

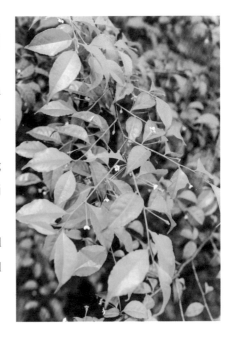

【Yunghfap yunghliengh】 Gwn: Cienq raemx 30~60 gwz. Rogyungh: Habdangq soqliengh, dubsoiq baeng gizdeng.

【Anqlaeh wngqyungh】

(1) Yw dwgliengz: Raggodiemjcaengh、lujdigiz gak 30 gwz, hing ndip 3 gwz, cienq raemx gwn.

(2) Yw lwgnyez dwgliengz, nohndat mbouj doiq: Raggodiemjcaengh、 gohaizcauj、nyadinghgveizcauj gak 9 gwz, nyanaecwk 15 gwz, cienq raemx gwn.

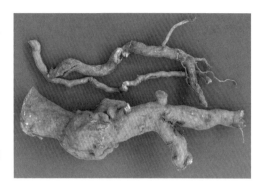

(3) Yw benjdauzdijyenz, conghhoz in: Raggodiemjcaengh、 dangzrwi gak habliengh, daem yungz, baengzsa suck ndei, ndaw bak hamz ndwnj.

Gogad

【Laizloh】Dwg gij rag dougoh doenghgo gogad.

【Hingzyiengh】Gogaeu. Daengx go miz bwn co henjgeq. Rag baenz diuz lumj saeu luenz, biz na, rog naeng saek henjmong, baihndaw miz faenj, miz haujlai cenhveiz. Gyaengh gwnz goek ganj miz nga lai. sam mbaw doxdaeb maj youq giz ndeu; gij mbaw iq gwnz byai gaenq haemq raez; mbawlumj limq yiengh luenz, raez 5.5~19 lizmij, byai gvangq 4.5~18 lizmij, byai ciemh soem, goek luenz, mizseiz dek feuz, gij mbaw iq maj ok henz de haemq iq, yiengh gyaeq ngeng, song mbiengj mbouj doxdoengz, mienh baihlaeng loq hau, miz faenjnae, song mbiengj cungj miz bwnnyungz dinj saek hau; dakmbaw yiengh doxdoiq maj, luenz raez lumj aen gyaeq,

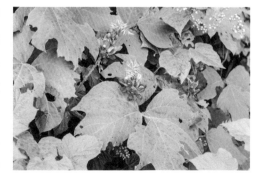

dakmbaw iq yiengh cim. Valup baenz nyumq, roujva saek heugyaemq roxnaeuz saek aeuj; baubenq lumj sienq gaeb, caeux loenq, mbaw baubenq iq lumj aen gyaeq roxnaeuz bihcinhhingz; va'ngoz lumj aen cung, va'ngoz miz 5 riz faenzgawq, bihcinhhingz, baihgwnz song faenz doxhab, faenz baihlaj haemq raez; byai limqgeiz loq gumz, goek miz 2 faj dujrwz dinj, limqfwed ciengz mbiengj ndeu laj goek miz rwz, diuz lungzgoet limqva beij limqfwed loq raez. nyiuzboux 10 diuz, 2 aen daej; rongzceh sienqhingz, saeuva goz. Faekmak sienqhingz, miz bwn geng raez saek henj.

【Faenbouh】Gvangjsih cujyau faenbouh youq Nanzdanh、Lungzlinz、 Lungzcouh、Fangzcwngzgangj、Ginhcouh、Fuconh、Cenzcouh daengj.

【Gipaeu gyagoeng】Seizcou seizdoeng cungj ndaej gipaeu, swnh mwh singjsien cab baenz gep na roxnaeuz cab baenz gaiq iq, dak sauj.

【Go yw singqhingz】Ndaekrag lai luenz, gaiq sanghbinj ciengzseiz dwg gaiq ngeng cab、soh cab、vang cab, hung iq mbouj doxdoengz, saek henjgeq. Miz raiz nyaeuq soh, yawj ndaej raen conghnaeng vang caeuq riz ragmumh mbouj gvicaek; caet gengsaed, gwnz mienhcab cocauq, saek henj hau, mumjgyumq yawj ndaej raen 1~3 caengz simgvaengx, cenhveizsing giengz, loq miz faenjsingq. Heiq iq, feih loq van.

【Singqheiq】Van、manh, loq nit.

【Goengnaengz】Cing hujdoeg, doeng lohhuj, daeuq cimj, leih lohraemx, cij siq. Yungh bae yw dwgliengz, fatndat, mazcinj, hozhawq, hezyaz sang, okleih, oksiq, gwn laeuj fiz, baenzngoz, baezding.

【Yunghfap yunghliengh】Gwn: 3~15 gwz, cienq raemx roxnaeuz dubsoiq aeu raemx gwn. Rogyungh: Habdangq soqliengh, dubsoiq baeng gizdeng.

【Anqlaeh wngqyungh】

(1) Ndaw aek ndaet fatndat roxnaeuz hozhawq, simfanz: Gogad 120 gwz, haeuxfiengj 250 gwz. Aeu raemx cimq haeuxfiengj haemh ndeu, ngoenz daihngeih banhaet log raemx, caeuq gogad gyaux yinz, cawj souh gwn.

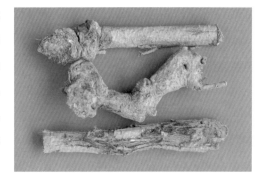

(2) Yw banhcinj ngamq fat, ndat haenq, naedhaeux mbouj gwn: Gogad、swngmaz、gitgwngq、senzhuz、fangzfungh gak 3 gwz, ganhcauj 1.5 gwz, cienq raemx gwn.

Vaetcwz

【Laizloh】Dwg hozbwnjgoh doenghgo go nywjndoek cienz go.

【Hingzyiengh】Caujbwnj. Miz gij rag lumj ganj cacuq gij ganj gwznamh; ganj daengjsoh. Byakmbaw mbouj miz bwn roxnaeuz bakbyak miz bwnnyungz mbang; linxmbaw iq dinj; gij mbaw maj youq gij ganj gwnz namh caeuq goek ganj de, raez miz 8 lizmij, gvangq 3~6 hauzmij, gij mbaw maj youq gwnz ganj de gig doiqvaq, goek luenz, byai ngoemx, henz mbaw cocatcat, miz oen iq. Valup luenzsoem daengjsoh, luenz raez lumj sienq, saek aeuj; rieng iq mbouj miz gaenq de yiengh sienq, daj cungqgyang doxhwnj cugbouh gaeb, byai ngoemx, goekbuenz miz bwnnyungz dinj saek myaex;

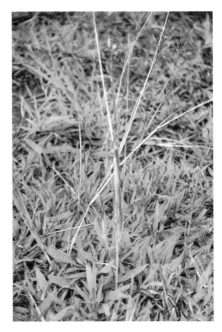

mbawbyak daih'it miz 2 diuz ndoksaen, baihlaeng loq bongz hwnj, gyaengh gwnz ndoksaen miz bwn iq lumj oen, mbawbyak daihngeih yiengh aenruz, byai ciemh liem caemhcaiq mizoen iq dinj, gyuaengh ndoksaen baihgwnz miz bwnnyungz iq lumj oen; aen byak daih'it beij mbawbyak loq dinj, aen byak daihngeih raez doxdoengz cix haemq gaeb gvaq duj va iq daih'it ne, byai mbaw wenj, miz oen soh; nyiuzboux 3 diuz; vahmeh miz saeuva faenliz; gij rieng iq miz gaenq haenx gaenq raez, byak lumj ceij, bihcinhhingz, miz 3 diuz meg.

【Faenbouh】Cujyau ok youq Gvangjdungh、Yinznanz、Fuzgen、Daizvanh. Gvangjsih cujyau faenbouh youq Lungzcouh、Vujmingz、Bwzliuz、Sanhgyangh.

【Gipaeu gyagoeng】Cienz bi cungj ndaej gipaeu cienz go, singjsien yungh roxnaeuz dak sauj.

【Go yw singqhingz】Daengx go rum raez 20~50 lizmij, ragganj saeqraez luenz soh, vang byaij, miz ganj benz youq gwnzbyai. Ganj daengjsoh, miz siujsoq faennga. Mbaw doxdoiq maj, gij caezcingj de yiengh diuz, raez daih'iek 8 lizmij, gvangq 3~6 hauzmij, byai ngoemx, goek luenz, song mbiengj mboujmiz bwn roxnaeuz goek mbaw miz bwn'unq cax, henz mbaw cocauq, lumj oen iq. Valup luenzsoem lumj rieng haenx, raez 5~9 lizmij, saek aeuj. Heiq noix, feih cit.

【Singqheiq】Haemz、van, nit.

【Goengnaengz】Diuz lohhaeux, siu caepdoeg ndatdoeg. Yungh bae yw dwgliengz, oksiq, nyouhniuj nyouhhlwed, baezding, ngwzdoeg haeb sieng, nohndat oknyouh saep in, funghuj heujget.

【Yunghfap yunghliengh】Gwn: Cienq raemx, 9~15 gwz (ndip 30~60 gwz) .

【Anqlaeh wngqyungh】

(1) Yw dwgliengz fatndat, oknyouh mbouj swnh, saidiemheiq fazyenz: Aeu vaetcwz 15 gwz, cienq raemx gwn.

(2) Yw lwgnyez fatndat: Aeu vaetcwz singjsien 30 gwz, gogaekboux 15 gwz, cazbou 9 gwz, cienq raemx gwn, ngoenz faen 3 baez gwn.

(3) Yw fatndat oknyouh saep in: Rag vaetcwz singjsien 30 gwz, gogaekboux18 gwz, lwgraz 15 gwz, cienq raemx gwn.

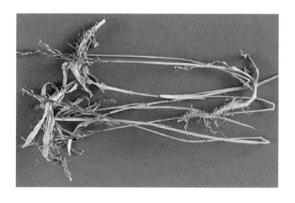

Faexvuengzlienz

【Laizloh】Dwg gij ganj siujbozgoh doenghgo go faexvuengzlienz.

【Hingzyiengh】Go faexcaz. Rag, ganj biujmienh saek henj roxnaeuz henjgeq, cocad, mienhcab saek henj. Mbaw doxdoiq maj, wenj lumj naeng, miz gaenq. Gyacngh goek gya'gvangq suek ganj; mbaw dan soq doxdaeb lumj fwed roeg, mbaw iq 7~15 mbaw, gij mbaw iq maj ok

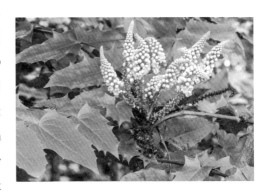

henzmbaw de mbouj miz gaenq, yiengh gyaeq, hung iq mbouj doxdoengz, raez 4~12 lizmij, gvangq 2.5~4.5 lizmij, gij mbaw iq maj youq byai go de haemq hung, miz gaenq, byai cugciemh soem, goek gvangq yiengh limx roxnaeuz loq luenz, henz mbaw gienj doxdauq, miz faenzgawq lumj oen hung, gwnz mbaw saek loegheu, miz rongh, laj mbaw saek loeghenj. Cungj valup maj youq dingj ganj, soh daengj, baubenq iq 1 dip; va'ngoz 9 duj, baiz baenz 3 lwnz; va saek henjgeq, limqva 6 dip, luenz raez, byai miz 2 riz dek, goek miz 2 aen sienqdiemj diemz; nyiuzboux 6 diuz, nyiuzmeh 1 diuz. Aen makmiz ieng yiengh luenz gyaeq, geq le saek lamzndaem, miz faenjhau.

【Faenbouh】Cujyau ok youq Cezgyangh、Swconh、Gveicouh、Huznanz. Gvangjsih cujyau faenbouh youq Binhyangz、Cingsih, Fungsanh、Yungzsuij、Cenzcouh、Bingzloz、Cauhbingz、Bingznanz.

【Gipaeu gyagoeng】Seizcin seizhah gipsou, yungh singjsien roxnaeuz dak sauj.

【Go yw singqhingz】Ganj yiengh luenzsoh, lai cab baenz gyaengh roxnaeuz baenz benq dinj raez mbouj doxdoengz. Biujmienh saek cazmong, miz haujlai riz mieng soh、riz vang dek caeuq gijconghnaeng doedhwnj; ganj oiq loq ngaeuzwenj, hoh mingzyienj, loq bongzgawh, gwnz hoh miz riz mbaw. Naeng baihrog yungzheih bokliz, bok naeng bae le baihndaw saek henj; nyangq youh geng, mienh eujraek senhveizsing roxnaeuz yiengh buqdek; gyaengh naeng mienh vang cab saek cazhenj, gyaengh faex saek henjrwg, yawj ndaej raen geij aen raizgvaengh doengzsim caeuq gij raizloh lumj fangse baizlied maedsaed, gyaengh ngviz saek henjdamh. Heiq noix, feih haemz.

【Singqheiq】Haemz, nit.

【Goengnaengz】Cing hujdoeg, cawz caepdoeg, diuz lohlungz、lohhuj, doeng lohhaeux, siu fungdoeg. Yungh bae yw binghbwtlauz ae oklwed, daraiz, rwzokrumz, vuengzbiu, roengz begdaiq, okleih, hwetin, dwgliengz, fatndat, baeznong、baezfoeg, sizcij, deng feizcoemh raemxgoenj lod sieng.

【Yunghfap yunghliengh】Gwn: Cienq raemx, 10~15 gwz. Rogyungh: Habdangq soqliengh, cienq raemx swiq roxnaeuz nienj baenz mba diuz baeng gizdeng.

【Anqlaeh wngqyungh】

(1) Yw cangzyenz, okleih: Mbaw dauzginhniengz 30 gwz, faexvuengzlienz 15 gwz, mbaw sigloux (roxnaeuz nyagagaeq) 15 gwz, cienq raemx gwn.

(2) Yw baezhangx: Faexvuengzlienz 15 gwz, daezmou 2 cik, raemx cawj cug cawzbae nyaq, gwn daezmou.

(3) Yw da ndat foeg in: Faexvuengzlienz、vagut gak 15 gwz, cienq raemx gwn.

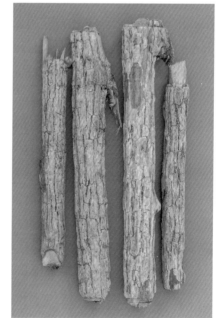

Nyayazgyae

【Laizloh】Dwg gij riengmak sauj cinzhingzgoh doenghgo nyayazgyae.

【Hingzyiengh】Caujbwnj lai bi maj. Miz ganj lumj rag maj youq gwnz namh, gwnz hoh maj ragsei. Ganj maj doxhwnj, duenhlaj boemz maj youq gwnz deih, ganj sang 15~30 lizmij, daj goek lai faennga, yiengh diuz saeu seiq limq, miz riz ruq feuz, saek aeujhoengz, miz di bwn cocad mbang roxnaeuz gaenh mbouj miz bwn. Mbaw doiq maj; miz gaenq, gaenqmbaw raez 0.7~2.5 lizmij, daj baihlaj yiengq gwnz cugciemh bienq dinj; mbaw yiengh gyaeq luenz raez roxnaeuz luenz gyaeq, hung iq mbouj doxdoengz, raez 1.5~6 lizmij, gvangq 0.7~2.5 lizmij, byai ngoemx, goek yiengh luenz、yiengh cab bingz daengz yiengh limx gvangq, iet raez daengz gaenqmbaw baenz fwed gaeb, henz mbaw miz gij faenzgawq lumj raemxlangh mbouj mingzyienj roxnaeuz gaenh caezcienz. Gij valup lumj liengj doxdaeb haenx maeddeih baizlied baenz gij valup yiengh riengzhaeux gyaj, raez 2~4 lizmij de

maj youq gwnz byai, vageiz seiz dinj, doeklaeng cugciemh iet raez; baubenq lumj mak roxnaeuz yiengh luenzraezvang, miz gyaeuj soem; va'ngoz lumj aen cung, raez daengz 10 hauzmij, yiengh song caengz naengbak, naengbak gwnz benjbingz, byai naengbak lumj cab dingz, miz 3 riz faenzheuj dinj mbouj mingzyienj, faenzheuj cungqgyang hung, baknaeng laj dek 2 riz, gep dek bihcinhhingz, gietmak seiz gij va'ngoz naengbak laj miz 2 riz faenzheuj ngeng yiengq haep; roujva saek aeuj, saek gyaemqaeuj roxnaeuz saek hoengzaeuj,

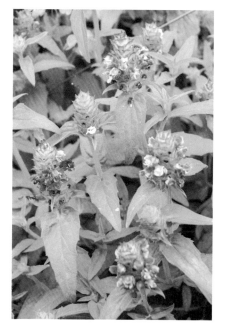

raez iek 13 hauzmij, loq mauhgvaq va'ngoz, raez mbouj daengz va'ngoz 2 boix, naengbaklaj riz dek cungqgyang gvangq, henz mbaw miz riz dek iq; nyiuzboux 4 diuz, 2 diuz lai giengz, byai vasei miz 2 riz dek, riz ndeu ndaej ganqceh, miz ywva, ywva 2 aen, rongz ywva ca hai; rongzceh mbouj miz bwn. Mak geng iq saek henjgeq, yiengh gyaeq luenz raez, raez daih'iek 1.8 hauzmij, loq miz riz mieng.

【Faenbouh】Cujyau canj youq Gyanghsuh、Anhveih、Hoznanz daengj. Daengx guek gak dieg cungj miz.

【Gipaeu gyagoeng】Seizhah gij riengzhaeux saek hoengz seiz mbaetaeu, cawzbae gij doxgaiq nyapnyaj, dak sauj.

【Go yw singqhingz】Gij riengzhaeux dak sauj haenx yiengh luenzsoh, loq benj, raez 1.5~8 lizmij, cizging 0.8~1.5 lizmij; saek damhhoengz daengz saek cazhoengz. Aen riengzhaeux youz lai caengz daengz cib lai caengz va'ngoz caeuq baubenq gapbaenz, moix caengz miz 2 gep baubenq doq maj, yiengh lumj beiz, byai soem lumj rieng, raiz meg mingzyienj, biujmienh saek hau. Moix aen baubenq ndawde miz 3 duj va, roujva lai gaenq loenq lo, va'ngoz baihndaw yiengh song caengz naengbak, ndawde miz 4 aen mak iq, yiengh luenz gyaeq, saek cazhoengz, byai soem miz diemj hau doed hwnj, ndang mbaeu. Heiq noix, feih cit.

【Singqheiq】Manh、haemz, nit.

【Goengnaengz】Cing hujdoeg, diuz lohhaeux、lohraemx, hawj lwgda rongh, sanq giet. Yungh bae yw hezyazsang, vuengzbiu, gyaeujdot, gyaeujngunh daraiz, gipsingq gezmozyenz, conghbak lwgda gozngeng, nyinzin, bwt baeznong, nyouhniuj, nyouhlwed, roengz begdaiq, baeznou, hozbaenzai, baezcij.

【Yunghfap yunghliengh】Gwn: 9~15 gwz.

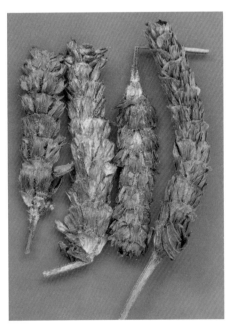

【Anqlaeh wngqyungh】

(1) Yw daep haw lwgda in, daengz banhaemh in haenq, in nanz sieng lwed: Nyayazgyae 30 gwz, yanghfu 60 gwz, ganhcauj 9 gwz, danghgveih 18 gwz, bwzsoz 12 gwz, swnghdivangz 30 gwz, vangzgiz 60 gwz. Moix baez gwn 15 gwz, gya ngazcaz gaem ndeu, cienq raemx gwn.

(2) Yw gyaeujngunh daraiz: Nyayazgyae、rag vannenzcingh gak 15 gwz, cienq raemx gwn, moix ngoenz 1 fuk; nyayazgyae (singjsien) 60 gwz, dangznae 15 gwz, raemx goenj cung aeuq, gwn haeux le gwn.

(3) Yw hezyaz sang: Nyayazgyae、go vagut gak 10 gwz, cehyiengzmbeq、gaeucunghngouh gak 15 gwz, cienq raemx gwn, moix ngoenz 1 fuk, gwn yw 7 ngoenz le, moix ngoenz gya cehyiengzmbeq 30 gwz, raemx cienq, faen 2 baez gwn, 14 ngoenz le dingz yw; nyayazgyae 30 gwz, lwglazbyaj 30 gwz, ngaihmwnj 30 gwz, cehyiengzmbeq 35 gwz, sizgezmingz 30 gwz, cienq raemx gwn.

Duhnamhfangz

【Laizloh】Dwg dougoh doenghgo duhnamhfangz daengx go.

【Hingzyiengh】Faexcaz buenq roxnaeuz faexcaz saeq. Nga oiq miz bwnnyungz raez cax. Dakmbaw bihcinhhingz; sam mbaw doxdaeb maj youq diuz ganj ndeu, gij mbaw iq maj youq byai de haemq hung, luenz raez daengz yiengh gyaeq dauqdingq, raez 2.5~6 lizmij, gvangq 1.3~2.5 lizmij, gwnzmbaw mbouj miz bwn, mienh laengmbaw miz bwnnyungz raez saek hau, gij miz mbaw iq maj youq henz de haemq iq; valup luenzsoem maj youq goek gaenqmbaw, diuzsug valup miz bwn'unq raez saek henjdamh mbehai; va'ngoz lumj aen cung gvangq,

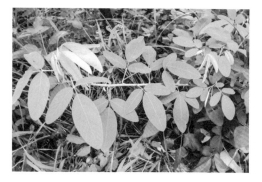

faenzheuj va' ngoz bihcinhhingz; roujva saek aeuj, nyiuzboux 10 diuz, dandaej; rongzceh lumj diuz sienq, miz bwn. Faekmak miz 4~9 hoh faek, miz bwn lumj ngaeu iq, diuz sienqnyib gwnzmbaw soh, diuz sienqnyib lajmbaw lumj raemxlangh.

【Faenbouh】Cujyau canj youq Gvangjdungh、Haijnanz、Yinznanz、Swconh. Gvangjsih cujyau faenbouh youq Cauhbingz、Canghvuz、Bwzliuz、Yilinz、Bwzhaij、Fangzcwngzgangj、Ningzmingz、Nanzningz、Sanglinz、Hwngzyen.

【Gipaeu gyagoeng】9~10 nyied gipsou, cab baenz duenh, singjsien yungh roxnaeuz dak sauj.

【Hingzyiengh】Nge iq yiengh luenz soh, wenj. Mbaw doxdaeb lumj fajfwngz, 3 mbaw iq, gij mbaw iq gwnz byai haemq hung, yiengh luenz raez roxnaeuz yiengh gyaeq daujdingq, raez 1.5~5.5 lizmij, byai gvangq 1~（2）4 lizmij, byai luenz roxnaeuz ngoemx, miz mbangj loq miz vengq, goek lumj limx, henz mbaw wenj; gij mbaw iq song henz loq iq, luenz raez. Mizseiz yawj ndaej raen gij faek mak maeddeih baizlied, raez 1.4~2 lizmij, gvangq daihgaiq 3 hauzmij, 4~7 hoh, diuz sienqnyib gwnz mbaw haemq bingz, diuz sienqnyib laengmbaw loq suk gienj, biujmienh dwg gij bwn daiq ngaeu haenx.

heiq daegbied geizheih.

【Singqheiq】Van、haemz, nit.

【Goengnaengz】Cing hujdoeg, cawz caepdoeg, diuz lohraemx, doeng lohheiq. Yungh bae yw baenzae, heiqngab, nyouhlwed, nyouhniuj nyouhlwed, deng laemx deng dub sieng in, ngwzdoeg haeb sieng, baeznong、baezfoeg, hangzgauqmou, foeg raemx, caepndat.

【Yunghfap yunghliengh】Gwn: Cienq raemx, 9~30 gwz. Rogyungh: Habdangq soqliengh, dubsoiq oep gizdeng.

【Anqlaeh wngqyungh】

(1) Yw dwgliengz baenzae: Duhnamhfangz、

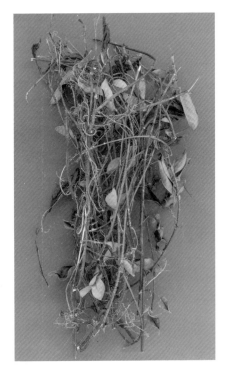

goguthenj gak 15 gwz, lenzcenzcauj 9 gwz, cienq raemx gwn.

(2) Yw ganhyenz: Duhnamhfangz、rag gocihswj、bwzyingh、rag gobienmax gak 30 gwz, cienq raemx gwn.

(3) Yw begdaiqlai: Duhnamhfangz、varoujgaeq hau gak 9 gwz, gonimreih 15 gwz, vuhmeiz 12 gwz, ndokmaeg'yiz 6 gwz, cienq raemx gwn.

Gyajlenzgyauz

【Laizloh】Dwg aen mak majbenhcaujgoh doenghgo gyajlenzgyauz.

【Hingzyiengh】Go faexcaz. Diuz ganj ciengz duiq roengz laj, miz oen rox naeuz mbouj miz oen, nga oiq miz bwn. Mbaw doiq maj, noix lwnz maj; mbaw mbang lumj ceij, yiengh gyaeq luenz raez、gyaeq daujdingq roxnaeuz yiengh gyaeq bihcinhhingz, raez 2~6.5 lizmij, gvangq1.5~3.5 lizmij, goek yiengh limx, henz mbaw daj duenh gyang doxhwnj miz faenzgawq, byai gip liem roxnaeuz ngoemx, miz bwn'unq. Cungj valup maj youq byai go roxnaeuz maj youq laj goek gaenqmbaw, ciengz baiz baenz luenzliem; va'ngoz lumj aen doengz, miz bwn, miz 5 limq, byai dek 5 riz, gep dek bingzmbe, ndaw rog miz bwn; saeuva dinj gvaq aendoengz roujva, rongzceh mbouj miz bwn. Aenmak miz haed lumj aen giuz, sug le saek henjhoengz, miz rongh, cienzbouh suekyo youq ndaw va'ngoz gyahung haenx.

【Faenbouh】Yienzlaiz canj youq giz diegndat Meijcouh, guek raeuz baihnamz digih ciengz raen. Gvangjsih gak dieg cungj ndaem miz roxnaeuz gag youq gwnzndoi maj.

【Gipaeu gyagoeng】Seizhah seizcou gipsou, singjsien yungh roxnaeuz dak sauj.

【Go yw singqhingz】Aenmak luenzsoh, cizging

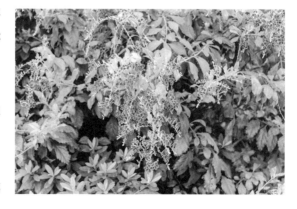

0.4~0.8 lizmij; saek henjhoengz daengz saek henjgeq, miz riz mieng soh feuh caeuq diemj raiz saek henjhau, byai lumj bak duzroeg, cienzbouh suekyo youq ndaw va'ngoz gyahung haenx, miz 4 aen mak iq geng. Heiq noix, feih saep、van.

【Singqheiq】Van、loq manh, ndat, miz doeg noix.

【Goengnaengz】Cawz caepdoeg, doeng lohheiq, gyaep ciengdoeg, coi seng lwg. Yungh bae yw fatnit, aekin, deng laemx deng dub sieng in.

【Yunghfap yunghliengh】Gwn: Ndip 15 gwz, daem yungz aeu laeuj cung gwn; roxnaeuz haeuj ywyienz.

【Anqlaeh wngqyungh】

(1) Yw fatnit: Gyajlenzgyauz 15~20 naed, fatbingh gaxgonq 2 diemj cung aeu raemx raeuj soengq gwn.

(2) Yw fatnit: Gyajlenzgyauz 0.7~3.5 gwz (mba), moix ngoenz 3~4 baez, lienz gwn 5~7 ngoenz.

(3) Yw deng laemx deng dub aek in: Gyajlenzgyauz 15 gwz, daem yungz, laeuj ndat cung gwn.

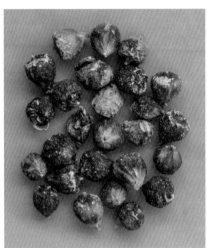

Ginhbenhsezlanz

【Laizloh】Dwg gij mbaw lungzsezlanzgoh doenghgo ginhbenhsezlanz.

【Hingzyiengh】Caujbwnj. Ganj dinj, loq lumj faex. Mbaw baenz nyumq maj, lumj valup go'ngaeux baizlied; mbaw baenz noh, luenz raez, gij mbaw iq de raez 15~25 lizmij, gvangq 5~7 lizmij, gij mbaw hung de raez dabdaengz 1 mij, gvangq daengz 20 lizmij, mbaw na, saek heu, henz mbaw miz baenz diuz saek henjhau, lij miz faenzgawq lumj oen saek henjgeq. Mbawva coek, lai faennga; valup yiengh luenzliem; va saek henjloeg; va miz 6 riz dek; nyiuzboux 6 diuz, maj youq gwnz guenjva, daih'iek beij gep va dek raez 2 boix; rongzceh 3 aen, saeuva sienqhingz, gyaeuj saeu lumj gyaeuj, 3 riz dek. Mak miz byuk luenz raez, vabau dek aj.

【Faenbouh】Cujyau canj youq Gvangjdungh, guek raeuz baihnamz, saenamz cungj ndaem miz; Gvangjsih gak dieg ndaem miz.

【Gipaeu gyagoeng】Cienz bi cungj ndaej gipaeu cienz go, singjsien yungh roxnaeuz raemxndat yob gvaq le dak sauj.

【Go yw singqhingz】Mbaw nyaeuqsuk ngutngeuj, gij mbaw caezcingj haenx haibingz baenz giemqhingz roxnaeuz lumj diuzsai raez, giz ceiq gvangq de youq cungqgyang, raez 20~40 lizmij, gvangq 1.5~5 lizmij; daj goek daengz byai song mbiengj henzbien saek henj gim, daih'iek dwg mbaw gvangq 1/3, cungqgyang saek heuaemq, miz riz raiz iq maeddeih caeuq riz eujraek hung iq raez mbouj doxdoengz, miz mbangj giz riz euj yawj ndaej raen miz gij doxgaiq lumj gyau saek henjgeq; byai oen saeq soem, song mbiengj henzbien lumj raemxlangh feuz, giz doed hwnj de cungjmiz oen geng gig saeq. Oen genqnyangq, nanz ut raek. Heiq loq haeu, feih soemj、saep.

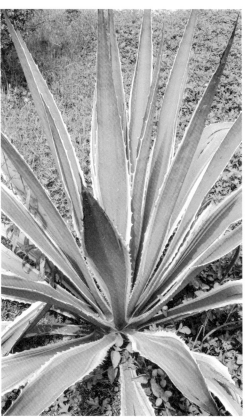

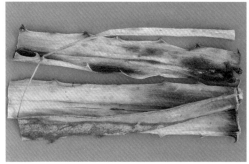

【Singqheiq】Haemz、soemj, bingz.

【Goengnaengz】Gej doeg yw baezding, diuz lohlungz. Yungh bae

yw baeznungzgiuj (baezhaem), gya (baenz gyak, nyan), bwnzgyanghyenz, swjgungh oklwed, aelwed, hawnyieg ae'ngab, mazcinj, baeznong、baezfoeg, deng feizcoemh raemxgoenj lod sieng.

【Yunghfap yunghliengh】Gwn: Cienq raemx, 10~15 gwz. Rogyungh: Habdangq soqliengh, dubsoiq baeng gizdeng.

【Anqlaeh wngqyungh】

(1) Yw bwt ndat baenzae rueglwed: Ginhbenhsezlanz、bwzgiz gak 15 gwz, cienq raemx gwn; roxnaeuz ginhbenhsezlanz 120 gwz, aeuq noh gwn.

(2) Yw lai bi heiq nyieg ae'ngab: Ginhbenhsezlanz 60 gwz, baucinh、bwzhoz、rumcuzkingzsiuh、lwglazbyaj gak 15 gwz, aeuq noh gwn.

(3) Yw baeznong baezfoeg lai fat, baezhaem, baezding: Ginhbenhsezlanz singjsien 15~30 gwz, geuj aeu raemx gwn, aeu nya oep gizdeng.

Duhhaexmou

【Laizloh】Dwg cienz go dougoh doenghgo duhhaexmou.

【Hingzyiengh】Go faexcaz saeq. Ganj miz bwnnyungz dinj. Mbaw doxdoiq maj, sam mbaw doxdaeb maj; gaenqmbaw miz bwn deih; dakmbaw saeq, ngamq miz bwn couh caeux doek; mbaw iq yiengh luenzgyaeq dauqdingq roxnaeuz luenz raez gaeb, raez 3~5 lizmij, gvangq 1.5~2 lizmij, byai ngoemxluenz, mizseiz loq veuq, goek yiengh limx, gwnz mbaw mbouj miz bwn, laeng mbaw loq miz bwn; megmbaw mingzyienj. Cungjcang vahsi; baubenq doek caeux; aendoengz va'ngoz lumj aen cenj,

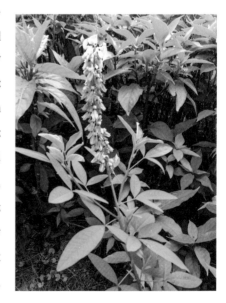

byai dek 5 riz, gep dek baenz samgak, euj yiengq rog, daihgaiq caeuq aendoengz va-ngoz ityiengh raez; roujva lumj duzmbaj, saek henj, lupvageiz miz gij raiz diuz saek aeuj, nyiuzboux 10 diuz, bouhfaenh faenliz; rongzceh luenz raez, saeuva baihndaw gungj, saeu gyaeuj iq. Faekmak yiengh luenz raez, seiz oiq miz bwn, mak geq seiz yaek mbouj miz bwn, makdip dekhai seiz niujcienj.

【Faenbouh】Cujyau ok youq Sanhdungh、Cezgyangh、Fuzgen、Daizvanh、Huznanz、Gvangjdungh、Gvangjsih、Swconh、Yinznanz. Gvangjsih cujyau faenbouh youq Denzdungh、Nanzningz、Gveibingz、Bwzliuz、Mungzsanh、Liujgyangh、Ginzhih.

【Gipaeu gyagoeng】Seizcou gipaeu mbaw ganj, cawz faekmak caeuq faenceh, dak sauj.

【Go yw singqhingz】Rag yiengh luenz soh, cizging daih'iek 1 lizmij; saek monggeq, nyaeuq mbouj miz gvicaek; caet geng, mienh vang cab saek hau. Ganj luenz soh, cizging 1~6 hauzmij, saek henjgeq, miz bwn dinj, yawj ndaej ok limq loq feuz. Yungzheih eujraek, gizngviz mienh vang cab yienhda, saek hau. Mbaw iq, nyaeuqsuk, saek mongloeg. Nyefaex ciengzseiz yawj ndaej raen faekmak, saek henjgeq, raez 3~4 lizmij, gwnz mbaw diuz sien nyib ciengz mboep roengzlaj. Heiq noix, feih haemz.

【Singqheiq】Haemz、manh, bingz, miz doeg.

【Goengnaengz】Cing caepdoeg, gaij hujdoeg, diuz lohraemx. Yungh bae yw oksiq, nyouhniuj, nyouhlwed, baezcij, baenzgam, okleih.

【Yunghfap yunghliengh】Gwn: Cienq raemx, 6~15 gwz. Rogyungh: Habdangq soqliengh, dubsoiq baeng gizdeng.

【Anqlaeh wngqyungh】

(1) Yw baezcij: Duhhaexmou habliengh, caeuq laeujndwq dubsoiq baeng, caemhcaiq ndaej aeu ganj mbaw cienq raemx, vuenh yw le couh oemq cat gizdeng.

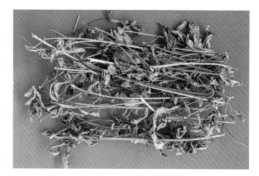

(2) Yw linzbahgezhwz: Rag

duhhaexmou、rag gofunghveijganghlungz gak 15 gwz, raemx cienq le cawzbae nyaq, caiq gya laeujgaeuq 50 hauzswngh doiq gwn.

(3) Yw baezcij: Nyahaijginhsah daengx go 30 gwz, duhhaexmou 15 gwz, byaekcimcaw 15 gwz, cienq raemx gwn, dangznding、laeujhaeux yinx gwn.

Gaeuginhgangh

【Laizloh】Dwg gij raglumj ganh bwzhozgoh doenghgo go gacuginhgangh.

【Hingzyiengh】Go faexcaz benz hwnj gwnzsang. Miz oen cax. Rag ganj hung youh co, geng genq, dwg gaiq rag mbouj gvicaek. Mbaw doxdoiq maj; gaenqmbaw ciemq daengz mbaw raez 1/3~1/2, miz faek gaeb、ca mbouj geijlai miz mumh gienj, noix miz laehvahi, diemj loenq youq dep henz mumh gienj; mbaw lumj naeng mbang roxnaeuz mbaw geng lumj ceij, luenz gyaeq roxnaeuz luenz、luenzraez, raez 3~10 lizmij, gvangq 1.5~10 lizmij, goek gvangq yoengh limx daengz simhingz, laj mbaw saek heudamh, haemq noix miz saek hau, miz di mbafaenj.

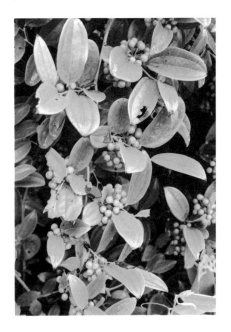

Va dan singq, vaboux vameh mbouj doengz go; valup yiengh liengj maj youq gwnz nga iq mbaw lij oiq, miz cib geij duj roxnaeuz engq lai va, ciengz luenz lumj aen giuz. Vadak miz di bongz hung, gaenh aen giuz, gig noix loq raez di, miz baubenq iq; va saek heuhenj, lunz va baihrog miz 3 dip, luenz raez, lunz va baihndaw miz 3 dip, loq gaeb. Gij raez nyiuzboux daih'iek dwg gij raez dip va 2/3, vayw beij vasei loq gvangq, ciengz utgoz; vameh caeuq vaboux hung iq doxlumj, miz 6 diuz nyiuzboux doiqvaq. Aen mak miz ieng geq seiz saek hoengz, miz faenjmwi.

【Faenbouh】Cujyau canj youq Cezgyangh、Gyanghsuh. Gvangjsih cujyau faenbouh youq Majsanh、Vujmingz、Nanzningz、Sangswh、Lingzsanh、Bingznanz、Ginzhih、Fuconh、Yangzsoz、Swhyenz、Denhngoz、Nanzdanh、Duh'anh、Denzlinz、Lungzlinz.

【Gipaeu gyagoeng】Cienz bi ndaej gipaeu, swiq seuq, cab baenz gep, dak sauj.

【Go yw singqhingz】Rag ganj benj luenz, loq gozvan, roxnaeuz mbouj gvicaek, raez 10~20 lizmij, cizging 2~4 lizmij; saek cazhenj roxnaeuz saek aeujhoengz, giz hot foeggawh miz riz ganj、riz ngaz caeuq riz rag goenq saeq yiengh luenzliem doed hwnj, roxnaeuz louz miz gij rag saeq, gig geng、yungzheih eujraek, yiengh lumj oen, gwnz hoh miz mbawgyaep; mizseiz gwnz byai miz gij ganj gwnz namh canzlw; gig geng, mienh cab saek henjhoengz roxnaeuz saek hoengzndaem, miz nyinzsei co. Heiq noix, feih loq haemz.

【Singqheiq】Van、soemj, loq nit.

【Goengnaengz】Siu fungdoeg, cawz caepdoeg, siu foeg. Yungh bae yw bingh nyinzin, genga mazmwnh、roxnyinh gig mbouj cingqciengz, oksiq, okleih, foeg raemx, begdaiqroengz, nyouhniuj, nyouhlwed, baeznou, baezding, baezfoeg mbouj miz mingz, fungcaep ndok in, baezding、baezfoeg, baenzgyak, baenznyan, deng feizcoemh raemxgoenj lod sieng.

【Yunghfap yunghliengh】Gwn: Cienq raemx, 15~30 gwz. Yunghliengh lai seiz ndaej yungh daengz 30~60 gwz.

【Anqlaeh wngqyungh】

(1) Yw gvanhcez fuengsaep in: Gaeuginhgangh、hozyezlungz、ragsancaz gak 15 gwz, cienq raemx gwn.

(2) Yw hezgingh saek: Gaeuginhgangh 15~30 gwz, cienq raemx caeuq laeujdiemz doiq gwn.

(3) Yw bwt baenz baeznong: Gaeuginhgangh 60 gwz, cienq raemx gwn; gaeuginhgangh 60 gwz, caekvaeh daengx go 15~30 gwz, rag gocijyiengz 30 gwz, cienq raemx gwn.

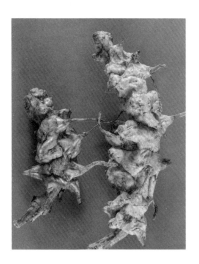

Maexndeihmeij

【Laizloh】 Dwg gij naeng dunghcinghgoh doenghgo maexndeihmeij.

【Hingzyiengh】 Gofaex gyauzmuz roxnaeuz faexcaz. Nga saek mong, nga iq lai noix miz limq, saek hoengzgeq. Mbaw doxdoiq maj, mbaw lumj ceij, yiengh luenz gyaeq roxnaeuz luenz raez, raez 7~12 lizmij, gvangq 2~4 lizmij, byai soem dinj, mbaw caezcienz, gwnzmbaw miz rongh; meg henz song mienh mingzyienj. Va dansingq, vameh vaboux mbouj doengz go, valup lumj liengj; gij va'ngoz vaboux raez daih'iek 1 hauzmiz; limqva 4~5 dip, saek loeghau, yiengh gyaeq luenz seiqfueng; nyiuzboux miz 4~5 diuz; vameh haemq iq, gaenqva haemq cocoek; rongzceh youq baihgwnz. Ngveihmak yiengh giuz roxnaeuz luenz raez, sug seiz saek hoengz, dingjbyai miz gyaeujsaeu yoyouq.

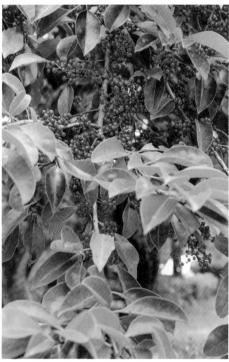 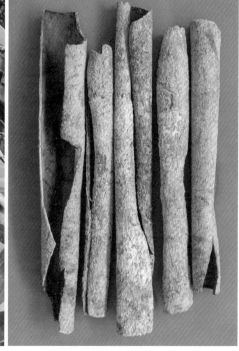

【Faenbouh】Cujyau canj youq guek raeuz Cangzgyangh baihnamz digih. Gvangjsih cujyau faenbouh youq Yunghningz、Nanzningz、Vujmingz、Binhyangz、Lingzsanh、Gveibingz、Bingznanz、Ginzhih、Dwngzyen、Ginhsiu.

【Gipaeu gyagoeng】Cienz bi cungj ndaej gipaeu cienz go, bok aeu naeng, singjsien yungh roxnaeuz dak sauj.

【Goyw singqhingz】Naeng ganj lai gienj baenz aendoengz roxnaeuz baenz gij yiengh gep loq gienj, raezdinj mbouj doxdoengz; baihrog saek henjmong roxnaeuz monggeq, co'nyauj, ciengz miz riz nyaeuq vang roxnaeuz loq vang yiengq doeghwnj; baihndaw biujmienh saek cazdamh roxnaeuz saek cazgeq, miz raiz soh doxroengz; geng youh byot, mienh cab loq bingz, loq baenz naed ngveih, saek henjhau roxnaeuz saek henjgeq. Heiq noix, feih haemz、loq saep.

【Singqheiq】Haemz, nit.

【Goengnaengz】Cing hujdoeg, cawz caepdoeg, doeng lohhaeux. Yungh bae yw dwgliengz, fatndat, oksiq, hozin, ganhyenz, yungh youq gipsingq cangzveiyenz, fungcaep ndok in, deng laemx deng dub sieng, deng feizcaemh, raemxgoenj lod sieng, dungxin, vuengzbiu, okleih, sizcij.

【Yunghfap yunghliengh】Gwn: Cienq raemx, 9~15 gwz. Rogyungh: Babliengh, dub yungz oep gizdeng; roxnaeuz ngauz baenz gau cat gizdeng.

【Anqlaeh wngqyungh】

(1) Yw dwgliengz fatndat: Maexndeihmeij 6 gwz, ring ndip、mbawcaz gak 9 gwz, cienq raemx gwn.

(2) Yw conghhoz in: Maexndeihmeij 9 gwz, makgyamjgim 6 gwz, ganhcauj 3 gwz, cienq raemx gwn.

(3) Yw dungxin, fatndat dungxin: Maexndeihmeij 18 gwz, gyaeujcoeng 5 dip, cienq raemx gwn.

Cehyiengzmbeq

【 Laizloh 】 Dwg gij ceh dougoh doenghgo cehyiengzmbeq.

【 Hingzyiengh 】 Caujbwnj buenq faexcaz. Yiengh lumj bwnroeg doxaemq, dox doiq maj; diuz ganj hung ndaw song mbaw iq miz aen sienqdaej ndeu lumj diuz faexsien iq; mbaw iq miz 3 doiq, mozciz; dakmbaw sienqhingz, miz bwnyungz, caeux doek; mbaw yiengh luenzgyaeq dauqdingq roxnaeuz luenz raez lumj gyaeq dauqdingq, raez 2~6 lizmij, gvangq 1.5~2.5 lizmij, byai luenz ngoemx cix miz gyaeujliem iq, goek mbaw cugciemh gaeb, mbitngeng, gwnzmbaw miz bwnnyungz cax, laengmbaw miz bwnnyungz. Doengciengz miz 2 duj va hai youq laj goek mbaw; miz 5 duj va'ngoz, hung mbouj doxdoengz, luenzgyaeq roxnaeuz yiengh gyaeq luenzraez, mozciz, baihrog miz bwnnyungz; va saek henj, miz 5 duj limqva, duenhlaj song duj loq raez; nyiuzboux 10 diuz, ndaej ganq ok domiuz miz 7 diuz; rongzceh miz bwn saeq saek hau. Mak yiengh gung utgoz, miz bwnnyungz cax.

【 Faenbouh 】 Cujyau canj youq Gyanghsuh、Anhveih、Swconh. Gvangjsih gak dieg cungj miz faenbouh.

【 Gipaeu gyagoeng 】 Seizcou satbyai aenmak sug, byakmak bienq henj seiz

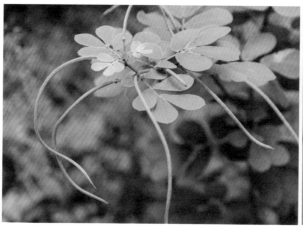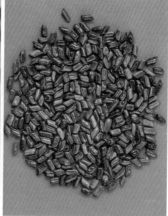

gipaeu, gvej daengx go roengzdaeuj dak sauj, aeu gij ceh de, cawzbae gij labsab couh ndaej lo.

【 Goyw singqhingz 】 Faenceh baenz yiengh luenzsaeu dinj, raez 3~5 hauzmij, gvangq 2~2.5 hauzmij, saek loeg roxnaeuz cazamq, bingzvad, miz rongh, song mbiengj gag miz diuz sienqlimq ndeu doedhwnj, diuz limq song henz gag miz diuz riz mboep saek cazdamh daj diemjndw yiengq diemjhab ngeng ndeu, caet geng, mbiengj vang cab haenx naeng mbang; gij raemxceh saek monghau, buenq ronghcingx; gij nohceh saek henj, song benq mbaw doxdaeb utgoz lumj "S". Naedceh caezcienz haenx loq miz heiq, dekvaih le loq miz di heiqsing lwgduh; feih loq haemz, loq miz di nem.

【 Singqheiq 】 Ndaengq 、 haemz, nit.

【 Goengnaengz 】 Cing hujdoeg, cawz caepdoeg, doeng lohraemx. Yungh bae yw dwgliengz, lwgda gipsingq gezmozyenz, vuengzbiu, nyouhniuj, nyouhlwed, begdaiq roengz, baeznou, baeznong 、 baezfoeg, baezcij, lau rongh raemxda lai, gyaeujin, yawj doxgaiq myox, oknyouhniuj, haexgaz, baenzgyak.

【 Yunghfap yunghliengh 】 Gwn: Cienq raemx, 3~15 gwz.

【 Anqlaeh wngqyungh 】

(1) Yw lwgda deng hujdoeg, foegin: Cehyiengzmbeq habdangq soqliengh, cauj le nienj baenz mba, aeu caz diuz, oep daiyangzyoz, hawq le vutbae. Hiz ndaej yw gij bingh gyaeuj deng fungdoeg ndat in.

(2) Yw yawj doxgaiq mbouj cingcuj: Cehyiengzmbeq 6 gwz, bwzcizliz (cauj, cawzbae oen) 12 gwz, fangzfungh 3 gwz, nienj baenz mba, dawz yw mba cuengq haeuj ndaw daepmou, cawj sug, cawzbae yw gwn daepmou.

(3) Yw funghuj mbiengj gyaeuj in,: Cehyiengzmbeq 、 vaguthenj gak 9 gwz, conhcungh 、 faenxman 、 gimzndangq gak 6 gwz, cienq raemx gwn.

Cazdaeng

【Laizloh】Dwg dunghcinghgoh doenghgo godunghcingh cazdaeng gij mbaw oiq.

【Hingzyiengh】Gofaex gyauzmuz. Naengfaex saek mongndaem, cocauq. Nga iq co, miz limq. Mbaw wenj lumj ceij, luenz raez roxnaeuz lumj aen gyaeq luenz raez, raez 10~25 lizmij, gvangq 4~6 lizmij, henz mbaw miz faenzgawq, mbouj miz bwn. Valup maj youq laj goek nyeq, dujva lai, ciengz maedcomz yiengh giuz roxnaeuz mbe hai lumj aen liengj. Aenmak lumj aen giuz, sug le saek hoengz, byaidingj miz saeuva canzlw.

【Faenbouh】Cujyau canj youq Gyanghsuh, Hoznanz. Gvangjsih Cujyau faenbouh youq Swhsang, Cungzcoj, Lungzcouh.

【Gipaeu gyagoeng】Cienz bi cungj ndaej gipaeu cienz go, singjsien yungh roxnaeuz dak sauj.

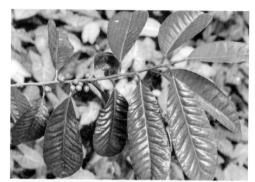

【Go yw singqhingz】Mbaw lai gienj baenz diuz yiengh luzsae, gij mbaw caezcingj mbehai yiengh luenz raez, raez 10~16 lizmij, gvangq 4~8 lizmij, henz mbaw miz faenzgawq, meg cawj youq mbiengj mbawgwnz gumz doxroengz, mbiengj baihlaeng doed hwnjdaeuj, meg bangxhenz moix mbiengj miz 10~14 diuz; gaenqmbaw cizging 2~3 hauzmij, lumj lwggyamj saek damhheu roxnaeuz saek damhcaz; mbaw na ndongj、lumj naeng. Heiq

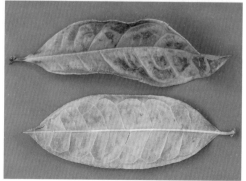

noix, feih haemz、loq van.

【Singqheiq】Van、haemz, nit.

【Goengnaengz】Cing hujdoeg, cawz caepdoeg, doeng lohhaeux, diuz lohhuj. Yungh bae yw bingh in, lwgda hwngq foeg, rwznoek, baenzngoz, gaij hozhawq, oksiq, okleih, gyaeujin, heuj in.

【Yunghfap yunghliengh】Gwn: Cienq raemx, 10~30 gwz; roxnaeuz haeuj ywyienz. Rogyungh: Goenj raemx baek roemz swiq roxnaeuz cat gizdeng.

【Anqlaeh wngqyungh】

(1) Yw conghbak fatyiemz: Cazdaeng 30 gwz, raemx cienq gwn.

(2) Yw feiz coemh sieng roxnaeuz raemxgoenj rwed sieng, baenz baezcij cogeiz: Cazdaeng habdangq soqliengh, cienq raemx swiq, caemhcaiq aeu mbaw nienj baenz mba, diuz youzcaz cat gizdeng.

(3) Yw deng rog sieng oklwed: Aeu cazdaeng singjsien habliengh, daem yungz haed raemx cat gizsieng; cazdaeng habliengh, nienj baenz mba, diuz youzmaz cat gizsieng.

Godouh

【Laizloh】Dwg yenzcinhgoh doenghgo godouh cienz go.

【Hingzyiengh】Caujbwnj. Daengx go miz bwn co dinj. Gwnz hoh maj rag; nge miz diuz raiz, hoh ciengz bongzgawh. Mbaw doiq maj; mbaw yiengh gyaeq, mizseiz ca mbouj geij cungj dwg yiengh luenz, raez 3~5 lizmij, gvangq 2~3 lizmij, byai mbaw soem gip, goek mbaw iet daengz gaenq, henz mbaw miz faenzgawq luenz ngoemx, song mbiengj miz bwn

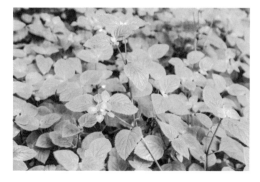

dinj. Cungjcang vahsi; va'ngoz dek baenz 4 gep, baihrog 2 gep raez lumj aen gyaeq luenz raez, mwh maj baenz aen mak gyahung, goek lumj aen simdaeuz; roujva saek hau roxnaeuz saek hoengzhenjgeq, naengbak gwnz daengjsoh, goek gvangq, yiengq gwnz haemq gaeb bienq gij yiengh linx, naengbak laj haemq gvangq, dek 3 riz, gep dek cungqgyang doed yiengq baihnaj; miz 4 diuz nyiuzboux, baihnaj miz doiq ndeu doiqvaq, maj youq roujva giz hozdoengz, vasei nem maj youq roujva, miz bwn raez gig maed, byai bongz hung youh gung goz, vasei youzliz okdaeuj. Aenmak miz dip yiengh gyaeq, suek youq ndaw va'ngoz.

【 Faenbouh 】 Cujyau ok youq Gvangjdungh、Gveicouh、Yinznanz. Gvangjsih cujyau faenbouh youq Lungzcouh、Bingzgoj、Vujmingz、Ginhcwngz、Vuzcouh、Canghvuz.

【 Gipaeu gyagoeng 】 Seizcin seizhah gipsou, swiq seuq, yungh ndip roxnaeuz dak sauj.

【 Go yw singqhingz 】 Gwnz hoh maj rag, nga faen nye, miz diuz raiz, miz bwn co dinj, hoh ciengz bongzhung. Mbaw luenz gyaeq, raez 3~5 lizmij, henz mbaw miz bakgawq luenz ngoemx, song mbiengj cungj miz bwn cocauq. Gij cungj bauva ndaw valup saeq iq; va'ngoz dek baenz 4 riz, faen maj; roujva saek hau roxnaeuz saek hoengzhenjgeq, yiengh naengbak, byai naengbak gwnzbyai mboep, naengbak laj gvangqlangh. Feih haemz.

【 Singqheiq 】 Haemz, nit.

【 Goengnaengz 】 Cing hujdoeg, siu foeg cij in, doeng lohlungz, doeng lohheiq、lohhaeux. Yungh bae yw dwgliengz, hozin, dungxin, baenzgam, okleih, baenzae, deng laemx deng dub sieng, baezndip, hangzgauqmou, baezhangx, sizcinj, ngwzdoeg haebsieng.

【 Yunghfap yunghliengh 】 Gwn: Cienq

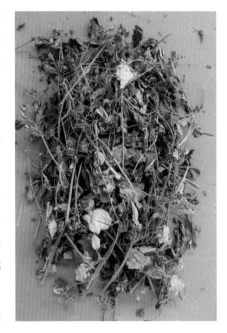

raemx, 6~9 gwz.

【 Anqlaeh wngqyungh 】

(1) Yw binghsa: Godaihcing 15 gwz, lwgrazbya 10 gwz, godouh 9 gwz, cienq raemx gwn.

(2) Yw hozin: Ganghmeiz 10 gwz, godouh 9 gwz, cienq raemx gwn.

(3) Yw gipsingq benjdauzdijyenz: Rag mauzdunghcingh 30 gwz, godouh 15 gwz, raemx cienq, moix ngoenz fuk ndeu, faen 3 baez gwn.

Haijdai

【 Laizloh 】 Dwg gij yiengh mbaw haijdaigoh doenghgo haijdai.

【 Hingzyiengh 】 Yiengh mbaw saek henjmakgyamj. Cingzsug le baenz naeng, raez 2~6 mij, gvangq 20~50 lizmij, youq gyang mbaw miz 2 diuz mieng feuz soh yiengq bingzbaiz, song henz mbaw cugciemh mbang, caemhcaiq miz gij nyaeuq lumj raemxlangh, goek mbaw yiengh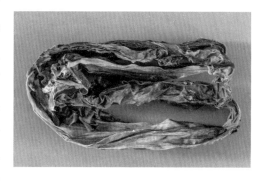
limx, laj goek mbaw miz diuz gaenq dinj yiengh luenzsaeu roxnaeuz luenz benj ndeu, gaenqmbaw caeuq baihndaw cungj dwg youz gizngviz、caengz naeng caeuq caengz naeng biujmienh gyoebbaenz. Youq ndaw caengz naeng rog miz raemxniu. Giz ngviz de youz haujlai seimez gapbaenz. Gij mezdaej haidaeuz lij oiq seiz mbaw wenj, baenz haijdai iq seiz mbaw loq mboep doed. Song bi maj gij mezdaej de gwnzmbaw miz baenz nyup bauhswj, yiengh baenz gaiq raiz luenz. Gij doxgaiq dinghmaenh de youz gij rag gyaj faennga gapbaenz.

【 Faenbouh 】 Cujyau canj youq Liuzningz、Sanhdungh daengj henzhaij digih. Gvangjsih cujyau faenbouh youq henzhaij digih.

【Gipaeu gyagoeng】5~8 nyied gipaeu, swiq seuq, daksauj.

【Go yw singqhiongz】Go haijdai baenz mbaw gienjgeuj daeb baenz ndaek roxnaeuz geuj baenz bog, daengx ndang loih naeng, saek loeghenj roxnaeuz saek ndaemhenjgeq, biujmienh bengx miz mwi hau; yungh raemx cimq unq le mbehai baenz yiengh benjbingz, raez 50~150 lizmij, gvangq 10~40 lizmij, cungqgyang haemq na, henz mbaw haemq mbang, yiengh raemxlangh; gij goek gaenq canzlw haenx yiengh benj luenz. Heiq sing, feih ndaengq.

【Singqheiq】ndaengq, nit.

【Goengnaengz】Siu ndongj sanq giet, leih lohraemx. Yungh bae yw baenzai, baeznou, gyaeqraem foeg in, foegraemx, fatbagmou, swkhwk.

【Yunghfap yunghliengh】Gwn: Cienq raemx, 3~12 gwz.

【Anqlaeh wngqyungh】

(1) Yw gyazcangsen foeg: Haijdai、haijcez、gyapsae gak 30 gwz, nyayazgyae 15 gwz, cienq raemx gwn.

(2) Yw hozlinzbah gezhwz: Haijdai、nyayazgyae gak 18 gwz, gomezseicauj、cinghbiz、bwzgaiswj gak 9 gwz, cienq raemx gwn.

(3) Yw din heiq foeg raemx: Haijdai、gomezseicauj、caetdinbaet、sanghbwzbiz、fangzgij gak habdangq soqliengh, cienq raemx gwn.

Gofangzlengj

【Laizloh】Dwg gij ganj lumj rag caeuq gij ganj denhnanzsinghgoh doenghgo gofangzlengj.

【Hingzyiengh】Caujbwnj. Ganj cocangq. Mbaw doxdoiq maj; gaenqmbaw co, gij gaenqmbaw gyaengh laj ganj hung, suek gij ganj; mbaw gvangq yiengh luenz gyaeq, raez 30~90 lizmij, gvangq 20~60 lizmij, byai mbaw soem dinj, goek gvangq yiengh sim lumj naq nei, meg bangxhenz 9~12 doiq, co cix mingzyienj, saek loeg. Vameh vaboux doengz go; gij guenj baufeizyiemh saek loeg, baubenq lumj aen ruz, saek loeghenj, byai soemset; gij aedrieng valup dinj gvaq gij baufeizyiemh; vaboux youq gij valup cungsingq baihgwnz; gij valup cungsingq youq gwnz vameh; vameh youq laj goek; fouqbengx miz riz raiz cauz lumj muengx; rongzceh 3~4 aen. Mak miz ieng saek hoengz.

【Faenbouh】Cujyau canj youq Gvangjdungh、Yinznanz. Gvangjsih gak dieg cungj miz faenbouh.

【Gipaeu gyagoeng】Cienz bi cungj ndaej gipaeu, aeu cax soek gij naeng baihrog bae, cab baenz gep. Cimq raemxsaw swiq 5~7 ngoenz, lai baez vuenh raemx, dawz okdaeuj singjsien yungh roxnaeuz dak sauj bae. Gyagoeng seiz yungh baengz roxnaeuz mbaw ceij demh fwngz, mienxndaej deng doeg.

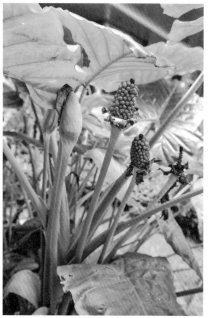

【Go yw singqhingz】Gij gep vangz cab haenxyiengh luenz roxnaeuz raez luenz, ciengz gienj baenz gak cungj hingzyiengh, cizging 6~10 lizmij; saek cazhoengz roxnaeuz saek hoengzhenjgeq; caet mbaeu, yungzheih eujraek, gatmienh saek hau roxnaeuz saek henjhau, yienh'ok miz naed. Heiq noix, feih damh, nyaij dwk linx mazmwh cix coeg hoz.

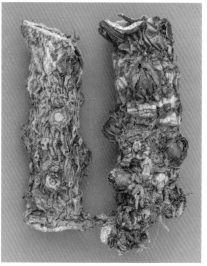

【Singqheiq】Manh, nit, miz doeg.

【Goengnaengz】Cing hujdoeg, doeng lohlungz, diuz lohheiq, gyaep ciengdoeg, siu foeg. Yungh bae yw dwgliengz, fatndat, fatnit, vuengzbiu, binghbwklauz, baezding, dungxin, feigezhwz, fungcaep ndok in, baezhaem, baeznou, baezhaemndok, gyaeujraizndoq, baenzgyak, baenznyan, ngwzdoeg haeb sieng.

【Yunghfap yunghliengh】Gwn: 6~12 gwz, hab cienq nanz cij gwn raemx yw. Rogyungh: Ndip habdangq soqliengh, dubsoiq oep gizdeng.

【Anqlaeh wngqyungh】

(1) Yw baenzngoz: Gofangzlengj habliengh, mingzfanz di ndeu, doengzcaez dubsoiq oep gizdeng.

(2) Yw dwgliengz gyaeuj in: Gofangzlengj (cab baenz gep) habliengh, diep gizdeng.

(3) Yw gyaeujraizndoq: Gofangzlengj 30 gwz, gyaeujsuenq、hingndip、beghuzciuh gak 15 gwz, caez nienj baenz mba, laeujmegmax 250 gwz, cimq 48 diemj cung, dawz ok laeujyw cat gizdeng.

Byaeklwg'en

【Laizloh】Dwg gij daengx go roxnaeuz rag gengoh doenghgo byaeklwg'en.

【Hingzyiengh】Caujbwnj. Ganj miz diuz raiz soh, mizseiz dwg saek hoengz, gyaengh laj ganj wenj, gyaengh gwnz ganj loq miz bwn. Mbaw doxdoiq maj; henz gaenqmbaw miz 2 diuz oen; mbaw yiengh luenz gyaeq bihcinhhingz roxnaeuz yiengh gyaeq lingzhingz, raez 4~10 lizmij, gvangq 1~3 lizmij, byai luenz ngoemx, goek mbaw yiengh limx, henz mbaw wenj roxnaeuz loq miz yiengh raemxlangh, byai miz oen saeq. Valup luenzliem maj youq laj goek mbaw roxnaeuz maj youq byai go; va dan singq, vameh baenz nyup maj youq nyeq mbaw, lumj aen giuz; vaboux baenz nyup comzbaenz gij valup yiengh rienghaeux luenzsoem loq duengq roxnaeuz daengjsoh maj youq byai go; va iq, gep baubenq ciengz bienqbaenz 2 diuz oen liem; va miz mbaw saek loeg, byai gip soem, henz mbaw ronghcingx; va'ngoz 5 gep; nyiuzboux 5 diuz; gyaeuj saeu miz 3 aen, mizseiz 2 aen. Aenmak miz ngveih luenz raez, cungqgyang doxroengz miz riz dek vang mbouj gvicaek, suek youq ndaw vabenq cungqgyang.

【Anqlaeh wngqyungh】Cujyau canj youq Vazdungh digih、Vaznanz digih, Sihnanz digih caeuq Sanjsih、Hoznanz. Gvangjsih gak dieg cungj miz faenbouh.

【Gipaeu gyagoeng】Seizcin、seizhah、seizcou sam aen geiqciet cungj ndaej gipaeu, swiq seuq, yungh singjsien roxnaeuz dak sauj.

【Go yw singqhingz】Ragcawj raez yiengh luenzsoh, miz mbangj faennga, loq baenz faex. Ganj luenzsoh, faennga lai, saek cazhoengz roxnaeuz cazloeg. Mbaw doxdoiq maj, mbawbenq nyaeuqsuk, mbebingz yiengh gyaeq roxnaeuz yiengh gyaeq lingzhingz, raez 4~10 lizmij, gvangq 1~3 lizmij, byai miz oen saeq, henz mbaw wenj roxnaeuz loq lumj raemxlangh; gaenqmbaw caeuq mbawbenq raez doxdaengz roxnaeuz loq dinj, goek gaenqmbaw miz doiq oen ndeu gig raeh. Vaboux baenznyup gyoebbaenz gij valup luenzliem maj youq byai go, vameh baenz nyup maj youq goek gaenqmbaw. Mak miz ngveih yiengh yaek lumj aen gyaeq, byak dek. Heiq noix, feih cit.

【Singqheiq】Van、cit, nit.

【Goengnaengz】Doeng lohlungz, diuz lohhaeux, cing hujdoeg, cawz caepdoeg. Yungh bae yw okleih, cangzyenz, oknyouhlwed, sizcinj, ngwzdoeg haeb sieng, baezndip, dungx oklwed, okhaexlwed, baezhangx, mbeifatyiemz, mbeigietin, caepndat oksiq, begdaiq roengz, oknyouh saepin, hozin, baeznong、baezfoeg, faenzheuj naeuh.

【Yunghfap yunghliengh】Gwn: Cienq raemx 30~60 gwz. Rogyungh: Yw ndip habdangq soqliengh, dubsoiq oep gizdeng.

【Anqlaeh wngqyungh】

(1) Yw okleih roxnaeuz cangzyenz: Byaeklwgen 60 gwz, caekleknaz 30 gwz,

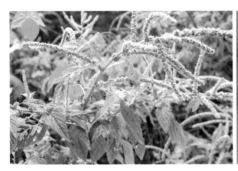
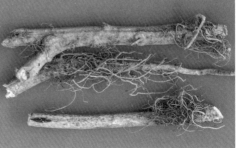

byaekgeplamz 15 gwz, cienq raemx, faen 2 baez gwn.

(2) Yw lohnyouh fatyiemz, oknyouhlwed: Rag byaeklwgen ndip 60 gwz、 gomaxdaez gak 30 gwz, cienq raemx gwn.

(3) Yw sizcinj: Byaeklwgen daengx go habliengh, cienq raemx, gya di gyu he swiq.

Raggo'ngox

【Laizloh】Dwg gij rag lumj ganj hozbonjgoh doenghgo go'ngox.

【Hingzyiengh】Caujbwnj. Gij ganj lajnamh cocangq, vang byaij, ndaw hoh hoengq, gwnz hoh miz ngaz. Ganj daengjsoh, ndawgyang hoengq. Mbaw song baiz, doxdoiq maj; byakmbaw luenz lumj aendoengz, mbawlinx miz bwn; gep mbaw benjbingz, raez 15~45 lizmij, gvangq 1~3.5

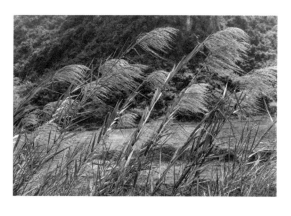

lizmij, henz mbaw cocauq. Valup lumj rienghaeux baizlied baenz gij valup hung yiengh luenzliem, gij gaenqmbaw gyaengh ganj baihlaj miz bwnnyungz saek hau; diuz rieng iq doengciengz miz va 4~7duj; daih'it duj va doengciengz dwg vaboux, gyak mbaw bihcinhhingz, raez mbouj doxdaengh, mbaw daih'it dwg gij raez mbaw daihngeih 1/2 roxnaeuz engq dinj; byak rog beij byak ndaw raez; va song singq, nyiuzboux 3 diuz, nyiuzmeh 1 diuz, saeuva 2 aen, gyaeujsaeu yiengh lumj fwed. Gij byak mak luenz raez, caeuq byakndaw dox faenliz.

【Faenbouh】Cujyau canj youq Anhveih、Gyanghsuh、Cezgyangh、Huzbwz. Gvangjsih cujyau faenbouh youq Nanzningz、Bwzliuz、Yungjfuz daengj.

【Gipaeu gyagoeng】Seizcin seizhah gipsou, swiq seuq, yungh ndip roxnaeuz dak sauj.

【Go yw singqhingz】Rag lumj ganj raez luenz soh yiengh atbenj; miz rongh, saek hauhenj; giz hothoh haemq geng, mbaw hoh saek hoengzhenj miz raiz nyaeuq. Mbaeu youh unqnyangq. Mbouj haeu, feih loq van.

【Singqheiq】Van, nit.

【Goengnaengz】Cing hujdoeg, gaj non siu cwk, doeng lohraemx, daeuq cimj. Yungh bae yw bak hawq hoz hawq, rueg, baenzae, mazcinj, baeznong、baezfoeg, nyouhniuj, nyouhlwed, gej gij doeg hozdunz, bwtbaeznong.

【Yunghfap yunghliengh】Gwn: Cienq raemx, 15~30 gwz, ndip yunghliengh gya boix, roxnaeuz dubsoiq aeu raemx. Rogyungh: Habdangq soqliengh, cienq raemx swiq.

【Anqlaeh wngqyungh】

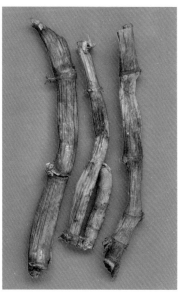

(1) Yw aebakngoenz, rueglwed: Raggo'ngox 30 gwz, gienjbwz、meizleng gak 6 gwz, niuzbizdung7 gwz, cienq raemx gwn.

(2) Yw dungx raeng, hozhawq: Raggo'ngox 15 gwz, mwzmwnzdungh、naengndokdeih、fuzlingz gak 9 gwz, naenggam 4.5 gwz, cienq raemx gwn.

(3) Yw bwtbaeznong rueglwed: Raggo'ngox ndip 1000 gwz, caeuq sim mou bwt mou aeuq gwn.

Luzsunj

【Laizloh】Dwg gij ndaek rag bwzhozgoh doenghgo go sizdeuhbwz.

【Hingzyiengh】Caujbwnj daengjsoh lai bi maj. Goek loq baenz noh. Ganj duenhgwnz youq geizlaeng ciengz duengq doxroengz, faen nga haemq unqnyieg, mbouj miz bwn. Ganj lumj mbaw moix nyup 3~6 mbaw, gaenh luenz soh, iq saeq, loq at benj, lai noix miz di goz, raez 0.5～3 lizmij; mbaw lumj gep gyaep, goek miz geh dinj lumj oen roxnaeuz yaek mbouj miz geh. Miz 1～4 duj va maj youq laj goek gaenqmbaw, dan singq, vaboux vameh mbouj doengz go, saek heu henj, giz hoh youq gwnz gaenqva roxnaeuz gyawj cungqgyang; vaboux miz vabenq 6 duj, gyang seiva doxroengz nem youq gwnz vabenq, yw va luenz raez; vameh haemq iq, miz 6 diuz nyiuzboux doiqvaq. Aenmak miz ieng yiengh giuz, aenmak sugle saek hoengz, miz ceh 2～3 naed.

【Faenbouh】Gvangjsih Gveibwz gwnz byadat miz goywdoj, Nanzningz Si miz ndaemganq.

【Gipaeu gyagoeng】Seizcou vat aeu, cab baenz gep, singjsien yungh roxnaeuz dak sauj.

【Go yw singqhingz】Ndaek rag geij aen roxnaeuz geij cib aen baenz nyup, hix miz dan aen sanq youq; luenz raez soh, raez 10～25 lizmij, cizging daih'iek 4 hauzmij; saek hauhenj roxnaeuz saek namhhenj, miz rizruq mbouj gvicaek; unq nyangq; mienhcab miz noh, saek damhhenjhau, diuz saeu cungqgyang luenz raez, saek henj.

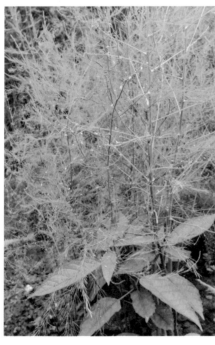
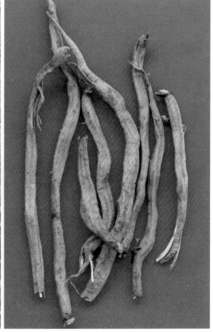

【Singqheiq】Van, bingz.

【Goengnaengz】Diuz lohhaeux, yw caepdoeg, gaij hujdoeg. Yungh bae yw ganhyenz, baenzgyak, hezcih sang, linzbah baenz baezfoeg, rongznyouh baenz ngaiz, aencij baenz ngaiz, naengnoh baenz ngaiz.

【Yunghfap yunghliengh】Gwn: Cienq raemx 15~30 gwz.

【Anqlaeh wngqyungh】

(1) Yw gak cungj baezfoeg baeznong: Luzsunj ndip 60 gwz, cawj dang gwd gwn, moix baez daih'iek 150 hauzswngh, haethaemh gak baez ndeu.

(2) Yw aencij baenz ngaiz: Luzsunj ndip 120 gwz, denhdungh 60 gwz, makcauj 10 gwz, haeuxsuen 25 gwz, cawj souh, moix ngoenz haetromh gwn.

(3) Yw linzbah baenz baezfoeg caeuq gezhwz: Luzsunj ndip 60 gwz, cauj meggak 15 gwz, dubsoiq gyaux baenz gaunaez, oep gizdeng, ngoenz vuenh yw baez ndeu.

Godaihcing

【Laizloh】Dwg gij ganj、mbaw majbenhcaujgoh doenghgo dacingh.

【Hingzyiengh】Go faexcaz roxnaeuz go faex siujgiuzmuz. Nga oiq saek henjgeq, miz bwn'unq dinj, ukngviz gaenjmaenh, saek hau. Mbaw dan doiq maj; mbaw lumj ceij, yiengh luenz raez bihcinhhingz、luenz raez roxnaeuz yiengh gyaeq luenz raez, raez 6~20 lizmij, gvangq 3~9 lizmij, byai cugciemh soem roxnaeuz gip soem, goek mbaw yiengh gaenh luenz roxnaeuz yiengh lumj limx, henzmbaw caezcienz, mbaw song mbiengj mbouj miz bwn roxnaeuz swnh meg mbaw miz bwnznyungz cax dinj, gwnz mbaw

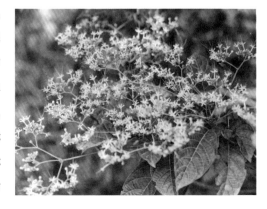

mbouj miz bwn roxnaeuz meg mbaw cax dinj, laeng mbaw miz sienqdiemj, valup baenz nyup lumj liengj maj youq gwnz byai roxnaeuz maj youq laj goek gaenqmbaw, miz baubenq lumj sienq; va'ngoz lumj aen cenj, byai dek 5 riz, dek baenz yiengh gyaeq samgak, saek faenjhoengz, baihrog miz bwnnyungz saek henjgeq caeuq sienqdiemj mbouj mingzyienj; roujva saek hau, aendoengz roujva saeq raez, byai dek 5 riz, gep dek lumj aen gyaeq; nyiuzboux 4 diuz, caeuq saeuva caez iet ok rog roujva. Aenmak lumj aen giuz roxnaeuz aen gyaeq dauqdingq, saek heu, mak geq seiz saek gyaemqaeuj, va'ngoz baihndaw saek hoengz.

【Faenbouh】Cujyau canj youq Huznanz、Huzbwz, Gyanghsih, Gvangjsih, Fuzgen hix miz. Gvangjsih cujyau faenbouh youq Gveigangj、Dwngzyen、Nanzningz、Vujmingz.

【Gipaeu gyagoeng】Itbuen moix bi gipsou 2~3 baez, 6 nyied ndawcib gvej aeu baez daih'it, 7~8 nyied gvej aeu baez daihngeih, 10~11 nyied gvej aeu baez daihsam, senj ngoenz ndit gvejaeu, cawzbae gij mbaw henj、mbaw naeuh caeuq gij labcab, dak sauj.

【Go yw singqhingz】Mbaw loq nyaeuq, miz mbangj cab gij mbaw caeuq nga oiq de baenz duenh iq. Gij mbaw caezcingj de buhai yiengh luenz raez daengz saeq raez yiengh luenzgyaeq, raez 5~20 lizmij, gvangq 3~9 lizmij, henz mbaw wenj, byai sugciemh soem, goek mbaw luenz

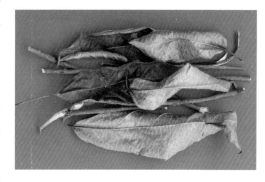

ngoemx, gwnzmbaw saek cazhenj、cazhenjloeg daengz amqcazhoengz, lajmbaw saek loq damh; mbaw lumj ceij youh byot. Heiq noix haeu, feih loq haemz youh saep.

【Singqheiq】Haemz, nit.

【Goengnaengz】Gaij hujdoeg, cawz caepdoeg, diuz lohheiq、lohhaeux, doeng lohlungz. Yungh bae yw nohndat, hozin, baenzngoz, vuengzbiu, okleih, gipsingq cangzyenz, baeznong、baezfoeg, oklwed, ok nyouhlwed, conghndaeng oklwed, oknyouhlwed, deng rogsieng oklwed.

【Yunghfap yunghliengh】Gwn: Cienq raemx, 15~30 gwz, ndip gya boix. Rogyungh: Habdangq soqliengh, dubsoiq oep gizdeng; roxnaeuz cienq raemx swiq gizdeng.

【Anqlaeh wngqyungh】

(1) Yw conghhoz foeg in: Godaihcing 30 gwz, haijginhsah、lungzgveiz gak 15 gwz, cienq raemx gwn, ngoenz fuk yw ndeu.

(2) Yawhfuengz aen uk baenz yeznauj、liuznauj: Godaihcing15 gwz, duhhenj 30 gwz, cienq raemx gwn, moix ngoenz fuk yw ndeu, lienz gwn 7 ngoenz.

(3) Yw gyaeujngunh: Godaihcing ndip habliengh, swiq seuq, daem yungz oep gizsieng, doengzseiz aeu mbaw godaihcing singjsien 30 gwz, cienq raemx gwn.

Luzcauj

【Laizloh】Dwg sanghgoh doenghgo Luzcauj cienz go.

【Hingzyiengh】Go gaeu caujbwnj. Ganj saek loegdamh, miz limq, ganj caeuq gaenqmbaw maeddeih maj gij oen ngaeu dinj dauqdingq. Mbaw dan doiq maj; gaenqmbaw miz 6 limq, miz oen ngaeu dinj dauqdingq; mbaw lumj fwngz dek 5~7 riz laeg, cizging 5~15 lizmij, mbaw dek yiengh gyaeq roxnaeuz yiengh gyaeq bihcinhhingz, byai mbaw gip soem roxnaeuz ciemh soem, henz mbaw miz faenzgawq, gwnz mbaw miz bwn geng saeq, laeng mbaw miz gij youzdiemj saeq, gwnz meg miz bwn geng. Va dan singq, vaboux vameh mbouj doengz go; vaboux luenzsoem, va hai baenz 5 lup, saek henjloeg, nyiuzboux 5 diuz; gij valup vameh dwg

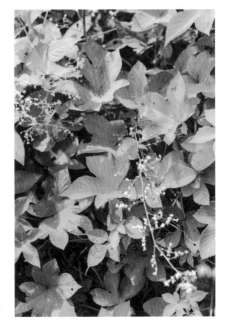

gij valup lumj rienghaeux dinj, moix 2 duj va miz 1 aen baubenq, baubenq yiengh gyaeq bihcinhhingz, miz oen hau caeuq sienqdiemj iq saek henj, limqvaduj ndeu, saek monghau, gaenj suek nyiuzmeh, rongzceh aen ndeu, gyaengh gwnz doed hwnj, miz bwn saeq mbang. Aen riengmak saek loeg, yaek lumj aen giuz; makbyom saek henjdamh, yiengh benj luenz lumj aen giuz.

【Faenbouh】Cawz le Cinghhaij、Sihcang, daengx guek gak dieg cungj miz. Gvangjsih cujyau faenbouh youq Ningzmingz、Yunghningz、Majsanh、Lungzlinz、Lozyez、Lingzyinz、Hozciz、Cenzcouh、Gveilinz、Hocouh.

【Gipaeu gyagoeng】9~10 nyied mbwn rengx gipaeu, gvej aeu gij mbaw maj youq gwnz namh haenx, cawz bae gij labcab, dak sauj.

【Go yw singqhingz】Ganj yiengh luenz, miz oen dauqdingq caeuq bwnnyungz. Ganj gig byot, mienh gatduenh cungqgyang hoengq, mbouj bingz, naeng、faex yungzzheih faenliz. Mbaw nyaeuqsuk baenz aen duenz, gij mbaw caezcingj haenx mbebingz yiengh aen mak gaenh lumj haj gak, mbaw dek 5~7 riz, henz mbaw miz bakgawq co, song mbiengj cungj miz bwnnyungz, laeng mbaw miz sienqdiemj saek henj; gaenqmbaw raez 5~20 lizmij, miz lueng soh caeuq oen dauqdingq. Miz di yawj ndaej raen valup roxnaeuz riengmak. Heiq noix, feih cit.

【Singqheiq】Van、haemz, nit.

【Goengnaengz】Cing hujdoeg, leih lohraemx, doeng lohhaeux、lohheiq. Yungh bae yw binghbwtlauz caepndat, fatndat, gizsing veicangzyenz, okleih, dwgliengz, nyouhsaek, nyouhniuj, nyouhlwed, baeznong、baezfoeg, sizcinj, ngwzdoeg haeb sieng, bwt ndat baenzae, bwtbaeznong, hawqndat simfanz, foeg raemx, oknyouh mbouj swnh, caepndat oksiq, ndatdoeg baeznong, naeng humz naeng nyap.

【Yunghfap yunghliengh】Gwn: Cienq raemx, 15~30 gwz. Rogyungh: Ndip habdangq soqliengh, dubsoiq oep gizdeng, ngwz haeb sieng couh baeng seiqhenz baksieng.

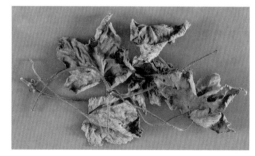

【Anqlaeh wngqyungh】

(1) Yw okleih seizgan nanz, baenzgam: Luzcauj sauj habliengh, dub soiq, aeu diuz guenj ci haeuj ndaw lohhaeux.

(2) Yw okleih, ok nyouh rih, nyouhlwed daengj: Luzcauj 60 gwz, cienq raemx, gwn haeux gaxgonq gwn yw, moix ngoenz gwn 2 baez.

(3) Yw binghgezhwz: Luzcauj、nyayazgyae、bwzbu gak 12 gwz, cienq raemx gwn.

Meizlauxbaeg

【Laizloh】Dwg gij rag gyazcuzdauzgoh doenghgo meizlauxbaeg.

【Hingzyiengh】Go faexcaz. Nga iq saek cazmong, miz conghnaeng lumj diemj iq luenz cax. Mbaw 3~4 gep lwnz maj, noix miz doxdoiq maj; mbaw unq youh mbang, mbaw luenz raez bihcinhhingz, raez 4~14 lizmij, gvangq 1~4 lizmij, byai ciemh soem roxnaeuz gip soem, goek yiengh limx roxnaeuz ciemh soem, henz mbaw wenj roxnaeuz loq miz di lumj raemxlangh. Valup lumj liengj miz sam nga;

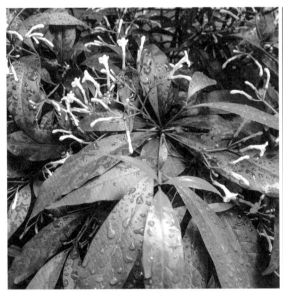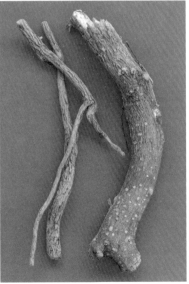

cungj baubenq lumj cim roxnaeuz baenz samgak; va'ngoz dek miz 5 riz laeg, mbaw dek yiengh gyaeq bihcinhhingz, saek loeg; roujva saek hau, ga raez lumj duzmbaj, gyaengh gwnz dek 5 riz, yiengh gyaeq, guenjrouj saeq raez, gaenh cungqgyang loq foeggawh; nyiuzboux 5 diuz; vabuenz lumj gengx; naengsim 2 aen, liz maj, goek saeuva miz aen gengx mozciz ndeu. Aenmak lumj aen makngveih, baenzcug le saek aeujndaem.

【Faenbouh】Cujyau canj youq Daizvanh、Gvangjdungh、Yinznanz、Gvangjsih. Gvangjsih gak dieg cungj miz faenbouh.

【Gipaeu gyagoeng】Cienz bi ndaej gipsou, swiq seuq, dak sauj.

【Go yw singqhingz】Diuz rag yiengh luenz sang, loq vangoz, raez dinj mbouj ityiengh, laj ragcawj ciengz miz faennga. Ganj saek cazmong daengz saek cazmonghenj, miz riz lueng mbouj gvicaek caeuq limq sienq, naeng unq, gig yungzheih loenq loh ok gij naeng saek amqcazhoengz roxnaeuz gij faex saek monghenj; haemq genq, mbouj yungzheih eujraek, mbiengj vang cabgoenq haenx gyaengh naeng gig gaeb, saek damhhoengz, gyaengh faex ciemq daihbouhfaenh, saek henjhau, miz gij nienzlwnz mingzyienj caeuq gij raizdiuz deih lumj sienq fangse haenx. Heiq noix, gyaengh naeng gig haemz, gyaengh faex loq haemz.

【Singqheiq】Haemz, nit.

【Goengnaengz】Cing hujdoeg, siu fungdoeg, doeng lohlungz、lohhuj, siu foeg. Yungh bae yw dwgliengz, fatndat, hozin, hezyaz sang, fatsa baenzbingh, deng laemx deng dub sieng in, ngwzdoeg haeb sieng, gyaeujngunh daraiz, ninz mbouj ndaek.

【Yunghfap yunghliengh】Gwn: Cienq raemx, 9~30 gwz. Rogyungh: Habdangq soqliengh, dub soiq oep gizdeng.

【Anqlaeh wngqyungh】

(1) Yw dwgliengz gyaeuj in、ndang ndok in: Meizlauxbaeg、gaeulanghauh、gocaenghbakdiemj (denhsinghgyangz) gak 30 gwz, cienq raemx gwn, ngoenz gwn 3 baez.

(2) Yw hwet in: Meizlauxbaeg 30 gwz, cimq laeuj gwn.

(3) Yw hezyaz sang: Meizlauxbaeg 30 gwz, cienq raemx gwn.

Cehmoegbiet

【Laizloh】 Dwg gij ceh huzluzgoh doenghgo gomoegbiet.

【Hingzyiengh】 Gogaeu. Mumh gienj mbouj faennga. Gaenqmbaw gyaengh goek caeuq gyaengh cungqgyang miz 2~4 aen sienqdaej; mbaw yiengh sim lumj aen gyaeq roxnaeuz luenz gyaeq gvangq, raez gvangq cungj dwg 10~20 lizmij, 3~5 mbaw ndaw gyang dekaj daengz mbouj faenmbek, megmbaw yiengh fwngz. Vameh vaboux lingh go; vaboux gag maj seiz, gaenqva dingjbyai miz baubenq hung, lumj aen daeh, yiengh lumj aen mak luenz, song mbiengj miz bwnnyungz dinj, aen doengz va'ngoz lumh aen laeuh, goek miz sienqdiemj saek henj lumj rizheuj nei, goek miz

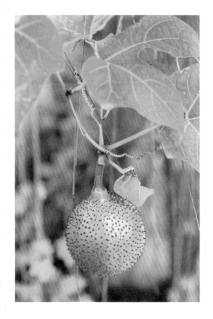

raiz saek ndaem, nyiuzboux 3 diuz; vameh dan maj youq laj goek gaenqmbaw, gaenh cungqgyang maj miz 1 baubenq ndeu, baubenq lumj aen daeh; roujva, va'ngoz caeuq vaboux doxdoengz; rongzceh yiengh gyaeq luenz raez, miz bwn lumj oen gig maed. Aenmak yiengh luenz gyaeq, byai miz gij bak dinj, sug le saek hoengz, baenz noh, miz oen maeddeih doed hwnj.

【Faenbouh】 Cujyau canj youq Huzbwz、Swconh. Gvangjsih cujyau faenbouh youq Lungzcouh、Sanglinz、Liujcouh、Ginhsiu、Libuj、Linzgvei、Gunghcwngz、Canghvuz、Ginzhih、Yungzyen、Bozbwz、Gveigangj.

【Gipaeu gyagoeng】 Seizdoeng gipaeu gij mak cingzsug, buq hai, dak daengz buenq hawq, cawz bae nohmak, dawz ceh okdaeuj, dak sauj.

【Go yw singqhingz】 Faenceh saek cazmong roxnaeuz saek cazndaem, yiengh banj luenz benjbingz roxnaeuz loq samgak, song mbiengj miz di mbouj doxdoiq, cungqgyang loq doed hwnj roxnaeuz loq gumz, cocauq, raez 2~4 lizmij, gvangq 1.5~3.5 lizmij, na daih'iek 5 hauzmij, seiqhenz miz 10 lai riz faenzheuj baizlied mbouj gvicaek, mizseiz yiengh raemxlangh. Miz gij heiqyouz nywnx, feih haemz.

〔Singqheiq〕Haemz、loq van, ndat, miz doeg.

〔Goengnaengz〕Cing hujdoeg, siu fungdoeg, doeng lohhuj, cij in. Yungh bae yw baeznong、baezfoeg, fouzmingz foegdoeg, baezndip, baezhangx, gyak, nyan, hwnjcaeuz, linzbah gezhwz, okleih, fungcaep ndokin, genga mazmwnh、roxnyinh mbouj cingqciengz, faenzheuj fatyiemz.

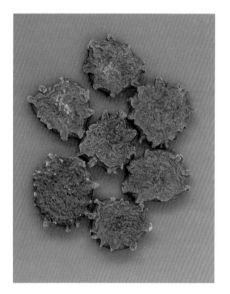

〔Yunghfap yunghliengh〕Gwn: Cienq raemx, 0.6~1.2 gwz; lai haeuj ywyienz、ywsanq. Rogyungh: Habdangq soqliengh, nienj baenz mba diuz meiq oep gizdeng; roxnaeuz muh aeu raemx cat gizdeng; roxnaeuz goenj raemx roemz swiq gizdeng.

〔Anqlaeh wngqyungh〕

(1) Yw heuj in: Cehmoegbiet habliengh, caeuq meiq doxcaez muz, baihrog led giz naengnoh (gaej haeuj ndaw bak bae).

(2) Yw baeznong baezding: Cehmoegbiet、gobahcim、gyaeujbyalae、rumdenzgugvangz gak daengjliengh, caez daem yungz, aeu gij raemx swiq haeux gyaux yinz le oep gizdeng.

(3) Yw baezhangx: Cehmoegbiet、rumhaeu、buzsiuh gak daengjliengh, cienq raemx, raix roengz mbaw bingz, oep gizdeng, doeklaeng aeu raemxraeuj swiq gizdeng.

Vamai

【Laizloh】 Dwg gij ganj caeuq va majcenzgoh doenghgo vamai.

【Hingzyiengh】 Gofaexcaz
mbaw loenq, sang daih'iek 3 mij, ceiq
sang ndaej dabdaengz 6 mij doxhwnj.
Nge iq saek monggeq, miz 4 limq, nga
caeuq gaenqmbaw、 laeng mbaw、
valup cungj miz bwn deih yiengh
ndaundeiq saek hau caeuq bwnnyungz,
gij bwn gwnz ganj ciemh doekloenq.

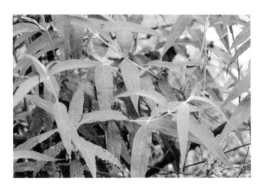

Mbaw dan doiq maj; mbaw raez 5~12 lizmij, gvangq 1~4 lizmij, byai ciemh liem,
goek yiengh limx, henz mbaw wenj roxnaeuz miz di faenzgawq. Valup hung yiengh
luenzsoem youz gij Valup lumj liengj gapbaenz, maj youq byai go caeuq maj youq
laj goek gaenqmbaw, cungjbau caeuq aendoengz va'ngoz、 roujva miz bwnnyungz
monghau; va'ngoz yiengh aen cung, byai dek 4 riz; roujva lumj aendoengz, byai dek
4 riz, gyaenghdoengz saek aeuj, gyaengh bakva saek henjmakdoengj, ndaw rog cungj
miz bwnnyungz; nyiuzboux 4 diuz, maj youq ndaw doengz roujva cungqgyang,
rongzceh youq baihgwnz, 2 aen rongz, miz bwn, saeuva dinj, gyaeujsaeu bongzhung.
Aenmak miz dip yiengh gyaeq raez, raez 2~6 hauzmij, 2 dip dek, naeng mak rog miz
bwnnyungz yiengh ndaundeiq, goek miz va sukyouq. Ceh saeq iq, song gyaeuj miz
fwed.

【Faenbouh】 Cujyau canj youq Huzbwz、 Swconh、 Hoznanz、 Sanjsih、
Yinznanz daengj dieg.

【Gipaeu gyagoeng】 Seizcin va caengz hailangh seiz gipaeu, cawz bae labcab,
dak sauj.

【Go yw singqhingz】 Gij valup iq miz limqva comzyouq haenx yiengh luenzliem faennga mbouj gvicaek, raez 1.5~3 lizmij, saek henjmong roxnaeuz cazhenj, miz bwnnyungz gig maed. limqva lumj mbaenq dinj, gyaeuj gwnz loq hung, raez 0.3~1 lizmij, cizging 0.1~0.2 lizmij; va'ngoz lumj aen cung, byai dek 4 riz; roujva lumj aen doengz, caeuq va'ngoz raez doxdoengz roxnaeuz loq raez, byai dek 4 riz, gep dek yiengh gyaeq; nyiuzboux 4 diuz, maj youq aendoengz roujva cungqgyang, unqnem. Heiq loq rang, feih loq haemz、manh.

【Singqheiq】Van, loq nit.

【Goengnaengz】Cing hujdoeg, hawj lwgda rongh, cawzbae gij damueg. Yungh bae yw lwgda deng hujdoeg, damueg, yawj doxgaiq dava.

【Yunghfap yunghliengh】Gwn· 3~9 gwz.

【Anqlaeh wngqyungh】

(1) Yw lwgda lau ndit lau rongh: Vamai 9 gwz, swnghdivangz、vangzginz gak 6 gwz, cienq raemx gwn.

(2) Yw lwgda mizmueg: Vamai、gij rag govangzbwz (swiq, coeg mwnz) gak 30 gwz, nienj baenz mba, lienh baenz aen ywyienz lumj aen gyaeuq hung, moix baez gwn 10~15 naed ywyienz, gwn haeux sat le, yaek ninz aeu raemx goenj soengq gwn, roxnaeuz cienq raemx soengq gwn.

(3) Yw banhaemh damengz: Vamai、ceh nyadangjmaj gak 15 gwz, cehyiengzmbeq 12 gwz, nienj baenz mba, cuengq haeuj daepmou cawj cug le dak hawq, caiq aeu cehnyadaezmax、ndokmaegyiz、yemingzsah gak 9 gwz, nienj baenz mba, haethaemh gak gwn 9 gwz, aeu raemxraeuj soengq, lienz gwn 3 fuk.

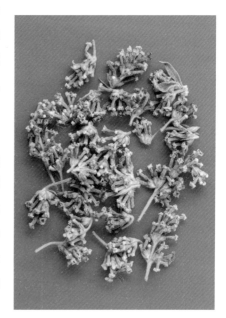

Gocienciengceij

【Laizloh】Dwg gij ceh swjveihgoh doenghgo Gocienciengceij.

【Hingzyiengh】Gofaex
gyauzmuz. Mbaw doiq maj, song
daengz sam mbaw lumj fwed roeg
doxaemq maj; mbaw iq yiengh luenz
raez daengzyiengh gyaeq, raez 5.5~13
lizmij, gvangq 3~6.5 lizmij, byai
mbaw soem dinj roxnaeuz ciemh
soem, goek luenz roxnaeuz loq mbouj

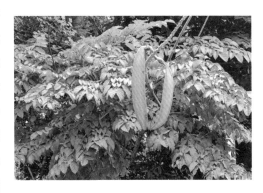

doxdoiq, henz mbaw caezcienz, miz gaenqmbaw iq. Cungj valup maj youq byai
go, va gig hung; va'ngoz baenz noh, lumj aen cung, heuj va'ngoz bingz; roujva
baenz noh, yiengh aen cung caemhcaiq miz mbiengj ndeu bongzgawh, saek aeuj
roxnaeuz saek hau daiq miz diemjraiz saek aeuj, byai mbaw miz 5 riz dek, gep dek ca
mbouj geij doxdoengz, henz mbaw yiengh raemxlangh, nyaeuqsuk, miz faenzgawq;
nyiuzboux 5 diuz, goek vasei miz bwn, miz 1 diuz nyiuzboux haemq dinj; vabuenz
hung, miz noh; gyaeujsaeu dek 2 gep. Mak miz dip benjbingz, lumj diuz sai, ndaw
loq van haeuj ndaw, makdip ndongj baenz faex. Ceh lai, lumj buenz mbang, cawz
goek rog sam mbiengj miz fwed gvangq mozciz.

【Faenbouh】Cujyau canj youq Yinznanz、Gveicouh、Fuzgen、
Gvangjdungh、Haijnanz、Swconh hix miz. Gvangjsih cujyau faenbouh youq
Liujcouh、Yilinz、Ginhcouh、Nanzningz、Bwzswz、Yizcouh daengj.

【Gipaeu gyagoeng】Seizcou seizdoeng gipsou gij mak geq, dak sauj roxnaeuz
ring sauj daengz mak dek hai, dawz ceh dak sauj.

【Go yw singqhingz】Gij ceh gaenh yiengh luenz iq, benjbingz youh mbang,
gij naengceh baihrog de cawz goek le, sam mbiengj gya raez baenz gij fwed mbang

hung, yiengh lumj duzmbaj, fwed saek hau, wenj lumj baengzcouz, miz rizraiz yiengh fangse saek cazdamh, henzmbaw yungzheih deng dekvaih; cungqgyang loq na, saek damhcazhau, yiengh luenz raez, haemq nyangq; cungqgyang loq lumj duzmbaj nei doed hwnj, goek miz diuz raiz saenq saek cazhoengz ndeu. Heiq noix, feih loq haemz.

【Singqheiq】Loq haemz、van, nit.

【Goengnaengz】Gaij sadoeg, cing hujdoeg, doeng lohheiq、lohhaeux, cij in. Yungh bae yw hozin, baenzngoz, sing hep, baenzae, dungxin, baeznong、baezfoeg, baezding oknong nanz mbouj souliemx.

【Yunghfap yunghliengh】Gwn: Cienq raemx, 6~9 gwz; ndienj baenz mba, 1.5~3 gwz. Rogyungh: Habdangq soqliengh, dubsoiq oep gizdeng; roxnaeuz nienj baenz mba saj youq gizdeng.

【Anqlaeh wngqyungh】

(1) Yw hozin: Gocienciengceij、makgyamjhenj gak 6 gwz, ragduhbya 3 gwz, nyabienmax 15 gwz, cienq raemx gwn.

(2) Yw baezding: Gocienciengceij, ring hawq、nienj baenz mba saj youq gizdeng, lingh aeu raemx cazdaeng cienq raemx swiq gizdeng.

(3) Yw menhsingq conghhoz fatyiemz: Gocienciengceij 3 gwz、vagimngaenz、vagut、sahcinh、mwzdungh gak 9 gwz, cienq raemx lawh caz gwn.

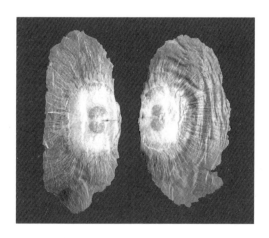

Gaeumuengxbya

【Laizloh】 Dwg gij ganj caeuq mbaw gwznamh dougoh doenghgo gaeumuengxbya.

【Hingzyiengh】 Go faexcaz buenq. Nga luenz sang, miz bwnnyungz. 3 mbaw doxaemq maj; mbaw wenj lumj naeng, mbaw iq gwnz byai yiengh luenz raez, raez 6~12 lizmij, mbaw iq gwnz byai beij mbaw iq bangxhenz raez daih'iek 2 boix, byai mbaw ngoemx roxnaeuz gaenh soem, goek gaenh yiengh luenz, henzmbaw loq miz di riz lumj raemxlangh. Cungj valup youz haujlai valup lumj liengj gapbaenz, moix aen valup lumj liengj haenx yocangz youq ndaw 2 aen baubenq lumj mbaw yiengh luenz haenx, lumj gij cienzdoengz baenz roix; va'ngoz dek yiengh bihcinhhingz, miz bwn'unq; roujva lumj duzmbaj, saek hau, dipgeiz yiengh luenz raez, dipfwed nem maj youq diplungzgoet; nyiuzboux 10 diuz, 2 aen; nyiuzmeh 1 diuz, saeuva utvan yiengq baihndaw. Mak miz faek yiengh luenz raez, henzbien miz bwnda,

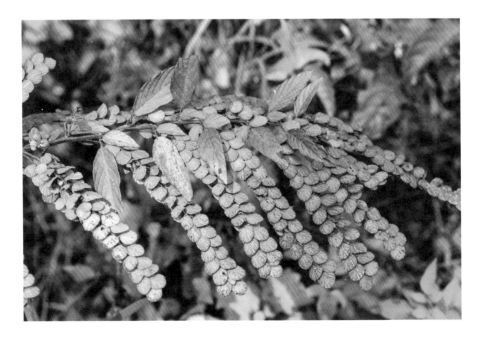

doengciengz miz 2 hothoh, byai miz bak.

【Faenbouh】Cujyau canj youq Gyanghsih、Fuzgen、Daizvanh、Gvangjdungh、Haijnanz、Gveicouh、Yinznanz. Gvangjsih cujyau faenbouh youq Cingsih、Nanzningz、Gveigangj、Bwzliuz、Bingznanz、Canghvuz、Vuzcouh、Cauhbingz、Hocouh、Cunghsanh、Fuconh.

【Gipaeu gyagoeng】Seizhah seizcou gipsou, cab baenz gep, yungh singjsien roxnaeuz dak sauj.

【Go yw singqhingz】Ganj nga yiengh luenz soh, cizging 0.5~2 lizmij; saek henjloeg, miz bwn'unq; sam mbaw doxdaeb maj, mbaw wenj lumj naeng, mbaw iq gwnz byai raez luenz, raez 6~12 lizmij, beij gij mbaw iq bangxhenz raez 2 boix, miz bwnnyungz; valup baenz baiz, yiengh lumj gij cienzdoengz baenz roix, miz bwn'unq. Heiq noix.

【Singqheiq】Haemz, bingz, miz doeg noix.

【Goengnaengz】Cing hujdoeg, cawz caepdoeg, diuz lohheiq、lohhaeux. Yungh bae yw dwgliengz, hozin, fungcaep ndokin, foeg raemx, bongzraeng, daepmamx foegbongz, deng laemx deng dub sieng in, ngwzdoeg haebsieng, fatndat, goekheujin.

【Yunghfap yunghliengh】Gwn: Cienq raemx, 6~15 gwz (ndip 60~120 gwz); roxnaeuz cimq laeuj. Rogyungh: Habdangq soqliengh, dubsoiq baeng gizdeng.

【Anqlaeh wngqyungh】

(1) Yw dwgliengz, nohndat: Gaeumuengxbya 15 gwz, cienq raemx gwn.

(2) Yw gvanhcezyenz: Gaeumuengxbya 120 gwz, laeujhenj 100 hauzswngh, cienq raemx gwn.

(3) Yw duzsip haeb sieng: Gaeumuengxbya habdangq soqliengh, caeuq di gyu he caez daem yungz, oep seiqhenz baksieng.

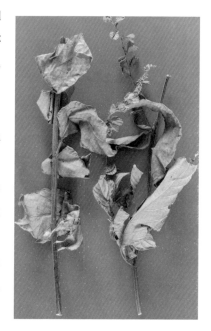

Golinzgaeq

【Laizloh】 Dwg gizgoh doenghgo Golinzgaeq daengx go.

【Hingzyiengh】 Caujbwnj.
Daengx go hamz miz raemxcij hau,
miz bwn' unq saek hau. Mbaw daj
goek rag maj, baiz baenz nyup lumj
go'ngaeux; miz gaenqmbaw, gaenq
goek song mbiengj gya'gvangq yiengh
faek; mbaw yiengh bihcinhhingz baenz
diuz sienq、 bihcinhhingz dauqdingq

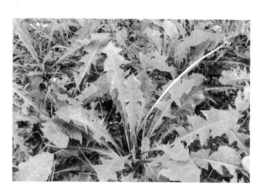

roxnaeuz yiengh gyaeq dauqdingq, raez 6~15 lizmij, gvangq 2~3.5 lizmij, byai soem
roxnaeuz ngoemx, goek gaeb, iet doxroengz, henz mbaw loq dek roxnaeuz miz dek
lumj dwed mbouj gvicaek, mbaw gep dek miz faenzgawq saeq iq, saek loeg roxnaeuz
mizseiz youq henzbien miz riz raiz saek aeuj, miz bwn saek hau lumj seiduzgyau.
Gyaengh gwnz ganjva miz bwn saek hau lumj seiduzgyau maeddeih, valup yiengh
gyaeuj dan'it, cienzbouh dwg gij va lumj linx, song singq; cungj baubenq lai caengz,
baihrog lai caengz haemq dinj, yiengh gyaeq bihcinhhingz, baihndaw miz caengz
ndeu yiengh sienq bihcinhhingz, henzbien lumj mozciz, miz bwn lumj seiduzgyau;
roujva saek henj, byai bingz; nyiuzboux 5 diuz; nyiuzmeh 1 diuz, rongzceh youq laj.
Makbyom yiengh bihcinhhingz dauqdingq, miz limq soh, lij miz raiz vang doxlienz,
gwnz mak cienzbouh miz oen doed hwnj, gwnz dingj mak miz bakndw; bwn roujva
saek hau.

【Faenbouh】 Cujyau canj youq Dunghbwz digih、 Vazbwz digih、 Vazdungh
digih、 Vazcungh digih、 Saenamz digih. Gvangjsih cujyau faenbouh youq Nazboh、
Lungzlinz、 Nanzdanh daengj.

【Gipaeu gyagoeng】 Seizhah seizcou gipsou, cab dinj, yungh ndip roxnaeuz dak sauj.

【Go yw singqhingz】Daengx go baenz gaiq nyaeuqsuk. Rag luenzsoem, lai utngeuj, raez 3~7 lizmij, biujmienh saek hoengzgeq, nyaeuqsuk, gyaeuj rag miz bwnnyungz saek hoengzgeq roxnaeuz saek henjhau, miz mbangj gaenq loenq roengzdaeuj. Mbaw maj youq laj goek, lai nyaeuqsuk dekvaih, gij mbaw caezcingj haenx mbebingz le baenz yiengh bihcinhhingz dauqdingq, raez 6~15 lizmij, gvangq 2~3.5 lizmij, saek henjloeg roxnaeuz amqmong, byai soem roxnaeuz ngoemx, henzbien riz dek feuz dauqdingq roxnaeuz mbaw dek lumj fwed, mbawdek lumj miz faenzheuj roxnaeuz samgakhingz, goek ciemh gaeb, iet roengz laj lumj gaenq, gwnz mbaw diuz megcawj mingzyienj, miz di bwn lumj gij seiduzgyau. Heiq noix, feih loq haemz.

【Singqheiq】Van, ndat.

【Goengnaengz】Cing hujdoeg, cawz caepdoeg, leih lohraemx, siu foeg sanq giet. Yungh bae yw baezndip, baezcij, baeznou, hozin, lwgda hujndat, baeznong、baezfoeg, vuengzbiu, nyouhniuj nyouhlwed, baenzae, lwgda foegin, dwgliengz, fatndat, baenzae, ngwzdoeg haeb sieng.

【Yunghfap yunghliengh】Gwn: Cienq raemx, 9~18 gwz. Rogyungh: Ndip habdangq soqliengh, dubsoiq baeng gizdeng; roxnaeuz goenj raemx roemz swiq.

【Anqlaeh wngqyungh】

(1) Yw baezndip: Golinzgaeq、baicienghcauj gak 15 gwz, goconsimlienz 3 gwz, cienq raemx gwn.

(2) Yw gizsing yujsenyenz: Golinzgaeq singjsien 60 gwz, gocidmou 30 gwz, cienq raemx, faen 2 baez gwn, moix ngoenz 1 fuk.

(3) Yw baezhaem baezding foegdoeg: Golinzgaeq habliengh dubsoiq baeng gizdeng, caemhcaiq caeuq laeuj cienq gwn, aeu okhanh.

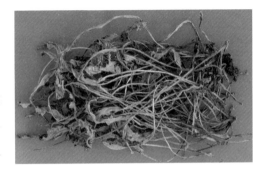

Buzdauz

【Laizloh】 Dwg dauzginhniengzgoh doenghgo gobuzdauz gij naengmak.

【Hingzyiengh】 Gofaex gyauzmuz. Diuz ganjcawj gig dinj, lai faennga. Mbaw doiq maj; mbaw wenj lumj naeng, bihcinhhingz roxnaeuz luenz raez, raez 12~25 lizmij, gvangq 3~4.5 lizmij, byai raez ciemh soem, goek gvangq yiengh limx, mbaw lai sienqdiemj iq ronghcingx, meg lumj fwed, meg bangxhenz miz 12~16 doiq. Gij valup lumj liengj maj youq byai go; va saek hau; aendoengz va'ngoz yiengh luenz liem dauqdingq, va'ngoz miz 4 riz faenzgawq, buenq luenz; limqva 4 duj, faenliz, yiengh gyaeq gvangq; nyiuzboux lai, va yw ding cih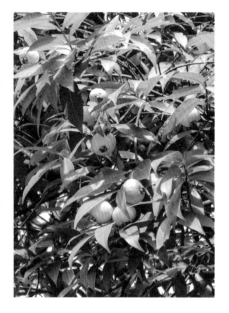

hingz maj, dek soh; rongzceh youq baihlaj, saeuva caeuq nyiuzboux raez doxdoengz. Aenmak lumj aen giuz, naengmak baenz noh, seiz sug saek henj, miz sienqdiemj youz; ceh 1~2 naed, miz lai aen dai.

【Faenbouh】 Cujyau canj youq Daizvanh、Fuzgen、Gvangjdungh、Gveicouh、Yinznanz. Gvangjsih cujyau faenbouh youq Sangswh、Hwngzyen、Nanzningz、Lungzanh、Dasinh、Nazboh、Denhngoz、Ginhsiu、Gveibingz、Bwzliuz daengj.

【Gipaeu gyagoeng】 Seizhah aenmak geq seiz gipsou, cawz bae ceh, dak sauj.

【Go yw singqhingz】 Naengmak baenz ndaek yiengh mbouj gvicaek gienjsuk, raez 2~3.5 lizmij, gvangq 1~2 lizmij; biujmienh saek caznding roxnaeuz saek cazhenjgeq, miz raiz nyaeuq saeq; ndaw biujmienh saek damhcazhenj, daih'iek na

1 hauzmij, cungsim miz saeuva, raez 0.5~1 lizmij; seiz hawq byot, seiz cumx youh nyangq. Heiq noix, feih van、loq saep.

【Singqheiq】Haemz、loq saep, liengz, miz doeg.

【Goengnaengz】Diuz lohlungz, leih lohhaeux. Yungh bae yw okleih, oksiq, dengsieng oklwed, baezding, baezfoeg.

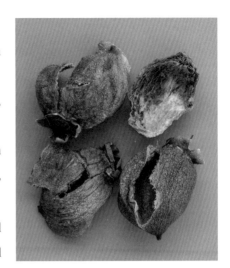

【Yunghfap yunghliengh】Gwn: Cienq raemx, 6~15 gwz. Rogyungh: Habdangq soqliengh, dubsoiq oep gizdeng; roxnaeuz nienj baenz mba saj youq gizdeng.

【Anqlaeh wngqyungh】

(1) Yw baenzsiq, okleih: Buzdauz 15 gwz, cienq raemx gwn.

(2) Yw cax sieng oklwed: Buzdauz ndip habdangq soqliengh, dubsoiq oep gizdeng; roxnaeuz aeu yw sauj nienj baenz mba saj youq gizdeng.

Golienzcaetmbaw

【Laizloh】Dwg gij rag lumj ganj bwzhozgoh doenghgo golienzcaetmbaw.

【Hingzyiengh】Caujbwnj lai bi maj. Rag lumj ganj biz na, saek henjgeq, miz hothoh mingzyienj. Ganj daengjsoh, yiengh luenz soh, ciengz daiq saek hoengzaeuj roxnaeuz saek loegaeuj, goek miz 1~3 gep byak mozciz suek ganj. Mbaw lwnz maj youq dingj ganj, doengciengz miz 7 benq; mbaw yiengh bihcinhhingz luenz raez、yiengh gyaeq dauqdingq bihcinhhingz roxnaeuz dauqdingq bihcinhhingz, raez 8~27 lizmij, gvangq 2~10 lizmij, byai gip soem roxnaeuz ciemh soem, goek yiengh limx, daengx mbaw wenj, mozciz roxnaeuz mbang lumj ceij. Gaenqva dwg oklaeng mbaw cungqgyang lwnz maj, doengciengz beij mbaw raez, youq byaidingj maj duj va ndeu;

va song singq, lwnz rog miz 4~6 gepva, lumj mbaw, saek loeg, yiengh gyaeq gaeb bihcinhhingz, gij gepva lwnz baihndaw baenz diuz gaeb, raez mauhgvaq gij gepva lwnz rog roxnaeuz yaek raez doxdoengz; nyiuzboux 8~12 diuz, baiz baenz 2 lwnz, ywva dinj, caeuq vasei ca mbouj geij raez doxdoengz roxnaeuz loq raez, ywgek youq ywva baihgwnz doed ok; rongzceh yaek lumj giuz, miz limq, saeuva co dinj, miz 4~5 diuz faennga. Aenmak miz dip lumj aen giuz, saek aeujgyaemq, mak geq le 3~6 dip dek; ceh lai, gij naengceh baihrog miz gij raemxieng saek hoengz.

【Faenbouh】Cujyau canj youq Gyanghsuh、Cezgyangh、Anhveih、Gyanghsih、Huzbwz、Huznanz、Gvangjdungh、Fuzgen、Gveicouh daengj. Gvangjsih cujyau faenbouh youq Nazboh daengj.

【Gipaeu gyagoeng】Seizcin seizcou gipsou, dawz rag lumj ganj vat okdaeuj le, swiq gij namhsa seuq bae, cawz ok ragsei, cawj daengz ndaw sim cug daeuq, dak sauj.

【Go yw singqhingz】Rag lumj ganj yiengh luenz, lai bingzsoh, cizging 1~2.5 lizmij; dingjbyai caeuq cungqgyang haemq bongz hung, byai ciemh saeq; saek

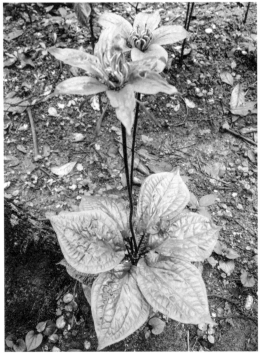
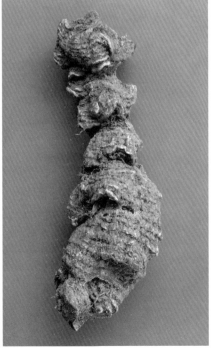

damhhenj roxnaeuz saek hoengzhenj, miz hothoh ngeng ok henz, ndaw hothoh raez 1~5 hauzmij; gwnz de miz riz ganj buenq luenz roxnaeuz yiengh luenz raez mboep, cizging 0.5~1 lizmij, loq camca baizlied, laj miz rag cax caeuq siujsoq rag canzlouz; gwnzdingj bongz hung miz gij ganj goek canzlw mboep haenx, miz mbangj hothoh ndaej raen mbaw gyaep; maenhsaed, yungzheih eujraek, mbiengj cab bingzbwd, baenz mba, siujsoq bouhfaenh lumj byak, gij baenz mba de saek hau, gij lumj byak de saek henj, yawj ndaej raen baenz nyup diemj rongh lumj gij cimrongh caujsonhgai. Heiq noix, feih haemz.

【Singqheiq】Haemz, nit, miz di doeg.

【Goengnaengz】Cing huj gej doeg, siu foeg cij in, liengz daep dingh saenz. Yungh bae yw hozin, baeznong、baezfoeg, ngwzdoeg haeb sieng, deng laemx deng dub sieng in, lwgnyez gingfung, baezcij.

【Yunghfap yunghliengh】Gwn: Cienq raemx, 6~30 gwz. Rogyungh: Habdangq soqliengh, muh raemx cat gizdeng; roxnaeuz nienj baenz mba diuz oep gizdeng; roxnaeuz dubsoiq go yw ndip baeng gizdeng.

【Anqlaeh wngqyungh】

(1) Yw ngwzdoeg haeb sieng: Golienzcaetmbaw 6 gwz, nienj baenz mba, raemxraeuj soengq gwn, ngoenz 2~3 baez, lingh aeu golienzcaetmbaw singjsien daem yungz, roxnaeuz gya laeujdiemz bae dubsoiq baeng gizdeng.

(2) Yw gij sieng moq gaeuq ndawrog dubsieng, cij in sanq cwk siu cwk: Golienzcaetmbaw habliengh, cimq youq ndaw nyouh lwgnyez seiq haj cib ngoenz, swiq seuq, dak sauj, moix ngoenz gwn 1 gwz, aeu laeuj roxnaeuz raemx raeuj soengq gwn.

(3) Yw fungdoeg fwt foeghaenq, ndatfoeg: Golienzcaetmbaw、cehmoegbiet (cawz bae byak)、banya gak 30 gwz, dub soiq guh ywsanq, aeu meiq diuz.

Gogoujleixmingz

【Laizloh】Dwg gizgoh doenghgo gogoujleixmingz daengx go.

【Hingzyiengh】Gogaeu caujbwnj benz doxhwnj. Ganj ngutngeuj, ngamq haidaeuz miz bwnnyungz maeddeih, doeklaeng bwn loenq, naeng saek henjdamh. Mbaw doxdoiq maj, miz gaenq dinj; mbaw yiengh gyaeq bihcinhhingz daengz samgakhingz, raez 6~12 lizmij, gvangq 2~4.5 lizmij, byai

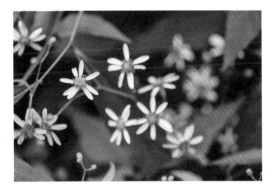

liem, goek gvangq yiengh limx、cabhingz、liem roxnaeuz loq yiengh aen sim, henz miz faenzheuj feuz roxnaeuz faenzheuj laeg, roxnaeuz gyaengh laj mbaw miz 2~4 doiq mbaw dek laeg, bienmbaw caezcienz, song mbiengj mbouj miz bwn roxnaeuz laengmbaw miz bwnnyungz dinj. Valup lumj gyaeuj baizlied baenz gij cungj valup lumj aen liengjhaep doxdaeb, cungj gaenqva miz bwn gig maed, miz mbawbaubenq yiengh baenzdiuz saeq; daengx aen baubenq lumj aen doengz, goek miz geij aen baubenq iq baenz diuz; 1 caengz cungj baubenq, baenz diuz bihcinhhingz; va lumj linx saek henj; vadoengz dingzlai. Makbyom yiengh luenz sang, miz rizmieng soh; bwnrouj saek hau.

【Faenbouh】Cujyau canj youq Gyanghsuh、Cezgyangh、Gvangjsih、Swconh daengj. Gvangjsih gak dieg cungj miz faenbouh.

【Gipaeu gyagoeng】Seizhah seizcou gipsou, cab dinj, yungh singjsien roxnaeuz dak sauj.

【Go yw singqhingz】Ganj saeq raez, cizging 2~7 hauzmij; saek cazhoengz roxnaeuz saek cazhenj, miz limq soh sae; caet byot, heih eujraek, gatmienh gyaengh ngviz saek hau. Mbaw lai gienjsuk deksoiq, gij caezcingj mbehai yiengh luenz raez samgak roxnaeuz yiengh gyaeq bihcinhhingz, henz mbaw miz faenzgawq mbouj gvicaek, saek loegamq roxnaeuz saek monghoengz; caet byot. Mizseiz byai nga daiq miz valup lumj gyaeuj saek henj roz. Makbyom miz riz mieng soh, bwnrouj hau. Heiq noix, feih haemz.

【Singqheiq】Haemz、manh, nit.

【Goengnaengz】Cing hujdoeg, cawz caepdoeg, diuz lohlungz, rongh lwgda, gaj non, cij in. Yungh bae yw dwgliengz, fatndat, huzin, nyouhniuj nyouhlwed, okleih, vuengzbiu, sizcinj, lwgda deng hujdoeg, baeznong、baezfoeg, deng feizcoemh raemxgoenj lod sieng, gizsing benjdauzdijyenz, hangzgauqmou, gizsing cangzyenz, okleih, vuengzbiu ganhyenz, lohmbei deng ganjyenj, gizsing lohnyouh ganjyenj oknyouh mbouj swnh, ok nyouhlwed, lwgda hwngq foeg in, baezndip, dandoeg, hawqcaep gyak baenznyan, dizcungzsing yinhdauyenz, doegfoeg mbouj miz mingz.

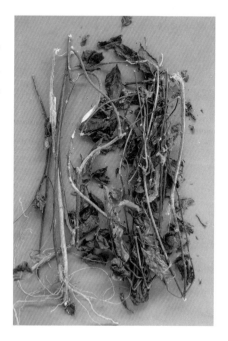

【Yunghfap yunghliengh】Gwn: Cienq raemx 15~30 gwz. Rogyungh: Habdangq soqliengh, cienq goenj raemx swiq; roxnaeuz ngauz baenzgau doz cat gizdeng; roxnaeuz aeu mbawoiq dubsoiq baeng gizdeng.

【Anqlaeh wngqyungh】

(1) Yw baezhaem baezdoeg: Aeu gogoujleixmingz ndip 30 gwz, cienq raemx gwn, lingh yungh gogoujleixmingz habliengh, cienq raemx swiq, caiq yungh gogoujleixmingz habliengh, dubsoiq oep gizdeng.

(2) Yw nyan, foegdoeg: Gogoujleixmingz, cienq raemx baeng gizdeng, lingh aeu gogoujleixmingz 30 gwz, cienq raemx gwn.

(3) Yw conghhoz foeg in: Gogoujleixmingz 15 gwz, yenzsinh、golienzcaetmbaw

gak 9 gwz, gitgwngq gak 6 gwz, ganhcauj 6 gwz, cienq raemx gwn.

Gosamnga

【Laizloh】 Dwg gij rag yinzyanghgoh doenghgo gosamnga.

【Hingzyiengh】 Go faexcaz roxnaeuz siuj gyauzmuz. Naeng faex saek monghau, daengx go feih haemz. Sam mbaw doxdaeb doiq maj; mbaw raez yiengh luenz roxnaeuz raez yiengh luenz raez, raez 5~15 lizmij, gvangq 2~6 lizmij, byai liem, goek yiengh limx, henz mbaw wenj roxnaeuz miz gij riz lumj raemxlangh mbouj gvicaek, mbaw wenj lumj ceij, miz sienqdiemj. Gij valup lumj liengj baiz baenz gij valup yiengh aen liengj hai, maj youq goek gaenqmbaw, diuzsug valup caeuq gaenqva cogeiz miz bwnnyungz dinj, va doeklaeng ciemh loenq; baubenq iq samgakhingz; va dan singq, saek henjhau; va'ngoz dek 4 riz laeg, yiengh gyaeq gvangq daengzraez yiengh luenz, miz sienqdiemj; nyiuzboux 4 diuz; vameh doiqvaq, beij limqva dinj, rongzceh youq gwnz, miz bwn gig maed. Makdip miz 2~3 aen, naeng mak rog saek amq henjgeq daengz saek hoengzgeq, miz sienqdiemj buenq ronghcingx.

【Faenbouh】 Cujyau canj youq Fuzgen、Daizvanh、Gvangjdungh、Haijnanz、

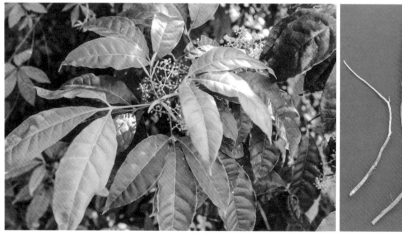
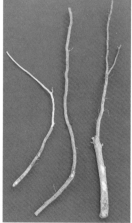

Gvangjsih、Yinznanz. Gvangjsih gak dieg cungj miz faenbouh.

【Gipaeu gyagoeng】Seizhah seizcou gipsou, cab dinj, yungh singjsien roxnaeuz dak sauj.

【Go yw singqhingz】Rag lai yiengh luenz roxnaeuz baenz benq ngeng cab mbouj gvicaek, co saeq mbouj doengz; saek henjhau, miz mbangj yawj ndaej raen conghnaeng baenz diuz roxnaeuz baenz raiz diemj; gatmienh gyaengh naeng mbang, gyaengh faex ciemq daihdingzlai, saek henjhau; genq. Heiq noix, feih haemz.

【Singqheiq】Haemz, nit.

【Goengnaengz】Cing hujdoeg, cawz caepdoeg, doeng lohlungz、lohhuj, siu foeg cij in. Yungh bae yw binghh dwgliengz, deng laemx deng dub sieng in, fungcaep ndok in, sizcinj, bizyez, baezfoeg, duzdoq ndat sieng, binghhliuznauj, yiznauj, dungxin, hozin, bwt ndat baenzae, baezndip foegdoeg.

【Yunghfap yunghliengh】Gwn: Cienq raemx, 20~45 gwz. Rogyungh: Habdangq soqliengh, dubsoiq baeng gizdeng.

【Anqlaeh wngqyungh】

(1) Yw bwt ndat baenzae: Gosamnga 45 gwz, cienq raemx, diuz dangznae gwn.

(2) Yw dwgliengz: Gosamnga 60~90 gwz, cienq raemx le faen lai baez gwn.

(3) Yw deng sieng ganjyenj fatndat: Yungh gosamnga 30 gwz, cienq raemx gwn.

Mbawsang

【Laizloh】Dwg gij naengrag、ganj、mbaw go sanghgoh doenghgo gosang.

【Hingzyiengh】Go faexcaz roxnaeuz siuj gyauzmuz. Byak faex saek monghau, miz riz dek feuz baenz diuz. Dan mbaw doxdoiq maj; mbaw yiengh gyaeq roxnaeuz yiengh gyaeq gvangq, raez 5~20 lizmij, gvangq 4~10 lizmij, byai soem roxnaeuz ciemh soem, goek luenz roxnaeuz loq luenz, henzbien miz faenzgawq co roxnaeuz faenzgawq luenz, mizseiz miz gij rizdek mbouj gvicaek, meg laeng mbaw miz bwn dinj, goek mbaw miz bwn dinj, goek ok 3 diuz meg caeuq megsaeq doxsan doxgeuj;

dakmbaw bihcinhhingz, mbaw caeux
loenq. Va dan singq, vaboux vameh
mbouj doengz go; gij valup vameh、
vaboux cungj baizlied baenz gij valup
miz ngaz yiengh rienghaeux, maj
youq laj goekmbaw; vameh miz bwn;
vaboux miz 4 duj, nyiuzboux 4 diuz,
cungqgyang miz gij nyiuzmeh mbouj

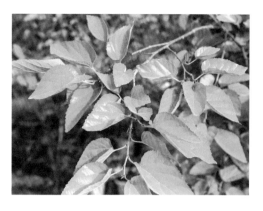

didngaz haenx; vameh miz 4 duj vabenq, youq laj goek hab maj, gyaeuj saeu miz 2
riz dek. Aen makbyom, gyoebbaenz haujlai nyup mak yiengh luenz gyaeq roxnaeuz
luenz raez, mwh haidaeuz saek loeg, mak cug le bienq noh, saek aeujndaem roxnaeuz
saek hoengz.

〖Faenbouh〗Cujyau canj youq Anhveih、Cezgyangh、Gyanghsuh、Swconh、
Huznanz. Gvangjsih gak dieg cungj ndaem miz.

〖Gipaeu gyagoeng〗Mbaw caengz doek~bilaeng seizcin mbouj did ngaz ok
ngaz gaxgonq vat aeu rag, swnh mwh singjsien cawz namh caeuq rag mumh, gvet gij
naeng saek hoengz henj bae, soh buq gij naeng, aeu naeng dak sauj.

〖Go yw singqhingz〗Naengrag niujgoz yiengh gienjgeuj、yiengh ruq roxnaeuz
baenz gep benj, raez dinj gvangq gaeb mbouj ityiengh. Rog biujmienh saek hau
roxnaeuz saek damhhenjhau, haemq bingzrwd, miz mbangj canzlw gij naeng co saek
henjmakdoengj roxnaeuz yiengh gyaep saek cazhenj; ndaw biujmienh saek henjhau
roxnaeuz saek monghenj, miz raiz soh saeq. Ndang mbaeu, nyangq, miz cenhveiz
lai, nanz eujraek, yungzheih soh sikdek, sikdek seiz miz faenx mbin. Heiq iq, feih
loq van. Nga oiq yiengh luenzsaeu raez, cizging 0.5~1.5 lizmij. Rog saek monghenj
roxnaeuz saek henjgeq, miz haujlai conghnaeng lumj diemj saek henjgeq roxnaeuz
raiz soh iq, lij miz gij riz mbaw saek monghau yiengh loq buenqluenz caeuq gij ngaz
laj gaenqmbaw saek henjgeq. Caet nyangq, mbouj yungzheih eujraek; gatmiemh
gyaengh naeng haemq mbang, gyaengh faex saek henjhau, diuz sienqsied yiengh
fangse, duenh ngviz saek hau roxnaeuz saek henjhau. Heiq noix, feih cit.

Mbaw lai nyaeuqsuk、dek soiq, gij caezcingj de miz gaenqmbaw, canj bingz yiengh gyaeq roxnaeuz yiengh gyaeq gvangq, raez 8~15 lizmij, gvangq 7~13 lizmij, byai ciemh soem, goek mbaw yiengh bingz、yiengh luenz、yiengh sim, henzbien miz faenzgawq roxnaeuz faenzgawq ngoemx, miz mbangj faenmbek mbouj gvicaek; gwnz mbaw saek loeghenj roxnaeuz saek damhcazhenjgeq, miz mbangj miz diemj iq yiengh nok iq doed hwnj, mienhlaj saek loq damh, meg goek miz bwn baenz nyup. Caet byot. Heiq noix, feih cit、loq haemz saep.

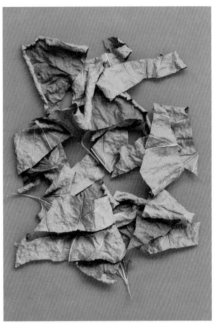

【Singqheiq】Haemz, van, nit.

【Goengnaengz】Siu fungdoeg, diuz lohhuj, cing bwt, rongh lwgda. Yungh bae yw dwgliengz, fatndat, simdaeuzin, okhanh lai、okhanhheu, baenzae, aek in, hozin, hozhat gwn raemx lai, lwgda hwngq foeg in.

【Yunghfap yunghliengh】Gwn: Cienq raemx, 5~9 gwz, roxnaeuz cuengq haeuj ywyienz、ywsanq bae gwn. Rogyungh: Habdangq soqliengh, goenj raemx swiq roxnaeuz dubsoiq baeng gizdeng.

【Anqlaeh wngqyungh】

(1) Yw fungdoeg raemxda rih: Gij mbawsang ndwenlab mbouj doek habdangq soqliengh, cienq raemx raeuj swiq gizdeng, roxnaeuz haeuj mangzsiuh.

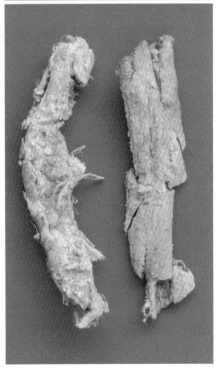

(2) Yw conghhoz hoengz foeg, heujin: Mbawsang 9 gwz, cienq raemx gwn.

(3) Yw lwgnyez hozhawq: Mbawsang

habdangq soqliengh, aeu dangzrwi cat mbawsang, aeu sienq cugmaenh ndwmbaw venj hwnj, youq laj yaem ciq rumz langh hawq, cab saeq, cienq raemx gwn.

Caetloekhauj

【 Laizloh 】 Dwg cienz go gezgoh doenghgo caetloekhauj.

【 Hingzyiengh 】 Caujbwnj. Dan mbaw doxdoiq maj; gaenqmbaw saeq raez; miz bwn'unq cax; mbaw mbang, yiengh gyaeq daengz yiengh gyaeq luenz raez, raez 4~8 lizmij, gvangq 2~4 lizmij, byai ciemh soem, goek yiengh limx, laj iet daengz gaenqmbaw cix baenz fwed, henz mbaw miz faenzgawq yiengh raemxlangh roxnaeuz yiengh raemxlangh mbouj gvicaek, song mbiengj cungj miz bwn'unq cax. Valup gaenh yiengh liengj; va iq; va'ngoz sak loeg, dek 5 riz, gep dek yiengh gyaeq, miz bwn; roujva saek hau, vadoengz yo youq ndaw va'ngoz, dek 5 riz, gep dek yiengh gyaeq bihcinhhingz;

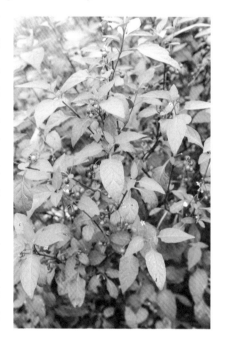

nyiuzboux 5 diuz, maj youq roujva gwnz hoz, seiva gig dinj, ywva doxnem habbaenz yiengh luenzsoem, byaidingj dek; rongzceh 2 aen, cawdai dingzlai. Makcieng lumj aen giuz, mak seiz iq saek loeg, geq le saek ndaem.

【 Faenbouh 】 Guek raeuz fuengdieg baihnamz cungj miz. Gvangjsih cujyau faenbouh youq Majsanh, Bingznanz.

【 Gipaeu gyagoeng 】 Seizhah seizcou gipsou, swiq seuq, cab dinj, dak sauj.

【 Go yw singqhingz 】 Rag yiengh luenzsaeu, rag bangxhenz lai, biujmienh saek henjdamh. Ganj yiengh luenzsaeu, miz faennga, cizging 2~10 hauzmij, biujmienh saek henjloeg, gaenh mbouj miz bwn. Caet byot, heih eujraek, gatmienh saek hau. Mbaw nyaeuqsuk roxnaeuz buqsoiq, saek mongloeg, mbehai yiengh gyaeq luenz raez, raez 4~8 lizmij, gvangq 2~4 lizmij, byai ciemh soem, goek mbaw lumj limx, laj iet daengz gaenqmbaw cix baenz fwed. Heiq noix, feih loq haemz.

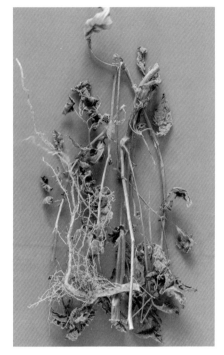

〔Singqheiq〕Loq haemz, nit.

〔Goengnaengz〕Cing hujdoeg, leih lohraemx, diuz lohhaeux, vued lwed siu foeg. Yungh bae yw okleih, lwgda hujndat, nyouhniuj, youhlwed, hozin, baezndip, hezyaz sang, lwgda hwngq foeg.

〔Yunghfap yunghliengh〕Gwn: Cienq raemx roxnaeuz dubsoiq aeu raemx gwn, 15~30 gwz. Rogyungh: Habdangq soqliengh, dubsoiq baeng gizdeng.

〔Anqlaeh wngqyungh〕

(1) Yw conghhoz foeg in: Caekloekhauj, daem yungz geuj aeu raemx, diuz gij raemxswiqhaenx baez daihngeih, gya gyu roxnaeuz di meiq ndeu gwn, moix baez 1 beuzgeng, moix ngoenz 3~4 baez.

(2) Yw hezyaz sang: Caekloekhauj singjsien 90 gwz, cienq raemx gwn. Danghnaeuz bouxbaenzbingh ciengz ok haexsiq mbouj ndaej gwn.

(3) Yw rongznyouh fatyiemz, lohnyouh fatyiemz: Caekloekhauj singjsien、nywj Hanz Sin gak 60 gwz, cienq raemx, faen 2 baez gwn, lienz gwn 2~4 ngoenz.

Gohaungoux

【Laizloh】Dwg daengx go ciengzveizgoh doenghgo Gohaungoux.

【Hingzyiengh】Caujbwnj.

Ganj lai youq gwnz namh maj, miz bwnnyungz, youq giz hothoh miz rag mboujdingh. Gwnz goek maj lai mbaw, ganj maj mbaw doxdaeb maj, sam ok mbaw doxdaeb maj; gaenqmbaw miz bwn'unq; dakmbaw gaeb yiengh gyaeq daengz bihcinhhingz gvangq;

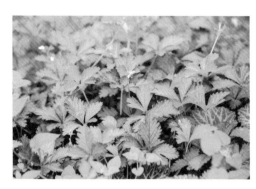

mbaw iq yiengh gyaeq dauqdingq daengz luenz raez yiengh limq, raez 2~3 lizmij, gvangq 1~3 lizmij, byai ngoemx, henz mbaw miz bakgawq ngoemx. Va dan maj youq ndaw laj goek gaenqmbaw, miz bwn'unq; va'ngoz 5 dip, yiengh gyaeq, byai liem soem, baihrog miz bwn'unq faensanq maj; bengxmbaw miz ngozbenq 5 dip, yiengh gyaeq dauqdingq, beij va'ngoz raez, byai ciengz miz faenzgawq; limqva 5 dip, yiengh gyaeq dauqdingq, saek henj, byai luenz ngoemx; nyiuzboux 20~30 diuz; sim naeng lai, doxliz maj; va dak youq geiz mak bongzhung, unq lumj haijmenz, saek hoengzsien, miz rongh, baihrog miz bwn'unq raez. Makbyom lumj aen gyaeq, seiz singjsien miz rongh.

【Faenbouh】Daengx guek daibouhfaenh digih cungj miz. Gvangjsih cujyau faenbouh youq Lungzcouh、Yunghningz、Laizbinh、Gveigangj、Gveibingz、Bingznanz、Yilinz、Yungzyen、Dwngzye、Vuzcouh、Hocouh、Fuconh、Gvanyangz、Cenzcouh、Swhyenz、Lungzswng、Lozcwngz、Nanzdanh, Fungsanh.

【Gipaeu gyagoeng】6~11 nyied gipsou, swiq seuq, yungh singjsien roxnaeuz dak sauj.

【Go yw singqhingz】Daengx go rum heux baenz aen duenz, miz bwnnyungz

saekhau, miz ganj maj youq gwnz namh.
Mbaw doxdoiq maj; sam mbaw doxdaeb
maj; gij gaenqmbaw laj goekmbaw maj de
raez 6~10 lizmij; mbaw iq lai nyaeuqsuk,
gij caezcingj haenx mbebingz yiengh gyaeq
dauqdingq, raez 1.5~4 lizmij, gvangq
1~3 lizmij, goek ngengmbit, henzbien
miz faenzgawq ngoemx, saek henjloeg,
gwnz mbaw gaenh mbouj miz bwn, laeng
mbaw miz bwn cax. Va dan maj youq goek
gaenqmbaw, miz gaenq raez, va'ngoz
sukyouq. Gij makcomz saek cazhoengz, aen
makbyom iq. Heiq noix, feih loq saep.

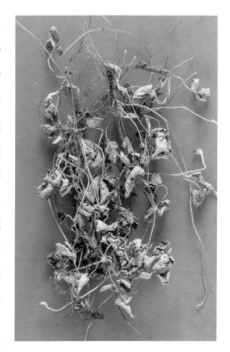

【Singqheiq】Van、soemj, nit, miz di
doeg.

【Goengnaengz】Cing hujdoeg, cawz caepdoeg, siu fungdoeg, doeng
lohheiq, diuz lohlungz、lohhuj. Yungh bae yw dwgliengz, fatndat, baenzae,
hozin, okleih, baeznong、baezfoeg, baezndip, deng feizcoemh raemxgoenj lod
sieng, nyouhniuj, nyouhlwed, baezndip, ngwzdoeg haeb sieng, hangzgauqmou,
dawzsaeg mbouj diuz, fatbagmou, vuengzbiu, lwgda fatndat fatnding,
baenzngoz.

【Yunghfap yunghliengh】Gwn: Cienq raemx, 9~15 gwz (ndip 30~60 gwz);
roxnaeuz dubsoiq aeu raemx. Rogyungh: Habdangq soqliengh, dubsoiq oep gizdeng;
roxnaeuz nienj baenz mba saj gizdeng.

【Anqlaeh wngqyungh】

(1) Yw rueg lwed, aeoklwed: Gohaungoux singjsien 60 gwz, daem yungz aeu
raemx cenj ndeu, caiq gya di dangznae, aeuq gwn.

(2) Yw lwgda gezmozyenz, gozmozyenz: Rag gohaungoux singjsien 3~5 gwz,
swiq seuq dub yungz, cuengq youq ndaw cenj, dwk youzbyaek 1~2 cazgeng, ngoenz
naengj baez ndeu, diemj lwgda yungh, moix ngoenz 3~4 baez, moix baez 2~3 diemj,

moix fuk yw ndaej yungh 1~2 ngoenz.

(3) Yw conghhoz foeg in: Gohaungoux singjsien habliengh, aeuq dang gwn yw caeuq riengx bak.

Nya'ngayouz

【Laizloh】Dwg gizgoh doenghgo nya'ngayouz daengx go.

【Hingzyiengh】Caujbwnj. Ganjnga saek damhhoengz, doengciengz gyaengh gwnz saek loeg, miz bwnnyungz dinj saek hau roxnaeuz bwnnyungz raez. Mbaw doiq maj, youq gyaengh gwnz ganj doxdoiq maj; gaenqmbaw miz bwnnyungz dinj saek hau caeuq diemjsienq saek henj; mbaw yiengh gyaeq, raez 5~13 lizmij, gvangq 2~5 lizmij, gij mbaw gyaengh gwnz ganj caeuq gij mbaw gyaengh laj ganj ciemhciemh iq, lai lumj aen gyaeq roxnaeuz luenz raez, mbaw byai gig soem, goek mbaw ngoemx roxnaeuz yiengh limx, henz mbaw miz faenzheuj ngoemx. Valup yiengh gyaeuj youq dingj ganj baizlied baenz gij valup yiengh liengj; Cungj baubenq lumj aen cung roxnaeuz lumj buenq aen giuz, doedsoem; cungj baubenq 2 caengz, yiengh luenz raez roxnaeuz bihcinhhingz luenz raez, henz mbaw dek lumj sikvaih;

roujva saek damh'aeuj, cienzbouh yiengh lumj diuz guenj, byai dek 5 riz. Aen makbyom saek ndaemhenjgeq, 5 limq, bwroujn mozciz 5 gep roxnaeuz 6 gep, doengciengz byai gip gaeb roxnaeuz ciemh gaeb raez roxnaeuz lumj oen dinj.

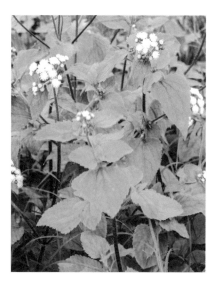

【Faenbouh】Cujyau canj youq Fuzgen、Gvangjdungh、Gvangjsih、Yinznanz、Gveicouh. Gvangjsih gak dieg cungj miz faenbouh.

【Gipaeu gyagoeng】Seizhah seizcou gipsou, cawz bae rag, cab dinj, dak sauj.

【Go yw singqhingz】Daengx go miz bwn co, ragmumh lai, saek henjhau. Ganj saek loeg loq aeuj, cizging 1~2 lizmij, lai faennga. Mbaw doiq maj, duenh gwnz doxdoiq maj; loq nyaeuqsuk, mbebingz le yiengh gyaeq, raez 5~13 lizmij, byai luenz 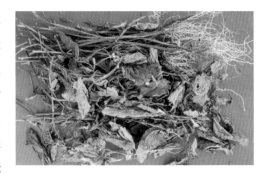 ngoemx, goek ngoemx roxnaeuz luenz, gig noix miz yiengh sim, bienmbaw lumj heuj ngoemx. Gij valup yiengh gyaeuj iq. Miz daegbied heiqfeih.

【Singqheiq】Manh、haemz, nit.

【Goengnaengz】Cing hujdoeg, cawz caepdoeg. Yungh bae yw dwgliengz, hozin, baklinx baenz baez; aeoklwed, nyouhlwed, laelwed mbouj dingz, dungxiq indot; deng laemx deng dub sieng in, dengsieng oklwed; baeznong、baezfoeg, sizcinj, baezndip, fungcaep ndokin.

【Yunghfap yunghliengh】Gwn: Cienq raemx, 15~30 gwz, ndip gyaboix. Rogyungh: Habdangq soqliengh, dubsoiq oep gizdeng, roxnaeuz nienj baenz mba boq hoz roxnaeuz diuz oep gizdeng.

【Anqlaeh wngqyungh】

(1) Yw dwgliengz fatndat: Aeu nya'ngayouz singjsien 60 gwz, cienq raemx gwn.

(2) Yw baihrog dengsieng oklwed: Nya'ngayouz habdangq soqliengh, dubsoiq baeng gizdeng.

(3) Yw ndaeng oklwed: Nya'ngayouz mbaw singjsien dub yungz saek ndaeng.

Nyagumhvaj

【Laizloh】Dwg gij va gizgoh doenghgo nyagumhvaj.

【Hingzyiengh】Caujbwnj bi ndeu maj. Ganj daengjsoh, maenghcoek, miz diuz limq soh; faennga gwnz bingz. Mbaw doiq maj; mbaw dek laeg lumj fwed, gep dek luenz raez roxnaeuz bihcinhhingz, raez 5~10 lizmij, gvangq 4~8 lizmij, henz mbaw miz faenzgawq, gij mbaw dek gyaengh gwnz mbiengj faenzheuj miz bwn geng saeq, swnh henz mbaw miz di sienqdaej. Valup yiengh gyaeuj dan maj, gij gaenq valup dingjbyai bongz hung baenz diuz faexmbaenq; cungj baubenq lumj aen cenj, byai miz faenzgawq soem; roujva lumj diuzlinx saek henj roxnaeuz saek henj amqhoengz, diuzlinx yiengh gyaeq dauqdingq, goek suk baenz nyauj raez, byai loq vanvauq; dujva lumj aen doengz, roujva saek henj, byai miz 5 riz dek. Makbyom, yiengh sienq, goek sukiq, saek ndaem roxnaeuz saek henjgeq, miz bwn dinj; bwnrouj miz 1~2 diuz oen liem raez caeuq 2~3 diuz gyaep dinj youh ngoemx haenx.

【Faenbouh】Guek raeuz gak dieg cungj miz. Gvangjsih cujyau faenbouh youq Lungzlinz、Sihlinz、Nazboh、Dunghlanz、Sanglinz、Canghvuz.

【Gipaeu gyagoeng】Seizcou gipaeu, swiq seuq, langh hawq.

【Go yw singqhingz】Yiengh doengz luenz, cizging 0.8~1.5 lizmij, gij gaenq valup dingjbyai bongz hung baenz diuz faexmbaenq; cungj baubenq 1 caengz, raez 1.8~2 lizmij, lumj aencenj, byai miz faenzgawq liem; roujva lumj linx saek henj roxnaeuz saek damhhoengz, diuzlinx raez (2) 9 lizmij, lai nyaeuqsuk, mbebingz le yiengh gyaeq dauqdingq, lumj vadoengz haemq lai, loh ok rog.

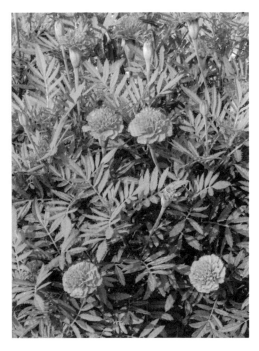

【Singqheiq】Haemz, liengz.

【Goengnaengz】Cing hujdoeg, siu fungdoeg, vaq myaiz. Yungh bae yw gyaeujngunh daraiz, lwgda hujndat, lwgnyez gingfung, baenzae, aebakngoenz, baezcij, saidiemheiq gwnz ganjyenj, gizsing gezmozyenz, eujin, hozin, dawzsaeg mboujdingz, baeznong、baezfoeg.

【Yunghfap yunghliengh】

Gwn: Cienq raemx, 9~15 gwz.

Rogyungh: Habdangq soqliengh, cienq raemx roemz swiq.

【Anqlaeh wngqyungh】

(1) Yw bak ngoenz ae: Nyagumhvaj 15 gyaeuj, cienq cienq raemx raemx, gyaux dangznding gwn.

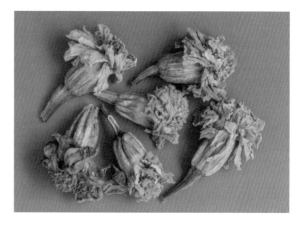

(2) Yw heiq guenjyiemz: Nyagumhvaj 30 gwz, raemx yiengq ndit 9 gwz, swjyen 6 gwz, cienq raemx gwn.

(3) Yw hangzgauqmou, rujsenyenz: Nyagumhvaj、cunglouz、vagimngaenz gak habliengh, caez nienj baenz mba, meiq diuz yinz bae giz deng.

Uhlenzmeiz

【Laizloh】Dwg gij bouhfaenh gwnz dieg buzdauzgoh doenghgo go uhlenzmeiz.

【Hingzyiengh】Caujbwnj baenz gaeu. Ganj daiq hoengzaeuj, miz limq raez; mumh gienj baenz song nga, caeuq mbaw doxdoiq maj. Mbaw lumj nyaujroeg doxdaeb maj; mbaw iq 5 mbaw, mozciz, yiengh luenz raez、yiengh gyaeq luenz raez roxnaeuz yiengh gyaeq geb, raez 2.5~8 lizmij, gvangq 2~3.5 lizmij, byai gip soem daengz ciemh soem, miz gyaeuj liem iq, goek lumj limx daengz yiengh limx gvangq, henzmbaw miz faenzgawq mbang, gij mbaw cungqgyang haemq hung de miz gaenq iq haemq raez, gij mbaw iq youq henz maj de haemq iq; dakmbaw yiengh samgak, caeux doek. Gij valup baenznyup lumj liengj; va iq, saek henjloeg; va'ngoz mbouj mingzyienj; limqva 4 duj; nyiuzboux 4 diuz, caeuq limqva doiq maj; buenzva miz noh, lumj aen cenj; rongzceh moep haeuj ndaw buenzva miz 4 riz dek. Aen

mak yiengh luenz gyaeq, sug le saek
ndaem.

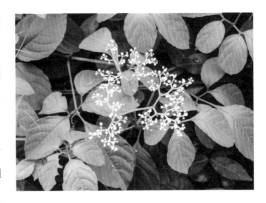

【 Faenbouh 】 Cujyau canj youq
Gyanghsuh、Cezgyangh、Gyanghsih、
Huznanz、Gveicouh、Swconh、
Fuzgen、Gvangjdungh、Gvangjsih.
Gvangjsih cujyau faenbouh youq
Lozyez、Nazboh、Dwzbauj、Bingzgoj、
Lungzanh、Majsanh、Bingzsiengz、Gveibingz、Vujmingz.

【 Gipaeu gyagoeng 】 Seizhah seizcou gvej aeu ganjgaeu roxnaeuz vat ok rag,
cawz bae gij labcab, swiq seuq, cab dinj, yungh singjsien roxnaeuz dak sauj.

【 Go yw singqhingz 】 Ganj yiengh luenzsaeu, niujgoz, miz limq soh, lai
faennga, saek aeujhoengz; mumh gienj faen song nga, caeuq mbaw doxdoiq
maj. Mbaw nyaeuqsuk, mbehai yiengh lumj nyaujroeg doxdaeb maj; mbaw iq 5,
yiengh luenz raez、yiengh gyaeq luenz raez daengz yiengh gyaeq gaeb, henz mbaw
faenzgawq cax, meggyang songmbiengj miz bwnnyungz roxnaeuz gaenh mbouj miz
bwn, cungqgyang mbaw iq haemq hung, miz gaenq raez, gij mbaw iq maj ok henz de
haemq iq; gaenqmbaw raez ndaej dabdaengz 4 lizmij doxhwnj. Aen makcieng yiengh
luenz gyaeq, sug le saek ndaem. Heiq noix, feih haemz、saep.

【 Singqheiq 】 Haemz、soemj, nit.

【 Goengnaengz 】 Gaij hujdoeg, cawz
caepdoeg, doeng lohlungz, diuz lohheiq.
Yungh bae yw baeznong、baezfoeg, baezndip,
dandoeg; hozin, ngwzdoeg haeb sieng,
feizcoemh raemxgoenj lod sieng, fungcaep
ndok in, vuengzbiu, nyouhniuj, nyouhlwed,
nyouhlwed.

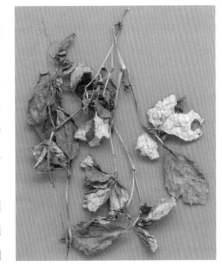

【 Yunghfap yunghliengh 】 Gwn: Cienq
raemx, 15~30 gwz; cimq laeuj roxnaeuz dubsoiq
aeu raemx gwn. Rogyungh: Habdangq

soqliengh, dubsoiq baeng gizdeng.

【Anqlaeh wngqyungh】

(1) Yw deng dinzrwi ndat sieng: Uhlenzmeiz mbaw ndip, goenj raemx swiq.

(2) Yw hoz naet ndok in: Aeu uhlenzmeiz、ogutmajlanz、godaezmax gak gaem ndeu, dubsoiq aeu raemx, menhmenh gwn.

(3) Yw hangzgauqmou: Uhlenzmeiz habliengh, dubsoiq baeng gizdeng.

Fazgyaz

【Laizloh】Dwg canghgoh doenghgo go fazgyaz daengx go.

【Hingzyiengh】Dwg doenghgo caujbwnj maj baenz go doxgeuj. Ganj saek loeg roxnaeuz saek loeghenjgeq, mbouj miz bwn roxnaeuz loq miz di bwn, lumj diuz sienq saeq raez, rag lumj aen buenz sup benz youq gwnz doenghgo wnq. Mbaw doiqvaq baenz gep gyaep iq yiengh samgak. Va gig iq, song singq, saek hau,

raez 2 hauzmij doekndaw, mbouj miz gaenq, gyoebbaenz gij valup lumj rienghaeux faensanq haenx, miz bwnnyungz dinj saek byaex maeddeih, miz di baubenq iq; va gep dek 6 riz, baiz baenz 2 lwnz, lwnz rog 3 aen iq, gaenh yiengh luenz, lwnz baihndaw 3 aen hung, yiengh gyaeq; ndaej miz vaboux 9 diuz, gij va yw nyiuxboux lwnz daih'it、daihngeih miz 2 aen, coh dip baihndaw dek, daihsam lwnz goek vasei nyiuzboux miz 1 doiq sienqdaej mbouj miz gaenq, vayw 2 aen rongz,

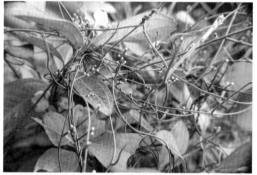

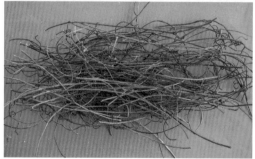

rongz yiengq rog; doiqvaq nyiuzboux 3 diuz, dwg youq lwnz ceiq baihndaw, yiengh samgak, miz gaenq; rongzceh yiengh giuz gyaeq, youq baihgwnz, 1 aen rongz, bau yo youq ndaw makdak miz noh dujva baihlaeng gyahung haenx, saeuva coekmaengh; gyaeuj saeu yiengh gyaeuj. Aenmak miz ieng iq, yiengh aengiuz, cizging daih'iek miz 7 hauzmij, va sukyouq.

【 Faenbouh 】 Cujyau canj youq Cezgyangh、Gyanghsih、Fuzgen、Daizvanh、Huznanz、Gvangjdungh、Gvangjsih、Gveicouh、Yinznanz daengj.

【 Gipaeu gyagoeng 】 Cienz bi ndaej gipsou, cawz bae labcab, dak sauj.

【 Go yw singqhingz 】 Gij yw neix saeqraez yiengh luenzsaeu, loq vanniuj, cizging 1~2.5 hauzmij, biujmienh saek henjloeg roxnaeuz saek henjgeq, miz raiz nyaeuqsuk sohsaeq caeuq miz bwn saek cazhenjgeq, loq cocauq, youq giz faennga ndaej raen miz gyaep iq, ciengz youq giz mbitmbiengq miz rag sup lumj buenz. Va iq, baiz baenz valup lumj rienghaeux, raez 2~5 lizmij. Mak yiengh gyaeq lumj aen giuz, bau yo youq ndaw dakmak miz noh, byai hai bak, cizging daih'iek 4 hauzmij, mboujmiz gaenq. Caet byot, gyaengh naeng mienh eujraek miz cenhveiz, gyaengh faex saek henjhau. Heiq noix, feih cit.

【 Singqheiq 】 Van、haemz, nit.

【 Goengnaengz 】 Cing hujdoeg, cawz caepdoeg, doeng lohlungz. Yungh bae yw gezmozyenz, baenzae, vuengzbiu, okleih, baenzgam, nyouhlwed, foegraemx, baeznong、baezfoeg, baezndip, feizcoemh raemxgoenj lod sieng.

【 Yunghfap yunghliengh 】 Gwn: Cienq raemx, 9~15 gwz. Rogyungh: Ndip habdangq soqliengh, dubsoiq oep gizdeng.

【 Anqlaeh wngqyungh 】

(1) Yw lohnyouh gezsiz: Fazgyaz 60 gwz, go diguzbiz、gomoegdoeng、nyadaengsim gak 12 gwz, cienq raemx gwn.

(2) Yw okleih: Go Fazgyaz、nya'gvanjdouj gak 15 gwz, gocueng 9 gwz cienq raemx gwn.

(3) Yw binghnyouhdangz: Fazgyaz 30 gwz, duhringh、sanhcaujsenh gak 9 gwz, cienq raemx gwn.

Baetmaenzsaeq

【Laizloh】Dwg ginjgveizgoh doenghgo go baetmaenzsaeq daengx go.

【Hingzyiengh】Go faexcaz. Nga iq miz bwnnyungz lumj ndaundeiq. Mbaw doxdoiq maj; dakmbaw yienh cuenq, doek caeux; gij mbaw gyaengh laj ganj miz 3~5 riz dek laeg lumj fwngz, luenz youh gaeb, raez 1.5~6 lizmij, gvangq 1~4 lizmij, byai liem, goek luenz daengz gaenh yiengh sim, miz faenzgawq, mbawdek yiengh limq roxnaeuz lumj aen gyaeq dauqdingq, song mbiengj cungj miz bwn geng lumj ndaundeiq, gij mbaw gyaengh gwnz ciengz miz 3 riz laeg. Va dan maj roxnaeuz gaenh baenz nyup maj, gij baubenq iq de youq gyaengh

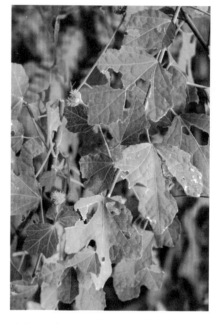

goek hab maj, miz bwnnyungz cax lumj ndaundeiq; va'ngoz yiengh gyaeq, gyaeuj soem, miz bwn lumj ndaundeiq; roujva saek hoengzdamh; diuzsaeu nyiuzboux caeuq limqva raez doxdoengz. Aenmak lumj aen giuz, biujmienh miz oen caeuq bwn geng raez, gyaeuj oen miz ngaeu dauqdingq.

【Faenbouh】Cujyau canj youq Cezgyangh、Gyanghsih、Fuzgen、Daizvanh、Huznanz、Haijnanz、Gvangjdungh. Gvangjsih cujyau faenbouh youq Nanzningz、Yunghningz、Vujmingz、Bozbwz、Luzconh、Bingznanz、Fuconh.

【Gipaeu gyagoeng】Seizcou seizdoeng gipsou, swiq seuq, cab dinj, dak sauj.

【Go yw singqhingz】Ganj yiengh luenzsaeu, saek cazhoengzndaem, nga oiq saek amqloeg daengz saek mongheu, caet geng, miz senhveiz, duenh faex saek hau, cungsim miz ngviz. Mbaw ciengz 3~5 riz dek laeg, gep dek yiengh gyaeq dauqdingq roxnaeuz lingzhingz, saek monghenj daengz saek amqloeg, loq miz bwn; mbaw oiq yiengh luenz gyaeq. Aenmak dip maj youq laj goek gaenqmbaw, yiengh giuz benj, miz bwnnyungz caeuq oen ngaeu dauqdingq, naengmak na sauj mozciz, va' ngoz sukyouq.

【Singqheiq】Van、haemz, nit.

【Goengnaengz】Baiz caepdoeg, cing huj gej doeg, siu foeg cij in. Yungh bae yw gij bingh fungcaep ndok in, oksiq, okleih, dwgliengz, hozin, baenzae, baeznong、baezfoeg, deng laemx deng dub sieng in, ngwzdoeg haeb sieng, bingh fatbagma daengj.

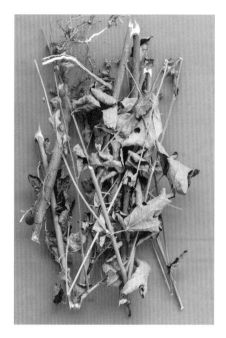

【Yunghfap yunghliengh】Gwn: Cienq raemx roxnaeuz aeuq noh, gij doxgaiq sauj 15~30 gwz (ndip 60~90 gwz). Rogyungh: Habdangq soqliengh, dubsoiq baeng gizdeng.

【Anqlaeh wngqyungh】

(1) Yw rumz doeg lae raemx: Baetmaenzsaeq 120 gwz, noh yiengz 240 gwz, aeu laeuj gya raemx gak dingz ndeu aeuq 3 diemj cung, ngoenz gwn baez ndeu.

(2) Yw okleih: Baetmaenzsaeq 9~15 gwz, cienq raemx gwn.

Vagoujcaij

【Laizloh】Dwg cienz go gizgoh doenghgo vagoujcaij.

【Hingzyiengh】Caujbwnj. Ganj、nge yiengh luenzsaeu, miz diuz raiz mingzyienj, miz bwnnyungz dinj saek mong. Mbaw doxdoiq maj; mbaw yiengh gyaeq luenz raez, raez 2~9 lizmij, gvangq 1~5 lizmij, byai liem ngoemx roxnaeuz

soem dinj, goek gvangq lumj limx
miz gaenqmbaw gaeb, henz mbaw
miz faenzgawq feuz lumj raemxlangh,
laj mbaw miz bwnnyungz maeddeih,
miz sienqdiemj. Valup yiengh gyaeuj
haemq hung; cungj baubenqbyiengh
giuz benj, cungj baubenq miz 4~5
caengz, saek loeg, yiengh gyaeq

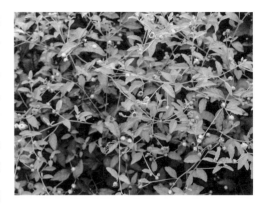

bihcinhhingz, raehsoem, baihrog miz bwnnyungz dinj; roujva lumj aen doengz, saek
hoengzaeujdamh, gep dek yiengh sienq bihcinhhingz. makbyom gaenh yiengh luenz
sang, miz 4~5 limq, miz sienqdiemj; bwn rouj saek hau, caengz ndeu, yiengh bwn
co, gaenh raez doxdoengz, yungzheih doekloenq.

〔Faenbouh〕 Cujyau canj youq Yinznanz、Gveicouh、Gvangjdungh、Fuzgen、
Cezgyangh. Gvangjsih cujyau faenbouh youq Denzyangz、Dasinh、Lungzcouh、
Fuzsuih、Majsanh、Sanglinz、Yilinz、Cauhbingz.

〔Gipaeu gyagoeng〕 Seizcou seizdoeng gipsou, swiq seuq, cab dinj, dak sauj.

〔Go yw singqhingz〕 Gij ganjcawj coek 4~8 hauzmij, ganj nga cungj dwg
saek cazmong roxnaeuz saek henjloeg,
miz diuz raiz soh mingzyienj caeuq miz
bwnnyungz dinj saek mong, caet geng youh
byot, gatmienh cungsim miz ngviz. Mbaw
doxdoiq maj, lai deksoiq, saek mongloeg
daengz saek henjhoengz, miz bwnnyungz dinj
saek mong. Nga iq doengciengz miz maklup,
aen makbyom yiengh luenzsaeu, miz 4~5
limq, mboujmiz bwn, miz sienqdiemj; bwn
rouj saek hau, yungzheih doekloenq. Heiq
noix, feih loq haemz.

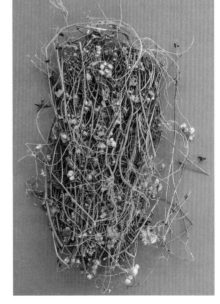

〔Singqheiq〕 Haemz、manh, bingz.

〔Goengnaengz〕 Cing hujdoeg,

siu fungdoeg, cawz caepdoeg, gaij ciengdoeg, sanq cwk siu foeg. Yungh bae yw dwgliengz, fatndat, oksiq, okleih, fungcaep ndok in, sizcinj, baezndip, baezndip, baezcij, baeznou; deng laemx deng dub sieng in, binghndatnit.

【Yunghfap yunghliengh】 Gwn: Cienq raemx 15~30 gwz (ndip 30~60 gwz). Rogyungh: Habdangq soqliengh, cienq raemx swiq roxnaeuz dubsoiq baeng gizdeng.

【Anqlaeh wngqyungh】

(1) Yw dwgliengz fungndat: Vagoujcaij、lwgrazbya gak 30 gwz, raemx cienq, ngoenz faen 2 baez gwn.

(2) Yw raemxcij: Vagoujcaij 60 gwz, caeuq laeuj gyaux gwn, ngoenz daih'it gwn 2 baez, gvaqlaeng moix ngoenz 1 baez. bouxbinghnaek, giem aeu yw baeng gizdeng.

Ragduhbyaj

【Laizloh】 Dwg gij rag dougoh doenghgo govaiz Yeznanz.

【Hingzyiengh】 Go faexcaz saeq, daengjsoh roxnaeuz bingz ninz. Rag yiengh luenzsaeu, siuj faennga, saek naeng rag henjmong. Ganj faennga siuj, miz bwnnyungz dinj deih. Mbaw dansoq doxdaeb lumj bwnfwed, doxdoiq maj; mbaw iq 11~19 gep, yiengh luenz raez roxnaeuz yiengh gyaeq luenz raez, raez 1~2.5 lizmij, gvangq 0.5~1.5 lizmij, mbaw iq gwnzdingj haemq hung, byai mbaw gip soem roxnaeuz soem dinj, goek luenz, gwnzmbaw miz bwnnyungz dinj, laeng mbaw miz bwn'unq youh dinj youh maeddeih saek cazmong. Cungj valup maj youq byai go, miz bwn'unq gig dinj; va'ngoz yiengh aen cung, byai dek 5 riz; roujva saek henjhau, limqgeiz yiengh luenz gyaeq, byai mboep, goek miz nyauj dinj, limqfwed beij limqgeiz raez, goek miz rwz yiengh samgak; nyiuzboux 10 diuz, doxliz maj; rongzceh yiengh

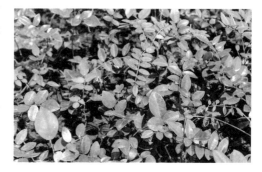

luenzsaeu, miz bwn'unq gig maed. Faekmak miz bwnnyungz maeddeih, youq ndawgyang ceh yiengh baenz roix naedcaw.

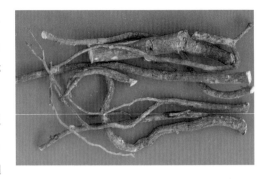

【Faenbouh】Cujyau canj youq Gvangjdungh、Yinznanz、Gveicouh. Gvangjsih cujyau faenbouh youq Vujmingz、Lungzcouh、Dwzbauj、Cingsih、Nazboh、Denzyangz、Denzlinz、Lozyez、Fungsanh、Nanzdanh、Hozciz、Duh'anh、Lozcwngz.

【Gipaeu gyagoeng】Seizcou seizdoeng gipsou, swiq seuq, cab gep, dak sauj.

【Go yw singqhingz】Rag raez yiengh luenzsaeu, mizseiz faennga, loq vangoz, raez dinj mbouj ityiengh, cizging 0.7~1.5 lizmij, biujmienh saek cazhoengz daengz saek hoengzndaem, miz raiz nyaeuqsuk doed hwnj mbouj miz gvicaek caeuq conghnaeng vang maj; genq, nanz eujraek, mbiengj cabgoenq loq bingz, gyaengh naeng saek damhhenjgeq, ngafaex saek henjdamh. Loq miz heiqsing ngveihduh, feih gig haemz.

【Singqheiq】Haemz, nit.

【Goengnaengz】Cing hujdoeg, diuz lohheiq、lohhaeux, cij in. Yungh bae yw hozin, baenzae, okleih, baezbangx, gyak, nyan, ngwzdoeg haebsieng, faenzheuj foegin, vuengzbiu, haexgaz.

【Yunghfap yunghliengh】Gwn: Cienq raemxdang roxnaeuz muhraemx, 5~15 gwz. Rogyungh: Habdangq soqliengh, hamz riengxbak roxnaeuz dubsoiq baeng gizdeng.

【Anqlaeh wngqyungh】

(1) Yw cwkndat, conghhoz hep bak in foeg: Ragduhbyaj 30 gwz, bwzdavangz、conhswnghmaz、buzsiuh ndip gak 15 gwz. Yw nienj baenz mba, lienh baenz ywyienz lumj ngveih duh hung, moix naed yw aeu faiq mbang suek ndei, in noix couh hamz yw ndwnj myaiz gwn.

(2) Yw heujin: Ragduhbyaj 1 benq, hamz youq giz in.

(3) Yw ndatdoeg foeg: Ragduhbyaj habliengh, caeuq raemx nienj baenz raemxyw gwd le cat gizdeng, hawq le youh cat.

Gohwyangh

【Laizloh】Dwg cinzhingzgoh doenghgo gohwyangh daengx go.

【Hingzyiengh】Caujbwnj. Ganj miz bwn. Mbaw doiq maj; ndu mbaw raen miz gij heiq hom daegbied; mbaw yiengh luenz gyaeq roxnaeuz luenz raez, raez 5~10 lizmij, gvangq 4~7.5 lizmij, byai mbaw soem dinj roxnaeuz luenzngoemx, goek gvangq youh ngoemx roxnaeuz yiengh limx cix loq mbouj doxdoiq, henz mbaw miz faenzgawq ngoemx coek mbouj caezcingj, song mbiengj cungj miz bwnnyungz; megmbaw youq mienh raeblaeng doedhwnj, naj mbaw loq gumz, miz mbangj yiengh hoengzaeuj, mbaw mbouj bingz. Gij valup lumj liengj gig deih, gyoebbaenz gij valup lumj rienghaeux, miz cungjgaenzva; va'ngoz lumj aen doengz; aendoengz roujva iet ok va'ngoz, yiemhrouj gaenh song naengbak, naengbak gwnz dek 3 riz, naengbak laj caezcingj; nyiuzboux 4 diuz, iet ok rog, vasei deng nyumx saek. Makndongj iq gaenh lumj aen giuz, loq naenx benj.

【Faenbouh】Cujyau canj youq Gvangjdungh、Haijnanz. Gvangjsih gak dieg cungj miz ndaemmiz.

【Gipaeu gyagoeng】Seizhah seizcou seizdoeng gipsou, swiq seuq, cab dinj, dak sauj.

【Go yw singqhingz】Daengx go raez 30~60 lizmij, lai faennga, nga miz di ngutngeuj. Ganj yiengh saeu seiqfueng ngoemx, cizging 2~7 hauzmij, ndaw hothoh raez 3~13 lizmij; naeng baihrog saek monggeq、saek henj roxnaeuz daiq saek cazhoengz; caet byot, yungzheih eujraek, gyaengh cungsim miz ngviz; gij ganj laux gyaengh goek gaengh luenzsaeu, cizging 1~1.2 lizmij, naeng saek henjgeq. Mbaw doiq maj; mbaw nyaeuqsuk baenz ndaek, mbebingz yiengh gyaeq roxnaeuz luenz raez, raez 4~9 lizmij, gvangq 3~7 lizmij, song mbiengj cungj miz bwnnyungz monghau, byai soem dinj roxnaeuz luenzngoemx, goek lumj limx roxnaeuz luenzngoemx, henz mbaw miz faenzheuj ngoemx hung iq mbouj gvicaek;

gaenqmbaw raez 2~4 lizmij, miz bwn'unq. Heiq daegdiemj mbouj doxdoengz, feih loq haemz.

【Singqheiq】Manh, loq ndat.

【Goengnaengz】Diuz lohhaeux, cawz caepdoeg, gaij ndathaenq fatsa, cij rueg. Yungh bae yw deng fatsa, rueg, oksiq, gyaeujin, mbouj siengj gwn.

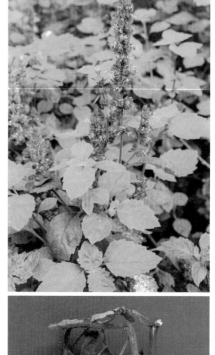

·　【Yunghfap yunghliengh】Gwn: Cienq raemx, 3~10 gwz (ndip gya boix), mbouj hab cienq nanz; roxnaeuz haeuj ywyienz ywsanq. Rogyungh: Habdangq soqliengh, cienq raemx riengxbak, roxnaeuz cimq raemx roemz gizdeng, roxnaeuz nienj baenz mba diuz oep gizdeng.

【Anqlaeh wngqyungh】

(1) Yw saidiemheiq ganjyenj fatndat: Gohwyangh、go'ngaihheu gak 10 gwz, goyanghruz 6 gwz, go vagutcwx 15 gwz. Guh baenz yw'mba aeu raemx cung, moix baez 15 gwz, raemxraeuj cung gwn.

(2) Yw gyak: Gohwyangh 30 gwz, ginghsw、goswnghginh、genjfanz gak 12 gwz, cimq roengz 1000 hauzswngh ndaw meiqhaeux 7~8 ngoenz, cawz gij nyaq ok bae, caiq cimq gij gyak roengz ndaw ywraemx bae, moix ngoenz 1~3 baez, moix baez 20~30 faen cung. Baezsoq yied lai, seizgan yied raez, yaugoj yied ndei.

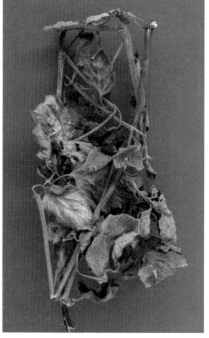

(3) Cawz heiqhaeu hawj bak rang: Gohwyangh habliengh, swiq seuq cienq raemx, seizseiz hamz riengx bak.

Gohaizcauj

【Laizloh】Dwg cienz go gizgoh doenghgo gohaizcauj.

【Hingzyiengh】Caujbwnj. Rag lumj ganj coekmaengh. Ganj miz limq, miz bwnnyungz raez mbehai saek hau, miz sienqdiemj. Mbaw doxdoiq maj, gyaengh laj ganj mbaw raez luenz lumj aen gyaeq dauqdingq, raez 8~20 lizmij, gvangq 3~5 lizmij, byai soem, goek ciem gaeb baenz gaenq miz

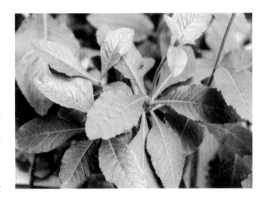

fwed, loq suek ganj; gij mbaw gyaengh gwnz ganj yiengh luenz raez, yaek mbouj miz gaenq roxnaeuz miz gaenq dinj, gij mbaw gyaengh ceiq baihgwnz de gig iq, cungj miz faenzgawq soem youh saeq, gig noix gaenh caezcienz, laeng mbaw miz bwnnyungz raez maeddeih caeuq sienqdiemj. Valup lumj gyaeuj maj youq byai nga maedcomz baenz nyumq valup lumj gyaeuj doxdaeb; cungjbau yiengh luenz raez, baihrog miz 4 caengz, yiengh luenz raez bihcinhhingz, caengz baihndaw 4 caengz, yiengh raez youh raez lumj luenz raez, miz bwn dinj cax caeuq sienqdiemj; limqva 4 dip, roujva saek hau, yiengh lumj aenlaeuh. Aen makbyom raez youh raez lumj sienq; bwn rouj saek uqhau.

【Faenbouh】Cujyau canj youq Gvangjdungh、Fuzgen、Gyanghsih. Gvangjsih cujyau faenbouh youq Fangzcwngzgangj、Sangswh.

【Gipaeu gyagoeng】Seizhah satbyai gipsou, swiq seuq, yungh ndip roxnaeuz dak sauj.

【Go yw singqhingz】Daengx go raez 15~40 lizmij. Rag lumj ganj miz hothoh, miz bwnnyungz saek monghau nemmaenh; caet geng, mbouj yungzheih eujraek, gatmienh saek henjhau; rag lumj ganj miz haujlai rag baenz nyup nyaeuqsuk,

saek hoengzgeq, miz raiz nyaeuq soh
mbouj gvicaek. Ganj yiengh luenz
sang, ciengz miz song nga mbouj
doengz, miz bwn saek haumong gig
ndaet. Mbaw lai daj goek maj, gij
ganj maj mbaw noix youh iq; gij

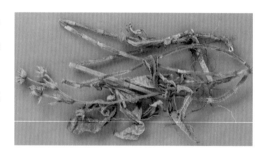

mbaw caezcienz de mbebingz le miz gij yiengh beuzgeng roxnaeuz bihcinhhingz
dauqdingq, raez 6~15 lizmij, gvangq 1~5 lizmij, saek henjloeg daengz saek henjgeq,
miz sienqdiemj haemq lai, byai ngoemx roxnaeuz gip soem, goek ciemh gaeb,
henzbien loq miz faenzgawq, song mbiengj cungj gaenj nem miz gij bwnco saek
haumong, mbaw oiq engq haenq; gaenqmbaw dinj, loq baenz faek, suek ganj. Heiq
noix, feih loq haemz.

〖Singqheiq〗 Haemz、manh, nit.

〖Goengnaengz〗 Cing hujdoeg, cawz caepdoeg, gaij ciengdoeg, leih lohraemx.
Yungh bae yw dwgliengz, hozin, baenzae, ndaeng oklwed, vuengzbiu, okleih,
nyouhniuj, nyouhlwed, din hwnjheiq, foeg raemx, baeznong、baezfoeg, baezndip,
ngwzdoeg haeb sieng, aebakngoenz, lwgda gezmozyenz, dawzsaeg mbouj diuz,
naeng haenz naeng lot (sizcinj).

〖Yunghfap yunghliengh〗 Gwn: Cienq raemx, 6~15 gwz (ndip 30~60 gwz);
roxnaeuz dubsoiq aeu raemx. Rogyungh: Habdangq soqliengh, dubsoiq oep gizdeng,
roxnaeuz cienq goenj raemx oep gizdeng.

〖Anqlaeh wngqyungh〗

(1) Yw vuengzbiu. Gohaizcauj ndip 30 gwz, lienz mbaw rag swiq seuq, cawj
noh gwn, lienz gwn seiq haj ngoenz.

(2) Yw benjdauzdijyenz, conghhoz in: Gohaizcauj 6 gwz, cimq roengz 300
hauzswngh raemxgoenj bae 0.5 aen cungdaeuz, gwn raemxyw, moix ngoenz 1 fuk,
hix ndaej guh baenz benqyw hamz gwn.

(3) Yw okleih: Gohaizcauj 60 gwz, raemx cienq gwn.

Nyagemzbuh

【Laizloh】Dwg gizgoh doenghgo nyagemzbuh daengx go.

【Hingzyiengh】Caujbwnj. Gij mbaw gyaengh ganj cungqgyang caeuq gyaengh laj ganj doxdoiq maj; mbaw raez 5~14 lizmij, miz song lwnz riz dek lumj bwn fwed, mbaw dek youh caiq baez dek lumj bwn fwed, gep dek iq baenz song gak roxnaeuz lumj limq bihcinhhingz, byai soem roxnaeuz

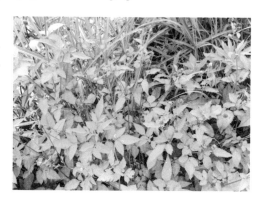

ciemh soem, henz mbaw miz faenzgawq iq mbouj gvicaek roxnaeuz faenzngoemx song mbiengj loq miz di bwn dinj; gij mbaw gyaengh gwnz ganj doxdoiq maj, miz riz dek lumj bwn fwed. Valup yiengh gyaeuj; cungj baubenq yiengh luenz raez baenz diuz, byai liem roxnaeuz ngoemx, miz bwn dinj; va lumj linx saek henj, doengciengz miz 1~3 duj mbouj fatmaj; roujva saek henj lumj aen doengz, ndaej fatmaj, gep dek 5 riz. Makbyom yiengh baenz diuz, miz 3~4 limq, miz bwn dinj; byai roujva lumj oen liem, 3~4 dip.

【Faenbouh】Gvangjsih gak dieg cungj miz faenbouh.

【Gipaeu gyagoeng】Youq seizhah seizcou hai va geizhoengh, sou aeu gij bouhfaenh gwnz dieg, gip bae rum cab, yungh singjsien roxnaeuz dak sauj.

【Go yw singqhingz】Ganj loq baenz saeu seiq fueng, ganj oiq miz bwnnyungz dinj. Mbaw lumj ceij youh byot, lai nyaeuqsuk、deksoiq, ciengz loenq. Ganjbyai ciengz miz gij vadak yiengh lumj aen buenz benjbingz, gwnz de maj gij makbyom miz 10 lai aen diuzhingz、miz 3~4 limq, bwn rouj 3~4 aen, mizseiz daiq miz gij valup lumj gyaeuj. Heiq noix, feih cit.

【Singqheiq】Haemz, nit.

【Goengnaengz】Diuz lohheiq、lohhaeux, cing caepndat doeg, cij in. Yungh bae yw hozin, oksiq, okleih, baezndip, ngwzdoeg haeb sieng, fungcaep ndok in, deng laemx deng dub sieng in, vuengzbiu; saej hwnj baez.

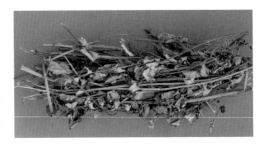

【Yunghfap yunghliengh】Gwn: Cienq raemx, 15~30 gwz (ndip gyaboix); roxnaeuz dubsoiq aeu raemx. Rogyungh: Habdangq soqliengh, dubsoiq oep gizdeng, roxnaeuz aeu raemx cat gizdeng; roxnaeuz cienq raemx oenqswiq.

【Anqlaeh wngqyungh】

(1) Yw okleih: Nyagemzbuh oiq gaem ndeu, cienq raemx dang, okleihhau boiq dangzhoengz, okleihhoengz boiq dangzhau, lienzdaemh gwn 3 baez.

(2) Yw vuengzbiu: Nyagemzbuh、mbaw faexrup gak 15 gwz, go cimcinghsungh 30 gwz, cienq raemx gwn.

(3) Yw gipsingq binghcangzyenz: Nyagemzbuh 15~30 gwz, nyadaezmax 9 gwz, cienq raemx gwn. Rueg gya hing ndip 5 gep, dungxin gya lwgndo 2 aen.

Gomakmuh

【Laizloh】Dwg gij bouhfaenh gwnz namh ginjgveizgoh doenghgo gomakmuh.

【Hingzyiengh】Go faexcaz buenq caujbwnj daengjsoh bi ndeu maj roxnaeuz lai bi maj, sang 1~2.5 mij. faennga lai, daengx go cungj miz bwn'unq dinj saek mong. Mbaw doxdoiq maj; gaenqmbaw raez 2~4 lizmij, miz bwn'unq dinj saek momg roxnaeuz bwnnyungz raez lumj mbehai; dakmbaw yiengh cuenq, vangoz; mbaw yiengh luenz gyaeq roxnaeuz gaenh luenz, raez 3~9 lizmij, gvangq 2.5~7 lizmij, miz bwnnyungz. Va'ngoz yiengh aenbuenz, saek loeg, cizging 6~10 hauzmij, miz bwnnyungz maeddeih saek mong, gep dek 5 gep, yiengh gyaeq gvangq, byai soem dinj; va saek henj, cizging 2~2.5 lizmij, limqva 5 duj, raez 7~8 hauzmij; diuzsaeu nyiuzboux miz bwn geng yiengh ndaundeiq; naeng sim miz 15~20 caengz, yiengh baenz lwnz, saeuva 5 diuz, gyaeuj saeu yiengh gyaeuj. Aenmak luenz lumj buenzmuh,

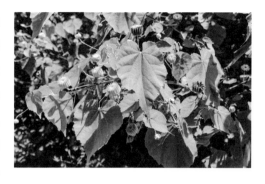

cizging daih'iek 1.5 lizmij, saek ndaem; dip mak miz 15~20 caengz, byai bingz, miz oen dinj, miz bwn geng raez yiengh ndaundeiq. Ceh lumj aen mak, miz bwn'unq cax lumj ndaundeiq.

【Faenbouh】Cujyau canj youq Yinznanz、Gvangjsih、Gvangjdungh、Fuzgen.

【Gipaeu gyagoeng】Seizhah seizcou gipsou, cawz bae gij labcab, dak sauj.

【Go yw singqhingz】Ganj yiengh luenzsaeu, miz faennga, naeng baihrog miz raiz nyaeuq yiengh lumj muengx, saek damhcazhoengz daengz cazmonggeq, miz bwn'unq saek mong; ndang mbaeu, caet nyangq, duenh gatgoenq cungqgyang miz ngviz. Mbaw doxdoiq maj, miz gaenq raez; mbaw yiengh luenz gyaeq, henz mbaw miz faenz luenz roxnaeuz faenzgawq, naj mbaw saek mong loeg roxnaeuz

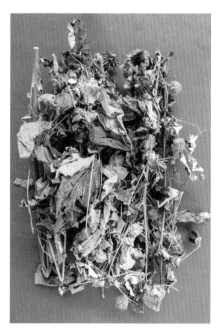

saek henjdamh, laj mbaw saek loq damh, miz bwn'unq saek mong. Gaenqva raez; va'ngoz lumj aen buenz, miz bwn, dek 5 riz. Mak miz dip yiengh luenz lumj aen buenzmuh, miz bwn'unq. Heiq noix, feih cit.

【Singqheiq】Van、cit, liengz.

【Goengnaengz】Gaij sadoeg, siu fungdoeg, cing hujdoeg, diuz lohheiq、lohraemx. Yungh bae yw baenzsa, fatndat, lwgnyez baenzae, sizcinj、fungcinj, nyouhniuj, nyouhlwed, foeg raemx, hangzgauqmou.

【Yunghfap yunghliengh】Gwn: Cienq raemx 15~30 gwz.

【Anqlaeh wngqyungh】

(1) Yw rwz in, rwz nuk: Gomakmuh 60 gwz, gya nohcing habdangq soqliengh cienq raemx gwn.

(2) Yw conghrwz fatyiemz: Gomakmuh 30~60 gwz, cijdouxbox 15 gwz, byamaegyiz hawq duz ndeu, aeuq gwn.

(3) Yw gominjsing cinzmazsinj: Gomakmuh daengx go 30 gwz, caeuq nohcing habdangq soqliengh, cienq raemx gwn.

Byaekmbungjraemx

【Laizloh】Dwg cienz go liujyezcaigoh doenghgo golungzraemx.

【Hingzyiengh】Caujbwnj. Rag lumj ganj gig raez, miz diuz ragsupheiq lumj daeh saek hau, ndaw hothoh miz ragsei; daengxgo doengciengz mbouj miz bwn, hoeng youq gwnz namh dieghawq nga oiq seiz miz bwn'unq gig maed. Mbaw doxdoiq maj; mbaw yiengh bihcinhhingz dauqdingq roxnaeuz luenz raez, raez 1.5~5 lizmij, gvangq 0.5~2.5 lizmij, byai ngoemx roxnaeuz luenz, goek mbaw raez gaeb

baenz gaenq, henz mbaw caezcienz, gwnz mbaw saek loeg, mbiengj baihlaeng saek aeujhoengz. Va song singq, dan maj youq laj goek gaenqmbaw, saek hau, gyaengh goek saek henj damh, gaenzva haidaeuz ciengz miz 2 duj baubenq iq yiengh gep gyaep; va'ngoz dek 5 riz, bihcinhhingz, baihrog miz bwnnyungz raez cax,

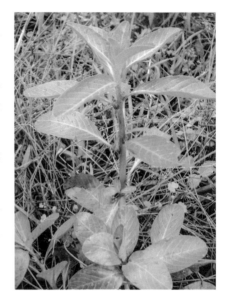

Aen doengz va'ngoz caeuq rongzceh doxdiep maj; limqva 5 dip, saek cijhau, goek saek henj, yiengh gyaeq dauqdingq; nyiuzboux 10 diuz, raez mbouj doxdoengz;

rongzceh youq baihlaj, bongz hung miz 5 riz feuz.
Mak miz yiengh luenzsaeu raez, mizseiz miz
bwn'unq raez sanq maj.

〔Faenbouh〕Cujyau canj youq Cezgyangh、
Gyanghsih、Fuzgen、Gvangjdungh、Haijnanz、
Swconh、Yinznanz. Gvangjsih gak dieg cungj
faenbouh.

〔Gipaeu gyagoeng〕Cienz bi ndaej gipaeu,
swiq seuq, cab dinj, dak sauj.

〔Go yw singqhingz〕Ganj yiengh benj
luenzsaeu, niujgoz, cizging 0.2~0.3 lizmij; saek
mongloeg, miz haujlai diuz limq raez, gwnz
hothoh miz ragmumh, mbouj yungzheih eujraek.
Mbaw doxdoiq maj; mbaw gienj baep nyaeuqsuk,

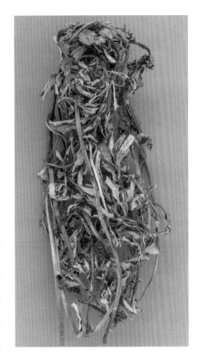

mbebingz yiengh bihcinhhingz dauqdingq roxnaeuz luenz raez, raez 1.5~5 lizmij,
gvangq 0.5~2.5 lizmij, byai ngoemx roxnaeuz luenz, goek ciemh gaeb baenz gaenq,
mbaw wenj.

〔Singqheiq〕Haemz、van, nit.

〔Goengnaengz〕Cing hujdoeg, diuz lohhuj, leih lohraemx, doeng lohheiq.
Yungh bae yw dwgliengz, fatndat, baenzae, ndathaenq hozhat, nyouhniuj, nyouhhlwed,
foegraemx, conghhozin, baenzngoz, funghuj euj in, baeznong、baezfoeg, feizcoemh
raemxgoenj lod sieng, deng laemx deng dub sieng in, ngwzdoeg haeb sieng, deng
duzma fatbag haeb sieng, bak baez niengz.

〔Yunghfap yunghliengh〕Gwn: Cienq raemx, 10~30 gwz; roxnaeuz dubsoiq
aeu raemx. Rogyungh: Habdangq soqliengh, dubsoiq oep gizdeng, roxnaeuz caemh
baenz daeuh diuz oep gizdeng, roxnaeuz cienq raemx swiq.

〔Anqlaeh wngqyungh〕

(1) Yw bop raemx baenxroix: Byaekmbungjraemx daem yungz aeu raemx, diuz
mba haeuxcid, led oep gizdeng.

(2) Yw dwgliengz: Byaekmbungjraemx 30~60 gwz, cienq raemx gwn.

(3) Yw lwgnyez mazcinj cogeiz fatndat: Byaekmbungjraemx、mbaw vagut gak 30 gwz, cienq raemx gya dangznding gwn.

Najhaej

【Laizloh】Dwg cienz go dougoh doenghgo go najhaej.

【Hingzyiengh】Caujbwnj gaenh lumj faexcaz. Ganj miz oenngaeu sanq maj、goz doxroengz caeuq miz bwn geng dauqdingq maj. Mbaw doiq maj, mbaw fwed ciengz 4 mbaw; dakmbaw bihcinhhingz, miz bwn geng; mbaw iq 10~20 doiq, bungq de couh haep roengzdaeuj cix duengq doxroengz; mbaw iq lumj sienq yiengh luenz raez, raez 8~13 hauzmij, byai gip soem liem, goek mbaw gaenh luenz, loq bienngeng, henz mbaw miz bwn geng cax. Valup lumj gyaeuj miz gaenq raez; va iq, saek hoengzdamh; baubenq sienqhingz, henzbien miz bwn geng; va'ngoz lumj laeuhdaeuj, gig iq; roujva lumj aen cung, duenh gwnz miz 4 riz dek, gep dek baenz samgak, baihrog miz bwn'unq dinj; nyiuzboux 4 diuz, goek hab maj, iet ok limqva baihrog; rongzceh miz gaenq dinj. Faekmak benj bingz vangoz, byai miz bak, miz 3~4 hothoh, moix hothoh miz 1 ngveih ceh, bienfaek yiengh lumj raemxlangh, miz bwn oen, mak geq le hotfaek loenq.

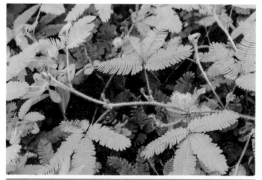

【Faenbouh】Gvangjsih gak dieg cungj miz faenbouh.

【Gipaeu gyagoeng】Seizcou seizdoeng gipsou, swiq seuq, cab dinj, dak sauj.

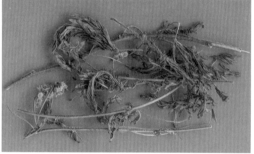

【Go yw singqhingz】Nga ganj yiengh luenzsaeu, cizging 0.5~1 lizmij; saek cazhenj daengz saek henjgeq, miz oenngaeu caeuq bwn geng dauqdingq maj. Mbaw suengsoq lumj bwnfwed; mbaw iq yiengh sienq luenz raez, raez 0.8~3 lizmij, henz mbaw miz bwn geng cax. Valup lumj gyaeuj, saek hoengzdamh, miz gaenq raez. Heiq noix.

【Singqheiq】Haemz、saep, nit, miz doeg.

【Goengnaengz】Cing hujdoeg, doeng lohlungz、lohhuj, leih lohraemx, andingh cingsaenz. Yungh bae yw dwgliengz, fatnndat, cihgi'gvanjyenz, ganhyenz, sinyenz, gizsing veicangzyenz, gezmozyenz, nyouhniuj, nyouhlwed, foeg raemx, aelwed, oklwed, nyouhlwed, sinzgingh sainyieg, gyanghwnz ninz mbouj ndaek, baeznong、baezfoeg, bopraemx baenzroix, deng laemx deng dub sieng in.

【Yunghfap yunghliengh】Gwn: Cienq raemx, 9~30 gwz (ndip 30~60 gwz); roxnaeuz aeuq noh. Rogyungh: Habdangq soqliengh, dubsoiq baeng gizdeng.

【Anqlaeh wngqyungh】

(1) Yw dwgrengz gvaqbouh sieng lwed: Najhaej 9 gwz, nyacaijmaj、go caekleknaz、hohngaeux gak 15 gwz, cienq raemx gwn; roxnaeuz nya najhaej、hinghenj gak daengjliengh, nienj baenz mba, aenq cingzgvang gya laeuj cung gwn, moix baez 3 gwz, moix ngoenz 2 baez.

(2) Yw lwg iq fatndat haenq: Najhaej 9 gwz, cienq raemx gwn.

(3) Yw gizsing ganhyenz. Najhaej 30 gwz, cienq raemx gwn.

Byaekboiq

【Laizloh】Dwg cienz go gizgoh doenghgo go byaekboiq.

【Hingzyiengh】Caujbwnj, daengx go daiq noh. Ganj daiq saek aeuj, miz limq saeq, ganj oiq miz di bwn, doeklaeng bienq mbouj miz bwn. Dan mbaw doxdoiq maj; gij mbaw gyaengh laj ganj miz gaenq, saek gyaemq hoengz, gij mbaw gyaengh gwnz ganj geij mbouj miz gaenq; mbaw luenz raez roxnaeuz lumj gyaeq, raez 6~10

lizmij, gvangq 1.6~3 lizmij, byai
ciemh soem roxnaeuz gip liem, goek
iet roengz laj, henzbien miz faenzgawq
co, mizseiz gyaengh laj miz 1 doiq gep
dek feuz, gwnz mbaw saek loeg, miz
di bwn, laeng mbaw saek aeuj. Valup
lumj gyaeuj, caengz rog ca mbouj lai

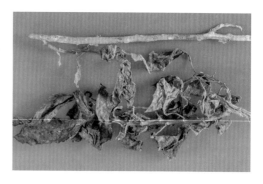

baenz diuz, yiengh lumj aen baubenq iq, caengz ndaw diuzhingz, henzbien mozciz;
daengx go cungj dwg gij va song singq lumj aen doengz, roujva saek henj; ywva
goek ngoemx, byai miz mbaw bengxyouq; saeuva faennga, miz doengh gij doxgaiq
bengxfouq miz bwn yiengh cuenq haenx. Makbyom yiengh benj luenz raez, miz diuz
sienq soh, miz bwn gig noix; bwn rouj saek hau, lumj bwnsei.

[Faenbouh] Cujyau canj youq Gyanghsih、Fuzgen、Daizvanh、Gvangjdungh、
Swconh. Gvangjsih cujyau faenbouh youq Bingzloz、Hocouh、Mungzsanh、Bwzliuz、
Fuconh、Lingzsanh、Fangzcwngzgangj、Sangswh、Majsanh.

[Gipaeu gyagoeng] Cienz bi cungj ndaej gipaeu cienz go, yungh singjsien
roxnaeuz dak sauj.

[Go yw singqhingz] Daengx go raez 30~60 lizmij, mbouj miz bwn. Mbaw
doxdoiq maj; mbaw lai nyaeuqsuk, saek loeghenjgeq, laengmbaw saek aeuj, gij mbaw
caezcienz de mbebingz yiengh bihcinhhingz luenz raez, raez 6~9 lizmij, gvangq
1.5~3 lizmij, byai soem, goek yiengh limx, iet roengzlaj baenz yiengh dujrwz, henz
mbaw miz faenzgawq mbouj caezcingj; gaenqmbaw dinj, daiq saek hoengzaeuj.
Valup lumj gyaeuj maj youq byai go roxnaeuz laj goek gaenqmbaw. Makbyom saek
hoengzgeq, bwn rouj lai. Heiq noix, feih loq haemz.

[Singqheiq] Van、manh, nit.

[Goengnaengz] Cing hujdoeg, diuz lohlungz. Yungh bae yw oklwed,
dawzsaeg in, cihgi'gvanjyenz, bwnzgyanghyenz, fatsa, okleih, deng sieng oklwed,
biuxnaeuh, baeznong、baezfoeg, baezndip, naengnohnaeuh nanz mbouj souliemx.

[Yunghfap yunghliengh] Gwn: Cienq raemx, 25~50 gwz (ndip 60~120 gwz).
Rogyungh: Aeu mbaw ndip dub yungz, roxnaeuz nienj baenz mba, oep gizdeng.

【Anqlaeh wngqyungh】

(1) Yw bingh rueglwed: Rag byaekboiq、vahyenzdwnghcanj gak 30 gwz, cienq raemx gwn.

(2) Yw lwedboedbaih: Rag byaekboiq 120 gwz, faengx 60 gwz, aeuq noh gwn.

(3) Yw cax haeuj rin dub foeg in: Rag Byaekboiq、rag byaekgep、gaemnaujgaeb、gosamcibloegdang、vayibfwngz gak habdangq soqliengh, caez daem yungz, oep gizdeng.

Dagndengz

【Laizloh】Dwg gij rag、mbaw dagizgoh doenghgo dagndengz.

【Hingzyiengh】Go faexcaz roxnaeuz siuj gyauzmuz, ganj oiq miz bwn. Mbaw doxdoiq maj; gaenqmbaw geq seiz bienqbaenz saek hoengzaeuj, yied daengz baihgwnz yied dinj; mbaw yiengh luenz gyaeq roxnaeuz luenz gyaeq samgak gvangq roxnaeuz yiengh sim gvangq, raez 6~15 lizmij, gvangq 4~12 lizmij, byai raez ciemh soem, goek gaenh bingz roxnaeuz yiengh sim feuz, henz mbaw miz faenzgawq mbouj gvicaek; gwnz mbaw gaenh mbouj miz bwn, laeng mbaw miz bwnnyungz; goek ok meg 3 diuz, goek miz sienqdaej saek hoengz caeuq 2 gep doxgaiq bengxyouq yiengh diuz sienq. Vaboux maj youq goek gaenqmbaw, yiengh cungjvalup, baubenq bihcinhhingz, va'ngoz 2~3 duj, nyiuzboux 8 diuz; vameh maj youq byai go, va gig deih, va'ngoz 6~8 duj, rongzceh yiengh gyaeq, saeuva 3 diuz. Aenmak miz dip lumj aen giuz, miz bwn saek monghau.

【Fwnhbubu】Cujyau canj youq Vazcungh digih、Dunghnanz digih、Vaznanz digih. Gvangjsih cujyau faenbouh youq Vuzcouh、Gveibingz、Fangzcwngzgangj、Binhyangz、Vujmingz、Lingzyinz、Bingzgoj.

【Gipaeu gyagoeng】Seizcin seizhah gipaeu mbaw, swiq seuq, yungh singjsien roxnaeuz dak sauj. Daengx bi cungj ndaej vat aeu rag, swiq seuq, dak sauj.

【Faenbouh】Gij mbaw sauj lai gienjsuk, saek henjloeg, mbaw caezcingj mbehai lai yiengh sim luenz, mbaw liem raez ciemh soem, goek bingz roxnaeuz yiengh sim, youq gaenqmbaw giz doxrangh miz sienqdaej saek hoengz caeuq 2 aen doxgaiq bengxyouq yiengh sienq; laeng mbaw miz megmbaw doed hwnj, megvangj cingcuj; gwnz mbaw mboujmiz bwn, laeng mbaw swh megmbaw miz bwnnyungz mbang, henz mbaw miz faenzgawq saeq mbouj gvicaek; gaenqmbaw lai saek hoengz. Heiq noix, feih loq haemz.

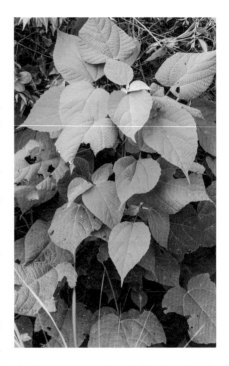

【Singqheiq】Van, nit.

【Goengnaengz】Cing hujdoeg, cawz caepdoeg, doeng lohraemx, cij humz. Yungh bae yw nyouhniuj, nyouhlwed, dawzsaeg mbouj dingz, roengz begdaiq, funghcinj, gyak, nyan, faenzeuj in, baeznong, okleih, nyouhlwed, nyouhniuj, sizcinj.

【Yunghfap yunghliengh】Gwn: Cienq raemx 15~30 gwz. Rogyungh: Mbaw ndip habdangq soqliengh, dubsoiq oep gizdeng, roxnaeuz goenj raemx swiq.

【Anqlaeh wngqyungh】

(1) Yw okleih, lohnyouh gietrin roxnaeuz baezin, lwedboedbaih, begdaiq lai: Dagndengz 30 gwz, cienq raemx gwn.

(2) Yw sizcinj, conghndaeng fatyiemz, fungcinj, baez nyan, gyak din,:

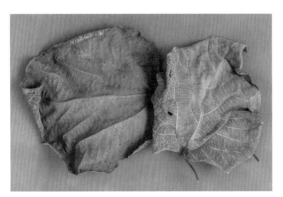

Dagndengz mbaw habdangq soqliengh, cienq raemx swiq gizdeng.

(3) Yw dengsieng oklwed: Dagndengz mbaw ndip habdangq soqliengh, dubsoiq baeng gizdeng.

Veqhoengz

【Laizloh】Dwg liugoh doenghgo go veq ndaw raemx gij bouhfaenh gwnz dieg de.

【Hingzyiengh】Caujbwnj. Ganj gyaengh goek gwnz hothoh miz rag mbouj dinghmangh. Dan mbaw doxdoiq maj; miz gaenqmbaw dinj; dakmbaw yiengh byakdoengz, saek monghenjgeq, mozciz, miz bwn fomz dinj cax, byai yiengh bingz, miz bwnbien dinj; mbaw bihcinhhingz, raez 4~8 lizmij, gvangq 0.8~2 lizmij, byai ciemh soem, goek yiengh limx, song

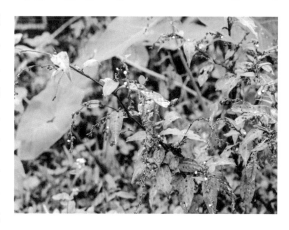

mbiengj miz sienqdiemj saek ndaem, miz bwnbien. Cungj valup lumj rienghaeux, maj youq byai go roxnaeuz maj youq laj goek gaenqmbaw, saeq raez, duenh gwnz utvan, duiq doxroengz, baubenq lumj aenlaeuh, miz sienqdiemj saek henjgeq; va miz 4~5 riz dek laeg, benq dek saek damhloeg roxnaeuz saek damhhoengz, miz sienqdiemj saek henjgeq maeddeih; nyiuzboux 6 diuz, noix miz 8 diuz, beij va haemq dinj. Aen makbyom yiengh gyaeq, henz benj, saek amqhenjgeq, miz diemj co.

【Faenbouh】Cujyau canj youq Gvangjdungh、Gveicouh、Swconh、Huzbwz、Huznanz. Gvangjsih gak dieg cungj miz faenbouh.

【Gipaeu gyagoeng】Seizcin seizhah gipsou, swiq seuq, yungh ndip roxnaeuz dak sauj.

【Go yw singqhingz】Ganj yiengh luenzsaeu, miz faennga, raez 30~70 lizmij; saek mongloeg roxnaeuz cazhoengz, miz sienqlimq iq, hothoh bongz hung; byot, yungzheih eujraek, gatmienh saek damhhenj, cungqgyang hoengq. Mbaw doxdoiq

maj, miz gaenq; mbaw nyaeuqsuk
roxnaeuz dek soiq, gij mbaw
caezcingj de mbebingz baenz
bihcinhhingz roxnaeuz yiengh
gyaeq bihcinhhingz, raez 5~10
lizmij, gvangq 0.7~1.5 lizmij,
byai ciemh soem, goek yiengh

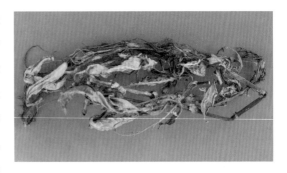

limx, mbaw caezcienz, gwnz mbaw saek henjgeq, laeng mbaw saek loeghenjgeq,
song mbiengj miz diemjraiz saek cazndaem caeuq sienqdiemj iq; dakmbaw yiengh
byakdoengz, raez 0.8~1.1 lizmij, saek aeujhenjgeq, bwnbien raez 1~3 hauzmij.
Cungj valup yiengh rienghaeux raez 4~10 lizmij, va baenz nyup mbang cabmaj; va
saek damhloeg, 5 riz dek, miz sienqdiemj maeddeih. Heiq noix, feih manh.

【Singqheiq】Manh, ndat.

【Goengnaengz】Cing hujdoeg, cawz caepdoeg, diuz lohlungz、lohhuj, leih
lohraemx, sanq giet cij lwed. Yungh bae yw okleih, oksiq, fungcaep ndok in, deng
laemx deng dub sieng in, dawzsaeg mboujdingz, baezndip, baeznou, ngwzdoeg haeb
sieng, sizcinj, naenghumz naengnyap.

【Yunghfap yunghliengh】Gwn: Cienq raemx, 9~30 gwz. Rogyungh:
Habdangq soqliengh, dubsoiq oep gizdeng, roxnaeuz goenj raemx swiq.

【Anqlaeh wngqyungh】

(1) Yw okleih: Veqhoengz 24 gwz, cienq raemx, aeu dangz diuz gwn.

(2) Yw lwgnyez baenzgam: Veqhoengz 15~18 gwz, megngaz 12 gwz. Raemx
cienq, gwn haeuxhaet haeuxcaeuz gaxgonq, faen 2 baez gwn, lienz gwn geij ngoenz.

(3) Yw fungcaep ndok in: Veqhoengz 15 gwz, raglingzsien 9 gwz, ngego'gveiq
6 gwz, cienq raemx gwn.

Nyanetdeih

【Laizloh】Dwg cienz go gizgoh doenghgo nyanetdeih.

【Hingzyiengh】Caujbwnj. rag lumj ganj bingz ninz roxnaeuz ngeng benz doxhwnj; ganj song nga faennga, ganj nga miz bwn geng co saek hau. Mbaw dan, daihbouhfaenh cungj dwg maj youq ndaw goek; gij yiengh mbaw lumj beuzgeng、beuzgeng luenz raez, roxnaeuz yiengh luenz raez bihcinhhingz, raez 5~18 lizmij, gvangq daengz 2~4 lizmij, byai loq luenz, goek cugciemj gaeb, henz mbaw miz faenzgawq lumj heuj luenz, song mbiengj miz bwn co raez saek hau; ganj maj gij mbaw noix youh iq. Dingzlai valup lumj gyaeuj comz baenz nyup valup lumj gyaeuj doxdaeb, valup lumj gyaeuj daih'iek miz 4 duj song singq va iq;

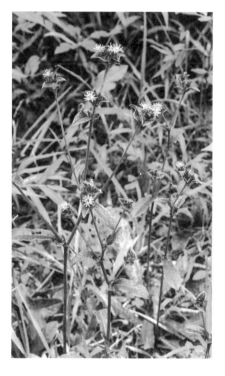

cungj baubenq 8 aen; va ciengz miz 3 duj, yiengh gyaeq daengz luenz raez lumj aen gyaeq, deng gij baubenq lumj mbaw humx; roujva lumj aen doengz, saek aeujdamh, byai miz 4 riz dek, mbiengj ndeu dekhai. Aen makbyom miz limq, miz bwnnyungz saek hau, byai miz bwn oen raez youh geng; bwnrouj 1 caengz, saek uqhau.

【Faenbouh】Cujyau canj youq Gvangjdungh、Fuzgen、Gyanghsih. Gvangjsih cujyau faenbouh youq Fuconh、Mungzsanh、Canghvuz、Dwngzyen、Bingznanz、Gveibingz、Yungzyen、Nanzningz、Vujmingz、Nazboh、Fungsanh、Ginzhih.

【Gipaeu gyagoeng】Seizhah satbyai gipsou, swiq seuq, yungh ndip roxnaeuz dak sauj.

【Go yw singqhingz】
Daengx go raez miz 15~40 lizmij. Rag lumj ganj raez 2~5 lizmij, cizging 0.5~1 lizmij; miz hothoh, miz bwnnyungz saek haumong deih; geng ndongj, mbouj yungzheih eujraek, gatmienh saek henjhau.

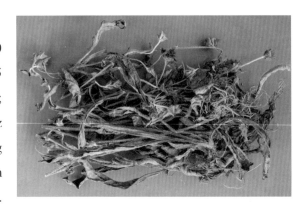

Rag lumj ganj baihlaj miz baenz ngup baenz nyup ragmumh nyaeuqsuk, saek hoengzgeq, miz raiznyaeuq soh mbouj gvicaek. Ganj luenz sang, ciengz miz song nga faennga, miz bwn co saek haumong gig ndaet. Mbaw lai youq goek ganj maj, gij mbaw caezcingj de mbehai yiengh beuzgeng roxnaeuz bihcinhhingz dauqdingq, raez 6~15 lizmij, gvangq 1~5 lizmij, saek henjloeg daengz saek loeghenjgeq, miz sienqdiemj haemq lai, byai ngoemx roxnaeuz gip soem, goek ciemh faeb, henz mbaw loq miz faenzgawq, song mbiengj cungj miz bwn co saek haumong gaenjdiep, mbaw oiq bwn daegbied lai; gaenqmbaw dinj, loq miz faek, suek ganj; ganj maj mbaw noix youh iq. Heiq noix, feih loq haemz.

【Singqheiq】Haemz、manh, nit.

【Goengnaengz】Cing hujdoeg, cawz caepdoeg, gaij ciengdoeg, leih lohraemx. Yungh bae yw dwgliengz, hozin, baenzae, conghndaeng oklwed, vuengzbiu, okleih, nyouhniuj, nyouhlwed, dinyo, foegraemx, baeznong、baezfoeg, baezndip, ngwzdoeg haeb sieng, benjdauzdijyenz, bakbaenznengz, lwgda gezmozyenz, dawzsaeg mbouj diuz, sizcinj.

【Yunghfap yunghliengh】Gwn: Cienq raemx, 6~15 gwz (ndip 30~60 gwz), roxnaeuz dubsoiq aeu raemx. Rogyungh: Habdangq soqliengh, dubsoiq oep gizdeng, roxnaeuz goenj raemx roemz swiq.

【Anqlaeh wngqyungh】

(1) Yw vuengzbiu: Aeu nyanetdeih ndip 30 gwz, lienz rag mbaw swiq seuq, caeuq noh caez cawj, gwn, lienz gwn seiq haj ngoenz.

(2) Yw okleih: Nyanetdeih 60 gwz, cienq raemx gwn.

(3) Yw dwgliengz fatndat: Nyanetdeih、gogaekboux, lwgrazbya gak 15 gwz, cienq raemx gwn.

Mbawxhoek

【Laizloh】Dwg gij mbaw sanhfanzgoh doenghgo mbawxhoek.

【Hingzyiengh】Go faexcaz. Nga、gaenqmbaw、laj mbaw cungj miz bwnnyungz henj suknyaeuq. Mbaw doxdoiq maj; mbaw lumj ceij, yiengh luenz raez roxnaeuz yiengh gyaeq dauqdingq, raez 4~7 lizmij, gvangq 2~5 lizmij, byai gip soem roxnaeuz soem dinj, mizseiz luenz,

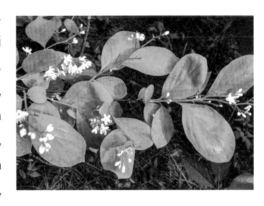

goek yiengh limx roxnaeuz luenz, henzbien miz faenzgawq raeh saeq, gwnz mbaw miz bwnnyungz dinj; meg cungqgyang youq gwnz mbaw gomz doxroengz, meg bangxhenz moix bien 4~7 diuz. Valup luenzliem maj youq byai go roxnaeuz maj youq laj goek gaenqmbaw, diuzsug valup、baubenq、va'ngoz baihrog cungj miz bwnnyungz maeddeih saek henj nyaeuqsuk; baubenq caeux doek; gep dek va'ngoz yienghraez luenz, beij aendoengz raez; roujva saek hau, va hom, 5 riz dek laeg yaek daengz goek; nyiuzboux 50~60 diuz, vasei youq gyaengh goek habbaenz 5 nyup nyiuzboux; vabuenz miz 5 diuz sienqdiemj doed hwnj, mbouj miz bwn; rongzceh 2 aen. Aen mak miz ngveih yiengh gyaeq luenz lumj aen giuz, ngeng, miz bwn'unq gaenj diep, mak geq seiz saek lamz, gij gep dek va'ngoz suk youq gwnz byai haenx fomz haeuj ndaw bae.

【Faenbouh】Cujyau canj youq Cezgyangh、Fuzgen、Daizvanh、Gyanghsih、Huznanz、Gvangjdungh、Yinznanz、Gveicouh、Swconh. Gvangjsih gak dieg cungj miz faenbouh.

【Gipaeu gyagoeng】Seizhah seizcin gipaeu mbaw, dak sauj.

【Go yw singqhingz】Mbaw lai nyaeuqsuk、buqsoiq, saek loeg roxnaeuz saek henj, mbang lumj mbaw ccij, gij mbaw caezcingj de mbehai yiengh luenz raez roxnaeuz yiengh gyaeq dauqdingq, byai gip soem roxnaeuz soem dinj, goek yiengh limx roxnaeuz luenz, henz mbaw miz faenzgawq saeq iq, gwnz mbaw miz bwn'unq dinj; meg cungqgyang youq gwnz mbaw gomz doxroengz, meg bangxhenz moix bien 4~7 diuz. Nga oiq、gaenqmbaw, laj mbaw cungj miz bwnnyungz nyaeuqsuk saek henj. Heiq noix, feih haemz, miz siuj doeg.

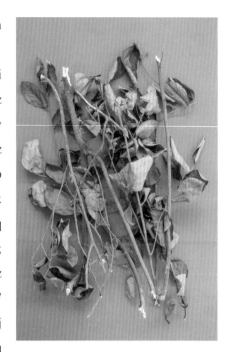

【Singqheiq】Haemz, nit, miz doeg.

【Goengnaengz】Cing hujdoeg, diuz lohlungz、lohhuj. Yungh bae yw oksiq、dwgliengz, fatndat, binghndatnit, binghnyinz, baezndip.

【Yunghfap yunghliengh】Gwn: Cienq raemx, 12~30 gwz, yw yunghliengh lai 15~30 gwz. Rogyungh: Habdangq soqliengh, cienq goenj raemx swiq; roxnaeuz rag ndip dubsoiq baeng gizdeng.

【Anqlaeh wngqyungh】

(1) Okleih: Mbawxhoek mbaw singjsien、anzmoeglwngj mbaw singjsien gak 15 gwz, mbaw faexraeu singjsien 9 gwz, dubsoiq aeu raemx gwn. Okleih hoengz gya begdangz, okleih hau gya dangznding.

(2) Yw dengsieng oklwed: Mbawxhoek mbaw singjsien habdangq soqliengh, daem yungz oep gizdeng; mbawxhoek mbaw sauj ndienj baenz mba saj youq gizdeng.

(3) Yw ndoknyinz in: Mbawxhoek 30 gwz, moix ngoenz 1 fuk yw, cienq raemx gwn.

Vangzvahyinz

【Laizloh】 Dwg ginjgveizgoh doenghgo gomaknimhenj.

【Hingzyiengh】 Go cauhbwnj lumj faexcaz buenq daengjsoh. Ganj faennga lai, nga iq miz bwnnyungz daengz gaenh mbouj miz bwn. Mbaw doxdoiq maj; dakmbaw sienqhingz, caeuq gaenqmbaw yaek raez doxdoengz, ciengz yoyouq; mbaw bihcinhhingz, raez 2~5 lizmij, gvangq 4~10 hauzmij, byai dinj soem roxnaeuz ciemh soem, goek luenz roxnaeuz ngoemx, henz mbaw miz faenzgawq, song mbiengj cungj mbouj miz bwn roxnaeuz faensanq miz di bwnnyungz lumj ndaundeiq, gwnz mbaw laegliemx miz bwndan. Va dan duj roxnaeuz baenz doiq maj youq laj goek gaenqmbaw, miz bwnnyungz, gaenqva cungqgyang miz hothoh; va'ngoz lumj aen cenj feuz, mbouj miz bwn, baihlaj hab maj, dek 5 gep, lumj byai rieng ciemh soem; va henj; limqva yiengh gyaeq dauqdingq, byai luenz, goek gaeb, miz bwn; diuzsaeu nyiuzboux miz bwn geng cax. Mak miz dip, gaenh aen luenzgiuz, gij riz nyaeuq naeng mak lumj muengx, miz faen mak 4~9 aen, hoeng ciengz dwg 5~6 aen, gyaeujbyai miz 2 diuz oen dinj.

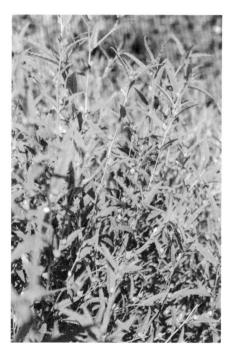

【Faenbouh】 Gvangjsih cujyau faenbouh youq Hozbuj、Ginhcouh、 Fangzcwngzgangj、Bwzswz.

【Gipaeu gyagoeng】 Cienz bi ndaej gipaeu, swiq seuq, cab dinj, dak sauj.

【Go yw singqhingz】 Rag yiengh luenzsaeu, cizging 1.2~2 lizmij, lai diuz ragnga, saek henj. Ganj faennga lai, nga iq miz bwnnyungz daengz gaenh mboujmiz bwn. Mbaw doxdoiq maj; miz gaenqmbaw; mbaw miz bwnnyungz cax, nyaeuqsuk, naengmbaw mbehai le bihcinhhingz, byai soem dinj roxnaeuz ciemh soem, goek luenz roxnaeuz ngoemx, henzbien miz faenzgawq. Duj va ndeu roxnaeuz baenz doiq maj youq goek gaenqmbaw, miz bwnnyungz. Mak miz dip gaenh lumj aen giuzluenz, byak mak miz raiz nyaeuq yiengh muengx. Heiq noix, feih cit.

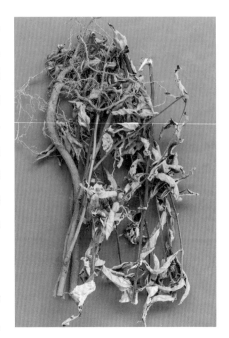

【Singqheiq】Manh, nit.

【Goengnaengz】Cing hujdoeg, cawz caepdoeg, cij in. Yungh bae yw dwgliengz, hozin, okleih, vuengzbiu, gietsig, baeznong、baezfoeg, baezndip, baezfoeg.

【Yunghfap yunghliengh】Gwn: Cienq raemx 15~30 gwz. Rogyungh: Habdangq soqliengh, dubsoiq oep gizdeng, roxnaeuz nienj mba saj haeuj gizdeng.

【Anqlaeh wngqyungh】

(1) Yw vuengzbiu: Vangzvahyinz 60 gwz, cienq raemx gwn.

(2) Yw ndok in: Vangzvahyinz 30 gwz, byamaegyiz 2 duz, gya laeuj、raemx gak buenq aeuq gwn.

(3) Yw lwgnyez ndat giet foegdoeg: Vangzvahyinz gaem ndeu, diuh haeuxnaengj daem yungz, gya ndat oep gizdeng.

Govuengzcingh

【Laizloh】Dwg aen mak majbenhcaujgoh doenghgo govuengzcingh.

【Hingzyiengh】Go faexcaz daengjsoh. Ganj iq yiengh saeu miz seiq limq, caeuq mbaw nem valup doengzcaez miz bwnnyungz dinj saek haumong. Mbaw doxdaeb lumj fajfwngz, mbaw iq miz 5 mbaw, gig noix miz 3 mbaw, mbaw iq yiengh luenz raez bihcinhhingz daengz bihcinhhingz, goek yiengh limx, mbaw wenj 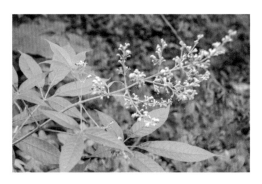 roxnaeuz miz di faenzgawq co, byai ciemh soem, gwnzmbaw saek loeg, laeng mbaw miz bwnnyungz maeddeih saek hau, gij mbaw iq cungqgyang raez 4~13 lizmij, gvangq 1~4 lizmij, song mbiengj mbaw iq ciemh iq; danghnaeuz dwg 5 gep mbaw iq, cungqgyang 3 gep mbaw iq miz gaenq, giz ceiq baihrog 2 mbaw mbouj miz gaenq roxnaeuz gaenh mbouj miz gaenq; meghenz miz 9~20 doiq. Gij valup lumj liengj baizlied baenz gij valup yiengh luenzliem, maj youq byai go; va'ngoz yiengh aen cung, byai dek 5 riz heuj, baihrog miz bwnnyungz saek monghau; roujva saek damhaeuj, baihrog miz bwn'unq, byai dek 5 riz, lumj song caengz naengbak; Nyiuzboux iet ok rog aen doengz roujva; rongzceh gaenh mbouj miz bwn. Aen mak miz ngveih saek henjgeq, gaenh yiengh giuz, caeuq va'ngoz raez doxdoengz roxnaeuz loq beij gvaq va'ngoz dinj.

【Faenbouh】 Cujyau canj youq Gyanghsuh、Cezgyangh、Huznanz、Swconh. Gvangjsih gak dieg cungj miz faenbouh.

【Gipaeu gyagoeng】 Seizcou aen mak henj seiz gipaeu, cawzbae labcab, dak sauj.

【Go yw singqhingz】 Aenmak lienzdoengz gij va'ngoz caeuq gaenqmak dinj de yiengh luenz lumj aen gyaeq dauqdingq roxnaeuz gaenh makleiz, raez 3~5.5 hauzmij, cizging 1.5~2 hauzmij. Va'ngoz miz saek monghenjgeq, miz bwnnyungz saek cazhenj roxnaeuz bwnnyungz saek monghau, suek gij mak de miz 2/3 roxnaeuz engq lai, gij doeng va'ngoz miz 5~10 diuz riz dek, baihrog miz 5~10 diuz raiz meg. Aen mak yiengh gaenh aen giuz, mbiengj gwnz loq hung loq bingz luenz, miz gij riz moep saeuva loenqdoek, goek miz loq gaeb liem, saek hoengzgeq; caet genq, mbouj yungzheih deksoiq, gatmienh saek cazhenj, rongzceh 4 aen, moix aen rongzceh miz

1 naed ceh saek henjhau roxnaeuz saek hoengzgeq, lingh miz naed ndeu mbouj ndaej didngaz. Heiq rang, feih loq haemz、saep.

【Singqheiq】Loq haemz、manh, ndat.

【Goengnaengz】Siu fungdoeg, gaij ciengdoeg, doeng lohheiq, leih lohraemx, diuz lohlungz. Yungh bae yw dwgliengz, fungcaep ndok in, binghndatnit, dungxin, foeg raemx, baenzae, dawzsaeg mboujdingz, gyak,

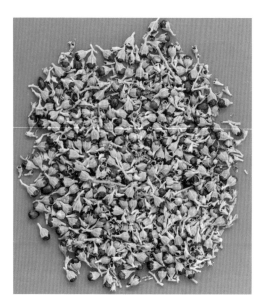

nyan, dungxraeng siuvaq mbouj ndei, oksiq.

【Yunghfap yunghliengh】Gwn: Cienq raemx, 15~60 gwz. Rogyungh: Ndip habdangq soqliengh, dubsoiq oep gizdeng.

【Anqlaeh wngqyungh】

(1) Yw binghdaep dungxin: Govuengzcingh nienj baenz ma, caeuq mbamienh guh donz gwn.

(2) Yw dungx biuxnaeuh, menhsingq veiyenz: Govuengzcingh 30 gwz, cienq raemx gwn roxnaeuz nienj baenz mba gwn.

(3) Yw swkwk dungx fan soemj roxnaeuz haexgaz: Govuengzcingh 15 gwz, cienq raemx roxnaeuz raemxndat cimq gwn, haethaemh gak gwn 1 baez.

Gohabfeiz

【Laizloh】Dwg gij rag yinjdunghgoh doenghgo gohabfeiz.

【Hingzyiengh】Go faexcaz roxnaeuz siuj gyauzmuz. Nga oiq、ngaz、gaenqmbaw、valup、va'ngoz caeuq roujva baihrog cungj miz baenz nyup bwn saek henjamq roxnaeuz saek henjgeq. Mbaw doiq maj; mbaw yiengh lumj ceij geng daengz mozciz, yiengh luenz gyaeq gvangq roxnaeuz yiengh gyaeq lumj limq, raez 4~7 lizmij, gvangq 2.5~5 lizmij, byai soem roxnaeuz ciemh soem, goek ngoemx roxnaeuz luenz, henzbien gyaengh goek doxhwnj

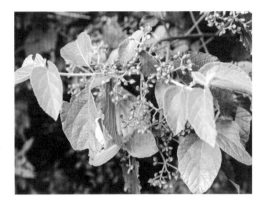

yiengh soem lumj diuz heujsoem iq, gwnz mbaw saek loeg, mizseiz riengz meg sanq maj gij sienqdaej iq saek hoengzhenjgeq miz gaenq haenx, laeng mbaw saek damhloeg, gwnz gak gaep meg doxhwnj miz baenz nyup bwnnyungz maeddeih, meg bangxhenz moix bien miz 5~7 diuz, iet daengz goekheuj, caeuq meg cungqgyang youq gwnz mbaw moep doxhaeuj, youq laeng mbaw doed hwnj. Gij valup lumj liengj doxdaeb maj youq gwnz dingj, roxnaeuz maj youq byai nga iq daj henzbien maj ok 1 doiq mbaw haenx; diuz cungjgaenq daih'it gaep miz 5 diuz nga mbemaj; va maj youq gwnz nga mbemaj gaep daihsam、daihseiq haenx; va'ngoz baihrog miz baenz nyup bwn, heujngoz miz 5 diuz, yiengh samgak; roujva saek hau, yiengh mbemaj, gep dek yiengh gyaeq; nyiuzboux 5 diuz, gaenh raez doxdoengz roxnaeuz mauhgvaq roujva. Aenmak miz ngveih yiengh gyaeq lumj aen giuz, saek hoengz; ngveih benj, miz 2 diuz mieng dungx caeuq 1 diuz mieng baihlaeng.

【Faenbouh】Cujyau canj youq Anhveih、Cezgyangh、Gyanghsih、Fuzgen、Daizvanh、Huznanz、Gvangjdungh、Gveicouh、Yinznanz. Gvangjsih gak dieg cungj miz faenbouh.

【Gipaeu gyagoeng】Cienz bi ndaej gipsou, swiq seuq, cab soiq, yungh singjsien roxnaeuz dak sauj.

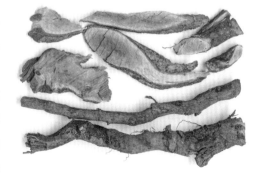

【Go yw singqhingz】Rag naeng soeng gaenj mbouj doxdoengz, saek henj daengz saek mongndaem, miz raiz nyaeuqsoh saeq, mizseiz miz riz rag saeq. Caet geng, mbouj yungzheih eujraek, miemhgoenq bingz, saek cazdamh daengz saek caz; ciengz ngeng cab roxnaeuz soh cab baenz gaiq. Feih haemz、saep.

【 Singqheiq 】 Haemz, saep.

【 Goengnaengz 】 Siu fungdoeg, cing hujdoeg, maj lwed sanq cwkgiet. Yungh bae yw dwgliengz, fatndat, fungcaep ndok in, deng laemx deng dub sieng in, ndokraek, sizcinj, dawzsaeg mbouj diuz.

【 Yunghfap yunghliengh 】 Gwn: Cienq raemx, 15~30 gwz, roxnaeuz cimq laeuj. Rogyungh: Habdangq soqliengh, dubsoiq oep gizdeng, roxnaeuz goenj raemx swiq.

【 Anqlaeh wngqyungh 】

(1) Yw lwgnyez baenzgam: Gohabfeiz 30 gwz, haeuxrou 15 gwz, cienq raemx gwn.

(2) Yw funghuj heujin, baezndip foegdoeg: Dawz gohabfeiz coemh le, gaenh mienh cax diet, hawj raemx caep giet baenz youz, led gizdeng.

(3) Yw sizcinj: Gohabfeiz 60 gwz, cienq raemx swiq gizdeng.

Nyadangjmaj

【 Laizloh 】 Dwg gij ceh gengoh doenghgo nyadangjmaj.

【 Hingzyiengh 】 Caujbwnj. Ganj saek loeg roxnaeuz hoengzaeuj, miz diuz raiz. Dan mbaw doxdoiq maj; mbaw lumj ceij, bihcinhhingz roxnaeuz bihcinhhingz luenz raez, raez 5~9 lizmij, gvangq 1~3 lizmij, byai soem roxnaeuz raez soem, goek ciemh gaeb caemhcaiq loq iet doxroengz, henzbien caezcienz. Valup lumj rienghaeux maj youq dingjganj, yiengh luenzsaeu roxnaeuz yiengh luenzliem; va maj gig maed, codaeuz dwg saek hoengzdamh, doeklaeng bienqbaenz saek haungaenz, gep baubenq、gep baubenq iq caeuq va cungj dwg yiengh moz sauj, saek hau rongh; va miz 5 duj, saek hau roxnaeuz saek faenjhoengz, bihcinhhingz; nyiuzboux 5 diuz, baihlaj hab maj baenz yiengh cenj, yw va saek aeuj. Makngveih yiengh gyaeq luenz

raez, goemq dek aj, gyaengh gwnz baenz aen
mauh doekloenq, byai miz saeuva sukyouq,
suek youq ndaw limqva sukyouq.

【Faenbouh】Daengx guek daibouhfaenh
digih cungj canj. Gvangjsih Cujyau faenbouh
youq Nazboh、Majsanh、Fangzcwngzgangj、
Lingzsanh、Bwzliuz、Bingznanz、Cauhbingz、
Hocouh、Cunghsanh、Bingzloz、Cenzcouh、
Lungzswng.

【Gipaeu gyagoeng】7～9 nyied
faenceh cingzsug seiz, gvej aeu bouhfaenh
gwnz namh roxnaeuz mbaet aeu riengmak,
dak sauj, hou ok ceh, gvaq raeng roxnaeuz
cawzbae gij byukmak daengj labsab le couh
ndaej lo.

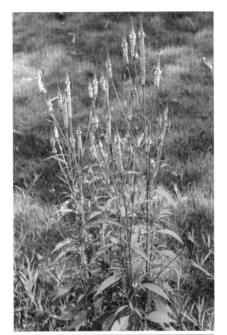

【Go yw singqhingz】Ceh yiengh benj
luenz, cungqgyang loq bongz hwnj, cizging
1～1.8 hauzmij; saek ndaem roxnaeuz saek
hoengzndaem, rongh lwenqmyagmyag, youq
laj gingqcuengqhung yawj ndaej raen riz raiz
lumj muengx, henzbien giz loq moep dwg
cehndw; yungzheih nem fwngz, ceh naeng
mbang youh byot, cijngveih saek hau. Mbouj
haeu, feih cit.

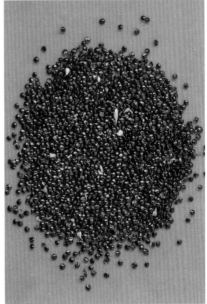

【Singqheiq】Haemz, nit.

【Goengnaengz】Cing hujdoeg, diuz
lohhaeux, doeng lohlungz. Yungh youq ndang in, damueg, dava yawj mbouj cingcuj,
hezyaz sang, oklwed, fungcinj, gyak, nyan, lwgda hwngq foeg in, conghndaeng ok
lwed, naeng humz naeng nyap.

【Yunghfap yunghliengh】Gwn: Cienq raemx, 3～15 gwz. Rogyungh: Habdangq soqliengh, nienj baenz mba diuz oep gizdeng; roxnaeuz dubsoiq aeu raemx guenq ndaeng.

【Anqlaeh wngqyungh】

(1) Yw daep wngq yinxhwnj hezyaz sang: Aeu nyadangjmaj、cehyiengzmbeq、govagut gak 10 gwz, nyayazgyae、nyalinzswj gak 15 gwz, cienq raemx gwn.

(2) Yw damengzgaeq, damueg: Nyadangjmaj 30 gwz, makcaujndaem raemx goenj aeuq, gwn haeux gaxgonq gwn.

(3) Yw gyaeujngunh、gyaeuj in buenx miz dava, ndok buengxda dot in: Nyadangjmaj 9 gwz, bingzdingj vadip go'ngaeux 5 aen, cienq raemx gwn.

Meizraek

【Laizloh】Dwg aenmak、rag gungjdungzgoh doenghgo meizmak.

【Hingzyiengh】Gofaex gyauzmuz. Naeng faex saek mong. Mbaw doxdoiq maj; mbaw lumj ceij, yiengh gyaeq raez, raez 12~28 lizmij, gvangq 6~12 lizmij, byai ciemh soem, goek gvangq yiengh limx, henzmbaw caezcien roxnaeuz yiengh loq lumj raemxlangh, gwnz mbaw rongh saek loeg, laeng mbaw saek damhloeg, miz bwnnyungz dinj deih, gwnz meg haemq deih. Va dan singq doengz go, dingzlai baiz baenz valup lumj gyaeuj yiengh giuz, vameh maj youq gwndingj, vaboux maj youq lajgoek gaenqmbaw; baubenq 3 mbaw, song mbiengj miz bwn'unq dinj; va'ngoz miz 5 riz dek, henz miz bwn saeq; limqva 5 dip, saek damhloeg, baihrog miz bwn'unq dinj gig maed; vabuenz loq dek; vaboux miz 10 diuz nyiuzboux, baiz song lwnz, lwnz baihrog haemq raez; rongzceh vameh youq laj, saeuva miz 2~3 riz dek. Aen makbyom yiengh gaeb luenz raez, byai miz saeuva sukyouq, song mbiengj miz fwed gaeb.

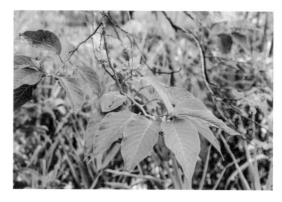

【Faenbouh】Cujyau canj youq Gyanghsuh、Cezgyangh、Fuzgen、Gyanghsih、Huzbwz、Huznanz. Gvangjsih cujyau faenbouh youq Nanzningz、Sanglinz、Majsanh、Lingzyinz、Lungzlinz、Lozcwngz、Ginhsiu、Bingzloz、Gveilinz.

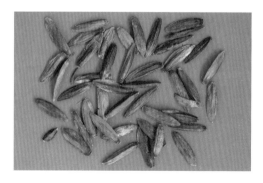

【Gipaeu gyagoeng】10~11 nyied aen mak sug le gipaeu, dak sauj. Rag caeuq naeng rag daengx bi cungj ndaej gipaeu, hoeng seizcou gipaeu ceiq ndei, cawz bae caengz naeng rog, dak sauj roxnaeuz ring sauj.

【Go yw singqhingz】Aen mak yiengh bihcinhhingz, raez 2~2.5 lizmij, gvangq 5~7 hauzmij, byai soem, miz gyaeuj saeu canzlw lajgoek; goek bienq gaeb, raen miz gij rizdiemj moep yiengh luenz raez maj youq gwnz vabuenz, song mbiengj miz fwed; saek cazhoengz daengz cazndaem, loq miz rongh, miz raiz nyaeuq soh, mizseiz ndaej raen lai diuz limq caeuq diemjraiz saek ndaem; caet nyangq, mbouj yungzheih eujraek, gatmienh miz senhveiz, ndaw miz 1 naed ceh, hawqsauj suk baenz diuz saeq. Heiq noix, feih haemz.

【Singqheiq】Haemz、manh, nit, miz doeg.

【Goengnaengz】Diuz lohhaeux, cing caepdoeg, gaij hujdoeg, sanq giet. Yungh bae yw binghlwedhau, gyak, nyan, baeznong、baezfoeg, conghhoz baenzngaiz, bwnhmwnzngaiz, veingaiz, saej baenzngaiz, daep baenzngaiz.

【Yunghfap yunghliengh】Gwn: Cienq raemx, rag meizraek 9~20 gwz, aen mak meizraek 10~20 gwz; roxnaeuz nienj baenz mba ndwnj gwn; roxnaeuz cauh baenz ywdajcim、yw'ngveih.

【Anqlaeh wngqyungh】

(1) Yw dungx baenz ngaiz, goek saej baenz ngaiz, daep baenz ngaiz, rongznyouh baenz ngaiz: Rag naeng meizraek nienj baenz mba, gyan gwn liux, moix baez 3 gwz, moix ngoenz 3 baez; mak meizraek nienj baenz mba, gyan gwn liux, moix baez 6 gwz, ngoenz baez ndeu.

(2) Yw binghlwedhau: Meizraek 20 gwz, gocaijmaj、nyaloghamz、go'ngaenq、

va'ngaenz、goriengroeggaeq gak 30 gwz, ganhcauj 9 gwz, cienq raemx dingjlawh caz gwn.

(3) Yw gyak naengvaiz: Aeu naeng meizraek cab soiq, raemx cienq gwd, gya yangzmauzcij、fanzswlinz diuz baenz 10% roxnaeuz 20% youzgau cat gizdeng; lingh aeu naeng meizraek 60 gwz, cienq raemx gwn, ngoenz 1 fuk yw.

Daih 3 Cieng   Yw Bouj Haw

Ginghsw

【Laizloh】Dwg gij rag lumj ganj bwzhozgoh doenghgo goginghsw va lai.

【Hingzyiengh】Caujbwnj. Rag lumj ganj bizna, yiengh lumj baenzroix naedcaw roxnaeuz baenz hothoh bongz hung. Mbaw doxdoiq maj; mbaw luenz

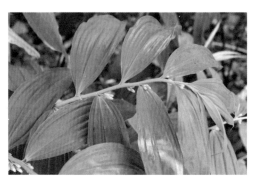

raez、yiengh gyaeq bihcinhhingz daengz bihcinhhingz luenz seiqcingq, raez 6~18 lizmij, gvangq 3~8 lizmij, byai soem daengz ciemh soem. Doengciengz 2~4 duj va gapbaenz gij valup lumj liengj dinj, valup maj youq goek gaenqmbaw; va yiengh aen doengz, saek henjloeg, gep dek 6 riz; nyiuzboux 6 diuz, maj youq aen doengz va cungqgyang roxnaeuz gyaengh gwnz doxhwnj, doedhwnj lumj aen gyaeujcij daengz bwnnyungz dinj, byai mbaw loq bongz hung daengz miz daeh doedhwnj; saeuva beij rongzcch raez 2 boix doxhwnj. Aenmak miz ieng lumj aen giuz, geq le saek ndaem.

【Faenbouh】Cujyau dwg youq Hozbwz、Neimungzguj、Sanjsih、Liuzningz、Gizlinz、Hoznanz、Sanhsih. Gvangjsih gak dieg cungj ndaem miz.

【Gipaeu gyagoeng】Seizhah seizcou gipsou, swiq seuq, cab gep, dak sauj.

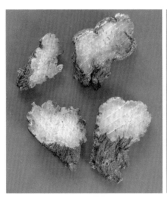
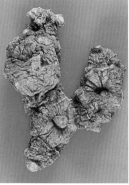

【Faenbouh】Rag lumj ganj biz na, yiengh hingndaek roxnaeuz lumj baenz roix naedcaw, cizging 2~4 lizmij roxnaeuz doxhwnj; moix it hothoh cungj miz rizganj mingzyienj, yiengh buenz luenz, loq mboep, cizging 5~8 hauzmij; riz rag lai, ciengz doed ok, cizging daih'iek 2 hauzmij; saek henjhau daengz saek cazhenj, miz hothoh mingzyienj caeuq gij nyaeuq soh mbouj gvicaek; caet saed, haemq unq, mbouj yungzheih eujraek, mbiengjgat saek henjhau, bingzrwd, lumj baenz naed, miz haujlai diemj iq naenznyup cenzveizgvanj. Heiq noix, feih diemz, miz niusingq.

【 Singqheiq 】 Van, bingz.

【 Goengnaengz 】 Siu fungdoeg, diuz lohhaeux, bouj mamx ik heiq. Yungh bae yw baenzae, mamx nyieg mbouj miz rengz, gwn noix bak hawq, hozhat haenq, ndang unq mbouj miz rengz, yangveij raelaeuh, dujrwz yiengj lwgda amq, bwn'gyaeuj hau caeux, ndang haw vunz byom, gyak, baenznyan.

【 Yunghfap yunghliengh 】 Gwn: Cienq raemx, 10~30 gwz.

【 Anqlaeh wngqyungh 】

(1) Haengq ndokndang, bouj ukngviz, leih bwnhau cienj ndaem: Ginghsw、canghsuz 2 goenggaen, rag gaeujgij、mbaw go'bek gak 2.5 goenggaen, godiendieng 1.5 goenggaen, cawj raemx 5 swngh, aeu cehguhlaeuj 500 gwz, haeuxcid 5 goenggaen, ngauzlaeuj gwn.

(2) Bouj cingheiq: Goujgij、ginghsw liengh doxdoengz, dubsoiq guh baenz gaiq, nyaenj guh baenz bingj, hawq le dauq daem yungz, lienh baenz naed ywyienz lumj duhheu hung. Moix baez gwn 50 ngveih ywyienz, gwnhaeux gaxgonq raem raeuj soengq gwn.

(3) Yw bingh le ndang nyieg, naj henj ndang byom, naetnaiq mbouj miz rengz: Ginghsw 12 gwz, dangjsinh、danghgveih、goujgij gak 9 gwz, cienq raemx gwn.

Goujgyahbizdoj

【Laizloh】Dwg gij rag sanghgoh doenghgo goreizfwngzdek.

【Hingzyiengh】Go faexcaz
roxnaeuz mbaw loenq siuj gyauzmuz.
Daengx go miz bwn geng dinj
saek henjgeq, miz raemx cij.
Mbaw doxdoiq maj; mbaw lumj
ceij, lai yiengh, mbaw yiengh raez
bihcinhhingz roxnaeuz yiengh
gyaeq gaeb gvangq, raez 8~25
lizmij, gvangq 4~10 lizmij, byai

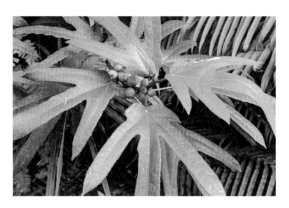

mbaw gip soem roxnaeuz ciemh soem, goek yiengh luenz roxnaeuz yiengh sim,
ciengz miz 3~5 mbaw dek laeg, miz faenzgawq yiengh lumj raemxlangh roxnaeuz
henz mbaw wenj, song mbiengj cocauq. Gij valup gyaeuj ndumj yiengh giuz, byai
miz aen baubenq guhbaenz gij doxgaiq doed hwnj lumj saejndw, goek baubenq
yiengh gyaeq bihcinhhingz, miz bwnnyungz gaenjdiep; gij gaenq valup dinj roxnaeuz
mbouj miz gaenq; vaboux、vaai doengzcaez maj youq aen vadak ndeu; vaboux maj
youq gaenh dingj, limqva 4 duj, yiengh sienq bihcinhhingz, nyiuzboux 1~2 diuz; gij
limqva vaai caeuq vaboux doxlumj, saeuva maj youq henz; vameh maj youq lingh
aen vadak ndeu, limqva 4 duj. Makbyom yiengh luenz raez.

【Faenbouh】Cujyau canj youq Fuzgen、Gvangjdungh、Haijnanz、Gvangjsih、
Gveicouh、Yinznanz daengj. Gvangjsih cujyau faenbouh youq Nanzningz、
Yunghningz、Vujmingz、Bingznanz、Dwngzyen、Lungzcouh、Gveibingz.

【Gipaeu gyagoeng】Cienz bi cungj ndaej gipaeu cienz go、yungh singjsien
roxnaeuz cab baenz gyaengh、cab baenz gep、dak sauj.

【Go yw singqhingz】Rag loq yiengh luenz sang, miz faennga, raez dinj mbouj ityiengh; saek cazmong roxnaeuz saek henjgeq, miz raiz nyaeuq soh, ndaej raen conghnaeng yiengq vang caeuq ragmumh mingzyienj; bouhfaenh naeng loenq le loh ok gyaengh naeng saek henj; caet geng ndongj,

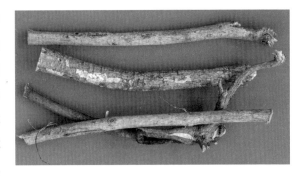

nanz eujraek, gatmienh miz cenhveiz. Gep yw ciengz na 1~1.5 lizmij, naeng mbang, gyaengh faex yienh ok saek henjhau, miz haujlai gengx doengzsim, ndaej raen gij rizraiz yiengh fangse, duenh naeng caeuq duenh faex yungzheih faenliz. Heiq loq rang, feih diemz.

【Singqheiq】Van、loq haemz, ndat.

【Goengnaengz】Giengz ndoknyinz, diuz lohhuj, cawz caepdoeg, sanq cwk siu foeg. Yungh bae yw fungcaep ndok in, guhhong deng sieng, foeg raemx, deng laemx deng dub sieng in, gingsaek, roengz begdaiq, cij noix, gwn noix mbouj miz rengz, bwkbaenzlauz baenzae, ok hanhheu、gag ok hanh, daep ndongj dungx bongz raemx, ganhyenz.

【Yunghfap yunghliengh】Gwn: Cienq raemx, 15~30 gwz; roxnaeuz cimq laeuj. Rogyungh: Habdangq soqliengh, goenj raemx swiq.

【Anqlaeh wngqyungh】

(1) Yw dwgrengz gvaqbouh: Goujgyahbizdoj 30 gwz, byamaegyiz 1 duz, gya di laeujhenj 100 hauzswngh, cienq gwn.

(2) Yw sinzgingh sainyieg: Goujgyahbizdoj、cazbou、nywjnajhaej gak 50 gwz, cimq laeuj 60 hauzswngh, cimq gvaq 10 ngoenz le caiq gwn, moix baez 20 hauzswngh, moix ngoenz 3 baez.

(3) Yw menhsingq gi'gvanjyenz: vago'ndat aeuj 150 gwz, mauzdunghcingh, goujgyahbizdoj gak 100 gwz, cienq raemx gwn, moix ngoenz 1 fuk yw. Itbuen yungh yw le ngoenz daihroek raen cingzyauq.

Gaeundaux

【Laizloh】Dwg gij ganj mbaw veimauzgoh doenghgo go gaeundaux.

【Hingzyiengh】Go faexcaz, benz maj youq gwnz namh roxnaeuz benz hwnj sang. Ganj nga ciengz miz lai diuz rag saeq nem gij doxgaiq lumj aen nok iq doed hwnj. Mbaw dan doiq maj; miz gaenq dinj; mbaw mbang lumj naeng, yiengh luenz raez、yiengh gyaeq luenz raez daengz yiengh gyaeq dauqdingq luenz raez, raez 2.5~8

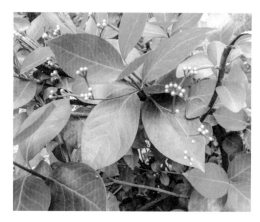

lizmij, gvangq 1~4 lizmij, byai soem roxnaeuz soem dinj, henz mbaw miz faenzgawq saeq, goek gvangq yiengh limx. Valup lumj liengj maj youq laj goek gaenqmbaw, miz song diuz faennga; va'ngoz 4 dip, limqva 4 dip, cungj dwg saek loeghau, gaenh yiengh luenz; nyiuzboux 4 diuz, maj youq henzbien vabuenz; rongzceh caeuq vabuenz doxrangh. Mak miz dip geq seiz saek henj hoengz, gaenh yiengh giuz, loq miz 4 diuz sienq moep; faenceh miz gij naengceh gyaj saek hoengz lumj lwgdoengj.

【Faenbouh】Cujyau canj youq Sanhsih、Sanjsih、Sanhdungh、Gyanghsuh、Cezgyangh、Gyanghsih、Hoznanz、Huzbwz、Gvangjsih、Gveicouh、Yinznanz. Gvangjsih cujyau faenbouh youq Nazboh、Ningzmingz、Sanglinz、Lozcwngz、Yungjfuz、Hingh'anh、Gunghcwngz.

【Gipaeu gyagoeng】Ganj mbaw daengx bi cungj ndaej gipaeu, cawzseuq gij labcab, dak sauj.

【Go yw singqhingz】Ganjnga yiengh luenzsaeu, saek mongloeg, miz rag saeq lai, caemhcaiq miz gij doxgaiq lumj aen nok iq doed hwnj; byot, yungzheih eujraek, gatmienh saek henjhau, cungqgyang hoengq. Mbaw doiq maj; mbaw yiengh luenz raez, raez 2~8 lizmij, gvangq 1~4 lizmij, byai liem roxnaeuz raeh soem dinj, goek gvangq yiengh limx, henzbien miz faenzgawq saeq, mbaw loq na roxnaeuz loq daiq naeng, gij meg gwnz mbaw loq doed hwnj. Heiq loq nyieg, feih manh.

【Singqheiq】Haemz、van、loq manh, ndat.

【Goengnaengz】Bouj haw, doeng lohhuj, diuz lohlungz, cawz caepdoeg. Yungh bae yw ndokhwet sonjhaih, fungcaep ndok in, aelwed, dawzsaeg mbouj diuz, ndokraek, deng sieng oklwed, mbiengj gyad、buenq

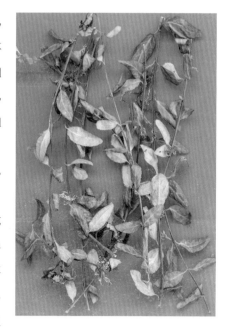

ndang gyad, lwgnyez gingfung, rongzceh gyod.

【Yunghfap yunghliengh】Gwn: Cienq raemx, 15~30 gwz; roxnaeuz cimq laeuj; roxnaeuz haeuj ywyienz、ywsanq. Rogyungh: Habdangq soqliengh, nienj baenz mba diuz oep gizdeng; roxnaeuz dubsoiq baeng; roxnaeuz goenj raemx roemz swiq.

【Anqlaeh wngqyungh】

(1) Yw deng cax deng dub sieng in: Gaeundaux 60 gwz, cimqlaeuj gwn.

(2) Yw ndokhwet sonjsieng, gvanhcez soemjget: Gaeundaux 30 gwz, gaeubengzlaz 12 gwz, rag fanzdenhvah 15 gwz, cienq raemx, cung dangznding、laeujhenj gwn.

(3) Yw song ga nyinzgeuj, seiq ga mbouj miz rengz: Gaeundaeux、ragnywjmbinj gak 30 gwz, gaeubengzlaz 15 gwz, cawj gyaeqgaeq gwn.

Hingbwn

【Laizloh】Dwg gij rag lumj ganj huzgezgoh doenghgo guthuzgez.

【Hingzyiengh】Gij rag lumj ganj vang majmaenghcangq baenznoh, miz gij gyaep lumj cuenq bihcinhhingz. Mbaw song yiengh; mbawbeizyangj saek cazmong, yiengh gyaeq, mbouj miz gaenq, gij sauj de mozciz, raez 5~7 lizmij, gvangq daih'iek 3.5 lizmij, goek yiengh sim, gwnz mbaw miz bwn cax dinj, henz mbaw miz di riz co dek; mbaw bauhswj hungsang, mbang lumj ceij, saek loeg, mbouj miz bwn, yiengh raez youh luenz raez, gvangq 14~18 lizmij, yiengq goek bienq gaeb cix lumj raemxlangh, iet roengz laj baenz gaenq dinj miz fwed, cungqgyang doxhwnj miz bwn laeg dek; henzbien miz gij faenz ngoemx cax mbouj mingzyienj. Daeh bauhswj baenzgyoengq yiengh luenz, maj youq baihndaw gwnz diemj gyauca miz meg iq yo haenx, riengz meg cungqgyang song henz gak baiz baenz 2~3 hangz; daeh bauhswj mbouj miz fa.

【Faenbouh】Cujyau canj youq Huznanz、Cezgyangh、Gvangjsih、Gyanghsih、Fuzgen、Swconh、Gveicouh. Gvangjsih cujyau faenbouh youq Lungzcouh、Yunghningz、Laizbinh、Gveigangj、Gveibingz、Yilinz、

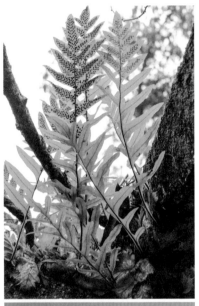

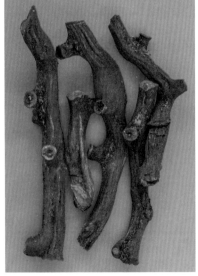

Yungzyen, Dwngzyen, Vuzcouh, Hocouh, Fuconh, Gvanyangz, Cenzcouh, Swhyenz, Lungzswng, Lozcwngz, Nanzdanh, Funghsanh.

【Gipaeu gyagoeng】Dawz gij rag lumj ganj vat okdaeuj, swiq seuq, yungh singjsien, roxnaeuz aeu feiz roemx bae gij gyaep roxnaeuz gvet gij bwn caeuq naeng baihrog gij gep iq、gep hung bae, swiq seuq le naengj cug, caiq dak sauj le bauz baenz gep mbang.

【Go yw singqhingz】Gij rag lumj ganj song mbiengj benjbingz baenz diuz、baenz gaiq roxnaeuz baenz benq mbouj gvicaek, lai vangoz, song mbiengj ciengz miz geujsuk caeuq faennga, raez 3~20 lizmij, gvangq 0.7~1.5 lizmij; miz bwnz saek caz roxnaeuz miz gyaep iq saeq saek hoengzhoengz, gij gaenjdiep de yiengh gaiq baizdangj mozciz, gij ietsoh de yiengh bihcinh, byai liem, henz mbaw lumj raemxlangh; giz gyaep loenq de yienh ok saek caz, yawj ndaej raen miz gij raiz iq soh caeuq diuz saenqmieng, gwnz mbaw miz riz gaenqmbaw, laeng mbaw miz riz raizsaenq soh caeuq riz rag saeq. Faex genq, gatmienh saek cazhoengz, miz diuzsaeu cungqgyang faendaej saek hau, baiz baenz yiengh raez luenz benj. Heiq rang, feih loq van、saep.

【Singqheiq】Haemz, ndat.

【Goengnaengz】Bouj haw, diuz lohhuj, doeng dauhlungz, cawz caepdoeg. Yungh bae yw hwetnaet, oksiq, fungcaep ndokin, rwzokrumz, rwznoek, heuj honzsoeng, eng laemx deng dub sieng in, ndokraek, ga naet unq nyieg, heujin, nyouhdwkcongz.

【Yunghfap yunghliengh】Gwn: Cienq raemx, 10~30 gwz; roxnaeuz haeuj ywyienz、ywsanq. Rogyungh: Dubsoiq baeng roxnaeuz dak sauj nienj baenz mba baeng gizdeng; hix ndaej cimq laeuj cat giz deng.

【Anqlaeh wngqyungh】

(1) Ciep ndok swnj nyinz: Hingbwn 20 gwz, cimq laeuj 500 hauzswngh, faen 10 baez gwn, moix ngoenz 2 baez; roxnaeuz dak sauj nienj baenz mba baeng gizdeng.

(2) Yw mak haw hwet in, fungcaep ndok ga in: Hingbwn、sanggeiqseng gak 15 gwz, ragginzgyauh、lwglazbyaj 9 gwz, cienq raemx gwn.

(3) Yw mak haw oksiq nanz: Hingbwn、vaizsanh gak 15 gwz, bujguzswj 9 gwz, vujveiswj 6 gwz, cienq raemx gwn.

Raetgyaemq

【Laizloh】Dwg gij saeddaej dohgungjgingoh cinhgin raetgyaemq.

【Hingzyiengh】Goepraet faennga yiengh buenq luenz、yiengh mak、mbouj gvicaek; caet geng; saek aeujndaem, miz rongh, miz gij riz gengx doengzsim, henzbien luenz ngoemx, mizseiz youq henz faraet youh maj miz faraet iq; gatmiemh saek ndaem henjgeq, laj varaet miz 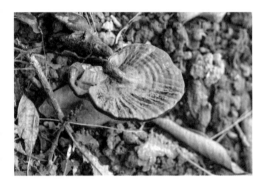 byuknaeng goemq, mizseiz doekloenq, yawj ndaej raen gij bakguenj raet. Gaenq raet maj ok henz, saek aeujndaem miz rongh. Noh raet yienh saek cazhenj、saek henjgeq bienq henjndaem. Bauhswj haemq hung, byai lumj saejndw doed hwnj, gij oen iq baihndaw doedok mingzyienj.

【Faenbouh】Gvangjsih cujyau faenbouh youq Nazboh、Sihlinz、Lungzlinz、Cingsih、Denhngoz daengj.

【Gipaeu gyagoeng】Aen saeddaej hainduj cuengq ok bauhswj gaxgonq ndaej dauq aen daeh soucomz bauhswj, caj aen faraet baihrog mbouj caiq maj, aen conghguenj laj faraet hainduj yiengq rog byoq ok bauswj, byaujsi gaenq baenzcug, couh ndaej sou lo, daj byai gaenqraet euj mbaet daengx aen raet roengzdaeuj, dak sauj roxnaeuz youq laj dohraeuj daemq ring sauj (yoyouq gizdieg dohraeuj mbouj mauhgvaq 55℃, caemhcaiq aeu doeng rumz, fuengzre bienq mwt).

【Go yw singqhingz】Gij gyaep naeng aen faraet caeuq gaenqraet cungj dwg saek aeujndaem roxnaeuz saek henjndaem; gij nohraet caeuq diuz guenjraet laj faraet cungj saek henjmyaex.

【Singqheiq】Van, bingz.

【Goengnaengz】Diuz heiq bouj
haw, diuz lohlungz, doeng lohhaeux. Yungh
bae yw heiqnyieg, lwedhaw, ninz mbouj
ndaek, gyaeujngunh, baenzae, ae'ngab.

【Yunghfap yunghliengh】Gwn: Cienq
raemx, 5~15 gwz; nienj baenz mba, 2~6
gwz; roxnaeuz cimq laeuj.

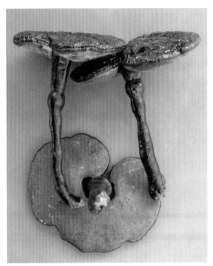

【Anqlaeh wngqyungh】

(1) Yw gvansinhbing: Raetgyaemq cab
gep 6 gwz, gya raemx cienq cawj 2 diemjcung, haethaemh gak gwn baez ndeu.

(2) Yw lai bi baenz bingh dungxin: Raetgyaemq 15 gwz, cab soiq, aeu laeujgeq
cimq gwn.

(3) Yw sim yup gyaeuj ngunh, ninz mbouj ndaek: Raetgyaemq 5 gwz, cienq
raemx gwn, ngoenz 2 baez.

Bujguzswj

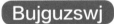

【Laizloh】Dwg gij rag dougoh doenghgo bujguzswj.

【Hingzyiengh】Caujbwnj. Ganj miz limq raez; daengx go miz bwn'unq hau
caeuq sienqdiemj saek ndaemhenjgeq. Dan mbaw doxdoiq maj; gaenqmbaw miz
bwnnyungz saek hau; dakmbaw baenz doiq, yiengh samgak, mozciz; mbaw gvangq
yiengh gyaeq, raez 5~9 lizmij, gvangq 3~6 lizmij, byai mbaw ngoemx, goek
yiengh sim roxnaeuz luenz, henz mbaw miz faenzgawq co, song mbiengj cungj miz
sienqdiemj saek ndaem mingzyienj. Va daihdingzlai gyoebbaenz gij valup baenz
nyup lumj rienghaeux, maj youq laj goek gaenqmbaw; va'ngoz lumj aen cung,
youq gyaengh goek lienzhab baenz yiengh guenj, byai dek 5 riz, miz sienqbwn ndaem;

roujva lumj duzmbaj, saek aeujdamh roxnaeuz saek henj, limqgeiz gvangq yiengh gyaeq dauqdingq, limqfwed gvangq yiengh sienq, limqndoklungz yiengh luenz raez, byai soem; nyiuzboux 10 diuz, nyiuzmeh 1 diuz, rongzceh youq baihgwnz.

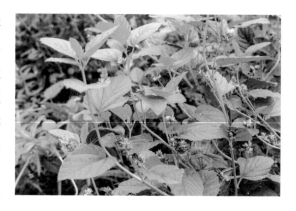

Mak miz faek yiengh luenz raez, mbouj haidek, mak geq seiz naeng ndaem, caeuq naedceh doxnem.

【Faenbouh】Cujyau canj youq Swconh、Hoznanz、Anhveih、Sanjsih、Gyanghsih、Yinznanz、Sanhsih. Gvangjsih gak dieg cungj ndaem miz.

【Gipaeu gyagoeng】Seizcou gipsou, dak sauj.

【Go yw singqhingz】Gij mak yiengh benj luenz lumj aen mak; saek cazhoengz roxnaeuz saek hoengzhenjgeq, miz raiz muengx iqet; caet haemq geng, buqhai aen mak le yawj ndaej raen naengmak caeuq rog naengceh gaenjmaed doxdiep. Youq gyaengh gwnz gij ceh mboep okhenz de giz loq duenh laj miz ndwceh lumj diemj, lingh gyaeuj miz diemjhab, ndokceh mbouj mingzyienj; rog

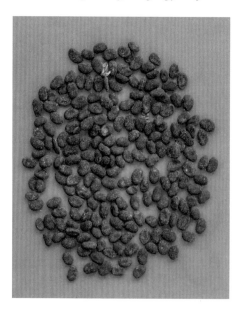

naengceh haemq geng, ndaw naengceh mozciz, saek monghau; mbawlwg 2 mbaw, bizna, saek henjdamh daengz saek damhhenjgeq; gij biujmienh ndaw rog de ciengz yawj ndaej raen gij doxgaiq saek hau. Va'ngoz youq gwnz goek lienzhab, byai dek 5 riz, saek monghenj, miz bwnnyungz, lijmiz sienqdiemj saek henjgeq maeddeih. Gij heiq homfwdfwd, feih haemz、loq manh.

【Singqheiq】Manh、haemz, ndat.

【Goengnaengz】Bouj mak

yiengz, doeng lohhaeux, diuz lohraemx, diuz lohlungz、lohhuj. Yungh bae yw hwet in, yangzveij,ajngaeb, okleih, laeuhrae, nyouh lai, nyouhdwkcongz, binghnaenghau.

【Yunghfap yunghliengh】Gwn: Cienq raemx, 3~15 gwz. Rogyungh: Habdangq soqliengh, cimq laeuj cat.

【Anqlaeh wngqyungh】

(1) Yw mehmbwk lwedboed: Bujguzswj (cauj henj)、bujvangz (cauj), hoi cienbi、gaeuhenj gak daengj faenh, ndienj baenz mba, moix baez gwn 9 gwz, hoengqsim, yungh laeuj ndat diuz gwn.

(2) Yw begdaiq lai: Bujguzswj、gosipraemx gak daengj faenh, dienj baenz mba, itheij cauj, moix baez gwn 6 gwz, yungh gosipraemx bae cimq laeuj, raeuj raemx gwn.

Goragdingh

【Laizloh】Dwg gij rag dougoh doenghgo goragdingh.

【Hingzyiengh】Go faexcaz buenq. Nga oiq miz bwn'unq dinj saek henj maeddeih. 3 mbaw doxdaeb maj; byai go miz mbaw iq gvangq bihcinhhingz, raez 6~20 lizmij, gvangq 2.5~9 lizmij, byai ciemh soem, miz soem raeh, goek luenz lumj limx, gwnz mbaw yaek mbouj miz bwn, laeng mbaw swh megmbaw miz bwn'unq saek henj, goek ok meg 3 diuz; bangxhenz mbaw iq haemq iq, ngeng ok henzbien, goek ok meg 2 diuz; gaenqmbaw miz fwed gaeb, miz bwn'unq dinj. Valup baenz nyumq maj youq laj goek gaenqmbaw, va lai youh deih, diuzsug valup caeuq gaenqva cungj maj miz bwn'unq dinj saek damhhenj deih; va'ngoz lumj aen cung, miz 5 diuz faenzgawq, bihcinhhingz, diuz faenzgawq ceiq baihlaj haenx haemq raez, baihrog miz bwn; roujva saek hoengzaeuj; nyiuzboux 10 diuz, song aen ndang; rongzceh miz bwn lumj sei. Aenmak miz faek yiengh luenz raez, saek henjgeq, miz bwn'unq dinj.

【Faenbouh】Gvangjsih gak dieg cungj miz faenbouh.

【Gipaeu gyagoeng】Cienz bi cungj ndaej gipaeu, cab dinj, dak sauj.

【Go yw singqhingz】Rag raez yiengh luenzsaeu, haemq cocangq, lai miz faennga; saek hoengzgeq, miz di conghnaeng vang maj doedhwnj caeuq raiz iq nyaeuqsuk, gaenh dingjgyaeuj ciengz luenz lumj mbaq, gyaengh buenq laj raen miz riz ragmumh; caet nyangq, mbouj yungzheih eujraek; gatmiemh gyaengh naeng saek cazhoengz, gyaengh faex gvangq, miz diuz raiz saeq lumj byoq okbae. Heiq rang haemq naekna, feih loq van、saep.

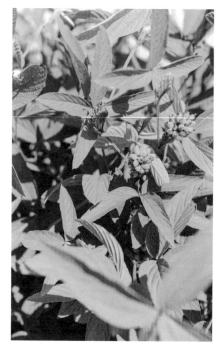

【Singqheiq】Van、saep, bingz.

【Goengnaengz】Bouj haw, cangq ndoknyinz, doeng lohlungz, cawz caepdoeg. Yungh bae yw fung caep ndok in, hwet in, ndang unq mbouj miz rengz, deng laemx deng dub sieng in, hozin.

【Yunghfap yunghliengh】Gwn: Cienq raemx 15~30 gwz. Rogyungh: Habdangq soqliengh, muh raemx cat gizdeng; roxnaeuz nienj baenz mba diuz oep gizdeng.

【Anqlaeh wngqyungh】

(1) Yw menhsingq mak in: Goragdingh 30 gwz, cienq raemx gwn.

(2) Yw ae: Gij rag singsien goragdingh 60 gwz, cienq raemx gwn.

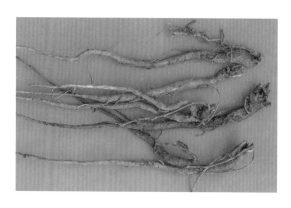

(3) Yw deng laemx deng dub sieng: Goragdingh 30 gwz, laeuj、raemx gag daengjliengh cienq raemx gwn.

Gosa

【Laizloh】Dwg aen mak sanghgoh doenghgo gosa.

【Hingzyiengh】Gofaex gyauzmuz. Miz raemxcij. Nga iq bwnnyungz maeddeih. Dan mbaw doxdoiq maj; gaenqmbaw miz bwn'unq maeddeih; mbaw wenj roxnaeuz lumj ceij, gvangq yiengh gyaeq daengz yiengh gyaeq luenz raez, raez 5.5~15 lizmij, gvangq 4~10 lizmij,

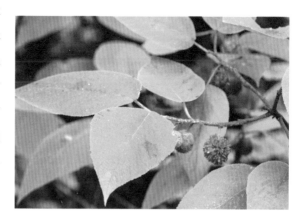

mbouj faenmbek roxnaeuz 3~5 riz dek, byai ciemh soem, goek yiengh luenz roxnaeuz lumj yiengh sim feuz, loq ngeng ok henzbien, henz mbaw miz faenzgawq saeq roxnaeuz faenzgawq co, gwnz mbaw saek loeggeq, miz bwn co fomz, laeng mbaw saek damhloeg, miz bwn'unq maeddeih. Va dan singq, vaboux vameh mbouj doengz go; gij valup vaboux dwg gij valup unqnem; vaboux miz gaenq dinj, miz 2~3 gep baubenq iq, va miz 4 riz dek, youq gyaengh goek hab maj, nyiuzboux 4 diuz; gij valup vameh yiengh dwg gij valup lumj gyaeuj; gij baubenq vameh lumj diuz faexmbaenq, miz bwn, va lumj aendoengz. Gij noh nyumqva baenznoh, lumj aen giuz, seiz sug saek hoengzmakdoengj.

【Faenbouh】Cujyau canj youq Huznanz、Huzbwz、Sanhsih、Ganhsuz. Gvangjsih cujyau faenbouh youq Nanzningz、Majsanh、Lungzlinz、Lozyez、Nanzdanh、Duh'anh、Lozcwngz、Swhyenz、Gveibingz、Bwzliuz.

【Gipaeu gyagoeng】Senjndaem 4~5 bi, 9 nyied mak bienq hoengz seiz gipaeu, cawz bae gij va'ngoz lw youq ndaw mak yiengh mozciz saek hau caeuq gizyawz labsab, dak sauj.

【Go yw singqhingz】Aenmak yiengh benj luenz roxnaeuz yiengh gyaeq luenz, raez 1.5~3 hauzmij, cizging daih'iek 1.5 hauzmij, na daih'iek 1 hauzmij; saek cazhoengz, miz raiznyaeuq lumj muengx roxnaeuz gij doxgaiq lumj nok doedhwnj, mbiengj ndeu miz limq, mbiengj ndeu loq bingz roxnaeuz miz 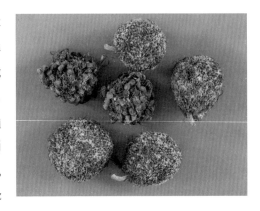 cauzmboep, miz mbangj miz gaenq rongzceh. Naengmak geng youh byot, yungzheih at soiq, naengceh mozciz gaenj diep youq ndaw naenmak, lumj raemxcij loih saek hau, gig miz youz. Heiq noix, feih cit.

【Singqheiq】Van, nit.

【Goengnaengz】Bouj lwed, bouj makyangz, hawj lwgda rongh, cawz caepdoeg, leih lohraemx. Yungh bae yw ndang unq mbouj miz rengz, yangzveij laeuhrae, foeg raemx, gyaeujngunh, makyiengzhaw, lwgda byox, damueg, nyouh noix.

【Yunghfap yunghliengh】Gwn: Cienq raemx, 6~15 gwz; roxnaeuz haeuj ywyienz、ywsanq. Rogyungh: Habdangq soqliengh, dubsoiq baeng gizdeng.

【Anqlaeh wngqyungh】

(1) Yw mamx、mak、daep sam yaemhaw, rueglwed aelwed, ndoknyinz hwngq gyanghaemh ok hanhheu, bak haemz hoz hawq, ndaw fangzhwnz laeuhrae; roxnaeuz haex hawqsauj, oknyouh saep in; roxnaeuz gyaeuj ngunh dava, rumz ci raemxda mbouj dingz: Gosa (aen hoengz) 3000 gwz. Aeu duhndaem 3000 gwz, aeu raemx cawj, aeu gij raemx duhndaem cimq gosa 1 ngoenz, dak sauj, caiq cimq caiq dak, aeu raemx duhndaem iemq okdaeuj liuxbae cijndaej, caiq dak sauj. Boiq goujgij 300 gwz, cauj loq henj, nienj baenz mba, moix haet aeu dang diuz gwn 15 gwz.

(2) Yw rwzokrumz, damueg: Gosa、cimq gosang、cimq cehgyaj、cimq davuh、cimq nya ndwensam gak 15 gwz, cimqlaeuj gwn.

(3) Yw daraiz gyaeujngunh: Gosa、rienghaeux rumhaeu、naengdigubiz gag daengj faenh, nienj baenz mba, lienh baenz ywyienz lumj aen'gyaeuq hung. Moix gwn 20 ngveih ywyienz, raemx dang haeux soengq gwn.

Maknim

【Laizloh】Dwg aen mak dauzginhniengzgoh doenghgo maknim.

【Hingzyiengh】Go faexcaz.
Nga oiq miz bwn'unq saek haumong.
Mbaw doiq maj; mbaw wenj lumj
naeng, yiengh luenz raez roxnaeuz
yiengh gyaeq dauqdingq, raez 3~8
lizmij, gvangq 1~4 lizmij, byai luenz
roxnaeuz ngoemx, goek gvangq
yiengh limx, gwnz mbaw haidaeuz

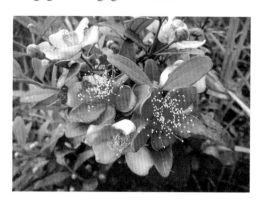

miz bwn, doeklaeng bienq mbouj miz bwn, fatrongh, baihlaeng miz bwnnyungz
saek mong, henzmbaw wenj, liz goek mbaw miz 3 diuz meg maj ok, sohdaengz byai
doxhab. Va dan maj, miz gaenq raez; aendoengz va'ngoz yiengh gyaeq dauqdingq,
miz bwn mong, dek 5 riz, gaenh yiengh luenz, yiengh sukyouq; limqva 5 duj, saek
gyaemqhoengz, yiengh gyaeq dauqdingq; nyiuzboux saek hoengz, miz lai duj;
rongzceh youq baihlaj, 3 aen, gyaeuj saeu gyahung. Cienghgoj lumj gyaeq yiengh
aen huz, sug le saek aeujndaem.

【Faenbouh】Cujyau youq Daizvanh、Fuzgen、Gvangjdungh、Gvangjsih、
Yinznanz、Gveicouh、Huznanz. Gvangjsih cujyau faenbouh youq Nanzningz、
Bwzswz、Hozciz、Liujcouh daengj.

【Gipaeu gyagoeng】Seizcou aen mak sug le gipsou, aeu raemx goenj roemz,
dak sauj.

【Go yw singqhingz】Aen mak yiengh luenz raez, gyaeuj ndeu loq soem,
cizging daih'iek 1 lizmij; saek henjnamh roxnaeuz saek loeggeq; caet haemq geng,
byaidingj miz 5 dip va'ngoz sukyouq caeuq riz saeuva canzlw; ndaw miz dingzlai
ceh, saek henjhau, benjbingz. Feih cit、loq van, heiq loq hom.

【Singqheiq】Van、saep.

【Goengnaengz】Bouj lwed, diuz lohlungz, leih lohraemx, souliemx cij siq. Yungh bae yw lwedhaw, oklwed, aelwed, haexlwed, dawzsaeg lwed lae mboujdingz, raelaeuh, roengz begdaiq, feizremjsieng, bingh gvaqlaeng ndang hawnyieg, gyoenjconh, rogdengsieng.

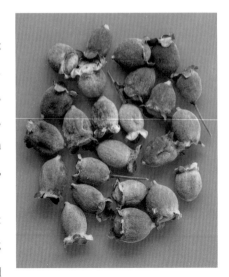

【Yunghfap yunghliengh】Gwn: Cienq raemx, 6~15 gwz (ndip 15~30 gwz); roxnaeuz cimq laeuj. Rogyungh: Habdangq soqliengh, coemh baenz mba diuz oep gizdeng.

【Anqlaeh wngqyungh】

(1) Yw ndaeng oklwed: Maknim 15 gwz, bya'ndoek 2 duz, aeu raemx saw 1500 hauzswngh cienq daengz 750 hauzswngh, gwn de.

(2) Yw lwedhaw: Maknim 1 goenggaen, ring hawq, cwng dak 3 baez, aeu laeuj 1 goenggaen cimq 7 ngoenz le, baez gwn 30 gwz, mloix ngoenz 3 baez.

(3) Yw aendungx biuxnaeuh, cibngeih cijcangz biuxnaeuh: Maknim 60 gwz, gosipraemx 9 gwz, cienq raemx gwn.

Gocaenghnaengh

【Laizloh】Dwg gij rag majcijgengoh doenghgo gocaenghnaengh.

【Hingzyiengh】Caujbwnj bi ndeu maj miz noh. Rag coekcangq miz faennga, rog biujmienh saek hoengzgeq. Ganj daengjsoh, miz nga, yiengh luenz soh, goek loq baenz faex. Mbaw doxdoiq maj; mbaw yiengh gyaeq dauqdingq roxnaeuz lumj aen gyaeq dauqdingq yiengh luenz raez, raez 5~7 lizmij, gvangq 2.5~3.5 lizmij, byai ciemh soem roxnaeuz luenz ngoemx, henz mbaw wenj, goek ciemh gaeb baenz gaenq

dinj. Valup luenzliem maj youq byai go roxnaeuz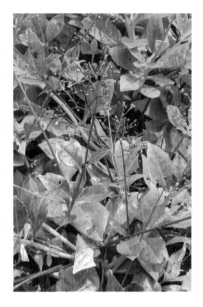
henz mbaw, yiengh song diuz nga faennga, nga
iq roxnaeuz goek gaenqva cungj miz baubenq; va
iq, song singq, saek damhaeujhoengz; va'ngoz
2 dip, caeux doek; limqva 5 dip, yiengh gyaeq
dauqdingq roxnaeuz luenz raez; nyiuzboux 10
diuz doxhwnj; rongzceh lumj aen giuz, saeuva
yiengh sienq, gyaeuj saeu dek 3 riz laeg, byai
iet ok rog cix loq vangoz. Mak miz dip lumj aen
giuz, sug le saek monghenjgeq; ceh lai, saeq iq,
benj, yiengh giuz benj, saek ndaem miz rongh,
biujmienh miz sienqdiemj saeq.

【Faenbouh】Guek raeuz dingzlai digih cungj canj. Gvangjsih cujyau faenbouh
youq Vujmingz、Majsanh、Nanzdanh、Gvanyangz、Hocouh、Bozbwz.

【Gipaeu gyagoeng】Cienz bi ndaej gipaeu, swiq seuq, yungh singjsien
roxnaeuz dak sauj.

【Go yw singqhingz】Rag yiengh luenzsoem roxnaeuz raez lumj aen
lwgrok, faennga roxnaeuz mbouj faennga. Dingjbyai miz ganjfaex canzlw; saek
monghenjgeq, miz riz nyaeuq soh nem riz ragmumh doedhwnj lumj diemj; cawz
gij naeng rog bae, caemhcaiq naengj gvaq le biujmienh dwg saek monghenj buenq
rongh, miz riz ragmumh lumj diemj caeuq riz raiz nyaeuqsuk, mumjgyumq yawj
ndaej raen baihndaw miz baenz nyup sienqguenj lumj cenhveiz soh; caet geng, nanz
eujraek; gij mienhcab mbouj caengz gyagoeng haenx bingzrwd, gij mienhcab gaenq
gyagoeng de yienh ok yiengh gok, cungqgyang ciengz miz hoengq hung. Heiq noix,
feih cit, loq mizdi niu.

【Singqheiq】Van, bingz.

【Goengnaengz】Bouj haw, doeng lohheiq、lohhaeux, diuz lohheiq. Yungh
bae yw heiqnyieg, oksiq, gyaeujngunh, baenzae, gag okhanh、ok hanhheu,
dawzsaeg mbouj diuz, roengz begdaiq, gwn noix, binghbwtlauz aelwed, mehmbwk
naenghndwen raemxcij mboujgaeuq.

【Yunghfap yunghliengh】Gwn: Cienq raemx 30~60 gwz. Rogyungh: Habdangq soqliengh, dubsoiq baeng gizdeng.

【Anqlaeh wngqyungh】

(1) Yw hawlauz baenzae: Gocaenghnaengh, gogeuhbyagek, rag vagimngaenz, dangznae gak 30 gwz, aeuq duzgaeq gwn.

(2) Yw ok hanhheu, gag okhanh: Gocaenghnaengh 60 gwz, 1 aen dungxmou, aeuq gwn.

(3) Yw dawzsaeg mbouj diuz: Gocaenghnaengh, ngaihmwnj gak 60 gwz, rag gomaedlaeh aeuj 30 gwz, cienq raemx gwn.

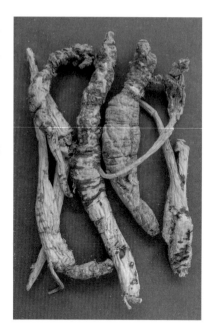

Faenzsenjfa

【Laizloh】Dwg gij ceh senzvahgoh doenghgo faenzsenjfa.

【Hingzyiengh】Dwg caujbwnj geiqseng. Ganj doxgeuj, saek henj, gwnz de miz haujlai rag geiqseng. Mbaw mbang iq, mbaw yiengh gyaep, lumj aen gyaeq samgak. Va song singq, dingzlai dwg baenz nyup maj; baubenq iq, yiengh gyaep; va'ngoz lumj aen cenj, youq gyaengh cungqgyang doxroengz lienzhab, gep dek 5 riz, yiengh samgak, byai ngoemx; roujva saek hau, lumj aenhuz, dek baenz 5 riz feuz, gep dek yiengh samgak lumj aen gyaeq yiengq baihrog fanjeuj, goek aendoengz roujva miz 5 gep gyaep, yiengh luenz raez, byai caeuq henzbien yiengh raemxlangh; nyiuzboux 5 diuz, seiva dinj, ywva loh ok rog roujva; vahmeh 2 diuz, naeng sim hab maj, rongzceh gaenh aen giuz. Mak miz dipgaenh aen giuz, loq benj, ca mbouj lai deng gij roujva sukyouq de humx dwk, aenmak geq seiz seiqhenz dek caezcingj.

【Faenbouh】Cujyau canj youq Liuzningz、Gizlinz、Hozbwz、Hoznanz、

Sanhdungh、Sanhsih、Gyanghsuh.
Gvangjsih daihbouhfaenh digih
miz faenbouh.

【Gipaeu gyagoeng】Youq
mwh cehfaen cingzsug le, caeuq
gij doxgaiq geiqjseng itheij gvej
roengzdaeuj, dak sauj, dwk aeu
ceh, yungh aen raeng congh saeq
de dawz faenzsenjfa sai okdaeuj,

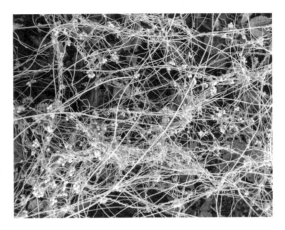

cawzbae gij byak roxnaeuz gij labsab wnq seuq bae couh ndaej lo.

【Go yw singqhingz】Cehfaen loih yiengh luenz roxnaeuz luenz gyaeq, diuz
sienq laj dungx mingzyienj, song biengj ciengz mboep, gij cizging raez 1.4~1.6
hauzmij, gij cizging dinj 0.9~1.1 hauzmij; saek cazmong roxnaeuz saek hoengzhenj;
gij ndwceh gaenh yiengh luenz, youq gwnz dingj ceh; naengceh gig geng, mbouj
yungzheih deksoiq, cawz bae naengceh yawj ndaej raen cungqgyang dwg aen
rongzceh baenqgienj 3 gvaengx, cijrongz lumj mozciz longz, youq seiqhenz
rongzceh. Heiq noix, feih loq haemz, saep.

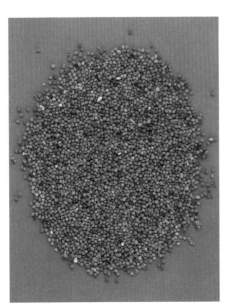

【Singqheiq】Manh, van, bingz.

【Goengnaengz】Diuz lohhaeux
lohraemx, siu ndat cawz caep. Yungh bae
yw hwetin, yangzveij, rangjlwg mbouj
ndaej; hozhat haenq, nyouhniuj, nyouhlwed,
oksiq, rongzdai gyod.

【Yunghfap yunghliengh】Gwn:
Cienq raemx, 6~15 gwz; roxnaeuz haeuj
ywyienz、ywsanq. Rogyungh: Habdangq
soqliengh, cauj nienj baenz mba diuz oep
gizdeng.

【Anqlaeh wngqyungh】

(1) Bouj heiqmak, cangq lohyiengz,

wng cingsaenz, hawj hwetdin mbaeu: Faenzsenjfa 500 gwz (swiqseuq, laeuj cawj goenj, guh baenz bingj, ring sauj), fuswj (bauqguh) 120 gwz, caez nienj baenz naed, aeu laeuj gyaux guh baenz ywyienz, lumj naed duhheu hung, moix baez gwn 50 naed, laeuj soengq gwn.

(2) Yw hwetin: Faenzsenjfa (laeuj cimq), ducung (cawzbae naeng, cauj goenq gij sei) daengj faenh, nienj mienz, aeu maenzndoi gyaux guh baenz ywyienz, lumj naed duhheu hung, moix baez gwn 50 naed, laeujgyu roxnaeuz danggyu soengq gwn.

(3) Yw binghnaenghau: Faenzsenjfa 9 gwz, cimq haeuj 95% ywraemx yezcunz 60 hauzswngh, 2~3 ngoenz le aeu raemx led gizdeng, moix ngoenz cat 2~3 baez.

Gohazsien

〖Laizloh〗Dwg gij rag lumj ganj senhmauzgoh doenghgo gohazsien.

〖Hingzyiengh〗Caujbwnj. Rag lumj ganj gaenh yienghj luenz saeu; rag faex ciengz baenznyup maj, rag baenz noh, miz raiz vang lumj gengx; ganj gwnz namh mbouj mingzyienj. Mbaw youq goek maj; mbaw yiengh sienq, lumj sienq bihcinhhingz roxnaeuz bihcinhhingz, raez 10~45 lizmij. Gvangq 5~25 hauzmij, byai raez ciemh soem, iet roengz laj goek baenz gaenq. Ganj va gig dinj, dingzlai dwg yo youq gaenqmbaw gyaengh goek lumj faek, hix miz bwn; baubenq bihcinhhingz, mozciz, miz bwnhenj; valup baenznyup lumj liengj, doengciengz miz 4~6 duj va; va saek henj, gyaengh laj vadoengz sienqhingz, gyaengh gwnz dek 6 riz, mbaw dek bihcinhhingz, mbiengjlaeng lwnz baihrog miz bwnnyungz sanq maj; nyiuzboux 6 diuz; gyaeuj saeu miz 3 riz dek, rongzceh gaeb raez, byai miz bak raez, miz bwn cax. Aen makieng gaenh yiengh lwgrok, byai miz bak raez.

〖Faenbouh〗Cujyau canj youq Swconh、Gvangjdungh、Gvangjsih、Yinznanz、Gveicouh. Gvangjsih cujyau faenbouh youq Yungjfuz、Gvanyangz、Hocouh、Dwngzyen、Bingznanz、Gveibingz、Yungzyen、Yilinz、Bozbwz、Sangswh、Nanzningz、Sanglinz、Majsanh、Lungzcouh、Lungzanh、Lozyez、Nanzdanh、Lozcwngz daengj.

【Gipaeu gyagoeng】Senj ndaem ndaej 2 bi le, youq 10 nyied gomiuz laemx le daengz seizcin caengz fatngaz gaxgonq mbaet sou, mwh sou wngdang cienzbouh vat ok gij rag lumj ganj, saeuj seuq gij namh bae, cawz gij mbaw canzlw caeuq ragmumh, dak sauj.

【Go yw singqhingz】Rag lumj ganj gaenh yiengh luenz saeu, loq vangoz, raez 3~10 lizmij, cizging 4~8 hauzmij; saek ndaemhenjgeq roxnaeuz cazhenjgeq, cocat, miz riz mieng soh caeuq raiz nyaeuq vang caeuq rizrag co lumj congh iq; caet geng youh byot, yungzheih eujraek, mienhgoenq loq bingz, loq baenz gok yiengh, saek damhhenj roxnaeuz cazhenjgeq, giz gaenh cungsimbsaek haemq laeg, lij miz aen gengx saek laeg ndeu. Heiq loq rang, feih loq haemz, manh.

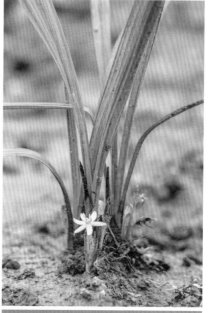

【Singqheiq】Manh, ndat, miz doeg.

【Goengnaengz】Bouj makyiengz, doeng lohlungz, gyaep heiqrwix, diuz lohraemx, cawz caepdoeg. Yungh bae yw yangzveij, nyouh yaet; dungx in, hwetin, nyinzbingh, dawzsaeg mbouj diuz, deng laemx deng dub sieng in, fungcaep ndok in,

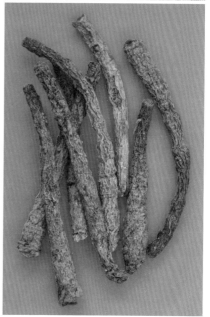

dungxbouq gyoet in, hwet ga indot, ndoknyinz in dot, ga laj hwnjgeuq, gwnghnenzgiz cunghhozcwng.

【Yunghfap yunghliengh】Gwn: Cienq raemx, 5~15 gwz; roxnaeuz haeuj ywyienz、ywsanq; roxnaeuz cimq laeuj. Rogyungh: Habdangq soqliengh, dubsoiq baeng gizdeng.

【Anqlaeh wngqyungh】

(1) Yw yangzveij, rwz okrumz: Gohazsien、rag govengj caeuq makvengj gak 15 gwz, aeuq noh gwn.

(2) Yw ndangnaiq baenzae: Gohazsien guh baenz ywyienz, moix naed hamz gohazsien ndip 4~5 gwz, moix baez gwn 1~2 naed, moix ngoenz gwn 3 baez.

(3) Yw haexlwed, hujdoeg, ndangfoeg mbouj miz yienzen, boux najsaek ndaem: Gohazsien mbouj guenj geijlai (lienz rag aeu) cienq gwn, laeuj soengq gwn; roxnaeuz aeu yw ndip dub yungz baeng gizdeng. Boux miz nong de boed, boux mbouj miz nong de siu.

Yazgyanghgez

【Laizloh】Dwg gij rag lumj ganj hugezgoh doenghgo go yazgyanghgez.

【Hingzyiengh】Rag lumj ganj maenghcangq, miz gepgyaep lumj diuz sienq saek cazhoengz maeddeih. Mbaw yiengh ndeu, baenz nyumq maj baenz gij nyup sang lumj aendoengz luenz; mbaw raez 80~140 lizmij, byai ciemh soem, cungqgyang doxroengz ciemh gaeb, hoeng gaenh gyaengh goek youh menhmenh bienq gvangq, cungqgyang doxhwnj lumj fwed dek laeg, yiengq baihlaj dek baenz gij yiengh raemxlangh, song mbiengj wenj mbouj miz bwn, henzmbaw caezcienz; Meg mbaw lumj muengx, song mbiengj yienhda, ndaw congh muengx miz meg iq dandog roxnaeuz faenca. Aen daeh bauhswj maj youq giz

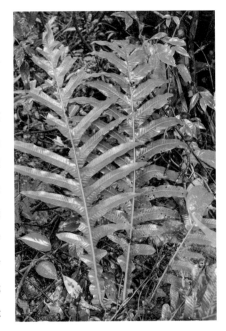

meg iq gyauca, moix doiq meghenz ndawgyang miz hangz ndeu, yiengh luenz roxnaeuz doengciengz riengz lwnz daihsam meg iq gya raez, mak geq seiz yiengh sienq goenq; mbouj miz fadaeh. Bauhswj yiengh luenz raez, rog bauhswj miz oen iq roxnaeuz gij riz raiz lumj gaiq nok iq.

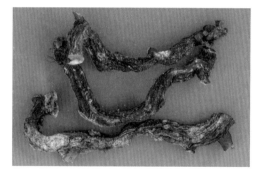

【Faenbouh】Cujyau canj youq Gvangjdungh、Fuzgen. Gvangjsih cujyau faenbouh youq Bingznanz、Bwzliuz、Luzconh daengj.

【Gipaeu gyagoeng】Vat ok gij rag lumj ganj, swiq seuq namh, yungh singjsien; roxnaeuz aeu feiz ruemx gvet bae gyaep bwn roxnaeuz gvet gij bwnnyungz caeuq naeng rog gaiq baubeuq iq, gaiq baenz ndaek hung, swiq seuq le naengj cug, dak sauj le bauz baenz gaiq mbang couh ndaej lo.

【Go yw singqhingz】Rag lumj ganj yiengh luenzsaeu, biujmienh miz gij gyaep unq yiengh diuz bihcinhhingz maeddeih, giz gep gyaep doek yienh ok sek henjgeq, miz diuz saenqmieng soh hung iq mbouj doengz caeuq raiz iq; gatmiemh saek henjgeq, diuzsaeu cungqgyang faendaej yiengh diemj baiz baenz loih yiengh luenz. Heiq gig noix, feih haemz.

【Singqheiq】Haemz, ndat.

【Goengnaengz】Bouj mak, maengh ndoknyinz, doeng lohlungz, cij in. Yungh bae yw oksiq, hwetin, fungcaep ndokin, funghuj eujin, genga unqnywenx, rwzokrumz, rwznuk, nyouhdoekcongz, ndokraek, gyaeujndoqmbangq.

【Yunghfap yunghliengh】Gwn: Cienq raemx, 10~30 gwz; roxnaeuz haeuj ywyienz、ywsanq. Rogyungh: Habdangq soqliengh, dubsoiq oep gizdeng, hix ndaej cimq laeuj cat.

【Anqlaeh wngqyungh】

（1）Yw mak haw hwet in, fungcaep ndokga in: Yazgyanghgez、mbaw sanggeiqseng gak 15 gwz, gocinzgyauh、lwglazbyaj gak 9 gwz, cienq raemx gwn.

（2）Yw mak haw oksiq nanz mbouj ndei: Yazgyanghgez、maenzndoi gak 15 gwz, bujguzswj 9 gwz, vujveiswj 6 gwz, cienq raemx gwn.

(3) Yw nyouhdwkcongz: Yazgyanghgez 500 gwz, gyu 50 gwz, raemx 2.5 hauzswngh. Sien raix raemx roengz doengh aen dajcaeng bae, caiq gya gyu roengzbae, gyaux yinz, caj yungz le dwkroengz Yazgyanghgez bae, cimq 12 diemj cung le menh iengj, nienj baenz mba. Moix haemh ninz gaxgonq aeu raemxgyu heuz gwn 0.3 gwz.

Raetngaenz

【Laizloh】 Dwg gij saeddaej yinzwjgoh raetngaenz.

【Hingzyiengh】 Saeddaej cingh saek hau, gyauhciz, buenq ronghdaeuq, youz gij haujlai limqva youh hung youh mbang haenx gapbaenz, singjsien seiz unq, hawq le sousuk. Diuz rap gaenh yiengh giuz, soh doxgek. Bauhswj mbouj miz saek, wenj, yaek lumj giuz.

【Faenbouh】 Cujyau canj youq Swconh、Gveicouh、Yinznanz、Fuzgen、Huzbwz、Anhveih、Cezgyangh、Sanjsih、Daizvanh. Gvangjsih gak dieg cungj ndaem miz.

【Gipaeu gyagoeng】 Cienz bi cungj ndaej gipaeu, dak sauj.

【Go yw singqhingz】 Cungj saeddaej neix youz lai dip daengz 10 lai dip limqva youh mbang youh nyaeuq haenx gapbaenz, lumj vagut, vamaujdanh roxnaeuz aendomq, cizging 3~15 lizmij, saek hau roxnaeuz saek henj damh, biujmienh wenj, miz rongh, goekndw henjgeq; baenz gok, geng youh byot; cimq raemx bongz hwnj; miz ienggyau. Heiq noix, feih cit.

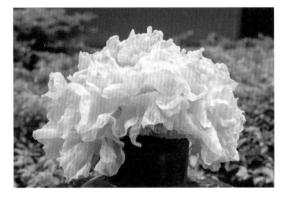

【Singqheiq】 Van, bingz.

【Goengnaengz】 Doeng lohheiq, bouj haw, ciengx yaem nyinh sauj. Yungh bae yw bingh le

ndang haw, baenzae, dawzsaeg oklwed
mboujdingz, haexgaz, hozhat haenq,
hezyaz sang, heiq haw.

【Yunghfap yunghliengh】Gwn:
Cienq raemx, 3~15 gwz; roxnaeuz
aeuq dangznae, aeuq noh gwn.

【Anqlaeh wngqyungh】

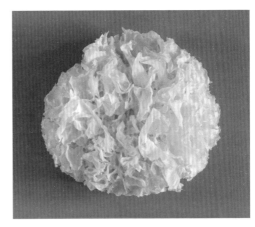

(1) Yw bingh ndat sieng raemx,
hozhat yinx ndoet: Aeu raetngaenz、
nywjsiujvanz gak 10 gwz, rag go'em 15 gwz, cienq raemx le, lawh bae yw nyaq, gwn
dang, gwn raetngaenz, moix ngoenz 1 baez.

(2) Yungh bae yw bingh'aiz fangliuz、valiuz seizgeiz: Raetngaenz 12 gwz,
gocaekmbaw 45 gwz, dangjsinh, vangzgiz gak 30 gwz, caez cienq raemx, cawz bae
yw nyaq、aeu raetngaenz, haeuxlidlu、haeuxsan gak 30 gwz, cawj souh gwn, moix
ngoenz 1 fuk. Fangliuz、valiuz ywbingh geizgan ciengzgeiz gwn, fuengz bwzsibauh
doekdaemq.

(3) Yw yienzfat hezyaz sang: Raetngaenz 10 gwz, meiqhaeux, raemx gak 10
hauzswngh, gyaeqgaeq 3 aen (sien cawj cug cawzbae byuk), yungh feiznumq aeuq
dang, gwn raetngaenz caeuq gyaeqgaeq (moix ngoenz 1 aen), caemhcaiq gwn dang.

Makhoengzcauj

【Laizloh】Dwg aenmak sujlijgoh doenghgo gohoengzcauj.

【Hingzyiengh】Go faexcaz roxnaeuz siuj gyauzmuz. Ganj faen nga raez、
nga dinj caeuq nga moq, saek aeujhoengz roxnaeuz saek monghenjgeq. Dan mbaw
doxdoiq maj; miz 2 diuz oen mbaw dak, oen raez co soh, oen dinj vangoz roengzlaj;
mbaw lumj ceij, yiengh gyaeq, yiengh gyaeq luenz raez, raez 3~7 lizmij, gvangq
2~4 lizmij, byai luenz ngoemx roxnaeuz luenz, miz gyaeuj soem iq, goek miz di

ngeng gaenh yiengh luenz, henz mbaw miz di faenzgawq saeq, gwnz mbaw saek henjloeg, laj mbaw saek damhloeg, goek maj ok 3 diuz meg. Va saek henjloeg, song singq, maj youq goekmbaw gyoebbaenz valup lumj liengj; va'ngoz dek 5 riz, gep dek yiengh gyaeq samgak, limqva 5 dip, yiengh gyaeq dauqdingq, goek miz nyauj; nyiuzboux 5 diuz, caeuq limqva doiq maj, maj youq vabuenz henzbien; vabuenz na, baenz noh, yiengh buenz luenz, 5 riz dek; rongzceh 2 aen, caeuq vabuenz hab maj. Aen miz haed yiengh luenz raez roxnaeuz yiengh aen gyaeq raez, sug le saek hoengz, doeklaeng bienq aeujhoengz; ndaw mak naeng baenz noh, na, feih diemz; ngveih song gyaeuj raeh soem.

【Faenbouh】Cujyau canj youq Hoznanz、Sanhdungh、Hozbwz、Sanhsih、Swconh、Gveicouh hix miz. Gvangjsih gak dieg cungj ndaem miz.

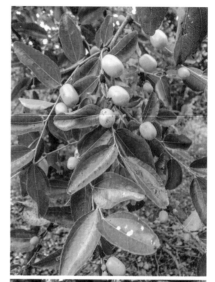

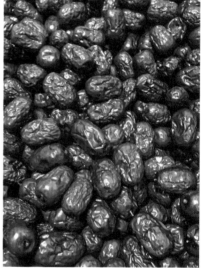

【Gipaeu gyagoeng】Seizcou aen mak sug le gipsou, gip bae gij labcab de, dak sauj roxnaeuz ring sauj naeng unq, dak sauj.

【Go yw singqhingz】Aenmak yiengh luenz raez roxnaeuz yiengh giuz, raez 2~3.5 lizmij, cizging 1.5~2.5 lizmij; saek amqhoengz, loq daiq rongh, miz raiz nyaeuq mbouj gvicaek. Goek mboep, miz gaenqmak dinj; naengmak baihrog mbang, naengmak ndawgyang saek cazhenj roxnaeuz saek henjgeq, baenz noh, unqnem, gij dangz gig lai, gij youz gig unq; ngveihmak lumj lwgrok, song gyaeuj raeh soem, geng. Heiq loq rang, feih diemz.

【Singqheiq】Van, raeuj.

【Goengnaengz】Bouj heiq, bouj lwed, an saenz, diuz lohhaeux. Yungh bae yw heiqhaw, oksiq, ninz mbouj ndaek, ok hanhheu, ok hanhlai, gwn noix, mehmbwk simfanz.

【Yunghfap yunghliengh】Gwn: Cienq raemx, 6~15 gwz.

【Anqlaeh wngqyungh】

(1) Bouj heiq: Makhoengzcauj 10 aen, cwngq unq cawzbae ngveih, boiq yinzcinh 3 gwz, baengz suek, yo ndaw rek haeux naengj yungz, dub yungz baenz ywyienz, lumj naed lwgyienz hung, ngoenz caet bet naed.

(2) Yw gij bingh naengnoh aeuj mbouj dwg hezsiujbanj gemjnoix yinxhwnj: Makhoengzcauj, moix baez 10 aen, ngoenz 3 baez, daengz naengnoh aeuj cienzbouh siu bae cij sat.

(3) Yw hozhat haenq: Makhoengzcauj noh 15 gwz, ganhcauj (hawq)、ngveih makgingq、vuhmeiz gak 30 gwz, daem yungz, guh baenz ngveih ywyienz lumj aen makcauj nei. Gamz gwn, daeuj nyinhbak.

Lwgraz

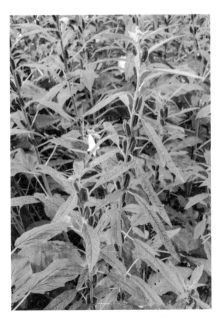

【Laizloh】Dwg gij ceh huzmazgoh doenghgo lwgraz.

【Hingzyiengh】Caujbwnj. Ganj yiengh saeu seiq limq, gok limq doed ok, miz bwn'unq dinj. Mbaw doiq maj, roxnaeuz gij mbaw gyaengh gwnz ganj doxdoiq maj; mbaw yiengh gyaeq, luenz raez roxnaeuz bihcinhhingz, raez 5~15 lizmij, gvangq 1~8 lizmij, byai gip soem roxnaeuz ciemh soem, goek yiengh limx, henz mbaw wenj, miz faenzgawq roxnaeuz gij mbaw gyaengh laj ganj miz 3 riz dek feuz. Va dan maj, roxnaeuz 2~3 duj maj youq laj goek gaenqmbaw; va'ngoz loq doxhab maj, saek loeg, miz 5 riz dek, gep dek bihcinhhingz, miz bwn'unq; roujva lumj aen doengz, yiengh naengbak, saek hau, miz gij raiz saek aeuj roxnaeuz saek henjhau, gep dek luenz,

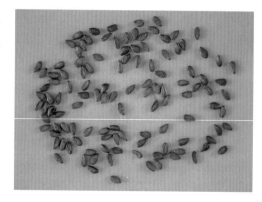

baihrog miz bwn'unq; nyiuzboux 4 diuz, maj youq aendoengz laj goek roujva, ywva saek henj; nyiuzmeh 1 diuz, naeng sim 2 gaiq, rongzceh yiengh luenzliem. Mak miz dip yiengh luenz raez, miz 4 limq roxnaeuz 6、8 limq, soh dek, cogeiz saek loeg, mak geq le saek henjndaem, miz bwn'unq dinj.

〔Faenbouh〕Cujyau canj youq Sanhdungh、Hoznanz、Huzbwz、Swconh、Anhveih、Gyanghsih、Hozbwz. Gvangjsih gak dieg cungj ndaem miz.

〔Gipaeu gyagoeng〕8~9 nyied aenmak saek ndaem seiz gipaeu, gvej aeu daengx go nywj, dak sauj, cawz bae gij labcab, caiq dak sauj.

〔Go yw singqhingz〕Ceh yiengh benj luenz, gyaeuj ndeu loq luenz, lingh gyaeuj soem, raez 2~4 hauzmij, gvangq 1~2 hauzmij, na daih'iek 1 hauzmij; rog biujmienh ndaem, bingzraeuz roxnaeuz miz muengx nyaeuqsuk, cuengq youq laj gingqcuengqhung ndaej raen miz gij doxgaiq lumj nok iq doed hwnj, henzbien bingz roxnaeuz yiengh limq, byai soem miz cehndw yiengh diemj saek caz; naeng ceh lumj ceij mbang; ndaw cehbei saek cijhau, baenz noh, suek youq cehbei baihrog baenz caengz mbang ndeu; cehbei haemq fatdad, daengjsoh, mbaw iq 2 mbaw, saek hau, gig miz youz. Heiq loq nyieg, feih cit, nyaij de miz heiq hom.

〔Singqheiq〕Van, bingz.

〔Goengnaengz〕Bouj lwed, bouj haw, diuz lohlungz, lohhuj, ik cing, doeng lohhaeux. Yungh bae yw gyaeuj ngunh da raiz, rwzokrumz, rwznuk, byoem hau caeux, fat bingh le byoem loenq, haexgaz, hwet naet ndok unq, naengnoh hawqsauj, mehmbwk cij noix, baeznong, baezfoeg, sizcinj, deng feiz coemh raemx goenj lod sieng, baezbangx.

【Yunghfap yunghliengh】Gwn: Cienq raemx, 10~30 gwz. Rogyungh: Habdangq soqliengh, cienq raemx swiq roxnaeuz dubsoiq baeng gizdeng.

【Anqlaeh wngqyungh】

(1) Yw haexnyouh mbouj doeng: Lwgraz 15 gwz, raemx goenj cung gwn, roxnaeuz yungh 50 gwz raemx goenj dungxbyouq gwn.

(2) Yw ae: Lwgraz 30 gwz, caez daem yungz, cienq raemxgoenj cung gwn 15 gwz, haethaemh gak gwn 1 baez.

(3) Yw bwn'gyaeuj hau caeux, bwn'gyaeuj loenq lai: Lwgraz, soujvuh gak daengj faen, nienj baenz mba, guh baenz ywyienz gwn, moix baez gwn naed ndeu, ngoenz gwn 3 baez, lienz gwn geij ndwen.

Saebndengx

【Laizloh】Dwg gij rag dougoh doenghgo go saebndengx.

【Hingzyiengh】Go faexcaz buenq. Nga oiq miz bwn'unq dinj daek henj. 3 mbaw doxdaeb maj; mbaw iq gwnz byai gig dinj bihcinhhingz gvangq, raez 6~20 lizmij, gvangq 2.5~9 lizmij, byai ciemh soem, miz soem dinj, goek mbaw soem lumj limx, gwnz mbaw yaek mbouj miz bwn, laeng mbaw swnh megmbaw miz bwn'unq henj, goek ok miz 3 diuz meg; baihhenz mbaw iq haemq iq, ngeng, goek ok 2 diuz meg; gaenqmbaw miz fwed gaeb, miz bwn'unq dinj. Valup baenz nyumq maj youq laj goek gaenqmbaw, va lai youh deih, diuzsug va caeuq gaenqva cungj maj miz bwn'unq dinj deih saek henjdamh; va'ngoz lumj cung, miz 5 diuz faenzgawq,

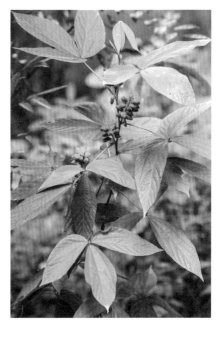

bihcinhhingz, diuz faenzgawq ceiq baihlaj haenx haemq raez, baihrog miz bwn; roujva saek hoengzaeuj; nyiuzboux 10 diuz, song aen ndang; rongzceh miz bwnsci. Mak miz dip yiengh luenz raez, saek henjgeq, miz bwn'unq dinj.

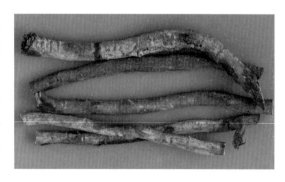

【Faenbouh】Cujyau canj youq Gvangjdungh、Haijnanz、Yinznanz、Swconh、Fuzgen、Daizvanh daengj. Gvangjsih gak dieg cungj miz faenbouh.

【Gipaeu gyagoeng】Seizcou gipaeu rag, saeuj seuq gij namh, dak sauj.

【Go yw singqhingz】Rag haemq coekmaengh, dingzlai miz faennga; saek caznding, heiq hom haemq naekna, miz di naeng vang raez doed hwnj caeuq raiz nyaeuqsuk, gaenh dingj ciengz baenz yiengh mbaq luenz, mbiengj baihlaj raen miz riz rag; maenh nyangq, mbouj yungzheih eujraek; ndaw naeng mienhduenh saek cazhoengz, duenh faex gvangq, miz raiz saeq lumj byoq ok seiqfueng. Heiq rang haemq naekna, heiq loq van, saep.

【Singqheiq】Van, bingz.

【Goengnaengz】Bouj haw, maengh ndoknyinz, diuz lohlungz, giep fungdoeg, cawz caepdoeg. Yungh bae yw hwet in, buenqndang gyad, yangzveij, fungcaep ndok in, ok hanhheu, ok haih lai, dungxraeng, gwn noix, heiq haw ga foeg.

【Yunghfap yunghliengh】Gwn: Cienq raemx 15~30 gwz. Rogyungh: Habdangq soqliengh, muh raemx cat roxnaeuz nienj baenz mba diuz oep gizdeng.

【Anqlaeh wngqyungh】

(1) Yw menhsingq hwet in: Saebndengx, gaeuluzsonj, ducung gak 15 gwz, cienq raemx gwn.

(2) Yw yangzveij: Saebndengx 15 gwz, cimq laeuj gwn.

(3) Yw dengsieng oklwed: Saebndengx, nienj baenz mba saj youq gizdeng.

Coenggep

【Laizloh】Dwg daengx go sizsongoh doenghgo coenggep.

【Hingzyiengh】Caujbwnj lai bi maj, sang 20~45 lizmij; miz gij heiq haenq daegbied. Rag ganj vang youq gwnz namh, gij ganjgyaep gaeb yiengh luenz liem, baenz nyup maj, naeng

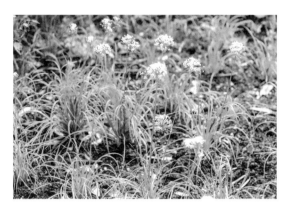

rog miz senhveiz lumj muengx, saek henjgeq. Mbaw daj goek maj; mbaw yiengh diuz, benjbingz, raez 15~30 lizmij, gvangq 1.5~7 hauzmij. Cungjbau 2 riz dek, beij valup dinj, sukyouq; valup lumj liengj baenz nyup maj roxnaeuz yiengh giuz, va lai; gaenqva beij va raez 2~4 boix; miz baubenq; va saek hau roxnaeuz loq daiq saek hoengz; va gep 6 dip, yiengh gyaeq gaeb daengz bihcinhhingz raez, raez 4.5~7 hauzmij; seiva youq goek va hab maj caemhcaiq caeuq va doxdiep, gij raez seiva dwg va gep 4/5, liem lumj samgakhingz; rog rongceh ciengz miz nok iq doedhwnj. Aenmak miz dipmak yiengh simdauqdingq.

【Faenbouh】Daengx guek gak dieg gvangqlangh dajndaem.

【Gipaeu gyagoeng】Cawz gij labcab bae, yungh singjsien roxnaeuz dak sauj.

【Go yw singqhingz】Ndip miz gij heiq hom daegbied, ganjgyaep baenz nyup maj, yiengh gaenh luenzsaeu. Mbaw youq laj goek maj; mbaw gaeb raez youh soem, baenz diuz, benjbingz, saedsim, raez 20~45 lizmij, gvangq 1.8~9 hauzmij, song mbiengj caeuq bienmbaw bingzraeuz. Va gyaeuj yiengh luenzsaeu, ciengz miz 2 diuz limq soh, sang 25~50 lizmij, gyaengh laj mbaw miz faekmbaw; Gij valup lumj liengj yiengh buenq aen giuz roxnaeuz gaenh yiengh giuz, va hau; va gep ciengz miz meggyang saek loeg roxnaeuz henjloeg. Mbaw hawq raez 20~40 lizmij, saek henj daengz saek henjgeq; rag lumj ganj dinjdet, ngeng maj; ganjgyaep baenz nyup maj, yiengh luenzsaeu, dek le yiengh cenhveiz. Mbaw nyaeuqsuk, mbebingz le yienh yiengh bingzbenj, gvangq

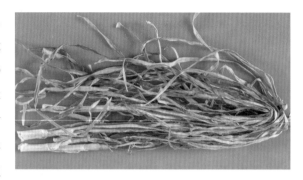

1.5~8 hauzmij, byai ciemh liem, song mbiengj saek henjmong daengz saek henjgeq. Vadingz yiengh luenzsaeu, loq beij mbaw raez, ciengz miz 2 diuz limq soh. Heiq rangfwtfwt, feih cit.

〖Singqheiq〗Feih manh, van, raeuj.

〖Goengnaengz〗Baiz nitdoeg, bouj makhaw, diuz lohhaeux, diuz lohlungz. Yungh bae yw yangzveij, laeuhrae, gwn mbouj siu, ok hanhheu, ok hanh lai, dawzsaeg oklwed lai, deng laemx deng dub sieng, bingh in, oklwed mbouj dingz.

〖Yunghfap yunghliengh〗Gwn: 15~30 gwz (yungh singjsien 60~120 gwz), cienq raemx gwn; roxnaeuz dubsoiq aeu raemx gwn、cawj souh、cauj cug、guh geng. Rogyungh: Habdangq soqliengh.

〖Anqlaeh wngqyungh〗

(1) Yw yiengz haw mak nit, yangzveij; roxnaeuz hwet naet gyaeujhoq in, fangzhwnzloq laeuhrae: Coenggep hau 24 gwz, nohhuzdauz (cawzbae naeng) 6 gwz, caeuq youz lwgraz cauj cug, moix ngoenz gwn, lienzdaemh gwn 1 ndwen.

(2) Yw aek in, ndaw sim gip in lumj fagcuenq, mbouj ndaej ngaem gyaeuj ngiengx gyaeuj, hanh gag lae ok, roxnaeuz gwn laenghwet in dot, yw mbouj ndei roxnaeuz yaek dai: Mbaw coenggep roxnaeuz rag byaekgep 2500 gwz geuj aeu raemx, hawj bouxbingh gwn di he, sikhaek rueg gij lwed rwix ndaw aek okdaeuj.

(3) Yw vunzhung ok hanhheu, foeg roxnaeuz linzbah gezhwz: Coenggep caeuq nohgienq (daepmou roxnaeuz daepyiengz hix ndaej) itheij cawj gwn dang.

Gocaekmbaw

【Laizloh】Dwg gij bouhfaenh gwnznamh huzluzgoh doenghgo gocaekmbaw.

【Hingzyiengh】Caujbwnj benz doxhwnj. Ganj saeq nyieg, faennga lai, miz limq raez caeuq riz ruq. Mbaw doxdoiq maj; raggienj saeq, 2 nga; mbaw mozciz roxnaeuz lumj ceij, yiengh lumj nyauj roeg, mbaw iq ciengz miz 5~7 dip, yiengh gyaeq luenz raez roxnaeuz

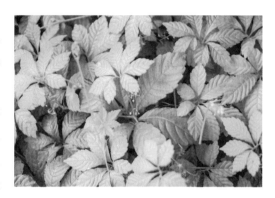

yiengh gyaeq bihcinhhingz, byai mbaw gip soem roxnaeuz dinj ciemh soem, goek mbaw gaeb, henz mbaw miz faenzgawq yiengh raemxlangh roxnaeuz faenzheuj yiengh heuj luenz, song mbiengj cungj miz bwn geng dinj. Gomeh goboux lingh go; vaboux dwg gij valup yiengh luenzliem, valup lai faennga, aen doengz va'ngoz gig dinj, dek 5 riz laeg, gep dek yiengh samgak; roujva saek damhheu, dek 5 riz laeg, gep dek yiengh gyaeq bihcinhhingz; nyiuzboux 5 diuz, vasei lienzhab saeuva; vameh dwg gij valup luenz liem, beij vaboux iq, va'ngoz, roujva cungj lumj vaboux; rongzceh lumj aen giuz, miz 5 duj vaboux dinj iq doiqvaq. Aenmak lumj aen giuz, sug le saek ndaem.

【Faenbouh】Cujyau canj youq Sanjsih、Ganhsuz、Cangzgyangh baihnamz daengj. Gvangjsih cujyau faenbouh youq Lingzsanh、Lungzcouh、Cingsih、Nazboh、Lungzlinz、Lingzyinz、Hozciz、Liujgyangh、Ginhsiu、Linzgvei、Lingzconh、Lungzswng.

【Gipaeu gyagoeng】Seizhah seizcou gipsou, swiq seuq, dak sauj.

【Go yw singqhingz】Gaenq saeq, saek monghoengz roxnaeuz saek amqhoengz, biujmienh miz raiz mieng soh, miz bwnnyungz gig cax. Mbehai le, mbaw doxdaeb, mbaw iq mozciz, gaenqmbaw miz bwn co; mbaw iq ngeng maj yiengh luenz raez roxnaeuz bihcinhhingz luenz raez, cungqgyang miz 1 mbaw haemq hung, raez 4~12 lizmij, gvangq 1~3.5 lizmij, byai ciemh liem, goek soem lumj limx, song

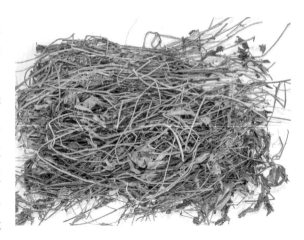

mbiengj miz bwn co, henz mbaw miz faenzgawq, byai faenzgawq miz oen. Aen mak, luenz lumj aen giuz, feih haemz, miz heiq haeu nywj.

【Singqheiq】Haemz, loq van, nit.

【Goengnaengz】Diuz lohlungz, lohhuj, cing hujdoeg, bouj haw. Yungh bae yw baenzae, heiq haw, lwed haw, gyaeujngunh, daraiz, binghdoegsingq ganhyenz, gizsing veicangzyenz, oksiq, ndang naiq rengz nyieg, ndanghaw, yezswj sang, menhsingq gi'gvanjyenz.

【Anqlaeh wngqyungh】

(1) Yw dwgrengz gvaqbouh sonjhaih, laeuhrae: Gocaekmbaw 15~30 gwz, cienq raemx gwn, ngoenz 1 fuk yw.

(2) Yw ae'ngab: Gocaekmbaw 30 gwz, sunghhyungz 20 gwz, swjyen、danhsinh gak 15 gwz, bwzbu、rinhaijfuzsiz gak 10 gwz, dingzliswj 8 gwz, gungh nienj baenz mba, faen baez raemx goenj cung gwn.

(3) Yw menhsingq cihgi'gvanjyenz: Gocaekmbaw dak sauj nienj baenz mba, gyan gwn, moix baez 3~6 gwz, ngoenz 3 baez.

Gyapfw

【Laizloh】Dwg gij gyap baihlaeng behgoh doenghduz duzfw Cunghvaz.

【Hingzyiengh】Ndang yiengh luenz raez roxnaeuz gaenh yiengh gyaeq. Gyaeuj soem, aenbak raez, bakdoed yiengh guenj dinj; conghndaeng youq baihnaj bakdoed, henzbien gwnzhangz lajhangz miz gyap geng gok, mbouj miz heuj, lwgda iq; gyaeuj, hoz ndaej cienzbouh suk haeuj ndaw

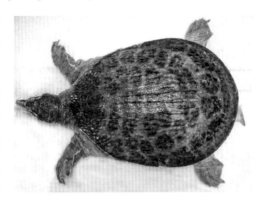

gyap bae. Gyap laj dungx gwnz dungx cungj mbouj miz gaiq banjgok cix miz naeng unq baenz gok, henzbien miz gij naeng unqnem haemq na. Gij naeng baihlaeng miz nok iq doed hwnj, baihlaeng cungqgyang loq doed hwnj. Ndoksaen 8 doiq, ndoksej 8 doiq, mbouj miz banj gumq, henzbien mbouj miz banjhenz doxlienz. Gij gep ndok baihlaeng mbouj cienzbouh bienqbaenz ndok. Gij ndoksej bangxaek caeuq banjsej doxhab, byai doed ok henz banjsej baihrog. Seiq ga haemq benj bingz, ga naj 5 lwg fwngz; baihndaw 3 lwg fwngz miz gij nyauj loh ok rog; baihrog mbiengj 2 lwg fwngz deng naeng gop cix mbouj loh ok rog, gij lwgfwngz、nyauj lwgdin galaeng miz bengh gig fatdad. Duzboux ndang loq benj cix rieng haemq raez, byai rieng loh youq henz gunz. Conghhaex dek soh.

【Faenbouh】Gvangjsih gak dieg cungj miz dajciengx.

【Gipaeu gyagoeng】Daengx bi cungj ndaej gaeb aeu, gaj dai le, dwk roengz ndaw raemx bae log daengz gij naeng ndongj gwnz gyap ndaej bok roengz, dawz okdaeuj, bok aeu gij gyap baihlaeng, cawz gij noh canzlw bae, dak sauj.

【Gij yw singqhingz】Yiengh luenz raez roxnaeuz yiengh gyaeq, baihlaeng doed hwnj, raez 10~15 lizmij, gvangq 9~14 lizmij, baihrog saek ndaem henjgeq roxnaeuz ndaemloeg, loq miz rongh, miz diuz riz raiz iq lumj aen muengx saeq nem diemj raiz saek monghenj roxnaeuz diemj raiz saek monghau, cungqgyang

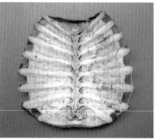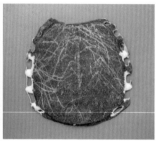

miz diuz limq soh ndeu, song mbiengj gak miz 8 diuz raiz gumz mboep swixgvaz dox doiq haenx, gij naeng baihrog doek le, ndaej raen gij geh doxciep yiengh faenzgawq; ndaw biujmienh saek hau, cungqgyang miz gij ndoksaen doedhwnj, ndokhoz yiengq ndaw gienj ut, song mbiengj gak miz 8 diuz ndoksej, iet ok henzbien; caet geng genq. Heiq loq sing, feih cit.

【Singqheiq】Van, ndaengq, bingz.

【Goengnaengz】Bouj yaem ik heiq. Yungh bae yw bingh yaem haw ndaw ndat, ndang nyieg, rongzva miz nok, dingzging, dawzsaeg lwed lae mbouj dingz.

【Yunghfap yunghliengh】Gwn: 15~30 gwz (ndip 150~250 gwz), aeuq gwn.

【Anqlaeh wngqyungh】

(1) Yw saimbwk ndang nyieg ndang byom: Gyapfw aen ndeu, aeu meiq bingj henj, gya haeuj huzvangzlenz 6 gwz, nienj baenz mba, gya ngaihsei cienq raemx gwn.

(2) Yw ndawsim ndawdungx foegdoeg lwed romz: Gyapfw 30 gwz (swiqseuq, meiqhaeux cimq hwnz ndeu, gwnz feiz bingj sauj, caiq cimq meiqhaeux caiq bingj sauj, ndaej gij gyapfw byot couh ndaej lo, nienj baenz mba mwnh), hujboz 3 gwz (dienj baenz mba mwnz), gogukgaeq 15 gwz (laeuj gyaux cauj), caez nienj mienz, banhaet moix baez gwn 6 gwz, dang hau diuz gwn.

(3) Yw senglwg gvaqlaeng hwnj romh deng rumz nit ci, oksiq caeuq begdaiq roengz: Danghgveih、vangzlenz、hingndip gak 60 gwz, vangzbwz raez 35 lizmij、 gvangq 10 lizmij, gwnzde haj yiengh yw cab saeq, aeu raemx 7 swngh daeuj cawj baenz 3 swngh, faen 3 baez gwn, moix ngoenz 3 baez.

Gocoengzlanz

【Laizloh】Dwg gij rag lumj ganj mauzgoh doenghgo gocoengzlanz.

【Hingzyiengh】Caujbwnj. Rag lumj ganj co soh, miz ganjbyaij saeq raez. Mbaw maj laj goek, doengciengz 4~7 gep; gaenqmbaw mbiengj gwnz miz cauz, mbiengj laj cungj miz bwn'unq dinj; mbaw bihcinhhingz luenz raez roxnaeuz gaenh luenz raez, raez 40~90 lizmij, gvangq 5~14 lizmij, mbang gvangq 5~14 lizmij, mbang lumj ceij, henz mbaw caezcienz, byai raez ciemh liem, miz diuz meg lumj beiz raek. Va nyup daj goek mbaw fat ok, ciengz dinj gvaq mbaw, miz bwn'unq raez saek henjmong maeddeih; Valup baenz nyumq suk dinj baenz yiengh gyaeuj, lumj aen giuz roxnaeuz lumj aen gyaeq, duiq doxroengz; baubenq yiengh gyaeq bihcinhhingz daengz bihcinhhingz, miz bwn; va saek henj; va dek baenz 6 limq, yiengh gyaeq luenz raez, byai ngoemx; nyiuzboux 6 diuz; diuz saeuva raez gvaq nyiuzboux, rongzceh yiengh giuz roxnaeuz gaenh yiengh giuz, miz bwn. Aenmak miz ieng gaenh yiengh giuz, saek hau.

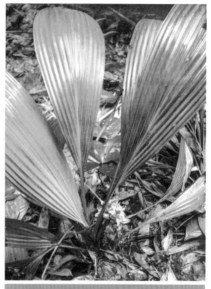

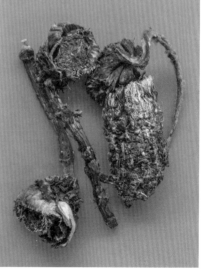

【Faenbouh】Cujyau canj youq Vaznanz digih、Sihnanz digih caeuq Fuzgen、

Gyanghsih、Daizvanh、Sihcang. Gvangjsih cujyau faenbouh youq Nazboh、Lungzanh、Sanglinz、Vujmingz、Lungzcouh、Fangzcwngz、Gveibingz、Ginhsiu、Sanhgyangh.

【Gipaeu gyagoeng】Seizhah seizcou vat aeu, cawzbae mbaw, swiq seuq, cab baenz gep, dak sauj.

【Go yw singqhingz】Rag lumj ganj coek na, baenz ndaek, saek ndaemhenjgeq, cocauq, louz miz goek mbaw caeuq haujlai riz ragmumh. Miz gij ganjbyaij raez saeq, ndaw ganjbyaij hothoh haemq raez, saek ndaem, nyaeuqsuk, giz hothoh lai miz ragmumh; ganjbyai caet byot, yungzheih eujraek, gatmienh saek ndaem. Heiq noix, feih loq haemz.

【Singqheiq】Manh, haemz, ndat.

【Goengnaengz】Bouj mak dienz cing, doeng lohlungz, gyaep heiqrwix, diuz lohraemx, cawz caepdoeg, vued lwed. Yungh bae yw baenzae, heiqngab, yangzveij, roengz begdaiq, ndang unq mbouj miz rengz, fungcaep ndok in, rongzva nit mbouj rangjlwg, dawzsaeg mbouj diuz, dawzsaeg mbouj diuz, dawzsaeg mboujdingz, deng laemx deng dub sieng in, laeuhrae.

【Yunghfap yunghliengh】Gwn: Cienq raemx, 6~12 gwz; roxnaeuz haeuj ywyienz, ywsanq.

Rogyungh: Habdangq soqliengh, nienj baenz mba diuz oep gizdeng.

【Anqlaeh wngqyungh】

(1) Yw mak haw yangzveij, laeuhrae: Gocoengzlanz、fuzbwnzswj、ngveih caeklekanz gak 15 gwz, lwgvengj、ngveihlidlu gak 12 gwz, cienq raemx gwn.

(2) Yw hwet ga unq, gen ga mbouj miz rengz: Gocoengzlanz 18 gwz, goducung 15 gwz, go faenzsenjfa、gosisaux gak 12 gwz, faenjswjdouz 9 gwz, cienq raemx gwn.

(3) Yw ndang haw begdaiq lai: Gocoengzlanz、govabeghab、rag sanhbwzcauj gak 15 gwz, bwzgoj、rag govengj gak 12 gwz, aeuq nohgaeq gwn.

Goducung

【Laizloh】Dwg gij byakfaex ducunggoh doenghgo goducung.

【Hingzyiengh】Gofaex gyauzmuz. Byakfaex saek monghenjgeq, cocauq, eujraek bengqhai miz lai diuz sei iq; nga oiq miz bwn saek henjgeq, doeklaeng bienq mbouj miz bwn, nga laux miz congh naeng. Dan mbaw doxdoiq maj; gaenqmbaw miz cauz, miz bwn raez sanq maj; mbaw yiengh

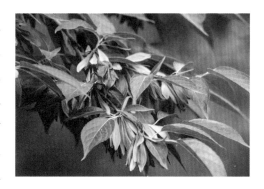

luenz raez, yiengh gyaeq roxnaeuz raez luenz, raez 6~15 lizmij, gvangq 3.5~6.5 lizmij, byai ciemh soem, goek luenz roxnaeuz yiengh limx, henzbien miz faenzgawq. Va dan singq, vaboux vameh mbouj doengz go; vaboux mbouj miz va, nyiuzboux mbouj miz bwn; vahmeh dan maj, aen rongzceh ndeu, byai dek 2 riz, gaenqrongzceh gig dinj. Makfwed benjbingz, raez yiengh luenz raez, byai dek 2 riz, goek yiengh limx, seiqhenz miz fwed mbang; makgeng youq cungqgyang, youq giz gaenqmak doxswnj miz hothoh.

【Faenbouh】Cujyau canj youq Gveicouh、Sanjsih、Huzbwz、Swconh、Hoznanz daengj. Gvangjsih dingzlai dieg ndaem miz.

【Gipaeu gyagoeng】Daj seiqhenz naengfaex gawq hai, caiq aeu cax ngaeu soh soek naengfaex, caiq bok byakfaex roengzdaeuj. Dawz mienh baihndaw naengfaex doxdoiq daeb ndei, cuengq youq gwnz diegbingz yungh fiengz demh ndei

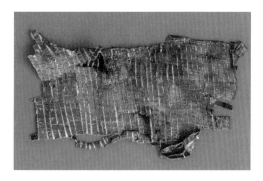

haenx, seiqhenz gwnzlaj cungj aeu fiengz daeuj goep ndei, at gaenj, mbouj ndaej miz geh, hawj de fat hanh. Ginggvaq 6~7 ngoenz, raen gij naeng ndawde bienq heundaem roxnaeuz saek ndaemhenjgeq dawz okdaeuj dak sauj, caiq dawz biujmienh gij naeng co gvat bae couh ndaej lo.

【 Go yw singqhingz 】 Naengfaex yiengh baenz gaiq benjbingz、doengzgienj roxnaeuz song mbiengj loq miz gepbenq yiengq ndaw gienj, hung iq mbouj doxdoengz; baihrog biujmienh saek cazmong roxnaeuz saek monghenjgeq, bingzrwdrwd roxnaeuz cocauq, miz raiz nyaeuq mingzyienj roxnaeuz gij raizcauz riz dek soh mbouj gvicaek, gij naengfaex mboujcaengz gvet bae gij naeng co haenx miz sezfanghhingz、miz conghnaeng vang dek, mizseiz yawj ndaej raen gij raizbuhnamh saek damhmong; baihndaw saek aeujhenjgeq roxnaeuz saek hoengzhenjgeq, wenj; caet byot, yungzheih eujraek, gatmienh co, miz gij sei sienggyauh saek haungaenz caemhcaiq gig miz danzsing haenx doxlienz. Heiq noix, feih loq haemz, nyaij de miz gij doxgaiq canzlw lumj gyau.

【 Singqheiq 】 Van, raeuj.

【 Goengnaengz 】 Diuz lohlungz、lohhuj, baiz caepdoeg, leih lohraemx. Yungh bae yw hwtin, yangzveij, nyouh deih, oknyouh mbouj swnh, fungcaep ndok in, rongzva gyod, lwgndawdungx mbouj onj, sibgvenqsingq liuzcanj, hezyaz sang, hwet ga in.

【 Yunghfap yunghliengh 】 Gwn: Cienq raemx, 6~15 gwz; roxnaeuz cimq laeuj; roxnaeuz haeuj ywyienz、ywsanq.

【 Anqlaeh wngqyungh 】

(1) Yw hwet in: Goducung 500 gwz, vujveiswj 250 gwz. Faen 14 fuk yw, moix haemh yungh 1 fuk yw, aeu 500 hauzswngh raemx bae cimq 6 diemj cung, cienq aeu 1/3, lawh aeu raemx, aeu sam seiq aen makduzyiengz, cab baenz gep gya roengz, caiq cawj goenj, dungxiek gwn.

(2) Yw cungfung nyinzmeg suk gaenj, hwet ga mbouj miz rengz: Goducung (cawzbae naengco, bingj hawq, coeg soiq) 30 gwz, cunghgingz 30 gwz, ngveih fuswj (bauq dek, cawzbae naeng、saejndw) 15 gwz, coeg soiq, moix gwn 15 gwz, raemx 550 hauzswngh, dwk roengz song gep hingndip, bek soiq, cienq daengz 300

hauzswngh, cawzbae nyaqyw, dungxiek gwn.

(3) Yw hezyaz sang: Goducung、nyayazgyae gak 15 gwz, gaeuhungzniuzciz 9 gwz, raemx byaekginzcai 90 gwz, byalae baenz roix 30 gwz, cienq raemx gwn, ngoenz 3 baez.

Aekex

【Laizloh】Dwg bizhujgoh doenghduz aekex daengx ndang cawzbae saejdungx haenx.

【Hingzyiengh】Daengx ndang raez 30 lizmij baedauq, ndangdaej caeuq rieng raez doxdoengz roxnaeuz rieng loq raez. Gyaeuj hung, loq baenz samgak, bak luenz doed; conghrwz yiengh luenz raez, daih'iek dwg gij cizging lwgda dingz ndeu; gyaep 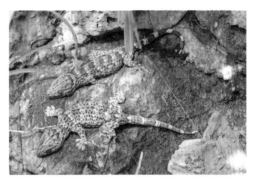 bakgwnz 12~14 gep, gep daih'it haeuj conghndaeng; lwgda hung, doed okdaeuj; ndaw bak miz haujlai heuj iq. Daengxndang deng hoemj naed gyaep iq, ndawde cab miz gyaepnok haemq hung, gyoebbaenz gij gyaep baenz coij; mbiengj ndang gwnz miz gyaep haemq hung, gen ga nyauj, lwgdin bongzhung, baenz yiengh benjbingz, baihlaj de miz di naengnoh nyaeuq ndeu, cawz lwg din daih'it le, cungj miz nyauj iq, lwgdin, nyaujdin ndawgyang cijmiz riz nyauj. Duzboux naj conghhaex miz 20 lai aen gumz, goek rieng haemq co, conghhaex baihlaeng miz conghdaeh mingzyienj. Ndang caeuq lajdungx gen ga saek mong lumj cuen, miz diemjraiz saek hoengzhenj caeuq saek mongloeg maeddeih; gyaengh rieng miz raiz gengx laegfeuz dox gek, gwnz dungx saek hau cix miz diemjraiz saek faenjhoengz.

【Faenbouh】Gvangjsih cujyau faenbouh youq Dwzbauj、Cingsih、Lungzcouh、Dasinh、Ningzmingz.

【Go yw singqhingz】Yiengh gep benj. Gyaeuj loq yienh benj samgak, song lwgda dingzlai gumz yo baenz congh deihgoengq, ndaw bak miz faenzgawq saeq, maj youq henz hwk. Acn bakcup yiengh buenq luenz, gyaep bakcup mbouj doeng conghndaeng, caeuq gyaep aenndaeng doxlienz, gwnz gyaep ndaeng swixgvaz gak miz 1 benq, gij gyaep naengbak gwnz miz 12~14 doiq, gij gyaep naengbak laj (baudaengz diuz gyaep gemxbou) 21 gep. Gwnzlaeng yiengh luenz raez, dungx mbang; baihlaeng baenz saek mongndaem roxnaeuz saek mongngaenz,

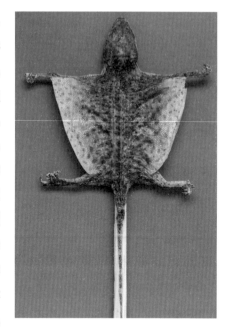

miz gij diemjraiz saek henjhau roxnaeuz saek mongloeg sanq youq, roxnaeuz miz gij diemjraiz maeddeih mbouj mingzyienj haenx, ndoksaen caeuq ndoksej song bangxaek doed hwnj. Seiq ga cungj miz 5 lwg din; ndaw lwgdin miz riz bengh, lajdaej lwgdin miz supbuenz. Rieng saeq youh maenh, loq raen miz hotndok, miz 6~7 aen gengx saek mongngaenz mingzyienj.

【Singqheiq】Ndaengq, bingz.

【Goengnaengz】Diuz lohheiq, doeng lohlungz, bouj bwt yw ae. Yungh bae yw gij bingh baenzae, aelwed, yangzveij, hozhat haenq.

【Yunghfap yunghliengh】Gwn: Cienq raemx, 3~6 gwz; roxnaeuz haeuj ywyienz、ywsanq.

【Anqlaeh wngqyungh】

(1) Yw binghbwt baenzae, naj foegfouz, seiq ga foegfouz: Aekez (gyaeuj rieng caezcienz, yungh laeuj caeuq dangzrwi bingj cug), yinzcinh 15 gwz, nienj baenz mba, yungz lab 20 gwz, lawhbae nyaq, guh baenz 6 aen bingj, dungxbyouq gwn, souh haeuxcid soengq gwn, moix baez 1 aen bingj, swnh ndat, saeq saeq hamz gwn.

(2) Yw ae haenq naj foeg, bouxgeq bwt haw ae'ngab: Aekex 2 duz (gyaeuj rieng caezcienz), led dangzrwi、laeuj, cuengq gwnz feiz gangq byot, nienj baenz mbamienz,

gya daengjliengh yinzcinhhoengz, gyaux yinz, lienh baenz ywyienz lumj duhhenj hung, moix baez gwn 3 gwz, ngoenz 2 baez.

(3) Yw baenzae seizgan nanz binghbwtlauz: Aekex bingj sauj 10 gwz, dangjsinh、maenzndoi、megdoeng、vabeghab gak 30 gwz, caez nienj baenz mba, guh baenz ywyienz, moix baez gwn 3 gwz, ngoenz 2 baez, raemx raeuj soengq gwn.

Gooenmeuz

【Laizloh】Dwg gij mbaw dunghcinghgoh doenghgo.

【Hingzyiengh】Gofaex gyauzmuz iq roxnaeuz faexcaz. Byakfaex saek monghau, bingz raeuz. Mbaw wenj naeng ndongj, yiengh mbaw raez seiq fueng, raez 4~8 lizmij, gvangq 2~4 lizmij, byai miz 3 diuz heujoen geng, heujoen cungqgyang gienj doxfanj, gyaengh goek bingz,

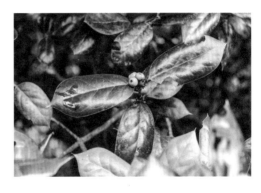

song mbiengj gak miz 1~2 diuz heujoen, byai liem dinj, goek luenz, gwnz mbaw saek loegheu, laj mbaw saek henjloeg, song mbiengj mboujmiz bwn. Gomeh goboux lingh go roxnaeuz saekseiz dwg vacab, baenz nyumq maj youq laj goek gaenqmbaw; va henjloeg, 4 soq; va'ngoz lumj aen cenj, saeq iq; limqva iet ok rog mbehai, yiengh gyaeq dauqdingq daengz luenz raez, youq giz goek hab maj; 4 diuz nyiuzboux; rongzceh 4 aen, saeuva gig dinj. Ngveihmak yiengh aen makieng, yiengh giuz, mak geq seiz saek sienhoengz; ngveihfaen 4 naed, lumj ndok geng.

【Faenbouh】Cujyau canj youq Gyanghsuh、Hoznanz、Cezgyangh、Anhveih、Swconh、Sanjsih. Gvangjsih cujyau faenbouh youq Gveilinz、Liujcouh.

【Gipaeu gyagoeng】Aeu mbaw le, cawz caenh gij nye saeq, dak sauj.

【Go yw singqhingz】Mbaw yiengh raez seiqfueng roxnaeuz luenz raez

seiqfueng, mizseiz luenz gyaeq raez, raez
3~8 lizmij, gvangq 1~3 lizmij, byai miz 3
diuz heujoen geng haemq hung, gwnzbyai
ciengz miz diuz heujoen ndeu gienj doxfanj,
goek mbaw bingz roxnaeuz yiengh limx, song
mbiengj mizseiz gak miz 1~3 diuz heujoen
(gij mbaw yiengh luenz gyaeq raez ciengz
mboujmiz heujoen), henz mbaw loj gienj

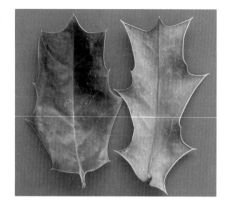

doxfanj, gwnzmbaw saek henjloeg roxnaeuz saek loeghenjgeq, miz rongh, laj mbaw
saek monghenj roxnaeuz saek mongloeg; megmbaw lumj bwnfwed; gaenqmbaw
haemq dinj. Naeng saed, geng youh na. Heiq noix, feih loq haemz.

【 Singqheiq 】 Haemz, nit.

【 Goengnaengz 】 Bouj daepmak, diuz lohlungz, cawz caepdoeg. Yungh bae
yw ae myaizniu, lwedhaw, heiqhaw, fungcaep ndok in, deng laemx deng dub sieng
in, yaem haw ndawndat, aelwed, gyaeuj ngunh da raiz, hwet naet gyaeujhoq unq,
binghnaenghau.

【 Yunghfap yunghliengh 】 Gwn: Cienq raemx, 15~30 gwz; roxnaeuz cimq
laeuj roxnaeuz ngauz gau. Rogyungh: Habdangq soqliengh, dubsoiq aeu raemx
roxnaeuz nyauz baenz gau diuz oep gizdeng.

【 Anqlaeh wngqyungh 】

(1) Yw daepmak yaem haw, gyaeuj ngunh, rwz okrumz, hwet naet gyaeujhoq in:
Gooenmeuz、gaeugij、nijcinhswj、haekmaegcauj gak 9~15 gwz, cienq raemx gwn.

(2) Yw ndangnoh lauzsonj, hwet naet ndok in: Gooenmeuz, mbaw sanggeiqseng
15 gwz, moumak 1 doiq, aeuq raemx cawzbae yw nyaq, gyaux di laeujhenj, gwn noh
gwn dang.

(3) Yw fungsaepsingq gvanhcezyenz: Gij mbaw oiq gooenmeuz 120 gwz, daem
yungz, gya laeujhau 360 gwz, cimq 1 ngoenz. Moix haemh ninz gaxgonq gwn 15~30
gwz.

Gaeugij

【Laizloh】Dwg gij mak gezgoh doenghgo gaeugij.

【Hingzyiengh】Go faexcaz saeq; raih maj. Ganj rog naeng saek mong, gaenqmbaw miz oen dinj. Mbaw yiengh gyaeq, yiengh gyaeq luenz soem roxnaeuz luenz raez roxnaeuz yiengh gyaeq bihcinhhingz raez, raez 2~6 lizmij, gvangq 0.5~2.5 lizmij, byai soem

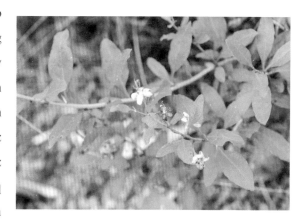

roxnaeuz ngoemx, goek gaeb lumj limx, henz mbaw caezsienz, song mbiengj cungj mbouj miz bwn. Va saek aeuj, henz mbaw miz bwn maeddeih; va'ngoz yiengh aen cung, 3~5 riz dek; gyaengh doengz roujva caeuq gep dek raez doxdoengz, gyaengh laj aendoengz gip suk, yienzhaeuh caiq gya'gvangq baenz hij yiengh aenlaeuh, gyaengh doengz caeuq gep dek cungj haemq gvangq; nyiuzboux 5 diuz, maj youq ndaw roujva, beij roujva loq dinj, seiva doengciengz iet ok rog. Aenmak yiengh gyaeq roxnaeuz luenz raez.

【Faenbouh】Cujyau canj youq Ningzya、Neimungzguj、Sinhgyangh、Ganhsuz、Sanjsih. Gvangjsih gak dieg cungj ndaem miz.

【Gipaeu gyagoeng】Seizhah seizcou aen mak bienq hoengz seiz gipaeu, langh daengz naeng nyaeuqsuk le, caiq dak daengz naeng rog hawq geng、nohmak unqnem, cawz bae gaenqmak.

【Go yw singqhingz】Aen mak yiengh lwgrok roxnaeuz luenz raez, raez 6~20 hauzmij, cizging 3~10 hauzmij; saek hoengz roxnaeuz amqhoengz, byaidingj miz riz saeuva iq doed hwnj, goek miz riz riz gaenqmak saek hau, naeng mak nyangq, nyaeuqsuk; mak baenz noh, unq nyinh; ceh 20~50 naed, yiengh lumj aen mak, benj youh ndiengq, saek henjoiq roxnaeuz saek henjgeq. Heiq noix, feih diemz.

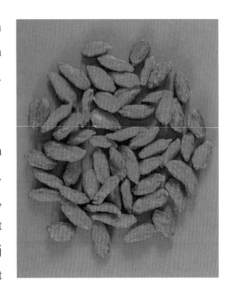

【Singqheiq】Van, bingz.

【Goengnaengz】Siu fungdoeg, nyinh mak nyinh bwt, bouj daep rongh lwgda. Yungh bae yw nyinzgeuj, hwetin, lwedhaw, heiqhaw, gyaeuj ngunh, baenzae, hozhat haenq, laeuhrae, daepmak sonjhaw, gyaeuj ngunh da raiz, yawj mbouj cingcuj, hwet naet ndok unq, yangzveij.

【Yunghfap yunghliengh】Gwn: Cienq raemx, 5~15 gwz; roxnaeuz haeuj ywyienz、yesanq、ywgau、yw laeuj.

【Anqlaeh wngqyungh】

(1) Yw lauz sieng haw sonj: Gaeugij 150 gwz, sauj deihvuengz (cab)、godiendieng gak 50 gwz, dak sauj, nienj baenz mba, dangzrwi guh baenz ywyienz,; lumj lwgyienz hung, ngoenz gwn 2 naed.

(2) Bouj haw, maj naeng noh, ik najsaek, hawj vunz cangqndang: Gaeugij 100 gwz, gij laeuj cingh 1000 hauzswngh, daem soiq, gya laeuj cimq 7 ngoenz, dawz nyaq ok bae, gwn raemxyw.

(3) Yw mak haw hwet in: Gaeugij、naengndokdeih gak 500 gwz, conh bizgaij、conh ducung gak 300 gwz, dak sauj, loq cauj, yungh 3 goenggaen laeuj cimq, cawj ngoenz ndeu, cawzbae nyaq, haethaemh gwn raemxyw.

Bajbyaj

【Laizloh】Dwg gij byuk ngveihgoh doenghduz duzgvi.

【Hingzyiengh】Ndang raez lumj aen giuz benj, baihlaeng cungj miz gyaep geng. Gyaeuj dingj gyaenghnaj ngaeuzwenj, duenh laeng miz gyaep iq lumj naed; byaibak luenzsoem, ndaw hangz mbouj miz heuj cix miz naengbak geng baen gok; da loq doedok; gij gujmoz gwnzrwz mingzyienj; hoz raez saeq; seiqhenz cungj miz gyaep iq, aenhoz ndaej iet ndaej suk. Baihlaeng ndoksaenq cungqgyang

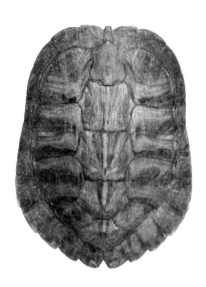

caeuq song mbiengj miz 3 diuz loq miz limq haemq yienhda. Gij gyap baihlaeng saek cazhenjgeq roxnaeuz saek ndaem, gij gyap lajdungx caeuq gyap baihlaeng ca mbouj geij raez doxdoengz, saek henjdamh; gwnz laeng laj dungx song henz ndang youz gyapgiuz doxlienz, cauxbaenz daengx aen ndang. Seiq ga loq benj bingz, ga naj miz 5 lwg din caeuq nyauj, ga laeng miz lwgdin, cawz ok lwg din daihhaj mbouj miz nyauj caixvaih gizyawz lwgdin cungj miz nyauj; nyauj roxnaeuz lwgdin ndawgyang miz bengh, rieng cungdaengj raez, haemq saeq.

【Faenbouh】Gvangjsih gak dieg cungj miz faenbouh, Bozbwz、Yunghningz、Yilinz daengj dieg haemq lai.

【Gipaeu gyagoeng】Cienz bi cungj ndaej gaeb aeu. Aeu duzlix daeuj gaj, cawz ndok nyinz, bajbyaj swiq seuq dak sauj, heuhguh "banjlwed", cawj le dak sauj, heuhguh "banjring ".

【Gij yw singqhingz】Cungj yw neix gyap baihlaeng caeuq gyap lajdungx youz gyapgiuz doxlienz, gyap baihlaeng yiengh luenz raez gungj hwnj. Duenh gonq loq gaeb gvaq duenh laeng. Baihrog biujmienh saek henjgeq roxnaeuz saek ndaem, gyaeujnaj miz 1 gep banjgokhoz, baihlaeng cungqgyang miz 5 gaiq banjgokdoi, song mbiengj gag miz 4 gaiq ndoksej doxcwng, henzbien moix mbiengj miz 11 gaiq banjgokhenz, gyaengh caekhaex miz 2 gaiq banjgokgumq. Laj dungx yiengh lumj gep banj, gaenh raez seiqcingq yiengh luenz raez, raez 14~20 lizmij, gvangq 7~10 lizmij, na daih'iek 5 hauzmij. Baihrog biujmienh saek cazhenj daengz saek caz, miz seiz miz gij raiz lumj byoqok saek aeujhoengz. Cienzndang youz 12 gaiq banjgok doiqcwng doxlienz baenz; ndaw biujmienh saek hauhenj, miz mbangj loq miz di riz lwed roxnaeuz noh canzlw, swiqseuq bae le ndaej raen 9 gaiq banjndok, lumj faenzgawq nei doxciep. Gyaenghnaj yiengh luenzngoemx roxnaeuz yiengh cabbingz, gyaenghlaeng miz gij vauq yiengh samgak; song mbiengj cungj miz diuz giuzgyap yiengq mbiengj baihgwnz utngeuj lumj fwed haenx, miz mbangj gaenq cawz bae. Caet genq, hoeng youq giz geh banjndokhau dekraek. Heiq loq sing, feih loq ndaengq.

〖Singqheiq〗Ndaengq, van, nit.

〖Goengnaengz〗Bauj yaem, bouj haw maengh ndok, doeng lohlungz. Yungh bae yw ok hanhheu、gag okhanh, gyaeuj ngunh, ndang unq, yungzheih lumz.

〖Yunghfap yunghliengh〗Gwn: Cienq raemx, 9~30 gwz.

〖Anqlaeh wngqyungh〗

(1) Yw cij baenzngaiz: Bajbyaj haujlai aen, feiz ring henj, nienj baenz mba, aeu noh makcaujndaem dub yungz guh ywyienz, moix baez 9 gwz, mbaw gogam cienq dang soengq gwn.

(2) Yw dawzsaeg oklwed lai: Bajbyaj 30 gwz (sien cienq goenj), dangjsinh 15 gwz, gaeugij、ahgyauh (bingj gvaq)、bwzcaujsiengh、swnghdi、vangzgiz gak 9 gwz, gaeumaxloeg 6 gwz (cung gwn), saindw diuz ndeu, cienq raemx gwn, ngoenz 1 fuk yw.

(3) Yw bwzhezbing: Bajbyaj、mba gyapbangx、daiswjsinh、maenzndoi ndip、naengndokdeih gag 30 gwz, gyap duzfw、cinghdai gak 62 gwz, swnghdi 32 gwz, vagimngaenz、danghgveih、bauqsanhgyaz gak 15 gwz, naengdawgaeq 13 gwz, cizsoz、danhbiz gak 12 gwz, gvangjmuzyangh 9 gwz, ganhcauj 3 gwz, cienq raemx gwn, ngoenz 1 fuk yw.

Nohmaknganx

【Laizloh】Dwg gij naengceh gyaj vuzvanswjgoh doenghgo go maknganx.

【Hingzyiengh】Gofaex gyauzmuz. Nga iq miz di bwnnyungz, sanq miz conghnaeng saek haumong. Mbaw suengsoq lumj bwnfwed doxdaeb maj, mbaw iq miz 4~5 doiq; mbaw mbang lumj naeng, yiengh luenz raez daengz bihcinhhingz luenz raez, song mbiengj ciengz mbouj doxdoiq, raez 6~15 lizmij, gvangq 2.5~5 lizmij, byai ciemh soem, mizseiz gyaeuj loq ngoemx, mbiengj gwnz mbaw saek loeg, miz rongh, mbiengj laj mbaw saek faenjloeg, song mbiengj cungj mbouj miz bwn. Nyumq va miz bwnnyungz yiengh ndaundeiq; gaenq va dinj; va'ngoz 5 gep, yaek lumj naeng, lumj aen gyaeq samgak, song mbiengj cungj miz bwnnyungz saek henjgeq caeuq baenz nyup bwn lumj ndaundeiq; gaenqva dinj, va'ngoz 5 dip, lumj naeng, yiengh gyaeq lumj samgak, song mbiengj cungj mbouj miz bwnnyungz saek henjgeq caeuq baenz nyup bwnnyungz yiengh ndaundeiq, gep va'ngoz 5 dip, limqva 5 dip, caeuq va'ngoz raez yaek doxdoengz; nyiuzboux 8 diuz. Mak yiengh gaenh aen giuz, lumj ngveih nei, mbouj dek hai, baihrog haemq co, roxnaeuz noix miz aen nok iq doed ok, ciengz saek henjgeq roxnaeuz mizseiz saek henjmong; ceh saek cazhenjgeq, rongh lwenq, cienzbouh deng gij naengceh gyaj baenz noh bausuek.

【Faenbouh】Cujyau maj youq Fuzgen、Gvangjsih、Yinznanz、Gvangjdungh.

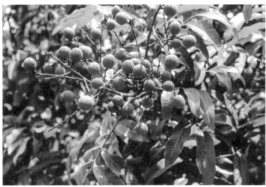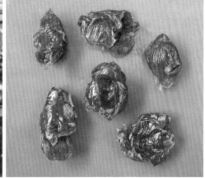

Gvangjsih baihdoeng、baihnamz、cungqgyang daengj dieg cungj ndaem miz.

【Gipaeu gyagoeng】Wngdang youq aenmak cungfaen geq le cij gipaeu aen mak, ngoenz ndit dak youq gwnz mbinj, dak daengz buenq hawq le caiq ring hawq, caet bet cingz hawq seiz bokaeu naengceh gyaj, laebdaeb dak sauj roxnaeuz ring sauj, dak sauj habdoh couh ngamj; roxnacuz dawz aenmak cawj 10 faen cung, lauz ok baijcuengq, sawj raemx sanqsaet, caiq feiz gangq ngoenz ndeu, bokaeu naengcehgyaj, dak sauj.

【Goyw singqhingz】Noh maknganx dwg baenzgaiq mbouj gvicaek, ciengz nemgiet baenz ndaek, raez 1~3.5 lizmij, na daih'iek 1 hauzmij, saek henjgeq daengz saek cazhenj; baihrog biujmienh nyaeuqsuk mbouj bingz; baihndaw biujmienh rongh wenj, miz raiz nyaeuq iq soh; caet unqnyinh, miz niu. Heiq loq rang, feih gig van.

【Singqheiq】Van, ndat.

【Goengnaengz】Bouj simmamx, diuz lohhuj, onj sim an saenz. Yungh bae yw gyaeuj ngunh, ninz mbouj ndaek, lwedhaw, dawzsaeg ok lwed mboujdingz, dawzsaeg mbouj diuz, yungzheih lumz.

【Yunghfap yunghliengh】Gwn: Cienq raemx, 10~30 gwz, yw yunghliengh lai 30~60 gwz; roxnaeuz ngauz baenz gau; roxnaeuz cimq laeuj; roxnaeuz haeuj ywyienz、ywsanq.

【Anqlaeh wngqyungh】

(1) Yw ngeixnaemj gvaqbouh, lauzsieng simmamx, simmaez yungzheih lumz: Nohmaknganx、bwzsuz、fuzlingz cawzbae gyaengh faex、vangzgiz cawzbae mbaw、cauj ngveihsonhcaujyinz cawzbae byak gak 30 gwz, yinzcinh、muzyangh gak 15 gwz, ganhcauj hawq 15 gwz, cab saeq, moix baez gwn 12 gwz, gya raemx 750 hauzswngh, hingndip 5 gep, makcauj 2 aen, cienq daengz 500 hauzswngh, dawz nyaq ok bae, raemx raeuj soengq gwn.

(2) Daihliengh bouj heiqlwed: Aeu nohmaknyanx cuengq youq ndaw vanj, moix ngoenz 30 gwz, dwk begdangz 3 gwz, yungzheih hwnjhuj caiq gya sihyangzsinh ben 3 gwz, aen bakvanj aeu baengzsei goep caengz ndeu, ngoenz ngoenz youq gwnz cauq cwngnaengj, naengj daengz lai baez. Fanzdwg bouxgeq ndang byomnyieg, baenz gij bingh miz myaizniu okhaex byad haenx, raemxgoenj cung, moix baez gwn beuzgeng

ndeu.

(3) Yw mamx haw oksiq: Nohmaknganx 14 naed, hingndip 3 gep, cienq raemx gwn.

Haekmaegcauj

【 Laizloh 】 Dwg cienz go gizgoh doenghgo haekmaegcauj.

【 Hingzyiengh 】 Caujbwnj. Daengx go miz bwn co saek hau, eujraek le lae ok gij raemx saek lamzndaem. Ganj daengjsoh roxnaeuz youq laj goek laemx, saek loeg roxnaeuz henjgeq, rag maj youq gwnz namh. Mbaw doiq maj; mbaw yiengh luenz raez daengz bihcinhhingz,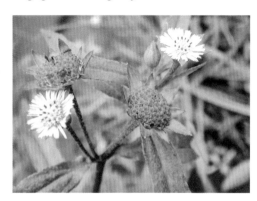

raez 3~10 lizmij, gvangq 0.5~2.5 lizmij, henz mbaw caezcienz roxnaeuz loq miz faenzheuj saeq, song mbiengj cungj miz bwn co saek hau. Valup lum gyaeuj maj youq laj goek gaenqmbaw roxnaeuz dingj maj; daengx aen baubenq lumj aen cung, cungjbaubenq 5~6 dip, vadak benjbingz, maj miz siujsoq va yiengh linx caeuq dingzlai va lumj doengz; gij va lumj linx haenx dwg vameh, roujva saek hau; gij va yiengh doengz de song singq, saek henjloeg, cienzbouh fatmaj. Makbyom saek henjndaem, mbouj miz bwn rouj.

【 Faenbouh 】 Daengx guek daihdingzlai digih cungj miz, cujyau canj youq Gyanghsuh、Cezgyangh、Gyanghsih、Huzbwz daengj. Gvangjsih gak dieg cungj miz faenbouh.

【 Gipaeu gyagoeng 】 Dajsou daengx go le cawzbae rag, cawz seuq namhsa, dak sauj roxnaeuz langh hawq couh ndaej lo.

【 Go yw singqhingz 】 Daengx ndang miz bwn co saek hau. Yiengh ragsei.

Ganj yiengh luenz sang, miz nga lai; saek mongloeg roxnaeuz loq saek aeuj, miz limq soh; caet byot, yungzheih eujraek, gatmienh saek henjhau, cungqgyang dwg giz ngviz soengyungz sack hau, cungqgyang miz seiz hoengq. Mbaw doiq maj; mbaw lai gienjsuk roxnaeuz deksoiq, saek maegheu, gij caezcingj haenx mbebingz baenz bihcinhhingz, raez 3~10 lizmij, gvangq 0.5~2.5 lizmij, henzmbaw caezcienz roxnaeuz loq miz di faenzgawq saeq, gaenh mbouj miz gaenq. Valup lumj gyaeuj dan maj youq byai nga, gaenq valup saeq

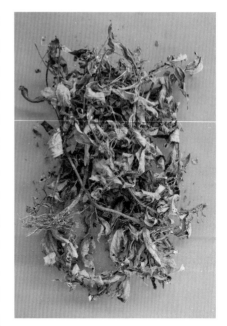

raez; cungjbaubenq saek henjloeg roxnaeuz saek hoengzhenjgeq; roujva lai loenq. Makbyom benj yiengh luenz raez, saek cazhoengz, biujmienh miz gij naed iq lumj nok doed hwnj. Heiq loq rang, feih cit, loq ndaengq saep.

【Singqheiq】 Van, soemj, nit.

【Goengnaengz】 Diuz lohlungz, bouj daep bouj mak. Yungh bae yw heuj honz, bwn'gyaeuj hau caeux, gyaeuj ngunh, rwzokrumz, hwetga naetnaiq, yaem haw lwed ndat, oklwed mbouj dingz, nyouhlwed, okleihlwed, dawzsaeg oklwed mboujdingz, dengsieng oklwed, daepmak haw.

【Yunghfap yunghliengh】 Gwn: Cienq raemx, 10~30 gwz. Rogyungh: Ndip habdangq soqliengh.

【Anqlaeh wngqyungh】

(1) Yw ae oklwed: Haekmaegcauj ndip 60 gwz, dubsoiq aeu raemx, raemxgoenj soengq gwn.

(2) Bouj hwetga, ndang ndoknyinz, maengh mak yaem, hawj bwn'gyaeuj ndaem: Ngveihdunghcingh (mak nijcinhswj) youq lajyaem langh hawq, aeu dangzrwi、laeuj gyaux naengj, gvaq hwnz ndeu, daehco hou bae gij naeng, dak sauj, aeu aen bingzgvax souyo; haekmaegcauj habliengh, dubsoiq aeu raemx ngauz baenz

gau, caeuq gij yw gaxgonq guh baenz ywyienz, yaek ninz aeu laeuj soengq gwn.

(3) Yw okleihlwed: Haekmaegcauj, nyadameuz gak 15 gwz, cienq raemx gwn.

Haekdouz

【Laizloh】Dwg ngveihceh huzdauzgoh doenghgo huzdauz.

【Hingzyiengh】Gofaex gyauzmuz. Nga iq miz bwnsienq dinj, miz riz mbaw caeuq conghnaeng gig yienhda. Mbaw lumj bwnroeg doxdaeb doxdoiq maj; mbaw iq 5~9 mbaw, yiengh gyaeq luenz raez daengz luenz raez, raez 6~15 lizmij, gvangq 3~6 lizmij, byai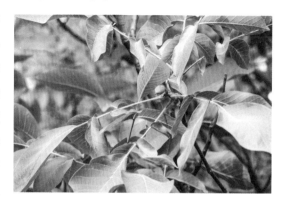
loq luenzngoemx roxnaeuz soem raeh, goek ngeng, henz mbaw wenj, mbaw goek meg miz nyup bwn'unq dinj ndeu. Va dan singq, vaboux vameh doengz go; gij valup vaboux maj youq goek gaenqmbaw, vaboux miz baubenq 1 gep, baubeuq iq 2 gep, limqva 1~4 gep, cungj miz bwnsienq, nyiuzboux 6~30 diuz; gij valup vameh yiengh rienghaenx, vameh miz 1~3 duj, cungjbaubenq 3 gep, diep maj youq ndaw rongzceh, va miz 4 riz dek, rongzceh youq baihlaj, naengsim song diuz, gyaeuj saeu miz 2 riz dek, lumj bwnfwed, saek hoengzsien. Aen mak gaenh yiengh aen giuzlumj ngveihmak, rog naengmak saek loeg, biujmienh miz diemjraiz, naengmak cungqgyang miz noh, naengmak baihndaw baenz ndok, biujmienh mboepdoed mbouj bingz, miz 2 diuz limq soh, byai miz gyaeuj soem dinj, caengz naengmak cuiq baihndaw miz gehhoengq cix nyaeuqsuk, miz gek loq mbang.

【Faenbouh】Daengx guek daihbouhfaenh digih cungj miz. Gvangjsih cujyau faenbouh youq Lungzlinz、Denzlinz、Lozyez、Lingzyinz、Nazboh daengj.

【Gipaeu gyagoeng】9~10 nyied gipaeu aen mak, cawz bae naengmakrog, naengmak cungqgyang, dak sauj, roq bae gij naengmak caengz baihndaw, dawz ceh okdaeuj.

【Go yw singqhingz】Gij ceh caezcingj lumj aengiuz, youz 2 mbaw mbawlwg lumj aen uk gyoebbaenz, cizging 1~3 lizmij, gyaeuj ndeu yawj ndaej raen gij ragbei doedhwnj lumj samgak haenx. ciengz song limq dek roxnaeuz deksoiq baenz gaiq mbouj gvicaek. Cehnaeng gig mbang, saek damhcazhoengz daengz saek cazndaem, miz raiz meg soh saek laeg. Mbawlwg saek henjhau, soiq goenq le

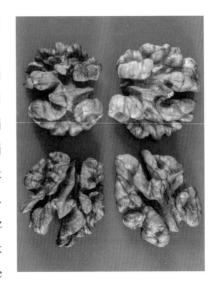

baihndaw saek henjhau roxnaeuz saek cijhau, gig miz youz. Heiq loq rang, feih diemz, naengceh loq saep.

【Singqheiq】Van, bingz.

【Goengnaengz】Bouj gyaujuk, diuz lohhuj, doeng lohhaeux、lohheiq. Yungh bae yw ndang haw dungx nyieg, baenzae, ae'ngab, haexgaz, laeuhrae, sied caeux, hwetin, hwetin ga'unq, nyouhdeih, nyouhdoekcongz, ae nanz heiqngab, oklwed lai, baeznou, baeznong, baezfoeg.

【Yunghfap yunghliengh】Gwn: Cienq raemx, 6~9 gwz.

【Anqlaeh wngqyungh】

(1) Yw mak haw rwz okrumz, laeuhrae: Haekdouz 3 aen, vujveiswj 7 naed, dangzrwi habliengh, youq ninz gaxgonq nyaij gwn.

(2) Yw sim'in: Haekdouz 1 aen, makcauj 1 aen, cawzbae gyap haekdouz, ceij suek saz cug, aeu hing dang cung ndeu, nyaij saeq soengq gwn.

(3) Yw ae nanz mbouj dingz: Haekdouz 50 aen (cawj cug, cawz naeng bae), yinzcinh 150 gwz, ngveijmakcauj 350 aen (aeu raemz cauj, raemx cimq cawzbae naeng), nienj yinz, lienh baenz aen ywyienz lumj aen'gyaeuq nei. Dungxbyouq nyaij 1 naed ywyienz, aeu dang yinzcinh soengq gwn, ninz gaxgonq caiq gwn.

Raethozduzlingz

【Laizloh】Dwg gij saeddaej cijgingoh cinhgin raethozduzlingz.

【Hingzyiengh】Gij saeddaej dan maj, yiengh luenz raez daengz yiengh giuz, ciengz iet soh maj, song mbiengj sousuk, yiengh baenz ndaek. Venj youq gwnz ganjfaex, siujsoq baenz goengq maj, raez 5~20 lizmij, codaeuz baenz noh, doeklaeng bienq ndongj. Seiz singjsien saek hau,

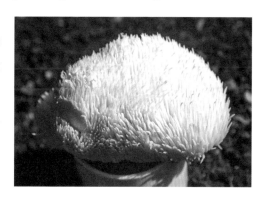

mizseiz daiq saek damhmeizgveiq. Oen raet raez 2~6 lizmij, co 1~2 hauzmij, lumj fagcim, byai ciemh liem, roxnaeuz loq vangoz, duiq doxroengz, dan maj youq cungqgyang aen saeddaej biujmienh, gij oen gyaengh laj、gyaengh gwnz doiqvaq roxnaeuz fatmaj mbouj cungfaen. Raetsei naeng mbang, miz igek, mizseiz lumj suj nei lienzhab; raetsei cizging 10~20 hauzmij; ndaw daehraet miz gij doxgaiq baenz naed.

【Faenbouh】Cujyau canj youq Dunghbwz digih、Vazdungh digih、Vazbwz digih、Sihnanz digih caeuq Ganhsuz、Sanghaij、Cezgyangh、Hoznanz、Gvangjsih、Sihcang. Gvangjsih dingzlai dwg ndaem ganq.

【Gipaeu gyagoeng】Aen saeddaej gipsou le, gibseiz cawz bae gij gaenqraet haemz haenx, dak sauj roxnaeuz ring sauj. Roxnaeuz yungh daeuj fazyau, fat baenz le aeu ywraemx fazyau lawh gvaq, aeu ndaej aen raetsei caeuq raemxlawh, daw aen raetsei ring hawq, noengxsuk gij raemxlaeh, dwk haeuj ndaw liuh bangbouj bae guh yw.

【Go yw singqhingz】Raethozduzlingz saeddaej yiengh gyaeq roxnaeuz baenz ndaek, cizging 5~20 lizmij, goek gaeb roxnaeuz miz gaenq dinj, biujmienh saek henjdamh roxnaeuz damhhenjgeq, cawz gyaengh goekcaixvaih, cungj maj miz oen unq duiq doxroengz; oen raez 1~3 lizmij, byai ciemh soem. Heiq noix, feih loq haemz.

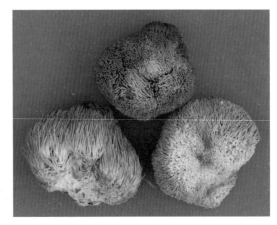

【Singqheiq】 Van, bingz.

【Goengnaengz】 Diuz heiq bouj haw, doeng lohhaeux. Yungh bae yw gwn mbouj siu, heiqnyieg, lwed haw, ndang haw mbouj miz rengz, siuvaq mboujndei, ninz mbouj ndaek.

【Yunghfap yunghliengh】 Gwn: Cienq raemx, 20~60 gwz (ndip 60~100 gwz); roxnaeuz caeuq nohgaeq caez cawj gwn.

【Anqlaeh wngqyungh】

(1) Yw siuvaq mbouj ndei: Raethozduzlingz 60 gwz, raemx cimq unq le cab baenz gaiq mbang, cienq raemx gwn, laeujhenj guh yinx, ngoenz 2 baez.

(2) Yw saenzging sainyieg, ndang byomnyieg: Raethozduzlingz 60 gwz, cab gep le caeuq nohgaeq roxnaeuz danggaeq doengzcaez cawj gwn, ngoenz 1~2 baez.

(3) Yw dungx biuxnaeuh: Raethozduzlingz 30 gwz, raemx cawj gwn, ngoenz 2 baez.

Swnjgyaeujhen

【Laizloh】 Dwg gij rag doenghgo yonjcigoh doenghgo swnjgaeujyen.

【Hingzyiengh】 Go faexcaz roxnaeuz siuj gyauzmuz. Ganj daengjsoh, nga iq mizseiz miz limq soh, miz bwn'unq dinj deih. Dan mbaw doxdoiq maj; mbaw lumj ceij, yiengh luenz raez roxnaeuz yiengh luenz raez lumj raezluenz daengz bihcinhhingz raez luenz, raez 6.5~14 lizmij, gvangq 2~2.5 lizmij, byai ciemh liem, goek lumj limx roxnaeuz luenzngoemx, henz mbaw caezcienz, miz bwnhenz. Va song singq, cungj valup dan'it, caeuq mbaw doiq maj, duiq doxroengz, miz limq soh caeuq cauz, miz bwn'unq dinj; baubenq 1 aen, miz bwn'unq dinj; va'ngoz 5 dip, baihrog 2 dip iq, cungqgyang 1

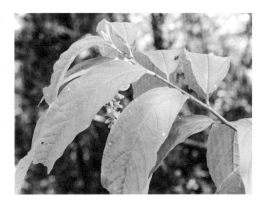

dip yiengh daeh laeg, baihndaw 2 dip hung, yiengh gyaeq iq, lumj limqva; limqva 3 dip, biz na, saek henj, henz mbaw miz limqva caeuq limqlungzgoet hab maj, limqlungzgoet yiengh aen mauhhang, miz gij doxgaiq bengxyouq lumj roujgaeq dekhai; nyiuzboux 8 diuz, gyaengh baihlaj hab baenz faek, caeuq limqva nem maj; rongzceh lumj aen giuz, miz bwnhenz, goek miz 1 aen buenzva baenz noh, byai saeuva miz 2 riz dek lumj lahbah, gyaeuj saeu yo youq ndaw gep dek. Mak miz dip gvangq yiengh aen mak daengz yiengh sim.

【 Faenbouh 】 Cujyau canj youq Sanjsih、Gyanghsih、Huzbwz、Swconh、Yinznanz. Gvangjsih cujyau faenbouh youq Sanglinz、Vujmingz、Denhdwngj、Nazboh、Lungzlinz、Denhngoz、Lozcwngz、Ginhsiu、Lungzswng daengj.

【 Gipaeu gyagoeng 】 Daengx bi cungj ndaej vat aeu, swiq seuq, dak sauj.

【 Go yw singqhingz 】 Gij yw neix dingzlai cab baenz gaiq mbouj gvicaek roxnaeuz raez dinj mbouj doxdoengz; saek henjdamh daengz cazhenjgeq, miz riz nyaeuq caeuq raiz mieng mingzyienj; caet nyangq. Gyaengh faex mienhraemj saek damhhenj, miz haujlai raiz gengx. Heiq noix, feih cit, loq maz.

【 Singqheiq 】 Van, ndat.

【 Goengnaengz 】 Diuz lohheiq、lohraemx、lohhaeux, cawz caepdoeg, hawj lwed doeng. Yungh bae yw baenzae, ae'myaizniu, fungcaep ndok in, nyouhniuj, nyouhlwed, foegraemx, menhsingq ganhyenz, binghbwtlauz, senglwg gvaqlaeng hawnyieg, dungxraeng, baenzgam gwn mbouj siu, dawzsaeg mbouj swnh, deng laemx deng dub sieng in.

【 Yunghfap yunghliengh 】 Gwn: Cienq raemx, 10~25 gwz (ndip gyaboix).

【Anqlaeh wngqyungh】

(1) Yw menhsingq cihgi'gvanjyenz: Swnjgyaeujhen, cinghyezdanj, lingzdanh haeu gak 10 gwz, cienq raemx gwn.

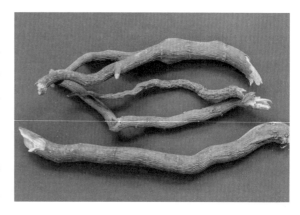

(2) Yw giepnoix raemxcij: Swnjgyaeujhen singjsien 30 gwz, ngoenz 3 baez, faen 2 ngoenz gwn liux.

(3) Yw yingzyangj mbouj ndei, foeg raemx: Swnjgyaeujhen 15 gwz, cienq raemx gwn roxnaeuz aeuq noh gwn.

Daih 4 Cieng　Yw Ywcaep

Haeuxroeg

【Laizloh】Dwg gij ngveihceh hozbwnjgoh doenghgo haeuxlidlu.

【Hingzyiengh】Caujbwnj. Ragmumh haemq co; ganj daengjsoh. Mbaw bihcinhhingz baenz diuz, raez daengz 30 lizmij, gvangq 1.5~3 lizmij,

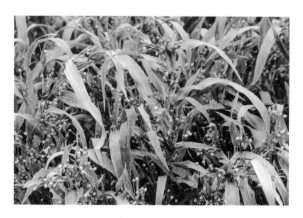

meg cungqgyang bizco; gyapmbaw wenj, linxmbaw geng. Cungj valaup baenz nyup maj youq laj goek gaenqmbaw; gij rieng iq vameh youq gyaengh laj valup, baihrog suek gij cungjbaubenq lumj naedcaw baenz roix geng lumj ndok. Ndaej ganq gij riengz iq gyaengh laj gep byuk daih'it de mozciz, gyaengh gwnz lumj ceij na, byai liem, daihngeih gep byuk yiengh lumj ruz, deng suek youq ndaw gep byuk daih'it; aen gyapva daihngeih beij aen gyapva daih'it dinj, gyapndaw caeuq gyaprog doxlumj

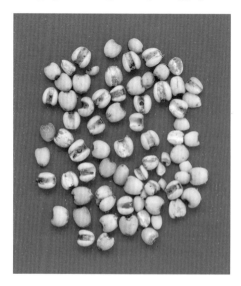

youh iq; nyiuzboux 3 diuz, doiqvaq; vahmeh miz saeuva raez; gij rieng iq miz gaenq iq caeuq gij rieng iq mbouj miz gaenq iq doxlumj, gij rieng saeq mbouj ndaej ganq gij gep byuk de doiqvaq baenz gij byaak yiengh aen doengz; riengboux iq ciengz miz 2~3 diuz maj youq hothoh daih'it, gij rieng iq mbouj miz gaenq de gep byuk daih'it benjbingz, song mbiengj eujraek baenz diuz ndoksaen cix miz fwed gvangq mbouj doengz, daihngeih gep byu yiengh aenruz, ndaw gyapva caeuq rog gyapva cungj mbang lumj i. Mak miz nyuk baihrog miz gij cungjbaubeuq hung gengndongj de bausuek, yiengh gyaeq roxnaeuz yiengh gyaeq lumj aen giuz.

【Faenbouh】Cujyau canj youq Fuzgen、Gyanghsuh、Hozbwz、Liuzningz daengj. Gvangjsih gak dieg cungj miz faenbouh.

【Gipaeu gyagoeng】9~10 nyied ganj mbaw henj roz, aen mak saek henjgeq, daih'iek miz 85% cingzsug le, gvej gij go de, gyoebcomz daengj cuengq 3~4 ngoenz le duet naed, cawz bae ganj mbaw、labcab, dak sauj roxnaeuz ring hawq, aeu aen gihgi duetbyak duet bae gij cungjbaubeuq caeuq naengceh, couh ndaej haeuxroeg.

【Go yw singqhingz】Cehngveih yiengh gyaeq gvangq roxnaeuz luenz raez, raez 4~8 hauzmij, gvangq 3~6 hauzmij; saek cijhau, wenj, saekseiz miz di naengceh saek henjmong canzlw; gyaeuj ndeu ngoemx, lingh gyaeuj haemq gvangq cix loq gumz, miz 1 aen cehndw saek cazmong lumj diemj; mbiengj laeng luenz doed, mbiengj gwnz miz 1 diuz riz mieng soh haemq gvangq youh laeg; gveih maenhsaed, gatmienh saek hau, baenz mba. Heiq iq, feih loq van.

【Singqheiq】Haemz、van, nit.

【Goengnaengz】Baiz caepdoeg, gaij hujdoeg, doeng lohlungz, diuz lohraemx, gaj non. Yungh bae yw nyouhniuj, nyouhlwed, vuengzbiu, foeg raemx, roengz begdaiq, gyak, nyan, fungcaep ndok in, bingh nongeiqseng ndaw dungxsaej, oksiq, gen ga mazmwnh、roxnyinh gig mbouj cingqciengz, bwt baeznong.

【Yunghfap yunghliengh】Gwn: Cienq raemx, 15~30 gwz, yunghliengh lai ndaej yungh 30~60 gwz. Rogyungh: Habdangq soqliengh, goenj raemx swiq.

【Anqlaeh wngqyungh】

(1) Yw bingh nyouhnoengz, dawzsaeg lwed mbouj dingz daengj: Haeuxroeg 30 gwz, cienq raemx gwn.

(2) Yw fungcaep gvanhcezyenz: Haeuxroeg 30 gwz, cienq raemx gwn, ngoenz 2 baez, roxnaeuz dingj caz gwn mbouj dingz.

Gofunghlwed

【Laizloh】Dwg gij rag swjginhniuzgoh doenghgo gofunghlwed.

【Hingzyiengh】Go faexcaz hung. Miz gij rag lumj ganj bizhung maj youq gwnz namh; ganj coek cangq, doengcɪengz mbouj miz nga, mbangj oiq miz bwn'unq loq cax. Mbaw bingzciengz baenz nyup maj youq byai go; gaenqmbaw miz fwed gaeb lumj raemxlangh; mbaw wenj baenz i, luenz raez daengz yiengh gyaeq dauqdingq bihcinhhingz, raez 25~48 lizmij, gvangq 9~17 lizmij, byai ngoemx gip soem roxnaeuz gaenh ciemh soem, goek yiengh limx, iet

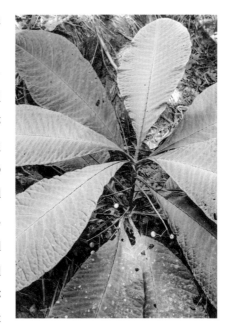

roengz laj daengz henz gaenqmbaw, henz mbaw miz faenzgawq saeq yiengh lumj deng haeb vaih, faenzgawq miz gyaeuj liem iq, meg mbaw baihlaeng loq miz bwn'unq saeq, miz sienqdiemj. Youz lai aen valup loq lumj liengj gyoebbaenz gij cungjvalup hung yiengh luenzliem; moix aen valup loq lumj liengj de miz 9~15 duj va; va'ngoz gaeb yiengh gyaeq samgakhingz roxnaeuz bihcinhhingz, miz bwn'unq youh cax youh iq, miz sienqdiemj; limqva saek hau roxnaeuz saek faenjhoengz, yiengh gyaeq, miz sienqdiemj cax; nyiuzboux raez dwg valup 2/3; vameh caeuq valup ca mbouj geijlai raez doxdoengz, rongzceh miz bwn'unq gig noix. Aenmak lumj aen giuz, saek hoengz, miz limq soh, lai noix miz sienqdiemj.

【Faenbouh】Gvangjsih cujyau faenbouh youq Sangswh、Sanglinz、 Denhdwngj、Nazboh、Lingzyinz、Lungzlinz、Lozcwngz、Ginhsiu.

【Gipaeu gyagoeng】Seizcou vat aeu, swiq seuq, yungh singjsien, roxnaeuz cab gep dak sauj.

【Go yw singqhingz】Rag yiengh luenzsaeu mbouj gvicaek, loq baenz roix lumj caw bongz hung, raez dinj mbouj ityiengh, cizging 2.5~4 lizmij; saek monghenj roxnaeuz daiq amq aeuj, miz riz mieng soh, sibgvenq heuhguh "raiz nyaeuq naeng goepsou"; gij naeng de yungzheih bokliz, daih'iek 2 hauzmij; caet geng, mbouj yungzheih eujraek; gyaengh naeng gatmiemh saek damhhoengz, miz diemj iq aeujhoengz, gyaengh faex saek henjhau, yawj ndaej raen gij "raizvagut" yiengq fangse saeqmaed haenx. Gaiq sanghbinj ciengz ngeng

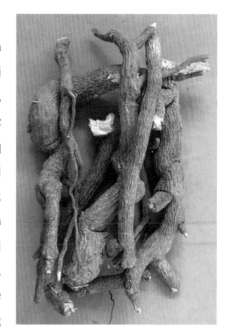

cab baenz dip, daih'iek miz 2 hauzmij. Heiq noix, feih cit, loq manh.

【Singqheiq】Haemz、manh, ndat.

【Goengnaengz】Cawz caepdoeg, cing hujdoeg. Yungh youq yw gij bingh fungcaep ndok in, seng lwg gvaqlaeng lwedcwk, baeznong, baezfoeg, deng laemx deng dub sieng in.

【Yunghfap yunghliengh】Gwn: Cienq raemx, 9~15 gwz (ndip 30~60 gwz); roxnaeuz cimq laeuj. Rogyungh: Habdangq soqliengh, nienj baenz mba diuz oep gizdeng.

【Anqlaeh wngqyungh】

(1) Yw fungcaep gvanhcezyenz: Gofunglwed, ginhlijbanfunghhoz, vujgyahbiz gak 15 gwz, laeuj, raemx gak dingz ndeu cienq gwn.

(2) Yw hothoh in: Gofunglwed、rag sauxloed、vujgyahbiz gak g 15 gwz, laeuj、raemx gak dingz ndeu cienq gwn.

(3) Yw deng laemx deng dub sieng in, fungcaep ndok in: Meiznongmox、sauxloed gak 120 gwz, cazromboh、meizcaekgaen gak 90 gwz, gofunglwed ndip 60 gwz, cimq laeuj 1500 hauzswngh, cimq 3 ngoenz le ndaej yungh, haethaemh gak gwn 60 gwz, giem yungh laeujyw cat gizdeng.

Goloedcaemj

【Laizloh】Dwg daengx go cinzhingzgoh doenghgo goloedcaemj.

【Hingzyiengh】Caujbwnj lai bi maj. Rag lumj ganj yiengh nokgeng mbouj bingz, ragsei maeddeih maj roengz laj. Ganj yiengh saeu seiq fueng, saek aeuj, miz bwn'unq iq maeddeih, gyaengh gwnz ganj lai faennga. Mbaw doiq maj; mbaw yiengh gyaeq luenz roxnaeuz lumj aen gyaeq bihcinhhingz, byai gaenh ciemh soem, goek yiengh limx, henzbien miz faenzgawq hung goz haeuj ndaw, youq gwnz meg song mbiengj miz bwn'unq mbang caeuq sienqdiemj saek henj. Valup lumj liengj gyoebbaenz gij valup yiengh luenzliem, miz bwn'unq saek mong; baubenq caeuq baubenq iq

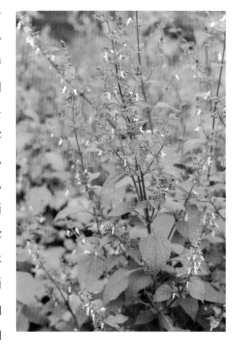

yiengh gyaeq daengz baenz diuz; va'ngoz lumj aen cung, rog miz bwn'unq caeuq sienqdiemj, heuj va'ngoz miz 5 diuz, yiengh samgak, yaek hung doxdoengz, caeuq aendoengz va'ngoz raez yaek doxdoengz, giet mak seiz va'ngoz bienq hung; yiengh aen cung gvangq; roujva saek aeuj, baihrog miz bwn'unq dinj, laj goek aendoengz roujva baihgwnz yiengh daeh feuz, baenz naengbak gwnz miz 4 riz dek doxdoengz, naengbak laj yiengh aenruz; nyiuzboux 4 diuz, yo youq baihndaw; byai saeuva miz 2 riz dek feuz. Makgeng yiengh gyaeq dauqdingq, byai miz sienqdiemj caeuq bwn'unq.

【Faenbouh】Cujyau youq Doengbaek digih, Vazdungh digih, Sanhsih、Hoznanz、Sanjsih、Ganhsuz、Swconh、Gveicouh. Gvangjsih cujyau faenbouh youq Nazboh、Lingzsanh、Ginzhih、Cunghsanh、Fuconh daengj.

【Gipaeu gyagoeng】Cienz bi cungj ndaej gipaeu, swiq seuq, cab dinj, dak sauj.

【Go yw singqhingz】Ganjnga yiengh saeu seiqfueng, miz bwn'unq dauqdingq maeddeih. Mbaw doiq maj, ciengz deksoiq, gij mbaw caezcingj de lai nyaeuqsuk, mbebingz le yiengh gyaeq roxnaeuz yiengh gyaeq bihcinhhingz, raez 4~12 lizmij, swnh meg song mbiengj miz bwn'unq mbang; gaenqmbaw raez 1~1.5 lizmij. Valup lumj liengj miz gaenqva, youz 5 daengz haujlai duj va gyoebbaenz gij valup luenzsoem maj youq dingj byai; baubenq caeuq baubenq iq yiengh lumj aen gyaeq gaeb daengz baenz diuz, miz bwn'unq maeddeih; va'ngoz lumj

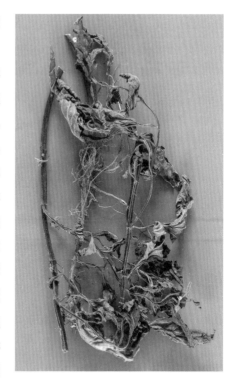

aen cung, raez daih'iek 1.5 hauzmij, baihrog miz bwn'unq saek monghau caemhcaiq geb miz sienqdiemj, heuj va'ngoz yiengh samgak, hung gaenh doxdoengz, caeuq aendoengz va'ngoz raez doxdoengz; roujva saek aeuj, raez daih'iek 5.5 hauzmij, aendoengz roujva gaenh goek yiengh daeh feuz, baenz naengbak gwnz dek 4 riz doxdoengz, naengbak laj yiengh aenruz; nyiuzboux caeuq saeuva mbouj yiet ok roujva.

【Singqheiq】Haemz, nit.

【Goengnaengz】Cing hujdoeg, cawz caepdoeg, sanq giet cij in. Yungh bae yw vuengzbiu, gipsingq mbei fatyiemz, okleih, lwedsaek, deng laemx deng dub sieng in, baezndip, baeznong、baezfoeg.

【Yunghfap yunghliengh】Gwn: Cienq raemx 15~30 gwz. Rogyungh: Habdangq soqliengh, dubsoiq oep gizdeng; roxnaeuz nienj baenz mba cat gizdeng.

【Anqlaeh wngqyungh】

(1) Yw gipsingq vuengzbiu ganhyenz: Goloedcaemj、rumsanhyezsonh、rumdietsienq gak habliengh, cienq raemx gwn.

(2) Yw gipsingq mbei fatyiemz caemhcaiq miz vuengzbiu: Goloedcaemj、rumdenzgugvangz、heiqvaiz、gogukgaeq、nyadaezmax gak 20 gwz, cienq raemx gwn.

(3) Yw okleih, cangzyenz: Goloedcaemj mbaw oiq, swiq seuq, dubsoiq aeu raemx gwn, ngoenz 1 baez, moix baez 5 hauzswngh, lwgnyez 3 hauzswngh.

Lanzhenj

【Laizloh】Dwg gij rag muzlanzgoh doenghgo lanzhenj.

【Hingzyiengh】Gofaex gyauzmuz ciengz loeg. Nga oiq、mbaw oiq caeuq gaenqmbaw cungj miz bwn'unq saek henjdamh bingz bomz. Mbaw doxdoiq maj; dakmbaw miz riz daengz gaenqmbaw cungqgyang doxhwnj; mbaw wenj lumj naeng mbang, yiengh gyaeq bihcinhhingz roxnaeuz bihcinhhingz luenz raez, raez 10~20 lizmij, gvangq 4~9 lizmij, byai raez ciemh soem roxnaeuz gaenh byai ciemh soem, goek gvangq lumj limx roxnaeuz yiengh limx, song mbiengj saek loeg. Va dan maj youq ndaw laj goek gaenqmbaw, saek henj lumj lwgdoengj; gaenqva dinj youh miz

bwnnyungz saek mong, va miz 15~20 duj, bihcinhhingz; nyiuzboux lai diuz; sim vameh dingzlai miz naeng, faenliz, miz bwn iq saek monghau maeddeih. Gij mak miz naengsim yiengh gyaeq dauqdingq roxnaeuz luenz raez, miz diemjnok doed hwnj; ceh 2~4 naed, miz naeng gyaj saek hoengz.

【Faenbouh】Cujyau canj youq Yinznanz baihnamz caeuq Sihcang daengj. Cangzgyangh baihnamz gak dieg ndaem miz, Gvangjsih gak dieg cungj ndaem miz.

【Gipaeu gyagoeng】Daengx bi cungj ndaej vat aeu, swiq seuq, cab gep, dak sauj.

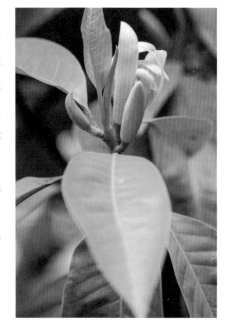

【Go yw singqhingz】
Rag yiengh luenz, noix miz
faennga, baihgwnz co baihlaj
saeq, cizging 0.8~2.5 lizmij;
saek monghenj daengz saek
monghenjgeq, miz riz nyaeuq
co, raiz mieng caeuq riz rag
nga yiengh aennok iq doedhwnj

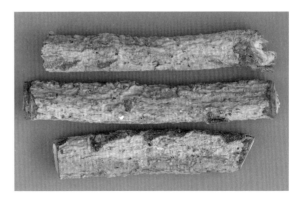

youh cax; conghnaeng luenz cix lumj aennok; caet mbaeu youh geng, mbouj
yungzheih eujraek; ndaw naeng gatmiemh saek cazamq, gyaengh faex saek
henjmong. Feih haemz.

【Singqheiq】Haemz, nit.

【Goengnaengz】Baiz caepdoeg, diuz lohhuj. Yungh bae yw fungcaep ndok in,
conghhozin.

【Yunghfap yunghliengh】Gwn: Cienq raemx, 6~15 gwz; roxnaeuz cimq laeuj.

【Anqlaeh wngqyungh】

(1) Yw fungcaep ndok in: Lanzhenj 15 gwz, cimq laeuj gwn.

(2) Aeu oenndok camz conghhoz: Lanzhenj cab baenz gaiq mbang, moix baez
hamz 1~2 benq, menhmenh ndwnj roengz ywraemx.

Go'gveihgih

【Laizloh】Dwg cienz go gienjbwzgoh doenghgo go'gveihgih daengx go.

【Hingzyiengh】Caujbwnj. Ganj hung fomz youq gwnznamh maj, miz riz
mieng soh saeq, giz faennga ciengz maj gij rag mbouj dingh. Mbaw song yiengh,
youq song henz nga caeuq cungqgyang gak 2 hangz; henz mbaw yiengh gyaeq,
raez 2~2.2 hauzmij, gvangq 1~1.2 hauzmij, goek yiengh sim ngeng, byai liem,
henzmbaw caezcienz roxnaeuz miz heuj iq; mbaw cungqgyang mbang, yiengh

gyaeq ngeng bihcinhhingz, raez 1.5~1.8 hauzmij, gvangq 0.6~0.8 hauzmij, goek yiengh sim ngeng, saek damhloeg, byai ciemh liem, henz mbaw caezcienz roxnaeuz miz heuj iq; naj mbaw oiq yiengh aek loegheu. Daehrieng bauhswj yiengh saeu seiqlimq, dan maj youq gwnz

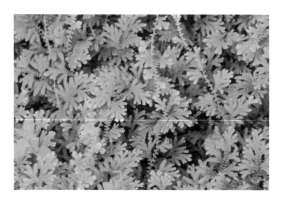

dingj nga iq; mbaw bauhswj yiengh gyaeq lumj aen samgak, byai raez ciemh soem, lumj ndoklungz, 4 coij lumj vax doxdaeb baizlied; daeh bauhswj luenz lumj aen mak, aen daeh bauhswj hung gig noix, maj youq goek daehrieng, daeh bauhswj iq maj youq goek daehrieng baihgwnz.

【Faenbouh】Daengx guek cungj miz. Gvangjsih cujyau faenbouh youq Lungzcouh、Fungsanh、Nanzdanh、Liujgyangh、Ginhsiu、Dwngzyen、Hocouh、Cunghsanh.

【Gipaeu gyagoeng】Cienz bi cungj ndaej gipsou, cawz naezsa labcab bae, cab dinj, dak sauj.

【Go yw singqhingz】Ganj hung raez 30~60 lizmij, miz diuz riz mieng iq; saek henjloeg, yawj ndaej raen ragmumh; henz nga cax miz lai baez faennga, giz faennga ciengz maj gij rag mbouj dingh. Mbaw song yiengh, youq nga song henz caeuq cungqgyang gak miz 2 hangz; henz mbaw yiengh gyaeq, cungqgyang mbaw mbang, yiengh gyaeq ngeng bihcinhhingz. Heiq noix, feih loq haemz.

【Singqheiq】Loq haemz, nit.

【Goengnaengz】Cing hujdoeg, cawz caepdoeg, doeng lohlungz, leih lohraemx, cij lwed yw ae. Yungh bae yw vuengzbiu, aelwed, okleih, foeg raemx, fungcaep ndok in, conghhozin, nyouhniuj、 nyouhlwed, feizcoemh raemxgoenj

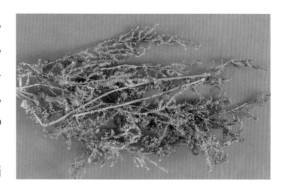

lod sieng, haexlwed, dengsieng oklwed, ngwzdoeg haeb sieng.

【Yunghfap yunghliengh】Gwn: Cienq raemx 15~30 gwz. Rogyungh: Habdangq soqliengh, goenj raemx swiq; roxnaeuz go yw ndip dubsoiq baeng gizdeng.

【Anqlaeh wngqyungh】

(1) Yw gipsingq menhsingq ganhyenz: Go'gveihgih 30 gwz, gya raemx habdangq, cienq daengz 300 hauzswngh, moix baez gwn 150 hauzswngh, ngoenz 2 baez.

(2) Yw binghcangzyenz, okleih: Go'gveihgih、byaekbeiz gak 30 gwz, cienq raemx gwn.

(3) Yw vuengzbiu: Go'gveihgih singjsien 60 gwz, habdangq gya raemx cienq gwn, ngoenz 2 baez.

Meizbijnding

【Laizloh】Dwg gij mbaw oiq dagizgoh doenghgo gosaenznajndaem.

【Hingzyiengh】Go faexcaz, daengx go mbouj miz bwn. Naengfaex saek monghenjgeq, gyaengh gwnz nga ciengz yiengh atbenj, saek hoengzaeuj, biujmienh miz conghnaeng iq, nga iq saek mongloeg. Mbaw dan doxdoiq maj; mbawdak yiengh samgak bihcinhhingz; mbaw wenj lumj naeng, yiengh gyaeq lingzhingz, yiengh gyaeq roxnaeuz yiengh gyaeq gvangq, raez 3~7 lizmij, gvangq 1.8~3.5 lizmij, song gyaeuj ngoemx roxnaeuz soem, laeng mbaw saek faenjloeg, miz diemj saeq. Va

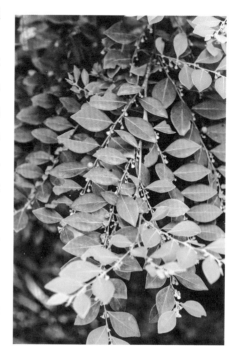

dan singq, vaboux vameh doengz go; vaboux youq laj goek gaenqmbaw gyaengh ganj laj, caeuq vameh doxcaez maj youq laj goek gaenqmbaw, roxnaeuz faenbied maj youq gwnz nga iq mbouj doengz; vaboux va'ngoz yiengh aen

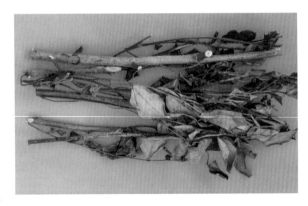

cung, miz 6 riz feuz, gietmak seiz daih'iek gyahung 1 boix, gyaengh gwnz fuzse hai baenz yiengh aenbuenz, nyiuzboux 3 diuz, gaenj suek youq ndaw va'ngoz, mbouj miz nyiuzmeh doiqvaq; vameh youq baihgwnz nga iq, vameh va'ngoz lumj aen gyangq roxnaeuz buenq luenz, miz 6 faenz dek saeq. Mak miz dip lumj aen giuz.

【Faenbouh】Cujyau canj youq Cezgyangh、Fuzgen、Gvangjdungh、Gveicouh、Yinznanz. Gvangjsih gak dieg cungj miz faenbouh.

【Gipaeu gyagoeng】Cienz bi cungj ndaej gipaeu cienz go, dak sauj roxnaeuz yungh singjsien.

【Go yw singqhingz】Nga ciengz saek aeujhoengz, nga iq saek mongloeg, mbouj miz bwn. Mbaw doxdoiq maj, dan mbaw, miz gaenq dinj; mbaw wenj lumj naeng, yiengh gyaeq roxnaeuz yiengh gyaeq gvangq, raez 3~6 lizmij, gvangq 2~3.5 lizmij, byai ngoemx roxnaeuz gip soem, henzmbaw caezcienz, gwnz mbaw miz hij riz raiz non gwn, laj mbaw saek monghau, miz diemj saeq; mbawdak yiengh samgak bihcinhhingz. Nga, mbaw hawq le bienq ndaem. Heiq gig noix, feih cit、loq saep.

【Singqheiq】Haemz, nit, miz doeg.

【Goengnaengz】Cing caepdoeg, gaij hujdoeg, diuz lohhaeux. Yungh bae yw oksiq, sizcinj, heux hwet hujdan, naengfatyiemz, baezndip, fungcaep ndok in, senglwg gvaq laeng raemx cij mbouj doeng, lajhumz haenz.

【Yunghfap yunghliengh】Gwn: Cienq raemx, 15~30 gwz; roxnaeuz dubsoiq aeu raemx. Rogyungh: Habdangq soqliengh, dubsoiq oep gizdeng; roxnaeuz cien raemx swiq gizdeng; roxnaeuz nienj baenz mba saj gizdeng.

【Anqlaeh wngqyungh】

(1) Yw baezding: Meizbijnding habliengh, dubsoiq baeng gizdeng.

(2) Yw baenzbaez, duzgyau haeb sieng, deng mid sieng oklwed: Meizbijnding habliengh, dubsoiq oep gizdeng.

(3) Yw sizcinj, gominjsing bizyenz, naenghumz naengnyap: Meizbijnding habliengh, cienq raemx swiq; roxnaeuz mbaw singjsien daem aeu raemx cat gizdeng.

Cazlazok

【Laizloh】Dwg gij mbaw gorenhgoh doenghgo go cazlazok.

【Hingzyiengh】Go faexcaz roxnaeuz siuj gyauzmuz. Nga iq miz bwnnyungz. Mbaw dansoq lumj bwnfwed doxdaeb doxdoiq maj; mbaw iq 9~11 mbaw, doiqmaj roxnaeuz gaenh

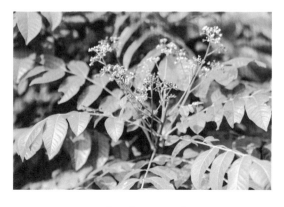

doiqmaj; mbaw lumj ceij, yiengh gyaeq roxnaeuz yiengh gyaeq luenz raez, raez 5~10 lizmij, gvangq 3~5 lizmij, byai ciemh soem roxnaeuz gip soem, gyaengh goek ngeng, henzmbaw caezcienz roxnaeuz miz heuj, song mbiengj miz bwn'unq saek monghenj gaenj nem. Laeng mbaw daegbiet maeddeih. Va song singq; Valup luenzliem maj youq laj goek gaenqmbaw; va'ngoz dek 5 riz, baihrog miz bwn'unq; limqva 5 dip, saek hau daengz saek henjdamh, yiengh gaeb luenz raez, byai loq soem, baihrog miz bwn'unq mong gaenj nem; nyiuzboux 10 diuz, vasei hab maj baenz aendoengz dinj; rongzceh lumj aen giuz, mbouj miz bwn. Aenmak miz ngveih lumj aen giuz, loq daiq noh, sug seiz saek cazhoengz daengz aeujndaem, hawq le miz 5 limq.

【Faenbouh】 Cujyau canj youq Gvangjsih、Swconh、Gveicouh、Yinznanz daengj. Gvangjsih gak dieg cungj miz faenbouh.

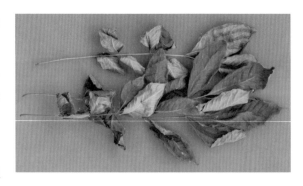

【Gipaeu gyagoeng】 Cienz bi ndaej gipaeu, swiq seuq, yungh singjsien roxnaeuz dak sauj.

【Go yw singqhingz】 Mbaw sauj raez 20~30 lizmij, saek loeg, diuz sugmbaw caeuq gaenqmbaw miz bwn'unq maeddeih saek damhhenj, miz mbaw iq 9~11 mbaw, doiq maj; mbaw baenz ceij ciengz nyaeuqsuk roxnaeuz deksoiq, gij caezcingj haenx mbe bingz yienh ok yiengh gyaeq daengz yiengh gyaeq luenz raez, raez 5~11 lizmij, gvangq 3~5 lizmij, byai ciemh soem roxnaeuz gip soem, goek yiengh luenz roxnaeuz yiengh limx, henz mbaw gyaengh cungqgyang doxhwnj miz faenzgawq saeq, song mbiengj miz bwn'unq gaenjdiep; miz gaenqmbaw iq. Heiq noix, feih haemz.

【Singqheiq】 Manh, haemz, ndat.

【Goengnaengz】 Diuz lohhaeux, cawz caepdoeg. Yungh bae yw dwgliengz, binghhndatnit, okleih, dungxin, fungcaep ndok in, deng cax deng dub sieng in, feizcoemh raemxgoenj lod sieng, oklwed mbouj dingz, dungxiq gyoet geujin, naeng fatyiemz.

【Yunghfap yunghliengh】 Gwn: Cienq raemx, 9~15 gwz (ndip 30 gwz). Rogyungh: Habdangq soqliengh, goenj raemx swiq; roxnaeuz dubsoiq baeng gizdeng.

【Anqlaeh wngqyungh】

(1) Yw binghhndatnit: Cazlazok 15 gwz, cienq raemx gwn.

(2) Yw rog sieng oklwed: Cazlazok singjsien habdangq soqliengh, dubsoiq oep gizdeng.

(3) Yw lwgnyez naeng fatyiemz, naeng humz naeng nyap: Cazlazok、mbaw godauz gak habliengh, goenj raemx swiq.

Godiengangh

【Laizloh】Dwg gij rag lumj ganj liugoh doenghgo godiengangh.

【Hingzyiengh】Caujbwnj lumj faexcaz. Rag lumj ganj vang youq laj namh, baenz faex, saek henjgeq, hothoh mingzyienj. Ganj mbouj miz bwn, cungqgyang hoengq, sanq maj gij diemj raiz saek hoengzaeuj. Mbaw doxdoiq maj; gij faek dakmbaw mozciz, saek henjgeq, caeux doek;

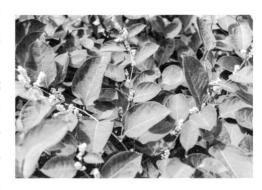

mbaw gvangq yiengh gyaeq roxnaeuz yiengh gyaeq luenz raez, raez 6~12 lizmij, gvangq 5~9 lizmij, byai gip soem, goek yiengh luenz roxnaeuz yiengh limx, henz mbaw caezcienz, mbouj miz bwn. Va dan singq, vaboux vameh mbouj doengz go, valup luenzliem maj youq lajgoek gaenqmbaw; gyaengh cungqgyang miz hothoh, baihgwnz miz fwed; va miz 5 duj dek laeg, gep dek 2 lwnz, lwnz rog 3 dip youq mwh baenzmak gya hung, baihlaeng miz fwed; vaboux nyiuzboux 8 diuz, saeuva vahmeh 3 aen, gyaeujsaeu lumj gyaeuj. Aen makbyom yiengh luenz raez, miz 3 limq, saek henjndaem.

【Faenbouh】Cujyau canj youq Gyanghsuh、Anhveih、Cezgyangh、Gvangjdungh、Swconh、Gveicouh、Yinznanz. Gvangjsih cujyau faenbouh youq Lozcwngz、Swhyenz、Fuconh、Cunghsanh、Cauhbingz、Ginzhih、Bozbwz daengj.

【Gipaeu gyagoeng】Daengx bi cungj ndaej vat aeu, swiq seuq, cab gep, dak sauj.

【Go yw singqhingz】Rag lumj ganj yiengh luenzsaeu, miz faennga, raez dinj mbouj ityiengh, miz mbangj ndaej raez 30 lizmij, cizging 0.5~2.5 lizmij, hothoh loq bongz hung; saek cazhenjgeq daengz saek cazmong, miz gij riz nyaeuq soh, rag mumh caeuq riz ragmumh lumj diemj yienhda, faennga gwnz dingj caeuq hothoh miz riz raiz caeuq gepgyaep lumj faek, ndaw hothoh raez 2~3 lizmij; genq, mbouj yungzheih eujraek; gatmiemh saek cazhenj, miz cenhveiz, gyaengh naeng caeuq gyaengh faex yungzheih faenliz, gyaeng naeng haemq mbang, gyaeng faex ciemq daihdingzlai, lumj fangse nei, cungqgyang miz ngviz roxnaeuz yienh ok gij yienghsiengq hoengqbyouq, gatmiemh miz gekvang. Heiq iq, feih loq haemz, saep.

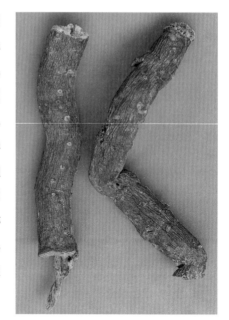

〔Singqheiq〕 Haemz, nit.

〔Goengnaengz〕 Gaij hujdoeg, cawz caepdoeg, doeng lohheiq、lohhaeux. Yungh bae yw vuengzbiu, daep ndongj, oksiq, roengzbegdaiq, yizsenyenz, bwt giethaed, fungcaep ndok in, baenzae, feizcoemh raemxgoenj lod sieng, dawzsaeg ok lwed mbouj dingz, dingzging, seng lwg gvaq laeng begdaiq lae mbouj dingz, ngwzdoeg haebsieng.

〔Yunghfap yunghliengh〕 Gwn: Cienq raemx, 9~30 gwz. Rogyungh: Habdangq soqliengh, guhbaenz ywraemx gyaux oep gizdeng; roxnaeuz guhbaenz gauyouz cat gizdeng.

〔Anqlaeh wngqyungh〕

(1) yw caepndat vuengzbiu: Godiengangh、nyagimcienz、goromz gak 30 gwz, cienq raemx gwn.

(2) Yw mbei gietrin: Godiengangh 30 gwz, cienq raemx gwn; danghnaeuz giem vuengzbiu ndaej boiqhab lienzcienzcauj daengj cienq raemx gwn.

(3) Yw gipsingq vuengzbiu ganhyenz: Godiengangh 30 gwz, nywjdagaeq 60 gwz, cienq raemx gwn, moix ngoenz 1 fuk yw.

Go'nyaqyah

【Laizloh】Dwg cinzhingzgoh doenghgo go'nyaqyah gij bouhfaenh gwnz namh de.

【Hingzyiengh】Caujbwnj. Ganj yiengh saeu seiqfueng, saek loq hoengz. Mbaw doiq maj; mbaw yiengh gyaeq luenz raez roxnaeuz yiengh gyaeq, raez 2~8 lizmij, gvangq 1~5 lizmij, byai raeh soem roxnaeuz dinj ciemh soem, goek luenz, henzbien miz faenzgawq mbouj caezcingj. Valup comz baenz gij cungjvalup maj youq byai go; baubenq hung, yiengh diuz roxnaeuz bihcinhhingz; va'ngoz 5 riz dek, gep dek yiengh samgak,

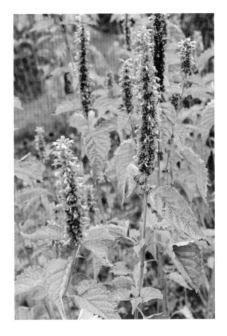

miz megsoh caeuq sienqdiemj; roujva yiengh aenbak, saek aeuj roxnaeuz saek hau, naengbak gwnz yiengh seiqfueng roxnaeuz yiengh aen gyaeq, byai loq mboep, naengbak baihlaj miz 3 riz dek, song mbiengj gep dek dinj, cungqgyang gab gij gep dek yiengh beiz, henzbien miz faenzheuj saeq lumj raemxlangh; nyiuzboux 4 diuz, 2 gep giengz, iet ok rog aendoengz roujva; rongzceh dek 4 riz laeg, saeuva maj youq cungqgyang laj daej rongzceh, iet ok rog va, gyaeuj saeu dek 2 riz. Makndongj iq lumj aen gyaeq dauqdingq yiengh sam limq.

【Faenbouh】Cujyau canj youq Swconh、Gyanghsuh、Cezgyangh、Huznanz daengj. Gvangjsih cujyau faenbouh youq Gveibingz、Denhdwngj、Majsanh、Lingzyinz、Lungzlinz、Lozcwngz、Yungzsuij.

【Gipaeu gyagoeng】Baez daih'it gvej youq 6~7 nyied, dang valup didok hoeng caengz hai va seiz, genj ngoenz nditndat gvej aeu daengx go, baij dak daengz daengngoenz doek, soudauq gvaq haemh, ngoenz daihngeih caiq dak. Daihngeih baez youq 10 nyied dajsou, riengjvaiq langh hawq, dak sauj roxnaeuz ring sauj.

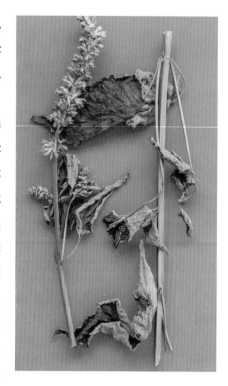

【Go yw singqhingz】Ganj yiengh saeu seiqfueng, lai faennga, seiq gok miz saenqlimq, seiq mienh bingzrwd roxnaeuz mboep haeuj ndaw lumj diuz mieng gvangq; saek amqloeg, miz raiz nyaeuq soh; hothoh mingzyienj, ciengz miz riz gaenqmbaw loenq; gij ganjgeq geng, caet byot, yungzheih eujraek, gatmienh saek hau, gyaengh ngviz hoengq. Mbaw doiq maj; heuswdswd, lai nyaeuqsuk roxnaeuz deksoiq, gij caezcingj haenx mbebingz yiengh gyaeq, raez 2~8 lizmij, gvangq 1~6 lizmij, byai soem roxnaeuz dinj ciemh soem, goek luenz, henzbien miz bakgawq ngoemx. Gwnz ganj byai mizseiz miz gij valup lumj lwnzliengj yiengh rienghaeux nei, saek namhhoengz. Heiq rang, feih cit cix loq liengz.

【Singqheiq】Manh, loq ndat.

【Goengnaengz】Diuz lohhaeux, cawz caepdoeg. Yungh bae yw dwgliengz, nit ndat gyaeuj in; aek ndaet sim nyap; oksiq, rueg, mehdaiqndang rueg; ndaeng saek, gyak, nyan.

【Yunghfap yunghliengh】Gwn: Cienq raemx, 5~15 gwz; roxnaeuz haeuj ywyienz、ywsanq. Rogyungh: Habdangq soqliengh, cienq raemx riengx bak; roxnaeuz coemh byot le nienj baenz mba diuz oep gizdeng.

【Anqlaeh wngqyungh】

(1) Yw ndwen ndathaenq oksiq: Go'nyaqyah 8 gwz, rinvadsig (cauj) 60 gwz, dinghyangh 1.5 gwz, nienj baenz mba, moix baez 6 gwz, aeu raemxreiz daeuj diuz gwn.

(2) Yw bingh ndatnit oksiq: Go'nyaqyah、naenggam (cawzbae gij hau) daengjfaenh, gya raemx 500 hauzswngh cienq daengz 350 hauzswngh, raeuj gwn, mbouj hanh seizgan.

(3) Yw sizcinj, naeng humz naeng nyap: Go'nyaqyah habliengh, cienq raemx swiq.

Goujhohlungz

【Laizloh】Dwg swjginhniuzgoh doenghgo goujhohlungz.

【Hingzyiengh】Go faexcaz buenq. Rag lumj ganj benz doxhwnj, miz ganj bomz youq gwnz namh, seiziq miz bwn'unq raez maeddeih. Mbaw doiq maj roxnaeuz gaenh lwnz maj; gaenqmbaw miz bwn; mbaw geng lumj ceij, yiengh luenz raez roxnaeuz yiengh gyaeq 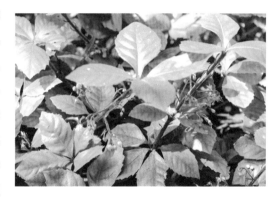 dauqdingq, raez 2.5~6 lizmij, gvangq 1.5~3.5 lizmij, byai gip soem roxnaeuz ngoemx, goek gvangq yiengh limx roxnaeuz loq luenz, henz mbaw miz faenzgawq caeuq faenzgawq saeq, miz sienqdiemj mbang, gwnz mbaw miz bwn co, goek mbaw ciengz doed hwnj, laj mbaw miz bwn'unq caeuq bwn'unq raez, daegbied dwg youq giz meg cungqgyang miz bwn'unq caeuq bwn'unq raez lai, meg henzbien mbouj mingzyienj. Valup yiengh liengj, dan dog, youq henz maj, miz bwn geng raez, miz bwn'unq roxnaeuz bwn'unq raez; va'ngoz yiengh cuenq bihcinhhingz, caeuq limqva raez gaenh doxdoengz, miz sienqdiemj; limqva saek hau roxnaeuz daiq saek hoengzdamh, yiengh gyaeq gvangq, miz sienqdiemj; nyiuzboux caeuq limqva raez gaenh doxdoengz. Aenmak lumj aen giuz, sug le saek hoengz, miz sienqdiemj.

【Faenbouh】Cujyau canj youq Gyanghsih、Fuzgen、Daizvanh、Huznanz、

Gvangjdungh、Gvangjsih、Swconh、Gveicouh. Gvangjsih cujyau faenbouh youq Majsanh、Lozcwngz、Bingzloz、Hocouh、Canghvuz、Bingznanz、Gveibingz.

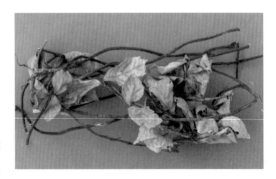

【Gipaeu gyagoeng】Cienz bi ndaej gipaeu, swiq seuq, yungh singjsien roxnaeuz dak sauj.

【Go yw singqhingz】Rag lumj ganj yiengh gaenh luenzsaeu, raez 10~20 lizmij, cizging 2~3 hauzmij, saek henjgeq roxnaeuz saek cazhenjgeq, miz bwnnyungz gienjgoz saek caz. Ganj byot, yungzheih eujraek, mienhgoenq saek loih hau roxnaeuz saek damhcaz. Mbaw gaenh lingzhingz, mienhmbaw fomz gij bwn co saek caz, laeng mbaw miz bwn'unq, giz meg cungqgyang miz bwn'unq daegbied lai, henz mbaw miz faenzgawq co. Mizseiz yawj ndaej raen gij valup lumj liengj maj youq laj goek gaenqmbaw. Heiq nyieg, feih haemz, saep.

【Singqheiq】Haemz、manh, bingz.

【Goengnaengz】Diuz lohhaeux, cing hujdoeg, cawz caepdoeg. Yungh bae yw fungcaep ndok in, vuengzbiu, okleih, dawzsaeg dungxin, deng cax deng dub sieng in, baeznong, baezfoeg, ngwzdoeg haeb sieng, okhaexlwed, dungxin.

【Yunghfap yunghliengh】Gwn: Cienq raemx, 3~9 gwz; roxnaeuz cimq laeuj.

【Anqlaeh wngqyungh】

(1) Yw deng laemx hwet in, ndoknyinz inget: Goujhohlungz ganj habdangq soqliengh, nienj baenz mba, moix baez gwn 9 gwz.

(2) Yw deng laemx gij sieng gaeuq fat in: Goujhohlungz ganj 30 gwz, gogaeulwed iq 6 gwz, cimqlaeuj 250 hauzswngh, moix baez gwn laeuj 30 hauzswngh.

(3) Yw mak haw hwet in: Goujhohlungz 9 gwz, aeuq duzgaeq gwn.

Cenhnenzgen

【Laizloh】Dwg gij rag denhnanzsinghgoh doenghgo cenhnenzgen.

【Hingzyiengh】Caujbwnj. Gij ganj daengjsoh youq gwnznamh. Mbaw gyaep yiengh sienq bihcinhhingz, doxhwnj ciemh gaeb soem raeh, gyaengh laj gaenqmbaw miz faek; gij mbaw na lumj ceij, yiengh sim lumj naq daengz yiengh sim, raez 15~25 lizmij, byai fwt gaeb ciemh soem, henz meg bingz byaij ngeng swng doxhwnj. Valup maj youq laj goek gaenqmbaw mbaw gyaep, gaenqva dinj gvaq gaenqmbaw; gwnz dipfeizbaed saek loeghau, yiengh raez luenz daengz luenz raez, va hai hoengh seiz duenh gwnz loq mbehai baenz gij yiengh ruz dinj; gij valup vameh raez 1~1.5 lizmij, gvangq 4~5 hauzmij; gij

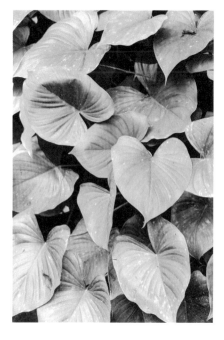

valup vaboux raez 2~3 lizmij; rongzceh yiengh raez luenz, gyaengh goek mbiengj ndeu miz 1 diuz nyiuzboux gyaj, rongzceh 3 aen. Makgoj miz cieng.

【Faenbouh】Cujyau canj youq Gvangjdungh、Haijnanz、Gvangjsih、Yinznanz daengj. Gvangjsih cujyau faenbouh youq Bwzswz、Lungzcouh.

【Gipaeu gyagoeng】Vat aeu daengx go daiq rag, cawz bae gij bouhfaenh gwnz namh, swiq seuq namh, euj baenz gyaengh dinj raez 10~20 lizmij, dak sauj roxnaeuz gvet gij naeng rog bae dak sauj.

【Go yw singqhingz】Gij rag lumj ganj yiengh luenzsoh, roxnaeuz loq benj loq vangoz, raez 15~40 lizmij, cizging 0.8~2 lizmij; saek cazhoengz roxnaeuz saek cazhenj, cocat, miz haujlai raiz mieng soh niujgoz caeuq baenz nyup cenhveiz saek hauhenj; nyot, heih eujraek; gatmiemh saek cazhoengz, yiengh iengfaex, miz haujlai nyup senhveiz loh ok rog caeuq diemj youz miz rongh. Heiq rang, feih manh, loq haemz.

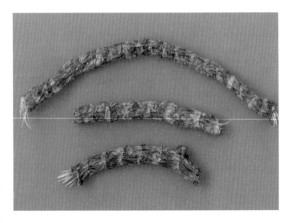

【Singqheiq】Haemz、manh, ndat.

【Goengnaengz】Cawz caepdoeg, doeng lohhaeux, cangq ndoknyinz, cij in. Yungh bae yw fungcaep ndok in, nyinzbingh, dungxin, baeznong、baezfoeg, naengnoh hothoh soemj in, ndoknyinz reuq unq.

【Yunghfap yunghliengh】Gwn: Cienq raemx, 9~15 gwz; roxnaeuz cimq laeuj. Rogyungh: Habdangq soqliengh, nienj baenz mba diuz oep gizdeng.

【Anqlaeh wngqyungh】

(1) Yw fungcaep ndok in: Cenhnenzgen 60 gwz, rag gooenmeuz、gaeulingzsiuh gak 300 gwz, gaeusiznanzdwngz 150 gwz, rag goraeubetgak 90 gwz. Cimq 5 goenggaen laeuj haeux, song aen singhgiz cawzbae nyaq, lawh cingcuj, moix baez gwn 15 gwz, ngoenz 2 baez.

(2) Yw fung nit nyinzndok in, hwnjgeuj mazmwnh: Cenhnenzgen、gorumzcuenqdeih gak 30 gwz, nyaroegndaembya 90 gwz, caez nienq bwnz, moix baez gwn 3 gwz.

(3) Yw ndang nyieg bouxlaux nitcaep ga in, hwet in: Ngagosangh 15 gwz, suzdi 12 gwz, cenhnenzgen、conhniuzciz、gaeuhaijfunghdwngz、senh moeggva、ducung、danghgveih gak 9 gwz, cinzgiuj、ngago'ngveiq、gyaundokguk (yungzvaq) gak 6 gwz, cienq raemx gwn.

Caebceuj

【Laizloh】Dwg lizgoh doenghgo caebceuj daengx go.

【Hingzyiengh】Caujbwnj, miz gij feihheiq gig haenq. Ganj miz limq. Dan mbaw doxmaj, gaenqmbaw dinj; mbaw yiengh bihcinhhingz daengz bihcinhhingz raez luenz, raez 3~16 lizmij, gvangq daengz 5 lizmij, byai dinj liem roxnaeuz ngoemx, gij bien mbaw gyaengh laj ganj miz faenzgawq ngoemx mbouj gvicaek roxnaeuz lumj raemxlangh, gij mbaw gyaengh gwnz ganj haemq iq, lumj sienq roxnaeuz lumj sienq bihcinhhingz, henzmbaw caezcienz, gwnz mbaw saek loeg, laj mbaw miz sienqdiemj, nu miz heiq rang daegbied. Valup lumj rienghaeux maj youq 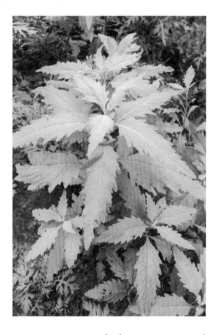 laj goek gaenqmbaw; va iq, saek loeg, song singq roxnaeuz vameh, baenz nyup maj youq goek gaenqmbaw gyaengh gwnz; va miz 5 riz dek, baenz mak ciengz haep; nyiuzboux 5 diuz; saeuva mbouj mingzyienj, gyaeuj saeu doengciengz 3 aen, iet ok rog va. Mak lumj aen giuz va ok, cienzbouh suek youq ndaw va.

【Faenbouh】Cujyau canj youq Vazdungh digih、Cunghnanz digih、Sihnanz digih daengj. Gvangjsih gak dieg cungj miz faenbouh.

【Gipaeu gyagoeng】8 nyied ndawnyieb daengz 9 nyied ndawnyieb gipsou daengx go, baij cuengq youq giz doeng rumz, roxnaeuz cug baenz bog venj youq laj yaemh hawj rumz ci hawq, mienx deng ndit dak caeuq fwn rwed.

【Go yw singqhingz】Daengx go saek henjloeg, gwnz ganj miz bwn'unq. Mbaw nyaeuqsuk deksoiq, bien mbaw ciengz miz faenzgawq youh mbang youh mbouj cingjcaez, gwnz mbaw wenj, laeng mbaw yawj ndaej raen miz youzdiemj cax, meg mbaw miz bwn. Va maj youq laj goek gaenqmbaw. Mak lumj aen giuz benj, rog lomz caengz mbang lumj aen daeh caeuq gij va'ngoz sukyouq miz bwnsienq; ceh saek ndaem roxnaeuz saek amqhoengz, biujmienh bingzrwd, cizging daih'iek 0.7 hauzmij. Miz gij heiq hom daegbied haenx, feih manh loq haemz.

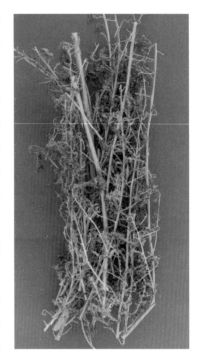

〔Singqheiq〕Manh、haemz, ndat, miz doeg haenq.

〔Goengnaengz〕Cawz caep siu foeg. Yungh bae yw bingh nongouhcungz, binghduzdeh, binghdehbenj, duzniengqgyaeuj, sizcinj, gyak, nyan, fungcaep ndok in, funggingh, dawzsaeg'in, hozin, ngwzdoeg haeb sieng, deng cax deng dub sieng in.

〔Yunghfap yunghliengh〕Gwn: Cienq raemx, 3~9 gwz (ndip 15~24 gwz); roxnaeuz haeuj ywyienz、ywsanq. Roxnaeuz daezaeu gij youz caebceuj, vunzhung ciengz yungh liengh 0.8~1.2 hauzswngh, yunghliengh ceiq lai mbouj mauhgvaq 1.5 hauzswngh, lwgnyez moix bi 0.05 hauzswngh. Rogyungh: Habdangq soqliengh, cienq raemx swiq; roxnaeuz dubsoiq baeng gizdeng.

〔Anqlaeh wngqyungh〕

(1) Yw bingh nongouhcungz, bingh duzdeh, binghdehbenj: Caebceuj 6 gwz, cienq raemx gwn.

(2) Yw deng sieng oklwed: Gij caebceuj mbaw sauj, nienj baenz mba, oep gizdeng; caebceuj、caekleknaz、ngveihbudisuj gak daengjliengh, dak sauj nienj baenz mba, vanq baeng gizdeng.

(3) Yw conghbak in, baklinx baenz baez roxnaeuz hozin: Caebceuj、gohabfeiz gak 9 gwz, godaihcing 15 gwz, cienq raemx gwn.

Gosamcibloegdang

【Laizloh】Dwg daengx go lozmozgoh doenghgo mbawgyaeq gosamcibloegdang.

【Hingzyiengh】Go faexcaz benz hwnj sang. Gyaengh gwnz ganj geujheux; daengx go miz bwn'unq saek henj byox; ragmumh saek damhhenj, miz heiq hom. Mbaw dan doiq maj; mbaw yiengh gyaeq, raez 2.5~6 lizmij, gvangq 2~5 lizmij,

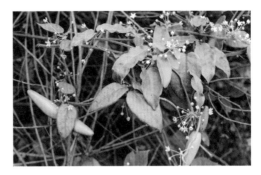

byai gip soem, miz gyaeujsoem iq, goek yiengh sim feuz, henz mbaw caezcienz, song mbiengj miz bwn'unq dinj; song mbiengj meg cungqgyang doed hwnj, meg bangxhenz 4~5 doiq. Gij valup lumj liengj yiengh aen liengj hai, maj youq laj goek gaenqmbaw, doengciengz mbouj gvicaek song nga, maj lai duj va; va'ngoz dek 5 riz, saek henjloeg, miz yienz, gep dek yiengh gyaeq, ndaw goek mbouj miz sienqdaej; roujva dek 5 riz laeg, baiz lumj naq, saek henjdamh roxnaeuz saek henjloeg, gep dek yiengh raez luenz bihcinhhingz, bingzmbe, song mbiengj miz bwn'unq; gij gep dek roujva daihngeih lumj aen gyaeq, nem maj youq aen roujsim doxhab, baihlaeng bongzfoeg; nyiuzboux 5 diuz, seiva lienz baenz yiengh aendoengz, humx aen nyiuzmeh, saek aeuj, vayw 2 aen rongz, byai miz benqi mbang yiengh luenz; vafaenj baenzndaek moix rongz 1 aen, lumj aen giuz luenz, bingzmbe; rongzceh mboujmiz bwn, youz 2 aen naeng sim dixliz gapbaenz, saeuva dinj, lienzhab, gyaeujsaeu yiengh haj gok. Mak miz byuk suengseng, yiengh luenzsaeu bihcinhhingz. Ceh yiengh gyaeq, byai bingz, miz bwnceh lumj baengzcouz saek hau.

【Faenbouh】Cujyau canj youq Yinznanz、Gvangjsih、Gvangjdungh、Daizvanh daengj. Gvangjsih cujyau faenbouh youq Hocouh、Cauhbingz、Dwngzyen、Bingznanz、Gveibingz、Luzconh、Bozbwz、Sangswh、Vujmingz daengj.

【Gipaeu gyagoeng】Cienz bi cungj ndaej gipaeu, swiq seuq, dak sauj louz yungh.

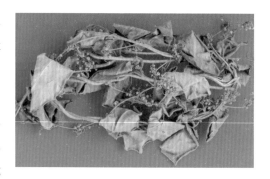

【Go yw singqhingz】Rag lumj ganj co dinj, yiengh baenz hothoh, gyaengh gwnz miz ganj canzlw, gyaengh laj maj miz haujlai nyup rag saeq; rag saeq raez, loq vangoz, raez 10~15 lizmij, cizging 1~1.5 hauzmij; saek henjdamh daengz saek cazhenj; miz raiz nyaeuq saeq soh, ndang mbaeu, byot, yungzheih eujraek, gatmiemh gyaengh naeng saek monghau, gyaengh faex saek henjdamh. Cuengq youq laj daeng ronghswjvai cazyawj, yienh'ok gij ronghyib saek henjdamh. Heiq loq rang, feih manh, diuz linx maz. Ganj yiengh luenzsaeu, saeq raez, loq utngeuj, cizging 1~2 hauzmij, biujmienh saek henjloeg daengz damhcazhoengz, miz bwn'unq; miz raiz saeq soh, caet byot, yungzheih eujraek, gatmienh mbouj bingz, cungqgyang hoengq. Mbaw doiq maj, lai nyaeuqsuk deksoiq, gij caezcingj de mbebingz yiengh gyaeq roxnaeuz yiengh gyaeq raez, raez 2.5~4 lizmij, gvangq 1.5~2 lizmij, byai gip liem, goek gaenh simhingz, henz mbaw caezcioenz, loq miz di fanjgienj, mienh gwnz saek amqloeg, mienh baihlaeng saek henjloeg daengz monghenj, song mbiengj miz bwn'unq; gaenqmbaw dinj, raez daih'iek 5 hauzmij.

【Singqheiq】Manh, ndat, miz doeg.

【Goengnaengz】Siu fungdoeg, cawz caepdoeg, doeng lohheiq, sanq giet cij in, gaij ngwz doeg. Yungh bae yw fungcaep ndok in, deng cax deng dub sieng in, baenzae, ae'ngab, ngwzdoeg haeb sieng, baenzae myaizniu lai.

【Yunghfap yunghliengh】Gwn: Cienq raemx, 6~15 gwz. Rogyungh: Rag ndip habdangq soqliengh, dubsoiq oep gizdeng.

【Anqlaeh wngqyungh】

(1) Yw fungcaep hwet in: Gosamcibloegdang 9 gwz, byaekriengvaiz 3 gwz, cienq raemx gwn.

(2) Yw baeznong: Gosamcibloegdang habdangq soqliengh, goenj raemx swiq

gizdeng.

(3) Yw ngwzheu, ngwzgingq haeb sieng: Gosamcibloegdang habdangq soqliengh, daem yungz, gya di laeuj diuz yinz, daj gwnz daengz laj cat baksieng seiq henz.

Dumhvaiz

【Laizloh】Dwg gij rag ciengzveizgoh doenghgo gogaeuvenj Yeznanz.

【Hingzyiengh】Go faexcaz benz hwnj sang. Ganj, gaenqmbaw, valup caeuq baihlaeng mbaw meg cungqgyang cungj miz oennaeng yiengh ngaeu iq, nga iq seiz miz bwnmienz saek henj, doeklaeng loenq. Mbaw doxdaeb lumj fwngz; mbaw iq 5 mbaw, mbang lumj ceij, yiengh luenz

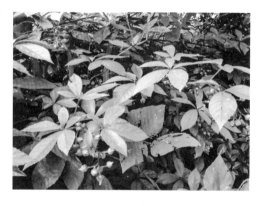

raez roxnaeuz lumj aen gyaeq dauqdingq, raez 5~9 lizmij, gvangq 2~3.5 lizmij, byai dinj ciemh soem, goek yiengh limx, henz mbaw miz faenzgawq soem, laeng mbaw miz bwnnyungz maeddeih. Valup luenzliem maj youq byai go, laj de miz siujsoq nyumq valup maj youq laj goek gaenqmbaw, miz bwnnyungz maeddeih; baubenq miz riz dek feuz lumj fwngz, caeux doek; ndaw doengz va'ngoz miz bwnnyungz deih saek mong. Mak doxcomz lumj aen giuz, mak geq seiz saek ndaem.

【Faenbouh】Cujyau canj youq Gvangjdungh、Haijnanz、Gvangjsih. Gvangjsih cujyau faenbouh youq Nanzningz、Vujmingz、Majsanh.

【Gipaeu gyagoeng】Daengx bi ndaej vat aeu, cawz bae gij labcab、aeu rag、cab baenz gep, dak sauj.

【Go yw singqhingz】Rag yiengh luenzsaeu, giz goekrag yiengh aen gyaeuj bongz hung, loq miz di goz; saek hoengzgeq, miz raiz saeq soh caeuq gij cauz moep youq giz rag bangxhenz maj ok haenx; caet geng, yungzheih eujraek; gatmienh yiengh cuengqnaq, saek monghenj.

【Singqheiq】Haemz、manh, ndat.

【Goengnaengz】Cawz caepdoeg, cij in. Yungh bae yw fungcaep ndok in, deng cax deng dub sieng in, hwet ga in.

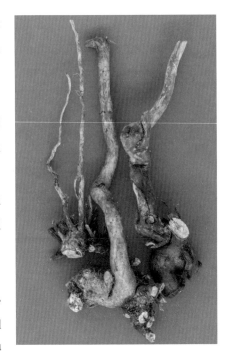

【Yunghfap yunghliengh】Gwn: Cienq raemx, 10~15 gwz. Rogyungh: Habdangq soqliengh, dubsoiq oep gizdeng.

【Anqlaeh wngqyungh】

(1) Yw okleih, deng sieng foeg in, fungcaep ndok in: Dumhvaiz 15 gwz, cienq raemx gwn; mwh deng sieng oklwed, aeu mbaw nienj baenz mba saj gizdeng.

(2) Yw deng soieng foeg in: Dumhvaiz habdangq soqliengh, dubsoiq baeng gizdeng.

Vaduhbenj

【Laizloh】Dwg gij ceh dougoh doenghgo goduhbenj.

【Hingzyiengh】Caujbwnj baenz gaeu. Ganj ciengz saek damh aeuj roxnaeuz saek damhheu. 3 mbaw doxdaeb maj; mbawdak bihcinhhingz roxnaeuz lumj aen gyaeq samgak, miz bwn'unq saek hau; gij mbaw iq maj youq gwnzdingj de yiengh gyaeq samgak, raez 5~10 lizmij, gvangq daih'iek caeuq raez doxdoengz, henzbien caezcienz, song mbiengj cungj miz bwn'unq dinj, goekdaej ok 3 diuz megcawj; gij mbaw iq maj ok song henz de yiengh gyaeq ngeng, song mbiengj mbouj cungj doengzdaengj. Cungj valup maj youq laj goek gaenqmbaw; va'ngoz lumj aen cung gvangq, byai miz 5 diuz faenzgawq, 2 diuz heuj baihgwnz ca mbouj geijlai cienzbouh hab maj, henz mbaw miz bwn'unq maeddeih saek hau; roujva lumj duzmbaj, saek hau roxnaeuz saek damh'aeuj; nyiuzboux 10 diuz, 2 aen ndang; rongzceh sienqhingz, miz bwnsei, goek miz sienqdaej, saeuva

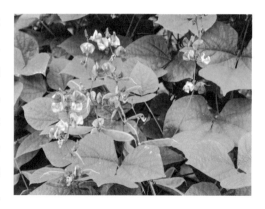

gaenh byai miz mumhraez saek hau, gyaeuj saeu yiengh lumj gyaeuj. Makfaek yiengh limz benjbingz roxnaeuz yiengh gyaeq dauqdingq luenz raez, gwnz dingj miz aen bak itcig goz doxroengz. Ceh benj yiengh luenz raez, saek hau, saek hoengzgeq roxnaeuz gaenh saek ndaem.

【Faenbouh】 Cujyau canj youq Anhveih、Sanjsih、Huznanz、Hoznanz、Cezgyangh、Sanhsih. Gvangjsih gak dieg cungj ndaem miz.

【Gipaeu gyagoeng】 Dajsou gij makfaek geq de, dak sauj, bok aeu roxnaeuz roq ok gij ceh, dak sauj.

【Go yw singqhingz】 Gij cehyiengh benj luenz raez roxnaeuz yiengh gyaeq benj, raez 0.8~1.3 lizmij, gvangq 6~9 hauzmij, na daih'iek 7 hauzmij; saek henjhau roxnaeuz saek henjdamh, bingzraeuz, loq miz rongh, miz di yawj ndaej raen gij diemjraiz saek cazhenjgeq, henz mbaw mbiengj ndeu miz gij nyinzceh saek hau lumj buenq aen ronghndwen doed hwnj. Cizging raez 7~10 hauzmij, bok bae nyinzceh le ndaej yawjraen gij cehndw mboep haenx, mbiengj lienzciep nyinzceh de miz conghcaw, lingh mbiengj miz diuz ndokceh, caet geng; nyinzceh mbang youh byot; mbaw lwg 2 gep, biz na, saek henjhau. Heiq noix, feih cit, nyaij miz heiq sing duh.

【Singqheiq】 Van, bingz.

【Goengnaengz】 Cawz caepdoeg, diuz lohhaeux, doeng lohraemx. Yungh bae yw oksiq, rueg, hozhat haenq, begdaiq roengz, baenzgam, mamx nyieg maj caep, gwn noix haex byad, hozhat simnyap.

【Yunghfap yunghliengh】 Gwn: Cienq raemx, 6~9 gwz; roxnaeuz haeuj ywyienz、ywsanq.

【Anqlaeh wngqyungh】

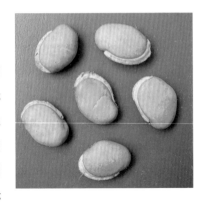

(1) Yw mamxdungx hawnyieg, gwn mbouj ndaej cix rueg caeuq oksiq: Aeu duhhenj 750 gwz (raemx hing cimq、bok naeng、loq cauj), yinzcinh (cawzbae gyaeuj)、bwzfuzlingz、bwzsuz、ganhcauj (cauj)、maenzndoi gak 1000 gwz, nohlenzswj (cawzbae naeng)、gitgwngq (cauj daengz henjgeq)、haeuxroeg、sukgosahyinz gak 500 gwz, nienj baenz mba, moix baez 6 gwz.

(2) Yw menhsingq mak in, binzyez: Duhbenj 30 gwz, makcauj hung 20 aen, cienq raemx gwn.

(3) Yw seizhwngq fatsa, bak hawq hoz hawq, roxnaeuz oksiq: Duhbenj (siuj ceuj)、vuengzgae (cawzbae naeng, aeu raemx hing bingj ndat), yanghyuz gak 6 gwz, cenj raemx ndeu, dwk di laeuj ndeu, cienq caet faen, caem liengz, mbouj hanh seizgan gwn.

Ngumxlienz

【Laizloh】Dwg gij rag yinghsuzgoh doenghgo go ngumxlienz.

【Hingzyiengh】Caujbwnj, sang 15~40 lizmij. Ragcawj fatdad. Ganj baenz byoz maj, unqnyieg. Mbaw miz gaenq raez; mbaw yiengh gyaeq samgak, song baez cienzbouh dek lumj bwnfwed nei, baez ndeu dek 5 dip, miz gaenq dinj, dek daihngeih baez ciengz miz 3 dip, yiengh limz roxnaeuz yiengh gyaeq, raez 2~5 lizmij, gvangq 1~3 lizmij, byai soem, henzbien miz faenzgawq co. Cungj valup maj youq byai go roxnaeuz caeuq mbaw doiq maj, raez 7~14 lizmij; baubenq yiengh luenz raez daengz bihcinhhingz; gaenqva caeuq baubenq raez doxdoengz roxnaeuz loq dinj; aendoengz roujva loq yiengq laj ngut; gyaeuj saeu dek 2 riz. Mak miz dip yiengh luenzsaeu, loq vangoz; ceh dingzlai, yiengh aen giuz, nyinzceh lumj aencenj, suek aen ceh dingz ndeu.

【Faenbouh】Cujyau canj youq Swconh、Ganhsuz、Huzbwz、Gvangjsih、Gveicouh、Yinznanz daengj. Gvangjsih cujyau faenbouh youq Cingsih、Nazboh、Dwzbauj、Lungzlinz、Lungzlinz、Bahmaj、Fungsanh daengj.

【Gipaeu gyagoeng】Seizcou seizdoeng gipsou, swiq seuq, dak sauj.

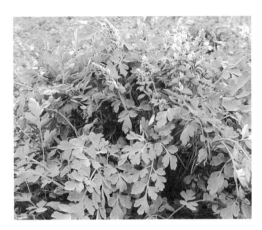

【Go yw singqhingz】Gijrag yiengh luenzsaeu roxnaeuz luenzsoem, loq vanniuj, gyaengh laj miz faennga, cizging 0.5~2 lizmij; saek henjdamh daengz sek cazhenj, miz gij raiz dek soh roxnaeuz riz mieng soh, byaknaeng fatdad heih bok doek; soeng, gatmienh mbouj caezcingj, lumj faexnduk, gyaengh naeng caeuq gyaengh faex gyaiqhanh de mbouj mingzyienj. Mbaw caezcingj miz 2 baez dek lumj fwed, baez ndeu dek 5 dip, dansoq doiq maj, gij mbaw dek baez daihngeih yiengh limz roxnaeuz yiengh gyaeq. Heiq noix, feih haemz, saep.

【Singqheiq】Haemz, nit.

【Goengnaengz】Cawz caepdoeg, cing hujdoeg, diuz lohlungz、lohhuj. Yungh bae yw ganhyenz, baezngoz, gizsing gezmozyenz, okleih, gyoenjconh, bak linx naeuh, damueg, oksiq, dungxin, baezhangx oklwed.

【Yunghfap yunghliengh】Gwn: Cienq raemx, 3~15 gwz. Rogyungh: Habdangq soqliengh, nienj baenz mba saj gizdeng.

【Anqlaeh wngqyungh】

(1) Yw bingh'aizcwng: Ngumxlienz 10 gwz, cienq raemx gwn.

(2) Yw da okfeiz, damueg: Ngumxlienz、nyahaizcauj gak 5 gwz, baenz benq makmoiz 1 gwz, nienj baenz

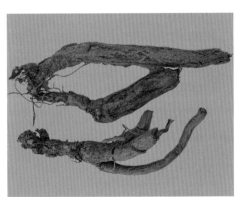

mba, cang youq ndaw boivax naengj daeuq, aeu mienzciem caemj yw diemj haeuj ndaw da bae.

(3) Yw baezhangx ok lwed, okleih: Ngumxlienz 15 gwz, naengj laeuj 100 hauzswngh gwn.

Rumsaejgoenq

【Laizloh】Dwg gij ganj mbaw gyazcuzdauzgoh doenghgo rumsaejgoenq.

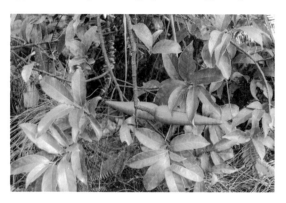

【Hingzyiengh】Go faexcaz roxnaeuz go gaeu. Ganj ndoq seuq, miz raemx cij; nga iq doengciengz saek cazhenjgeq, miz conghnaeng saek haumong maeddeih. Mbaw doiqmaj, miz gaenq dinj; mbaw na lumj ceij, yiengh luenz raez roxnaeuz yiengh raez youh luenz, raez 4~10 lizmij, gvangq 2~4 lizmij, byai dinj ciemh soem roxnaeuz gip soem, goek mbaw yiengh limx, henz mbaw caezcienz, meg bangxhenz youq henz mbaw giet muengx. Baubenq caeuq baubenq iq yiengh lumj diuz sienq iq miz cim; 5 mbaw ngozbenq, bihcinhhingz, byai raez ciemh soem, saek loeg roxnaeuz saek henjloeg, ndaw goek miz sienqdaej; roujva saek henj, yiengh laeuhdaeuj, aendoengz roujva saek henjdamh, gyaengh gwnz miz 5 riz dek, goek gep dek yiengh gyaeq bihcinhhingz, byai yiengh sienq lumj rieng raez, ndaw gep dek aen roujva daihngeih yiengh naq, gyaengh goek miz dujrwz, gak yw lienz youq gyaeujsaeu; aen rongzceh youz 2 aen naengsim doxliz maj baenz, youq buenq gyaengh laj, saeuva yiengh luenzsaeu, gyaeuj saeu lumj diuz faexmbaenq, byai gyaeuj dek feuz. Mak miz gyap lumj faex, baenz sueng gya'gvangq, gig na.

【Faenbouh】Cujyau canj youq Gvangjdungh、Gvangjsih、Haijnanz、Fuzgen.

Gvangjsih cujyau faenbouh youq Nanzningz、
Vuzcouh、Yilinz daengj.

【Gipaeu gyagoeng】Cienz bi cungj
ndaej gipaeu cienz go, cab dinj, dak sauj.

【Go yw singqhingz】Ganjnga yiengh
luenzsaeu, loq vangoz, dingzlai dwg 30~60
lizmij raez; saek cazhenjgeq, miz diuz
riz mieng soh caeuq gij raiznyaeuq soh
gig yienhda; gij conghnaeng nga co saek
haumong, vang doed hwnj. Nga oiq miz
gij conghnaeng yiengh diemj luenz iq saek
monghau maeddeih; caet geng youh byot;
gatmienh saek henjloeg, muzciz, cungqgyang
yawj ndaej raen ngviz. Mbaw doiq maj,

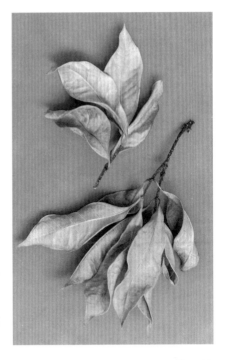

nyaeuqsuk, mbebingz yiengh luenz raez, raez 3~8 lizmij, gvangq 2.5~3.5 lizmij,
henz mbaw caezcienz, meggyang laeng mbaw doed hwnj. Heiq noix, feih haemz, miz
doeg haenq.

【Singqheiq】Haemz, singq nit, miz doeg haenq.

【Goengnaengz】Siu fungdoeg, cawz caepdoeg, doeng lohhuj, gaj non. Yungh
bae yw fungcaep ndok in, lwgnyez mazbi houyizcwng, deng cax deng dub sieng in,
baeznong, baezfoeg, gyaknaengvaiz.

【Yunghfap yunghliengh】Rogyungh: Habdangq soqliengh, goenj raemx swiq;
roxnaeuz dubsoiq baeng; roxnaeuz nienj baenz mba diuz oep gizdeng.

【Anqlaeh wngqyungh】

(1) Yw fungcaep foeg in, lwgnyez mazbi houyizcwng, gyaknyan: Rumsaejgoenq
habdangq soqliengh, cienq raemx raeuj swiq.

(2) Yw aencij baenzbaez cogeiz: Rumsaejgoenq mbaw singjsien, dangzhoengz
dub yungz oep gizdeng.

(3) Yw ndok raek: Rag rumsaejgoenq, rag lwgmanh, rag faexliux gak
daengjliengh, nienj baenz mba, gyaeuj byaekgep gyaux raemx gyaux yinz, raeuj oep

haeuj giz deng sieng roxnaeuz giz ndok raek bae (aeu sien fukdauq ndok vih, gabbanj dinghmaenh).

Cuhginj

【Laizloh】Dwg gij va ginjgveizgoh doenghgo cuhginj.

【Hingzyiengh】Go faexcaz.
Nga iq miz bwn'unq mbang lumj
ndaundeiq. Mbaw doxdoiq maj;
gaenqmbaw miz bwn'unq; dakmbaw
sienqhingz, miz bwn; mbaw gvangq
yiengh gyaeq roxnaeuz yiengh aen
gyaeq gaeb, raez 4~9 lizmij, gvangq

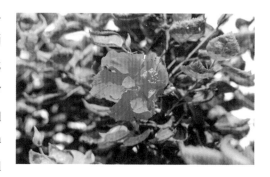

2~5 lizmij, byai ciemh soem, goek yiengh luenz roxnaeuz yiengh limx, henz mbaw miz faenzgawq saeq roxnaeuz miz vengq, song mbiengj cawz laeng mbaw swnh gwnz meg miz di bwn cax ndeu caixvaih cungj mbouj miz bwn. Va dan maj youq gyaengh gwnz laj goek gaenqmbaw, ciengz duiq doxroengz; gaenqva miz bwn'unq mbang lumj ndaundeiq roxnaeuz bingzraeuz gaenh mbouj miz bwn, gaenh byai miz hothoh; baubenq iq 6~7 gep, sienqhingz, miz bwn'unq lumj ndaundeiq cax, goek hab maj; va'ngoz lumj aen cung, miz bwn'unq lumj ndaundeiq, gep dek 5 riz, yiengh gyaeq daengz bihcinhhingz; roujva lumj aen laeuhdaeuj, saek meizgveiqhoengz roxnaeuz damhhoengz, saek henjdamh daengj, limqva yiengh gyaeq dauqdingq, byai luenz, baihrog miz bwn'unq cax; nyiuzboux bingzraeuz mbouj miz bwn, miz faenzbien.

【Faenbouh】Cujyau canj youq Fuzgen、Daizvanh、Gvangjdungh、Gvangjsih、Swconh、Yinznanz. Gvangjsih gak dieg cungj ndaem miz.

【Gipaeu gyagoeng】Va buenq hai seiz mbaet aeu, dak sauj.

【Go yw singqhingz】Va nyaeuqsuk baenz diuz raez, raez 5~7 lizmij; baubenq iq 6~7 dip, lumj sienq faenliz, beij va'ngoz dinj; va'ngoz saek cazhenj, raez daih'iek 2.5 lizmij, miz bwn lumj ndauqndeiq, miz 5 riz dek, gep dek bihcinhhingz roxnaeuz soem samgakhingz; limqva 5 dip, saek aeuj roxnaeuz damhcazhoengz, miz mbangj dwg dip doxdaeb, gwnzdingj luenz roxnaeuz miz rizheuj luenz co, hoeng mbouj faenmbek; diuzguenj nyiuzboux raez, doed ok rog roujva, baihgwnz miz haujlai seiva baenz ywva; rongzceh 5 limq, miz bwn; saeuva miz 5 diuz, ndang mbaeu. Heiq rangrwt, feih cit.

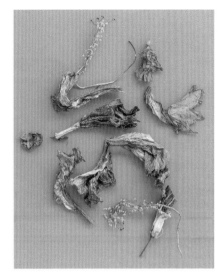

【Singqheiq】Van、saep, bingz.

【Goengnaengz】Gaij hujdoeg, cawz caepdoeg, diuz lohlungz, leih lohraemx. Yungh bae yw dawzsaeg mbouj swnh, dawzsaeg oklwed mbouj dingz, roengz begdaiq, baeznong, baezfoeg, nyouhniuj, nyouhlwed, gizsing gezmozyenz, conghndaeng oklwed, okleih, oknyouhnoengz.

【Yunghfap yunghliengh】Gwn: Cienq raemx 15~30 gwz.

【Anqlaeh wngqyungh】

(1) Yw baezdoeg, hangzgauq foeg: Cuhginj、mbaw hau fuzyungz ndip、mbaw goniuzbang gak habliengh, dangzrwi nienj baenz gau oep gizdeng.

(2) Yw bingh hangzgauqmou: Cuhginj、mbaw oiq muzfuzyungz gak habdangq soqliengh, dubsoiq baeng; linghvaih yungh cuhginj mbaw oiq 30 gwz, cienq raemx gwn.

(3) Yw rujsenyenz: Cuhginj mbaw ndip habdangq soqliengh, daem yungz, gya di dangzrwi seizdoeng gyaux oep gizdeng.

Faenzgaehhenj

【Laizloh】Dwg aen mak gencaujgoh doenghgo faenzgaehhenj.

【Hingzyiengh】Go faexcaz. Ngeiq oiq seiz miz bwn, doeklaeng gaenh mbouj miz bwn. Dan mbaw doiq maj, gig noix sam mbaw lwnz maj; gaenqmbaw dinj; dakmbaw 2 mbaw, maj youq ndaw gaenqmbaw; mbaw wenj lumj naeng, yiengh luenz raez,

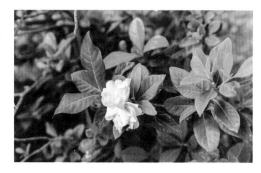

yiengh gvangq bihcinhhingz dauqdingq roxnaeuz yiengh gyaeq dauqdingq, raez 6~14 lizmij, gvangq 2~7 lizmij, byai gip soem, goek yiengh limx, henz mbaw caezcienz, gwnz mbaw wenj rongh, cij youq laeng mbaw ndaw nyemeg miz baenznyup bwn dinj. Va hung, gig hom; aendoengz va'ngoz haemq raez; roujva lumj aen dieb ga sang, saek hau, doeklaeng bienq saek cijhenj, goek hab maj baenz aendoengz, gyaengh gwnz 6~7 riz dek, baenqcienq baizlied, byai luenz; nyiuzboux caeuq gep dek roujva doxdoengz, caez maj youq ndaw hoz roujva, seiva gig dinj, ywva sienqhingz; nyiuzmeh 1 diuz, rongzceh youq baihlaj, 1 aen fuengz. Aen mak saek henj laeg, yiengh gyaeq dauqdingq, yiengh luenz raez roxnaeuz raez yiengh luenz raez, miz 5~9 diuz limq soh lumj fwed, byai miz va'ngoz lumj baenz diuz sukyouq.

【Faenbouh】Cujyau canj youq Cunghnanz digih、Sihnanz digih、Anhveih、 Cezgyangh、Gyanghsih、Fuzgen、Daizvanh. Gvangjsih gak dieg cungj miz faenbouh.

【Gipaeu gyagoeng】Mbaet aen mak le, dak daengz cukgaeuq sauj roxnaeuz gibseiz ring hawq, hoeng aen fap neix gig nanz baujciz gijsaek baihndaw. Linghvaih, ndaej dwk aenmak roengz ndaw raemx goenj bae log yaep ndeu, roxnaeuz dwk roengz ndaw roengqnaengj bae naengj buenq diemj cung, dawz raemx lawh seuq le youq laj ndit dak haujlai ngoenz, caiq cuengq youq ndaw rumz yaem liengz langh 1~2 ngoenz, caiq dak daengz cukgaeuq sauj le couh ndaej lo.

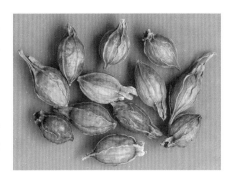

【Go yw singqhingz】Aenmak yiengh gyaeq dauqdingq、yiengh luenz raez roxnaeuz raez yiengh luenz raez, raez 1.4~3.5 lizmij, cizging 0.8~1.8 lizmij; biujmienh saek cazhoengz roxnaeuz saek hoengzhenj, loq miz rongh, miz 6~8 diuz limq soh lumj fwed, moix song diuz limq fwed ndawde miz diuz meg ndeu, byai miz va'ngoz canzlw saek amqhenjloeg, miz 6~8 gep dek yiengh diuz raez; naeng mak mbang youh byot, baihndaw biujmienh saek henjmoq roxnaeuz saek hoengzhenj, miz ronghlwenq, miz 2~3 diuz gwzmoz gyaj doedhwnj; mbiengj gatmiemh saek henj; ceh lai, yiengh benj luenz raez roxnaeuz benj seiqcingq, comz baenz ndaek lumj aen giuz, saek cazhoengz. Heiq noix, feih loq haemz.

【Singqheiq】Haemz, nit.

【Goengnaengz】Cing hujdoeg, baiz caepdoeg, diuz lohlungz, leih lohraemx. Yungh bae yw vuengzbiu, okleih, danjnangzyenz, dwgliengz, fatndat, oklwed, nyouhniuj, nyouhlwed, foeg raemx, aencij baenz baezfoeg, hujdoeg euj in, baeznong, baezdoeg, deng cax deng dub sieng in, binghndat simfanz, daep ndat lwgda okfeiz, gyaeujin, okleihlwed, nyouhlwed, bak linx baenz baeznengz.

【Yunghfap yunghliengh】Gwn: Cienq raemx 15~30 gwz. Rogyungh: Habdangq soqliengh, dubsoiq baeng gizdeng.

【Anqlaeh wngqyungh】

(1) Yw vuengzbiu: Rumdenzgugvangz、fazgyaz gak 30 gwz, faenzgaehhenj、gogukgaeq gak 20 gwz, cienq raemx gwn.

(2) Yw ok nyouhlwed saep in: Faenzgaehhenj、vazsiz gak daengjliengh, dang coeng soengq gwn.

(3) Yw ok nyouh mbouj doeng: Faenzgaehhenj 27 aen, gya di gyu ndeu, gyaeujsuenqdog aen ndeu, daem yungz, baij youq gwnz ceij nem saejndw, roxnaeuz led gizyaem, nanz le couh doeng.

Galoemq

【Laizloh】Dwg ginhsulanzgoh doenghgo caujsanhhuz daengx go.

【Hingzyiengh】Go faexcaz buenq. Ganj saek loeg, geij nga baenznyup maj, hothoh mingzyienj bongzhung. Gaenqmbaw youq giz goek habmaj baenz faek; dakmbaw lumj fagcuenq; mbaw wenj lumj naeng, yiengh luenz raez, yiengh gyaeq daengz yiengh gyaeq

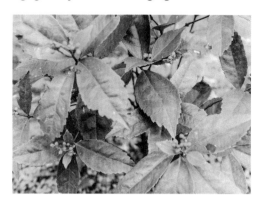

bihcinhhingz, raez 6~17 lizmij, gvangq 2~6 lizmij, byai ciemh liem, goek yiengh limx, henz miz faenzgawq liem co, heujsoem miz aen sienqdaej ndeu, song mbiengj mbouj miz bwn. Valup lumj rienghaeux maj youq byai go, mbaw dek yiengh samgak; va saek henjloeg; nyiuzboux, baenz noh; sim vameh 1 diuz; rongzceh yiengh giuz roxnaeuz yiengh gyaeq, mbouj miz saeuva, gyaeuj saeu gaenh lumj gyaeuj. Aenmak miz haed yiengh aen giuz, mak geq le saek hoengzrongh.

【Faenbouh】Cujyau canj youq Gyanghsih、Cezgyangh、Gvangjsih. Gvangjsih gak dieg cungj miz faenbouh.

【Gipaeu gyagoeng】Cienz bi cungj ndaej gipaeu, swiq seuq, cab dinj, dak sauj.

【Go yw singqhingz】Daengx go raez 40~150 lizmij. Diuz ragcawj co dinj, cizging 1~2 lizmij; ragnga gig lai, raez youh nyangq. Ganj yiengh luenzsaeu, cizging daih'iek 0.5 lizmij, lai faennga, hothoh bongzhung; saek loegndaem roxnaeuz saek cazhenjgeq, miz raiznyaeuq soh iq, gij ganj co miz conghnaeng faenbouh noix; caet byot, yungzheih eujraek; gatmiemh saek damhhoengz, henzbien lumj nyinzsei, cungqgyang miz ngviz soengse saek cazhoengz roxnaeuz cungqgyang hoengq. Mbaw doiq maj; gaenqmbaw raez 0.5~1 lizmij, haemq geng, youq giz goek hab maj suek ganj; mbaw mbang lumj naeng, yiengh gyaeq bihcinhhingz roxnaeuz yiengh raez lumj luenz raez, biujmienh wenj, gwnz mbaw saek cazhoengz roxnaeuz saek mongloeg, laeng mbaw saekhaemq damh, henz mbaw miz faenzgawq co, heuj soem miz sienqdaej saek henjndaem, meg mbaw youq song mbiengj cungj doed hwnj. Ganj byai ciengz miz valup lumj rienghaeux saek cazhoengz, lai faennga. Heiq loq rang, feih loq manh.

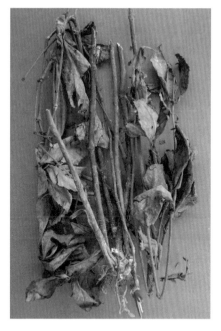

〖Singqheiq〗Haemz､manh, bingz.

〖Goengnaengz〗Cawz caepdoeg, cing hujdoeg, diuz lohhuj, doeng lohlungz, siu fungdoeg, cij in. Yungh bae yw fungcaep ndok in, deng cax deng dub sieng in, ndokraek, hwetnaet, baenzae, saejgeiq gipsingq fatyiemz, dungxraeng, yizsenyenz, vuengzbiu, deng feizcoemh raemxgoenj lod sieng, dungxin, gen ga mazmwnh, dawzsaeg dungxnoix in, seng lwg gvaq laeng dungxraeng dungxin, bwtfatyiemz, gipsingq cangzveiyenz, okleih, mbei fatyiemz, ndawbak fatyiemz.

〖Yunghfap yunghliengh〗Gwn: Cienq raemx, 9~30 gwz. Rogyungh: Habdangq soqliengh, nienj baenz mba diuz youzcaz cat gizdeng, roxnaeuz aeu yw ndip dub yungz oep gizdeng.

〖Anqlaeh wngqyungh〗

(1) Yw fungcaep ndang in: Galoemq 12 gwz, raglingzsien 6 gwz, rag gonim 3 gwz, raemx, laeuj gak buenq cienq raemx gwn; caemh ndaej cimq laeujhau.

(2) Yw fungcaep gvanhcez in: Rag galoemq､ rag gaeugvaqngaeu､ rag gocinndoi gak 30 gwz, cienq raemx gwn, aenq cingzgvang gya laeujhenj, caeuq ga mou aeuq gwn.

(3) Yw dwgrengz gvaqbouh hwet in: Galoemq､ seiq gaiq vax､ nywjdoiqlwed gak 15 gwz, saz laeuj gwn.

Gaucah

【Laizloh】Dwg gij rag canghgoh doenghgo gaucah.

【Hingzyiengh】Gofaex gyauzmuz. Byakfaex saek henjgeq, miz riz dek soh. Nga、mbaw caeuq faex cungj miz gij heiq yw canghnauj; nga mbouj miz bwn. Mbaw doxdoiq maj; mbaw mbang lumj naeng, yiengh gyaeq roxnaeuz yiengh gyaeq luenz raez, raez 6~12 lizmij, gvangq 2.5~5.5 lizmij, byai gip liem, goek gvangq yiengh limx roxnaeuz gaenh yiengh luenz, henz mbaw caezcienz, henzbien mizseiz yiengh lumj raemxlangh, gwnz mbaw saek loeg, miz rongh, laj mbaw saek mongloeg, loq miz faenjhau; liz goek miz sam diuz meg doed ok, meg bangxhenz caeuq gij meg goekmbaw megnga youq mbiengj laeng mbaw miz gij gumzsienq mingzyienj, gwnz mbaw mingzyienj bongzhwnj, ndawgumz ciengz miz bwn'unq. Valup luenzsoem maj youq laj goek gaenqmbaw; va song singq; va miz saek loeghau roxnaeuz saek loeghenj, vadoengz yiengh luenzliem dauqdingq, gep dek va yiengh luenzraez, ndawde miz bwn'unq dinj deih; ndaej maj 9 diuz nyiuzboux; 3 diuz nyiuzboux doiqvaq, yiengh gyaeuj naq, youq aen loek ceiq baihndaw; rongzceh lumj giuz. Aen mak gaenh yiengh giuz roxnaeuz yiengh gyaeq, sug le saek aeujndaem.

【Faenbouh】Cujyau canj youq Daizvanh、Gyanghsih、Fuzgen、Gvangjsih、Huznanz、Huzbwz、Swconh、Yinznanz. Gvangjsih gak dieg cungj miz faenbouh.

【Gipaeu gyagoeng】Seizcin vat aeu, swiq seuq, cab gep, dak sauj. Mbouj ndaej aeu feiz ring, mienx ndaej heiq rang sanqdeuz.

【Go yw singqhingz】Gij yw neix dwg gij gep luenz vang cab roxnaeuz ngeng cab, cizging 4~10 lizmij, na 2~5 hauzmij, roxnaeuz gij gep baenz diuz mbouj gvicaek; saek

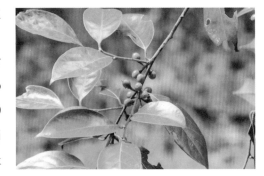

caznding roxnaeuz saek cazamq, miz naengbyak roxnaeuz mbangj doek; mbiengj vang cab saek henjhau roxnaeuz saek hoengzhenj, miz nienzlwnz; caet geng youh naek. Miz heiq canghnauj, feih manh youh liengz.

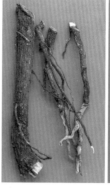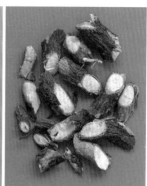

【Singqheiq】Manh, ndat.

【Goengnaengz】Cawz caepdoeg, diuz lohhaeux, doeng lohlungz. Yungh bae yw dwgliengz, dungxin, oksiq, fungcaep ndok in, din heiq, laemx deng deng dub sieng in, gyap, nyan, fungcimj.

【Yunghfap yunghliengh】Gwn: Cienq raemx, 9~20 gwz; nienj baenz mba, 3~6 gwz; roxnaeuz cimq laeuj gwn. Rogyungh: Habdangq soqliengh, goenj raemx swiq.

【Anqlaeh wngqyungh】

(1) Yw dungxnit dungxin: Gaucah、raggohom、cinghdwngzyangh gak 9 gwz, cienq raemx gwn.

(2) Yw fungcaep: Gaucah habdangq soqliengh, goenj raemx swiq.

(3) Yw saejgeuj baenzsa: Gaucah、naenggam、namhdunghbiz gak daengjliengh, cienq raemx cawzbae nyaq, gwn raemx yw.

Heiqvaiz

【Laizloh】Dwg gizgoh doenghgo go yinhcinz gij bouhfaenh gwnz namh.

【Hingzyiengh】Caujbwnj. Nga oiq miz bwn'unqsaek monghau, nga geq gaenh mbouj miz bwn. Mbaw deih, gyaengh laj ganj mbaw miz gaenq raez, mbaw yiengh raez luenz, raez 1.5~5 lizmij, song lwnz daengz sam lwnz lumj bwn fwed nei cienzbouh dek, ceiq doeksat gij gep dek yiengh bihcinhhingz roxnaeuz yiengh sienq, byai soem, ciengz miz bwnnyungz; gij mbaw gyaengh ganj cungqgyang ndawgyang song lwnz lumj bwn fwed nei cienzbouh dek, gyaengh goek suek ganj, gep dek yiengh sienq roxnaeuz lumj diuz guenj bwn; gij mbaw gyaengh gwnz ganj mbouj miz gaenq, dek 3 riz roxnaeuz mbouj dek, gep dek dinj, lumj diuz guenj bwn. Valup lumj gyaeuj gig lai; cungj baubenq yiengh gyaeq roxnaeuz gaenh yiengh giuz, acn cungj baubenq 3~5 caengz, moix caengz 3 benq, lumj gep vax baizlied, caengz baihrog dinj iq, caengz baihndaw haemq hung, henzbien gvangq mozciz; va cab singq, cungj dwg gij va lumj doengz; caengz baihrog dwg vameh, ndaej ganq va, caengz baihndaw dwg song singq va 3~9 duj, byai bongz hung dek 5 riz, gep dek yiengh samgak, gyaengh laj sousuk, rongzceh doiqvaq, mbouj ganqva. Makbyom loq hung, yiengh luenz raez roxnaeuz yiengh gyaeq dauqdingq, miz diuz raiz soh.

【Faenbouh】Cujyau canj youq Sanhdungh、Gyanghsuh、Cezgyangh、Fuzgen. Gvangjsih cujyau faenbouh youq Fangzcwngzgangj.

【Gipaeu gyagoeng】Ndaem le bi daihngeih seizcin couh ndaej gipaeu gij doxgaiq oiq, heuhguh menz yinhcinz, seizhah gvej gij bouhfaenh gwnz dieg de heuhguh "faexhauh yinhcinz".

【Go yw singqhingz】Ganj yiengh luenzsaeu, lai faennga; saek damhaeuj roxnaeuz saek aeuj, miz bwn'unq dinj; gatmienh loih saek hau. Mbaw lai loenqdoek; gyaengj laj mbaw song lwnzdaengz sam lwnz lumj fwed dek, gep dek yiengh diuz, song mbiengj miz bwn'unq saek hau; ganj maj mbaw lwnz ndeu daengz song lwnz lumj fwed dek, goek suek ganj, gep dek yiengh sei saeq. Valup lumj gyaeuj yiengh gyaeq, miz gaenq dinj; cungj baubenq lai, 3~4 caengz, caengzrog ciengz miz 6~10 duj vameh, gij va songsingq caengz baihndaw de ciengz miz 3~9 duj. Makbyom yiengh luenz raez, saek cazhenj. Heiq rangrwtrwt, feih loq haemz.

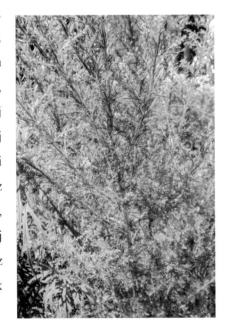

【Singqheiq】Haemz、manh, nit.

【Goengnaengz】Cing caep ndat doeg, doeng lohhaeux. Yungh bae yw vuengzbiu, nyouhniuj, nyouhlwed, sizcinj, naenghumz naengnyap.

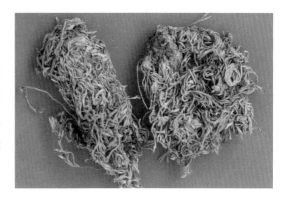

【Yunghfap yunghliengh】

Gwn: Cienq raemx, 10~15 gwz; roxnaeuz haeuj ywyienz、ywsanq. Rogyungh: Habdangq soqliengh, goenj raemx swiq.

【Anqlaeh wngqyungh】

(1) Yw byoem henj, meg caem saeq menh, gen ga nit, gyaengh hwet doxhwnz gag lae hanh: Heiqvaiz 60 gwz, faenzgaehhenj 1 aen, faen guh 8 gep, hing hawq (bauq)、gangq ganhcauj gak 30 gwz, nienj baenz mba, faen 4 baez gwn.

(2) Yw bouxbingh ndang lumj saek gim, mbouj miz vah lai, gen ga mbouj miz rengz, maij ninz congz, ae myaizniu: Heiqvaiz、naengbwzsenh gak 30 gwz, gya raemx 200 hauzswngh cienq daengz 120 hauzswngh, lawhbae nyaq, gwn haeux gaxgonq raeuj gwn, ngoenz gwn 3 baez.

(3) Yw rumz ci hwnj nwnj, daengx ndang humz, nyau de baenz baez: Heiqvaiz (yungh ndip)、gujsinh gak 150 gwz, nienj baenz mba, gya raemx 10 swngh, cawj daengz 2 swngh, swngz raeujndat, aeu baengzfaiq caemj yw cat gizdeng, lienz yungh 5~7 ngoenz.

Gorenh'iq

【Laizloh】Dwg gij mak gujmuzgoh doenghgo gorenh'iq.

【Hingzyiengh】Go faexcaz. Daengx go cungj miz bwn'unq henj. Nge iq miz conghnaeng saek henjhau. Mbaw dansoq doxdaeb lumj bwnroeg; mbaw iq

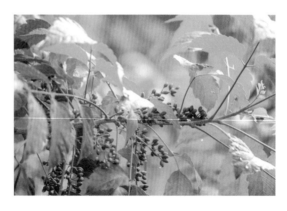

ciengz miz 7 mbaw, yiengh gyaeq bihcinhhingz, raez 4~11 lizmij, gvangq 2~4.5 lizmij, byai ciemh soem, goek gvangq yiengh limx, ngengsez, henzbien miz gij faenzgawq co yiengh samgak, mbiengj gwnz miz bwn'unq cax, mbiengj laj miz bwn'unq fomz deih. Valup luenzsoem lumj liengj maj youq laj goek gaenqmbaw, gaeb raez; gij lup vaboux beij mbaw raez, va'ngoz 4 gep, yiengh gyaeq, henz mbaw miz sienqdaej cax, limqva 4 dip, yiengh luenz raez bihcinhhingz, baihrog miz bwn geng, henz mbaw miz sienqdaej, nyiuzboux 4 diuz, nyiuzboux miz gij ywva mbouj fatmaj; gij lup vameh beij mbaw dinj, va'ngoz, limqva vaboux raez doxdoengz, danhseih loq hung, vabuenz lumj aen cenj, dek 4 riz feuz, naengsim doengciengz miz 4 aen, rongzceh yiengh gyaeq, saeuva ngut doxdauq, nem gaenj rongzceh. Aenmak miz haed yiengh luenz raez, seiz sug saek aeujhoengz daengz saek ndaem.

【Faenbouh】Cujyau canj youq Gvangjdungh、Gvangjsih. Gvangjsih cujyau faenbouh youq Bwzliuz、Luzconh、Bozbwz、Lingzsanh.

【Gipaeu gyagoeng】Seizcou seizdoeng aen mak geq le, gij naeng bienq ndaem seiz faen buek gipaeu, swiq seuq, dak sauj.

【Go yw singqhingz】Aenmak yiengh gyaeq roxnaeuz yiengh luenz raez, loq benj, raez 0.6~1 lizmij, cizging 4~7 hauzmij; saek ndaem, miz raiz nyaeuq lumj muengx doed hwnj, dingjbyai miz saeuva soen dinj canzlw lumj bakroeg nei, gwnz mbaw laeng mbaw song mbiengj miz sienqlimq haemq mingzyienj, goek luenz ngoemx, miz gij riz gaenqmak yiengh diemj mboep, nohmak yungzheih bok loenq; ngveihmak genq, buq hai le baihndaw bingzvad saek cazmong; faenceh 1 ngveih, yiengh gyaeq. Heiq loq daegbied, feih gig haemz.

【Singqheiq】Haemz, nit, miz doeg iq.

【Goengnaengz】Cing caepdoeg, gaij hujdoeg. Yungh bae yw binghhndatnit, okleih, baezhangx, baeznong, baezfoeg, yaem humz, roengz begdaiq, hozin, binghdagaeq, hujdoeg okleihlwed, okleihnit, okleihnaiq.

【Yunghfap yunghliengh】Gwn: cienq raemx dang, lai cawzbae gij naeng aeu ngveih, yungh gyauhnangz roxnaeuz nohlwgnyanx suek le gyan gwn, yw fatndatnit oksiq moix baez 10~15 naed, yw okleih moix baez 10~30 naed. Rogyungh: Habdangq soqliengh, dubsoiq oep gizdeng; roxnaeuz cauhbaenz youzgorenh'iq cat gizdeng; roxnaeuz cienq raemx swiq gizdeng.

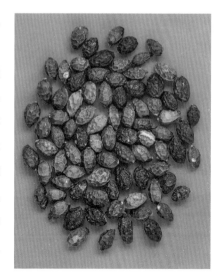

【Anqlaeh wngqyungh】

(1) Yw hwnj nok: Gorenh'iq habliengh, cawz naeng bae, aeu gij ngveih gaenq sug haenx, dubsoiq, aeu laeujndat diuz led gizde.

(2) Yw binghdagaeq: Gorenh'iq 20 naed, dub hai aeu ngveih, yungh cim soem camx maenh, cuengq youq gwnz gyaeuj daeng bingj, bingj daengz saek henj, caiq cuengq youq gwnz gaiq baengzgyau iq ndeu, aeu cax dawz gij yw neix naenx baenz benq, nem youq gizdeng, moix ngoenz vuenh 1 baez.

(3) Yw menhsingq ndaeng fatyiemz: Aeu gij youz gorenh'iq habliengh, led laj ndaeng, nemmuek conghndaeng gonqlaeng caeuq youzlizyenz, moix gek 2~4 ngoenz led 1 baez.

Gaeulanghauh

【Laizloh】Dwg bwzhozgoh doenghgo gaeulanghauh gij ganj rag de.

【Hingzyiengh】Go faexcaz benz hwnj sang. Ganj wenj, mbouj miz oen; rag lumj ganj coek na, baenz ndaek. Mbaw doxdoiq maj; gaenqmbaw miz faek gaeb, mumhgienj 2 diuz; mbaw mbang, wenj lumj naeng, yiengh luenz raez gaeb bihcinhhingz daengz yiengh gyaeq gaeb bihcinhhingz, raez 6~12 lizmij, gvangq 1~4 lizmij, byai ciemh soem, goek luenz roxnaeuz ngoemx. Vaup yiengh liengj maj youq goek gaenqmbaw; youq ndaw gaenq valup caeuq gaenqmbaw miz 1 diuz ngaz; dakvalup bongz hung,

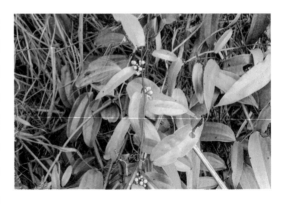

va saek hauloeg, yiengh giuz roek diuz limq; gij limqva rog vaboux gaenh yiengh benj luenz, lumj daeh nei, laeng mbaw cungqgyang miz riz ruq soh, gij limqva baihndaw gaenh yiengh luenz, henz mbaw miz faenzheuj mbouj gvicaek, nyiuzboux hab, caeuq gij limqva baihndaw yaek raez doxdoengz, seiva gig dinj; rog vameh caeuq vaboux doxlumj, hoeng gij limqva baihndaw henzbien mbouj miz faenzheuj, miz 3 diuz nyiuzboux doiqvaq. Aen makieng geq le saek ndaem, miz mwifaenj.

【Faenbouh】Cujyau canj youq Gvangjdungh、Huznanz、Huzbwz、Cezgyangh、Swconh、Anhveih. Gvangjsih cujyau faenbouh youq Denzlinz、Duh'anh、Nanzningz、Fangzcwngzgangj、Bozbwz、Luzconh、Bwzliuz daengj.

【Gipaeu gyagoeng】Daengx bi cungj ndaej vat aeu, swiq seuq, cawz gij ragmumh, cab baenz gep, dak sauj.

【Go yw singqhingz】Rag lumj ganj yiengh luenzsaeu roxnaeuz baenz ndaek baenz diuz mbouj gvicaek, miz hothoh doed hwnj, miz faennga dinj; raez 5~22 lizmij, cizging 2~5 lizmij; saek cazhenj, mboepdoed mbouj bingz, gij byai soem doed hwnj miz ragmumh genq canzlw, gwnz byai faennga miz riz nga yiengh luenz, rog biujmienh ciengz miz raiz dek mbouj gvicaek, lij miz mbawgyaep canzlw; caet geng genq, nanz eujraek; gatmiemh loih saek hau daengz saek damh cazhoengz, baenz mba, cungqgyang loq raen gij diemj baenznyup cenhveiz, caemhcaiq ndaej raen diemj rongh iq lumj rinheq nei (raemx cawj le lij mbouj siusaet). Heiq noix, feih cit, saep.

【Singqheiq】Van、cit, bingz.

【Goengnaengz】Siu fungdoeg, cawz caepdoeg, doeng lohhuj、lohlungz.

Yungh bae yw fungcaep ndok in, nyinzbingh, foegraemx, nyouhniuj, nyouhlwed, baeznou, meizdoeg, oksiq, ndoknyinz beng in, dinro, baeznong、baezfoeg, gyak, nyan, hozbaenzai, genzhoz foegnong, gung cungdoeg.

【Yunghfap yunghliengh】Gwn: Cienq raemx 15~30 gwz.

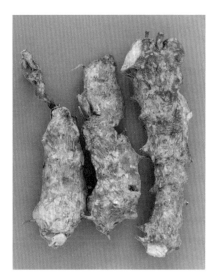

【Anqlaeh wngqyungh】

(1) Yw meizdoeg, ndoknyinz beng in: Gaeulanghauh 15 gwz, haeuxroeg、va'ngaenz、fangzfungh、moeggva、moegdoeng、bwzsenhbiz gak faenbied 6 gwz, ceh gocaugyaz 5 gwz, cienq raemx gwn.

(2) Yw caep ndat doeg: Gaeulanghauh 60 gwz, godiengangh、nyayazgyaeq、gobizgaij vadsig gak 30 gwz, gojsinh 20 gwz, makcihswj、yenzhuz gak 15 gwz, ganhcauj 6 gwz, cienq raemx gwn, faen 2 baez gwn, moix ngoenz 1 fuk yw.

(3) Yw deng caet gominj: Gaeulanghauh、cangh'wjswj gag 15 gwz, cienq raemx, cimq luzyizsan 30 gwz vaez gwn.

Rumdaengngoenz

【Laizloh】Dwg daengxgo doenghgo liugoh cizvuz rumdaengngoenz.

【Hingzyiengh】Caujbwnj lai bi maj. Nga daj ganj baenz nyumq maj ok, mbangj rai maj youq gwnznamh roxnaeuz ngeng maj doxhwnj, faen nga saek hoengzaeuj, gwnz hoh miz bwnnyungz roxnaeuz loq miz di bwn. Dan mbaw doxdoiq maj; ganz mbaw

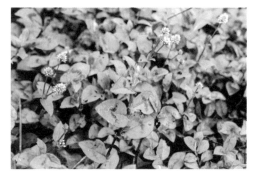

dinj roxnaeuz yaek mbouj miz ganz, goekganz lumj mbawrwz gop gij ganj; mbawdak mozciz, yiengh byak, miz bwnnyungz raez; mbaw yiengh gyaeq roxnaeuz yiengh luenzraez, raez 1.5~3 lizmij, gvangq 1~2 lizmij, byai gip soem, goek yiengh limx, henz mbaw ciengzseiz,

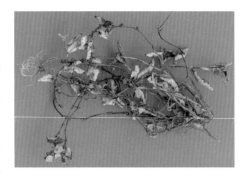

henz miz bwn, henzbien mbawmeg daiq hoengz. Nyumq va yiengh gyaeuj, dan maj roxnaeuz 2 duj maj youq byai nga, ganzva miz bwnsienq; va iq; va saek damhhoengz, dek 5 riz laeg, dek baenz benq luenz raez, byai loq ngoemx; nyiuzboux 8 diuz, goek miz sienqdaej saek henjloeg; rongzva youq baihgwnz, gwnz saeuva miz 3 riz dek laeg, gyaeuj saeu lumj giuz. Aenmak byom yiengh gyaeq, miz 3 limq, bau youq ndaw va sukyouq, mak geq seiz saek ndaem, miz ronghlwenq.

【Faenbouh】Cujyau canj youq Gvangjsih、Yinznanz、Gveicouh、Swconh. Gvangjsih cujyau faenbouh youq Lungzlinz、Denzlinz、Lingzyinz、Nanzdanh、Duh'anh、Ginhsiu、Gunghcwngz daengj.

【Gipaeu gyagoeng】Cienz bi cungj ndaej gipaeu cienz go, singjsien yungh roxnaeuz dak sauj.

【Go yw singqhingz】Ganj yiengh luenz, saek hoengzndaem, giz hoh foeg loq bongzhung miz bwnnyungz, duenhmienh ndaw hoengq. Mbaw doxdoiq maj, lai nyaeuq, mbebingz le yiengh luenzraez, raez 1.5~3 lizmij, gvangq 1~2 lizmij, byai mbaw loq soem, goek lai soem, goek yiengh limx, bienmbaw caezcienz, miz bwn saek hoengz, mbiengj gwnz saek loeg, ciengzseiz miz yiengh hoengz raiz lumj cih "vunz", mbiengj laeng saek heu daiq saek aeujhoengz, song mbiengj cungj miz bwn'unq saek henjgeq; ganz mbaw dinj roxnaeuz mbouj miz ganz; mbawdak lumj faek daendoengz, caet moz, goek miz gij gepbenq yiengh rwz lumj nywj. Nyumq va yiengh gyaeuj, dingj maj roxnaeuz nye maj; va miz 5 riz dek; nyiuzboux 8 diuz. Aenmakbyom lumj aen gyaeq, miz 3 limq, saek ndaem. Heiq noix, feih loq haemz, saep.

【Singqheiq】Haemz、manh, liengz.

【Goengnaengz】Siu fungdoeg, cawz caepdoeg, leih lohraemx. Yungh bae yw okleih, nyouhniuj, nyouhlwed, fungcaep ndok in, sizcinj, baezdinghenj, deng cax deng dub sieng in, aenmak foegraemx fatyiemz, lohnyouh giet yin, hangzgauqmou, baeznong, baezfoeg.

【Yunghfap yunghliengh】Gwn: Cienq raemx, 15~30 gwz. Rogyungh: Habdangq soqliengh, dubsoiq oemq gizdeng; roxnaeuz goenj raemx swiq.

【Anqlaeh wngqyungh】

(1) Yw okleih: Godaengngoenz rumdaengngoenz ndip 60 gwz, raemx goenj le, ngoenz gwn faen 2 baez gwn.

(2) Yw lwed nyouh, rongznyouh fatyiemz: Rumdaengngoenz ndip 30 gwz, cienq raemx gwn; danghnaeuz lwed sat lij nyouh in cix gya mba ngwz 0.5 gwz, cienq raemx gwn.

(3) Yw mak foeg sinyenz, lohnyouh giet rin, deng cax deng dub sieng in: Rumdaengngoenz 30 gwz, cienq raemx gwn.

Rumdenzgugvangz

【Laizloh】Dwg doenghgo ginhswhdauzgoh cizvuz go rumdenzgugvangz daengx go.

【Hingzyiengh】Caujbwnj. Ganj maj baenz nyup, miz 4 limq, goek gaenh hoh maj rag saeq. Mbaw dan doiq maj; mbouj miz ganz; mbaw luenz gyaeq roxnaeuz luenz gyaeq gvangq, raez 3~15 hauzmij, gvangq 1.5~8 hauzmij, byai mgoemx, goek miz ganj suek, henz mbaw wenj, gwnz mbaw miz gij diemjyouz saeq ronghcingx, Vanyup lumj liengj maj youq byai go, cix miz gij faennga mbouj doxdoengz; va iq; vabuenz miz 5 benq, bihcinhhingz roxnaeuz luenzraez, byai liem, duenhgwnz miz sienqdiemj; vadip 5 lip va, saek henj, luenz raez lumj aen gyaeq, daihgaiq caeuq vabuenz raez doxdoengz; nyiuzboux 5~30 diuz, goek lienzhab baenz 3 nyup; saeuva 3 aen, yiengh lumj sei. Aenmak miz dip yiengh giuz raez, sug le dek baenz 3 dip, baihrog yaek caeuq vabuenz sukyouq haenx raez doxdoengz.

【Faenbouh】Cujyau canj youq Gyanghsih、Fuzgen、Huznanz、Gvangjdungh、Gvangjsih、Swconh、Gveicouh. Gvangjsih gak dieg cungj miz faenbouh.

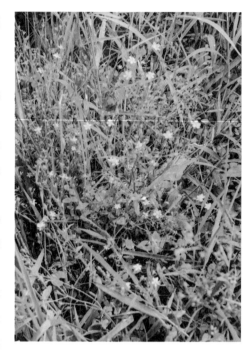

【Gipaeu gyagoeng】Seizhah seizcin hai va gipaeu cienz go, singjsien yungh roxnaeuz dak sauj.

【Go yw singqhingz】Daengx go rum miz 10~40 lizmij. Rag lumj diuz mumh, saek henjgeq. Ganj dan maj roxnaeuz goek miz faennga, wenj, miz 4 limq; saek henjloeg roxnaeuz saek hoengzhenj; byot, heih eujraek, gat mienh cungqgyang hoengq. Mbaw doiq maj, mbouj miz ganz; yiengh gyaeq roxnaeuz luenz gyaeq, henzmbaw caezcienz, miz sienqdiemj saeq ronghcingx, goek ok meg 3~5 diuz, Va nyup lumj liengj maj youq byai go: Va iq, saek henj lumj lwgdoengj. Mbouj haeu, feih loq haemz.

【Singqheiq】Van、haemz, nit.

【Goengnaengz】Baiz caepdoeg, cing hujdoeg, diuz lohhuj, diuz lohhaeux. Yungh bae yw vuengzbiu, oksiq, okleih, baenzgam, baeznong, baefoeg, bak baenzngoz, bwzhouz, lwgda hwngq foeg in, ngwzdoeg haeb sieng, deng cax deng dub sieng in.

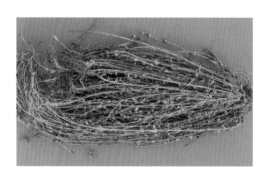

【Yunghfap yunghliengh】Gwn: Cienq raemx 15~30 gwz (ndip 30~60 gwz), yw yunghliengh lai haenx yungh daengz 90~120 gwz; roxnaeuz dubsoiq aeu raemx. Rogyungh: Habdangq soqliengh, dubsoiq oemq gizdeng; roxnaeuz goenj raemx swiq.

【Anqlaeh wngqyungh】

（1）Yw gizsing vuengzbiu ganhyenz: Rumdenzgugvangz、ginhcenzcauj、buzgunghyingh、banjlanzgwnh gak 30 gwz, cienq raemx gwn.

（2）Yw gipsingq gezmozyenz: Rumdenzgugvangz 30 gwz, cienq raemx oenq swiq lwgda, ngoenz 3 baez.

（3）Yw ganhyenz: Rumdenzgugvangz、fungcoucauj gak 30 gwz, makcauj 6 aen, cienq raemx gwn, ngoenz 2 baez.

Gofeihdenhgizlauz

【Laizloh】Dwg gij ganj go mbangj giz sahlozgoh cizvuz sahloz.

【Hingzyiengh】Gogut lumj gofaex. Ganj laeg hoengzgeq roxnaeuz saek ndaemmong, naeng baihrog ndongj, miz gij riz mbaw geq doekloenq le louz roengzdaeuj; mbaw maj youq byai gomj rouj. Ganz mbaw co cangq, go ganj heu daengz saek hoengz, lienzdoengz laj goek mbaw miz oen dinj; mbaw hung, mbang lumj ceij, luenz raez, raez 1.3~3 mij, gvangq 60~70 lizmij, sam mbaw yiengh fwed roeg dek; baez dai'it mbaw fwed dwg 12~16 doiq, doxmaj, miz ganz, gaeb yiengh luenz gyaeq, cungqgyang raez 30~36 lizmij, gvangq 14~16 lizmij; baez daihngeih mbaw fwed miz 16~18 doiq, doxmaj, yaek mbouj miz ganz, lumj sienq bihcinhhingz, raez 7~10 lizmij, gvangq 1~4 lizmij; baez doeklaeng mbaw dek miz 15~20 doiq, doxmaj, bihcinhhingz, raez 5~7 hauzmij, gvangq 2~3 hauzmij, henz mbaw miz faenzgawq ngoemx, gwnz baihlaeng miz gyaep iq;

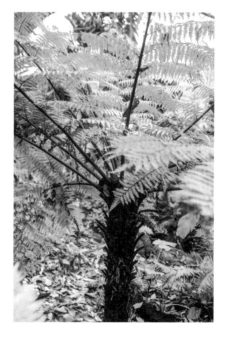

mbaw meg lumj fwed, meg bangxhenz faen ca.
Daeh bauhswj dozgyaeb lumj aen giuz, maj youq
gwnz dakdaeh miz meg henz faennga haenx
doed doxhwnj; aen fa daeh bauhswj luenz lumj
aengiuz, mozciz, byaidingj haidek.

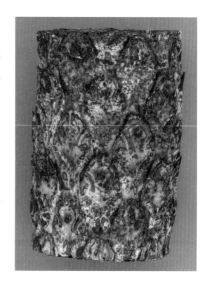

【Faenbouh】Cujyau maj youq Fuzgen、
Daizvanh、Gvangjdungh、Gvangjsih、
Gveicouh、Swconh daengj. Gvangjsih cujyau
faenbouh youq Linzgvei、Gveibingz.

【Gipaeu gyagoeng】Cienz bi ndaej
gipsou, soek naeng geng baihrog, dak sauj.

【Go yw singqhingz】Ganj luenz sang roxnaeuz benj luenz, cizging 6~12
lizmij; saek cazhoengz roxnaeuz henjndaem, ciengz fouq miz gij riz rag raek mbouj
dingh caeuq gij riz ganz mbaw hung; ganz mbaw yaek luenz roxnaeuz luenz raez,
cizging daih'iek 4 lizmij, baihlaj miz giz mbaep caemhcaiq henzmbaw miz haujlai riz
mbaw baenz ndaaekguenj baizlied gaenjmaed, cungqgyang hix miz riz mbaw baenz
ndaekguenj sanq youq; geng, duenhmienh ciengz gyang hoengq; seiq henz baenz gij
ndaekguenj baiz baenz yiengh boebdaeb, guhbaenz diuz ndoksaen caeuq riz miengj.
Heiq noix, feih haemz、saep.

【Singqheiq】Haemz、saep, bingz, miz doeg noix.

【Goengnaengz】Cing hujdoeg, cawz caepdoeg, siu fungdoeg. Yungh bae yw
dwgliengz, lwedcwng, rumzhuj eujin, hwet in, fungcaep ndok in, fungcaep lwed
mbouj doeng, makhaw hwet in, deng laemx deng ding sieng in, baenzae, heiq ngab,
gyak, nyan, bingh duzdeh, bingh nonnauzcungz.

【Yunghfap yunghliengh】Gwn: Cienq raemx, 15~30 gwz; roxnaeuz aeuq noh
habliengh. Rogyungh: Habdangq soqliengh, goenj raemx swiq; roxnaeuz aeu raemx
ndip cat gizdeng.

【Anqlaeh wngqyungh】

(1) Yw ae'ngab: Gofeihdenhgizlauz 30 gwz, naenggam 15 gwz, noh mou
habdangq, cienq raemx gwn.

(2) Yw baenzgyak: Gofeihdenhgizlauz habliengh, dubsoiq aeu raemx cat gizdeng.

(3) Yw makhaw hwet in: Gofeihdenhgizlauz、gaeuducung、suzdon、hungzniuzdwngz、meiznongmox、yinzyangzho、gosaeqgaeh gak 15 gwz, cienq gwn caeuq baihrog swiq gizdeng.

Gogukgaeq

【Laizloh】Dwg cienz go doenghgo dougoh cizvuz Gvangjdungh ngveihdoxsiengj.

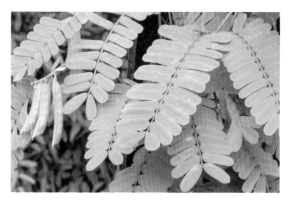

【Hingzyiengh】Go faexcaz benz hwnjsang. Nga iq caeuq ganz mbaw miz bwn co. Ganj saeq, saek hoengzaeuj, miz mbangj oiq miz bwnnyungz deih henj. Mbaw suengsoq lumj bwnfwed doxdaeb; mbaw iq 7~12 doiq, daujluenz gyaeq roxnaeuz luenz raez, raez 5~12 hauzmij, gvangq 3~5 hauzmij, byai yiengh deng cab cix miz di oen soem, goek mbaw yiengh sim, mienhgwnz miz bwn co cax, mienh baihlaeng miz bwn co gaenj di, meg iq song mbiengj cungj doed hwnjdaeuj; dakmbaw baenzdoiq maj. Cungjcang vahsi dinj, maj youq laj goek ganz mbaw; va'ngoz lumj aen cung; roujva doedok, saek damhhoengz; nyiuzboux miz 9 diuz, hab maj baenz yiengh guenj, riengz geiz lep gaenj diep, gyaenghgwnz faenliz; rongzceh yaek mbouj miz ganz.

【Faenbouh】Gvangjsih cujyau faenbouh youq Yunghningz、Vujmingz、Nanzningz、Cunghsanh、Hwngzyen、Dwngzyen、Bwzliuz、Bozbwz、Yungzyen、Gveibingz、Bingznanz、Ginzhih、Canghvuz.

【Gipaeu gyagoeng】Daengx bi cungj ndaej vat aeu, itbuen 11~12 nyied roxnaeuz cingmingz le lienz rag vat okdaeuj, cawzbae namhsa caeuq faek (ceh miz doeg), swiq seuq namh ndaw rag bae, cug go gaeu baenz bog, dak daengz bet cingz hawq, fat hanh caiq dak sauj couh baenz.

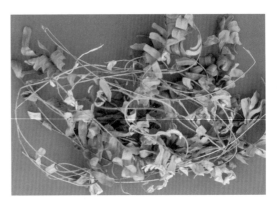

【Go yw singqhingz】Gij yw neix lai gienjgeuj baenz bog. Rag yiengh luenz roxnaeuz yenzcuihhingz, miz faen nga, raez dinj mbouj doengz, cizging 3~15 hauzmij; saek cazmong, miz raiz iq; geng. Ganj baenz ndaek dinj, baenz hoh. Ganj baenz nyup maj, lumj gaeu raez, raez baenz mij ndeu, cizging 1.5~2.5 hauzmij; saek monggeq, nga iq saek cazhoengz, miz bwnnyungz cax; mbaw suengsoq lumjbaenz bwn roeg doxdaeb, mbaw iq luenz raez, raez 8~12 hauzmij, mbiengj baihlaeng miz bwn. Heiq noix, feih loq haemz.

【Singqheiq】Van、loq haemz, loq nit.

【Goengnaengz】Cing hujdoeg, cawz caepdoeg, doeng lohhaeux, siu foeg in. Yungh bae yw gizsing ganhyenz, mansing ganhyenz, vuengzbiu, dungx in, baezcij, baezndip, deng feizcoemh raemxgoenj lotsieng, lwgnyez baenzgam.

【Yunghfap yunghliengh】Gwn: Cienq raemx 15~30 gwz.

【Anqlaeh wngqyungh】

(1) Yw rog ganj rumz ndat: Gogukgaeq 60 gwz, cienq raemx, ngoenz faen 2 baez gwn.

(2) Yw menhsingq ganhyenz: Gogukgaeq、go heiqvaiz gak 30 gwz, caizhuz 20 gwz, bwzsauz、yanghfu、byakgaeugam、yiginh、danhsinh、hujsang gak 12 gwz, vangzgiz、dangjsinh、fuzlingz gak 10 gwz, cienq raemx gwn.

(3) Yw ganhyenz: Rumdenzgugvangz、bancihlenz、gyauhgujlanz gak 20 gwz, gogukgaeq 15 gwz, cienq raemx gwn, ngoenz 3 baez.

Vagominz

【Laizloh】Dwg doenghgo muzmenzgoh cizvuz goliux gij va sauj de.

【Hingzyiengh】Go faex sang mbaw loenq, sang ndaej miz 25 mij. Byak faex saek mongndaem, ganjfaex ciengz miz gij oen yenzcuihhingz haenx, faen nga bingzmbe. Mbaw doxdaeb lumj fwngz; ganz mbaw raez 10~20 lizmij; mbaw iq 5~7, yiengh luenz raez daengz bihcinhhingz luenz raez, raez 10~16 lizmij, gvangq 3.5~5.5 lizmij; ganz mbaw iq raez 1.5~4 lizmij. Va maj youq ndaw nye mbawgaenh ganjbyai haenx, sien youq mbaw hailangh, saek hoengz roxnaeuz saek hoengz makdoengj, cizging daih'iek 10 lizmij; vabuenz lumj aen cenj, gyaeujdingj dek 3~5 riz feuh; vadip miz noh, yiengh daujgyaeq luenz raez, raez 8~10 lizmij, song mbiengj miz bwnnyungz lumj ndaundeiq; nyiuzboux lai, duenh laj hab maj baenz guenj dinj, baiz baenz 3 lwnz, gij seiva duenhgwnz lwnz baihndaw faen 2 nga, cungqgyang ndawde 10 diuz nyiuzboux haemq dinj, mbouj faen nga, ceiq rog lwnz doxcomz majbaenz 5 nyup, 1 aen ywva, lumj aen mak, lumj dun maj; saeuva beij nyiuzboux raez, rongzceh 5 aen. Aen miz dip yiengh luenzraez, geng lumj faex, raez 10~15 lizmij, miz bwnnyungz raez caeuq bwn mingzyienj, laeng rongzva miz 5 aen dekhai, ndawde miz bwnsei dinj; naedceh dingzlai dwg lumj aen gyaeq dauqdingq, saek ndaem, yo youq ndaw bwn' unq.

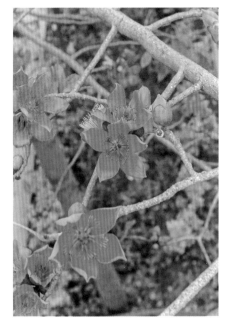

【Faenbouh】Cujyau maj youq Yinznanz、Gvangjdungh. Gvangjsih gak dieg cungj miz faenbouh.

【Gipaeu gyagoeng】Youq seizcin va

hai hoengh seiz gipaeu, cawzbae gij labcab, dak sauj.

【Go yw singqhingz】Ciengz nyaeuq baenz ronj; va'ngoz lumj aen cenj, lumj naeng, na 2~4 lizmij, cizging 1.5~3 lizmij, byai miz 3 riz roxnaeuz 5 riz dek, gep dek luenz, fanj vangoz, rog biujmienh hoengzmong, miz raiz nyaeuq, biujmienh miz bwnnyungz dinj saek cazhenj; vadip 3~5 mbaw, yiengh daujgyaeq luenzraez roxnaeuz yiengh luenzraez bihcinhhingz, raez 3~8 lizmij, gvangq 1.5~3.5 lizmij, baihrog saek henjoiq roxnaeuz saek henjgeq, miz di bwn henj gig maed, ndaw

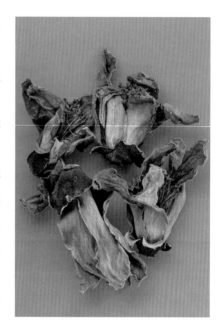

biujmiemh saek cazaeuj, miz bwn cax; nyiuzboux lai, goek hab maj lumj aendoengz, lwnz ceiq rog comz baenz 5 nyup, gyaeujsaeu 5 riz dek. Heiq noix, feih cit, loq van, saep.

【Singqheiq】Van、cit, loq nit.

【Goengnaengz】Diuz lohhaeux, cing hujdoeg, cawz caepdoeg. Yungh bae yw oksiq, okleih, baezhangx, yezgingh mbouj diuz.

【Yunghfap caeuq yunghliengh】Gwn: 6~9 gwz.

【Anqlaeh wngqyungh】

(1) Yw caepndat oksiq, okleih: Vagominz 15 gwz, nyagagaeq 30 gwz, cienq raemx gwn.

(2) Yw siginsing okleih, gipmenhsingq veicangzyenz: Vagominz ndip 60 gwz, cienq raemx, cung dangzrwi seizdoeng gwn.

(3) Yw ndit ndat okhanh fanz ndat: Vagominz habliengh, dwk raemx goenj cimq gwn.

Gaeumbe

【Laizloh】Dwg gij rag doenghgo lozmozgoh cizvuz gaeumbe.

【Hingzyiengh】Gogaeu lumj faex. Ganj saek hoengzgeq, miz raemxieng, miz congh naeng, nga laux miz bwn cugciemh loenq; ganj nga、mbaw、ganzva、mak cungj miz bwnnyungz cazhenj gig maed. Mbaw doiq maj; mbaw ceij na, yiengh gyaeq daujdingq daengz gvangq luenz raez, raez 7~15 lizmij, gvangq 3~7 lizmij, cungqgyang doxhwnj haemq gvangq, byai gip soem roxnaeuz ngoemx, goek mbaw yiengh sim, va'nyup lumj liengj maj youq laj goek ganz mbaw; ganz va'nyup caeuq ganz va miz haujlai baubenq caeuq baubenq iq; va'ngoz baihrog miz bwnnyungz; roujva baihrog saek henjloeg, baihndaw saek henjnding, yiengh fuzse, roujva dek yiengq baihgvaz; gij gep dek aen roujva daihngeih lumj sei; ndaw doxgaiq cang faenj de miz haujlai seiq hab faenj; rongzva miz bwnnyungz, youz 2 aen naeng sim doxliz gapbaenz. Aen mak miz byak doxca maj, aj baenz sienq soh, yiengh saeuluenz; byai ceh miz gij bwnceh unq saek hau roxnaeuz saek henj damh.

【Faenbouh】Gvangjsih cujyau faenbouh youq baihnamz caeuq baihsae daengj.

【Gipaeu gyagoeng】Cienz bi ndaej gipsou, swiq seuq, cab gep, dak sauj.

【Go yw singqhingz】Rag raez luenz, loq vangoz, gyaenghgwnz loq co di, baihlaj cugciemh saeq, sanghbinj lai gaenq cab baenz gep benj luenz raez, cizging 2~2 lizmij, na 2~5 hauzmij, gij rag saeq cab baenz duenh raez dinj mboujdoengz de; saek cazhoengz daengz saek cazamq, miz riz iq doed hwnjdaeuj caeuq miz raiz nyaeuq mbouj miz gvicaek; caet geng, mbouj yungzheih eujraek; duenhmienh mbouj bingz, giz naeng saek hau, loq miz di faenj, ndaej caeuq gyaenghfaex bokliz, gyaenghfaex loq

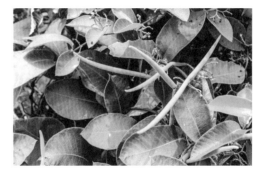

saek henj, miz riz raiz lumj fangse, daujguenj mingzyienj, lumj congh iq. Heiq noix, feih haemz.

【Singqheiq】Haemz, nit.

【Goengnaengz】Cawz caep ndat, sanq cwk cij in. Yungh bae yw dwgliengz, nohndat, okleih, dungxin, deng cax deng dub sieng in, ngwzdoeg haeb sieng.

【Yunghfap yunghliengh】Gwn: Cienq raemx, 3~6 gwz; roxnaeuz nienj baenz mba, 1.5~3 gwz. Rogyungh: Ndip habdangq soqliengh, dubsoiq oemq gizdeng.

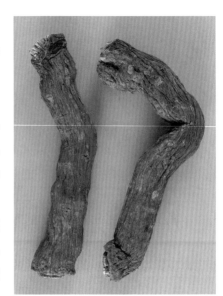

【Anqlaeh wngqyungh】

(1) Yw gip menhsingq binghcangzyenz, simdungx in, rog sim nit ndat: Gaeumbe habliengh, dak sauj nienj baenz mba, moix baez gwn 3 gwz, raemx raeuj soengq gwn, moix ngoenz 2 baez.

(2) Yw ok hoengzhauleih: Gaeumbe 30 gwz, cienq raemxdang cung dangzrwi 15 gwz, moix ngoenz faen 2 baez gwn.

(3) Yw biuxnaeuh: Gaeumbe、cekbyaamq gak daengjliengh, dak sauj nienj baenz mba, moix baez 1 gwz, ngoenz 3~4 baez, 1 ndwen dwg aen liuzcwngz ndeu.

Byaekndok

【Laizloh】Dwg doenghgo sanjhingzgoh cizvuz gonywjcwknae daengx go.

【Hingzyiengh】Caujbwnj. Ganj daz youq gwnznamh, saeq raez, gwnz hoh miz rag, mbouj miz bwn roxnaeuz loq miz di bwn. Dan mbaw doxdoiq maj; ganz mbaw raez 2~15 lizmij, goek mbaw yiengh faek; mbawbenq yiengh aen mak roxnaeuz yaek luenz, raez 1~3 lizmij, gvangq 1.5~5 lizmij, goek gvangq yiengh sim, henzbien miz bakgawq, song mbiengj mbouj miz bwn roxnaeuz miz bwn'unq youq gwnz meg baihlaeng cax maj, va yiengh liengj miz va 3~6 duj, gyonjcomz baenz yiengh gyaeuj; baubenq 2~3, yiengh gyaeq, mozciz; vadip lumj aen gyaeq, saek gyaemq hoengz roxnaeuz saek hau. Aen mak

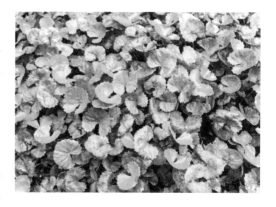

luenz lumj aen giuz, goek yiengh sim roxnaeuz lumj bingzcab, moix mbiengj miz diuz limq soh, ndaw limq miz meg saeq gig yienhda, yiengh lumj vangj, bingzraeuz roxnaeuz loq miz di bwn.

【Faenbouh】Cujyau canj youq Gyanghsuh、Cezgyangh、Huznanz、Fuzgen、Gvangjdungh、Swconh. Gvangjsih gak dieg cungj miz faenbouh.

【Gipaeu gyagoeng】Seizhah gipaeu cienz go, singjsien yungh roxnaeuz dak sauj.

【Go yw singqhingz】Gij yw neix lai nyaeuq baenz ndaek, rag luenz, raez 3~4.5 lizmij, cizging 1~1.5 hauzmij; saek henjdamh roxnaeuz henjmong, miz riz nyaeuq. Ganj saeq raez, vangoz, saek henjdamh, youq giz hoh miz gij riz rag saeq

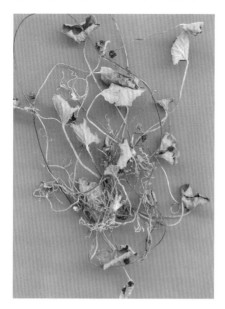

mingzyienj roxnaeuz rag saeq canzlouz, hix lai nyaeuq suk soiq, saek mongloeg. Gij mbaw caezcingj yiengh luenz roxnaeuz yiengh aen mak, cizging 2~6 lizmij, henz mbaw miz faenz ngoemx, gwnz baihlaeng miz bwn saeq; ganz mbaw raez, ciengz mbitniuj, goek miz byak mbaw mozciz. Heiq daegbied mbouj doengz, feih damh, loq manh.

【Singqheiq】Haemz、manh, nit.

【Goengnaengz】Gaij hujdoeg, cawz caepdoeg, diuz lohheiq, lohraemx, lohhaeux.

Yungh bae yw nohndat, baenzae, hozin, okleih, vuengzbiu, foegraemx, nyouhniuj, nyouhlwed, binghlwed, ging'in, danhdoeg, baeznou, baezding, daiscangbaucinj, deng cax deng dub sieng in, ngwzdoeg haeb sieng, cangzyenz, baezding foegdoeg, dengsieng oklwed.

【 Yunghfap yunghliengh 】 Gwn: Cienq raemx, 9~15 gwz (ndip 30~100 gwz); roxnaeuz dubsoiq aeu raemx. Rogyungh: Habdangq soqliengh, dubsoiq oemq gizdeng; roxnaeuz geuj raemx led gizde.

【 Anqlaeh wngqyungh 】

(1) Yw caepndat vuengzbiu: Byaekndok singjsien、binghdangz gak 30 gwz, cienq raemx gwn.

(2) Mwh yw fatsa oksiq: Byaekndok singjsien, hou baenz nyaep iq, nyaij saeq, raemx raeuj soengq bae gueng it ngeih nyaep.

(3) Yw dwgliengz: Byaekndok 30 gwz, hingndip 9 gwz, daem yungz oep gizsieng.

Maezmakdengh

【 Laizloh 】 Dwg cienz go doenghgo dagizgoh cizvuz mezmakdengh.

【 Hingzyiengh 】 Go faexcaz, daengx go mbouj miz bwn. Ganj naeng saek hoengzgeq, nga oiq miz limq. Dan mbaw doxdoiq maj; mbaw loq lumj naeng, yiengh daujgyaeq luenz raez daengz luenz raez, byai loq luenz, miz gyaeujsoem iq, goek miz di gaeb roxnaeuz yiengh limx, raez 1~5 lizmij, gvangq 1~3.5 lizmij, henz mbaw caezcienz, henz mbaw caezcienz, mienhgwnz saek heu, mienhlaeng saek heu, Va iq, saek henjdamh, go dansingq, maj youq laj goek ganz mbaw; vaboux dingzlai, baenz nyup maj, va'ngoz 5 dip, yaek lumj vadip, nyiuzboux 3~5 diuz, caeuq diuz sienqdaej buenzva doxdoiq maj; gij nyiuzboux hung doiqvaq; va'ngoz vameh caeuq va'ngoz vaboux hung doxdoengz; vabuenz lumj aen cenj, miz faenz vauq. Aen miz dip miz ieng lumj giengh, yiengh giuz, miz gij naeng mak baihrog baenz noh, mak geq seiz saek hau.

【Faenbouh】Cujyau maj youq Daizvanh、Huzbwz、Gvangjdungh、Yinznanz. Gvangjsih gak dieg cungj miz faenbouh.

【Gipaeu gyagoeng】Seizseiz cungj ndaej gipaeu, swiq seuq, yungh singjsien roxnaeuz dak sauj.

【Go yw singqhingz】Rag saeq luenz raez, loq vangoz, miz faen nga, raez dinj mbouj ityiengh, cizging 3~8 lizmij; saek henjhau, miz riz raiz iq caeuq caeuq gehdek mbouj miz gvicaek; duenhmienh gwnz

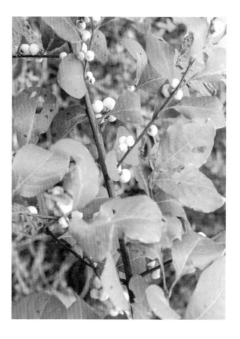

naeng gaeb, yungzheih doekloenq, gyaenghfaex ciemq daih dingzlai, saek henjdamh. Go sauj saek henjmyox, miz limq; duenhmienh gyaengh naeng gaeb, gyaengh nga faex ciemq daih dingzlai, saek henjhau. Mbaw nyaeuqnyatnyat, yaek lumj naeng, yiengh lumj aen gyaeq dauqdingq daengz luenz raez, raez 1~5 lizmij, gvangq 1~3.5

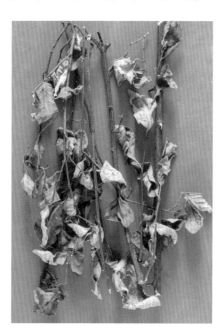

lizmij, byai mbaw loq soem cix miz di soem iq doed, goek yiengh limx, henz mbaw wenj, gwnz mbaw heu, laj mbaw saek hau; ganz mbaw raez 3~6 hauzswngh.

【Singqheiq】Haemz, nit.

【Goengnaengz】Baiz caepdoeg, cing hujdoeg, diuz lohraemx, sanq giet cij in. Yungh bae yw bingh in, roengzbegdaiq, sizcinj, deng cax deng dub sieng in.

【Yunghfap yunghliengh】Gwn: Cienq raemx, 15~30 gwz; roxnaeuz gya haeuj laeuj yw. Rogyungh: Habdangq soqliengh, goenj raemx swiq.

【Anqlaeh wngqyungh】

(1) Yw bwzdai, lwgnyez ok mak: Rag maezmakdengh 30 gwz, cienq raemx gwn.

(2) Yw deng laemx sieng fungcaep: Rag maezmakdengh 30 gwz, cimq laeuj gwn.

Ngaihsaej

【Laizloh】Dwg doenghgo gizgoh cizvuz ngaisaej.

【Hingzyiengh】Caujbwnj roxnaeuz buenq faexcaz. Ganj saek monggeq, miz limq raez, miz bwnnyungz saek henjgeq maeddeih. Ganj laj mbaw gvangq luenz raez roxnaeuz bihcinhhingz luenz raez, raez 22~25 lizmij, gvangq 8~10 lizmij, byai dinj soem roxnaeuz raeh, goek saeq gaeb, miz ganz, ganz song mbiengj miz 3~5 doiq sienq gaeb, henz mbaw miz faenzgawq saeq, gwnz mbaw miz bwnnyungz maeddeih saek damhgeq roxnaeuz henjhau; ganj gyaengh gwnz mbaw luenz raez bihcinhhingz roxnaeuz yiengh gyaeq bihcinhhingz raez, mbaw wenj roxnaeuz miz faenzgawq saeq caeuq riz heuj dek lumj fwed, va hai baenz nyumq baiz baenz gij va nyup miz

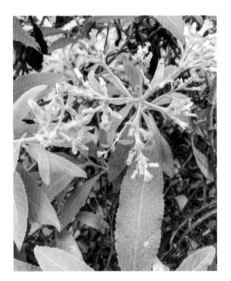

mbaw mbehai yiengh luenzsoem; ganz va miz bwnnyungz saek henj maeddeih; cungj baubenq lumj aen cung, cungj baubenq miz 6 caengz, caengz rog raez luenz, gwnz mbaw miz bwnnyungz maeddeih, caengz cungqgyang sienqhingz, caengz ndaw beij caengz rog raez 4 boix; vahenj; vaboux dingzlai, goek roujva miz 2~4 riz heuj dek; 2 singq va goek roujva miz 5 riz dek, miz bwn'unq dinj. Mak byom luenz, miz 5 diuz limq, miz bwnnyungz maeddeih; bwn roujva saek hoengzmong, yiengh bwn co.

【Faenbouh】Cujyau canj youq Gvangjdungh、Gveicouh、Yinznanz、Daizvanh、Fuzgen. Gvangjsih cujyau faenbouh youq Lungzcouh、Nazboh、Bwzswz、Denzlinz、Lingzyinz、Denhngoz.

【Gipaeu gyagoeng】12 nyied gipsou, sien dawz mbaw loenq doxcomz, caiq gat aeu mbaw gwnz namh, yungh ndip roxnaeuz dak sauj, roxnaeuz yinh daengz gunghcangj gya yungh aen banhfap naengj gvaq haenx naengj ndaej daengz mba ngaih.

【Go yw singqhingz】Ganj luenz sang, hung iq mbouj doengz; saek monggeq roxnaeuz saek henjgeq, miz diuz limq,

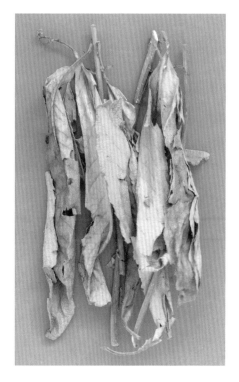

ndaw hoh mingzyienj, nga miz bwnnyungz saek henj gig maed; gyaengh faex soeng unq, saek hau, cungqgyang miz ngviz hau. Baw hawqsauj loq nyaeuq roxnaeuz soiq, henz mbaw miz faenzgawq saeq, gwnz mbaw saek mongloeg roxnaeuz saek henjloeg, loq coca, miz bwn dinj, baihlaeng miz bwnhau raez maeddeih, mbaw oiq song mbiengj cungj miz bwnnyungz saek hau maeddeih, gwnz mbaw doedok haemq mingzyienj; ganz mbaw song mbiengj miz 2~4 doiq gepdek iq yiengh sienq gaeb, miz bwn dinj deih; byot, yungzheih soiq. Heiq liengz, rang, feih manh.

【Singqheiq】Manh、haemz, ndat.

【Goengnaengz】Cing hujdoeg, cawz caepdoeg, diuz lohhaeux. Yungh bae yw dwgliengz, gyaeuj in, fungcaep ndokin, oksiq, binghconqbeg non, ngwzdoeg haebsieng, deng cax deng dub sieng in, gyak, nyan.

【Yunghfap yunghliengh】Gwn: Cienq raemx, 10~15 gwz (ndip gyaboix). Rogyungh: Habdangq soqliengh, goenj raemx swiq; roxnaeuz dubsoiq baeng.

【Anqlaeh wngqyungh】

(1) Yw foeg raeng, fungcaep gvanhcezyenz: Ngaihsaej、mbaw gocoengh、

sizbujgvanhbuj gak 15 gwz, cawj raemx swiq.

(2) Yw deng cax deng dub sieng in, baezndip baeznong, naenghumz: Ngaihsaej mbaw ndip habliengh, dubsoiq baeng; roxnaeuz goenj raemx swiq.

(3) Yw bingh baeznong: Naengbegsien、va'ngaenz gak 15 gwz, ngaihsaej、gujsinh、deihdamjcauj、rumhaeu gak 10 gwz, faenzgaehhenj 7 gwz, mbawgamheu 5 gwz, cienq raemx, caj raemxyw raeuj le swiq gizdeng, ngoenz swiq baez ndeu.

Gobahcim

【Laizloh】Dwg cienz go doenghgo gezcangzgoh cizvuz byaekdaepma.

【Hingzyiengh】Caujbwnj. Hoh ganj ciengz bongz lumj gyaeujhoq, miz bwn cax. Mbaw doiq maj; mbaw lumj ceij, yiengh gyaeq luenz raez, raez 2.5~6 lizmij, gvangq 1.5~3.5 lizmij, byai mbaw soem dinj, goek gvangq yiengh limx, loq ietraez doxroengz. Va lumj liengj; baubenq gvangq lumj aen gyaeq dauqdingq roxnaeuz yaek luenz, hung iq mbouj doxdoengz, miz bwn'unq; baubenq iq lumj sienq bihcinhhingz; va'ngoz 5 riz dek, cuenqhingz; roujva saek damhaeujhoengz,

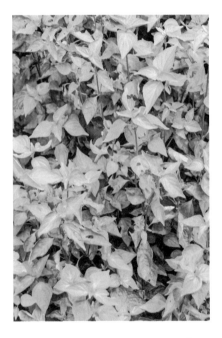

miz bwn'unq, lumj 2 caengz naengbak, naengbak gwnz luenz gyaeq, henzmbaw caezcienz, miz diemj raiz saek aeujhoengz, naengbak laj luenz raez, dek 3 riz loq feuh; nyiuzboux 2 diuz, maj youq hoz roujva; rongzceh 2 aen. Mak miz dip, miz bwn'unq.

【Faenbouh】Gvangjsih cujyau faenbouh youq Hozciz、Fungsanh、Bwzswz、Majsanh、Nanzningz、Lungzcouh、Bingzsiengz、Luzconh、Bwzliuz、

Yungzyen、Bingznanz、Ginzhih、Hocouh、Cauhbingz、Liujcouh.

【Gipaeu gyagoeng】Seizhah seizcou gipsou, swiq seuq, yungh ndip roxnaeuz dak sauj.

【Go yw singqhingz】Rag lumj mumh, saek henjdamh. Ganj faen nga lai, gozut, miz limq; hoh ganj bongz hung baenz yiengh gyaeujhoq. Mbaw doiq maj; mbaw saek heuloeg roxnaeuz saek mongloeg, lai nyaeuq, gij mbaw caezcingj mbe'gvangq yiengh gyaeq roxnaeuz yiengh gyaeq bihcinhhingz, mbang lumj ceij, raez 2~7 lizmij, gvangq 1~4 lizmij, byai mbaw gip soem

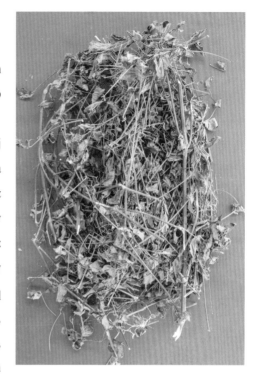

roxnaeuz ciemh soem, goek soem, goek lumj limx, iet doxroengz, henz mbaw wenj; ganz mbaw raez, gwnzmbaw miz bwn'unq dinj. Miz seiz daiq va, gij va lumj liengj youz haujlai duj va yiengh gyaeuj nei gapbaenz haenx maj youq laj goek ganz mbaw; mbaw baubenq aen hung ndeu aen iq ndeu, yiengh lumj gyaeq daujdingq luenz raez; roujva vengq yiengh 2 caengz naengbak. Aen miz dip yiengh gyaeq. Heiq noix, feih damh, loq van.

【Singqheiq】Van、haemz, nit.

【Goengnaengz】Cing hujdoeg, diuz lohheiq, lohraemx, doeng lohlungz. Yungh bae yw dwgliengz, fatndat, biqmyaizlwed, lwedcingq, haexlwed, nyouhlwed, boedvai; baenzae, hozin, lwgnyez gingfung, nyouhniuj, roengz begdaiq, daicangbaucinj, baeznong、baezfoeg, baezding, ngwzdoeg haeb sieng.

【Yunghfap yunghliengh】Gwn: Cienq raemx, 30~90 gwz; roxnaeuz ywndip daem aeu raemx. Rogyungh: Habdangq soqliengh, ndip dubsoiq baeng; roxnaeuz cienq raemx swiq.

【Anqlaeh wngqyungh 】

(1) Yw dwgliengz fatndat: Gobahcim、gogutbwngzgiz、gyaeujoij gak daengjliengh, gungh 250 gwz, sizgauh 30 gwz, haeuxcauq nyaep ndeu, raemx geij vanj cienq daengz 2 sam vanj, faen 3 baez gwn, seiz gwn yw gya habdangq di dangzhenj; danghnaeuz ndangdaej nyieg, cawz seuq gij nyaq yw bae, caiq gya di duhndaem dem cawj gwn.

(2) Yw haexlwed, oksiq: Gobahcim 30 gwz, cienq raemx, gya dangznding gwn; caiq gya byaek moumeh hoengz 60 gwz, raemx cung dangzrwi gwn.

(3) Yw nyouhlwed: Gobahcim 90~120 gwz, byaekroem 90~120 gwz, raemx 500~1000 hauzswngh, cienq 2 diemj cung, gya di gyu, gwn de.

Meizding

【Laizloh 】Dwg gij rag doenghgo dagijgoh cizvuz meizding.

【Hingzyiengh 】Go faexcaz. Nga unq nyieg, ndoq roxnaeuz loq miz bwn. Mbaw doxdoiq maj; dakmbaw saek hoengzgeq, geizlaeng bienq na, loq baenz oen; mbaw lumj ceij, yiengh caeuq hung iq hix cengca gig lai, yiengh ciengz gyaeq roxnaeuz luenzgyaeq raez, raez 1.5~5 lizmij, gvangq 0.7~3 lizmij, byai mbaw ngoemx roxnaeuz soem dinj, goek mbaw ngoemx, yieng luenz roxnaeuz yiengh yiengh simdaeuz, mbaw wenj, mbaw wenj, gwnz mbaw saek faenjheu. Va dan singq doengz go, dan maj roxnaeuz geij duj vaboux caeuq duj vameh ndeu doxdoengz maj youq ndaw nye mbaw. Gij va'ngoz vaboux miz 5~6 duj, nyiuzboux 5 diuz, ndawde 3 diuz

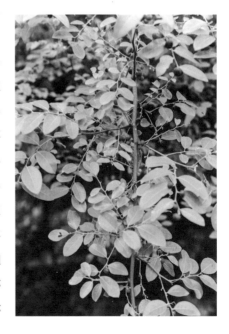

haemq raez, vasei hab maj, 5 gep vabuenz sienqdaej, yiengh gep gyaep; va'ngoz vameh caeuq va'ngoz vaboux doxdoengz; vabuenz sienqdaej 5~6 aen; rongzceh 4~12 fungh, saeuva caeuq gij soq rongzva doxdoengz. Mak benj luenz, baenz noh, wenj, saek hoengz; miz va'ngoz sukyouq.

【Faenbouh】Cujyau maj youq Daizvanh、Gvangjdungh、Haijnanz、Gveicouh、Yinznanz. Gvangjsih cujyau faenbouh youq Nanzningz、Yunghningz、Vujmingz、Lungzcouh.

【Gipaeu gyagoeng】Cienz bi ndaej gipsou, swiq seuq, cab dinj, dak sauj.

【Go yw singqhingz】Rag luenzraez, cizging 2~4 lizmij, sanghbinj cab baenz na daihgaiq 5 hauzmij, noix faen nga,

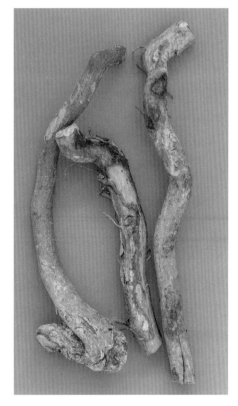

naengrog saek damhhenj daengz henjgeq, baenz gaiq caeuq raiz mbouj gvicaek; caet geng, yungzheih eujraek, gyaengh faex mbiengj cab haenx saek monghenj. Heiq gig noix, feih cit, saep.

【Singqheiq】Saep, bingz, miz doeg noix.

【Goengnaengz】Siu fungdoeg, cawz caepdoeg, sanq cwk siu foeg, diuz lohlungz、lohhuj, cij in. Yungh bae yw fungcaep ndok in, deng cax deng dub sieng in, okleih.

【Yunghfap yunghliengh】Gwn: Cienq raemx, 9~15 gwz; roxnaeuz cimq laeuj gwn. Rogyungh: Ndip habdangq soqliengh, dubsoiq oemq gizdeng.

【Anqlaeh wngqyungh】

(1) Yw funghsizsing gvanhcezyenz: Ducung doj 600 gwz, meizding、goujcaengzfung gak 150 gwz, gaeusammbawfaexheu、goujcaengz gak 100 gwz, songmbiengjcim 30 gwz, dub soiq, coux haeuj ndaw guenq, gya haeuj laeujbieg 5

swngh, fung red 10 ngoenz le cawzbae nyaq, moix baez gwn 30 hauzswngh, ngoenz gwn 3 baez.

(2) Ceih gvanciet in mbouj ndei: Meizding、goujcaengzfung gak 300 gwz, gaeusammbawfaexheu、goujcaengz gak 200 gwz, cimq laeuj, fungmaed, moix baez gwn 25 hauzswngh, ngoenz 3 baez.

(3) Yw fungcaep ndok in: Meizding daengx go 9~15 gwz, cimq laeuj gwn.

Gaeumei

【Laizloh】Dwg doenghgo liugoh cizvuz feizgyoq.

【Hingzyiengh】Caujbwnj. Ganj mbouj miz bwn. Mbaw doxdoiq maj; ganz mbaw song mbiengj ciengzseiz gak miz benq dek lumj dujrwz boep nei, ciengzseiz doek caeux; dakmbaw doengciengz mozciz, yiengh sezcab; mbaw yiengh gyaeq roxnaeuz luenz raez, raez 5~10 lizmij, gvangq 3~6 lizmij, byai ciemh soem, goek yiengh bingz, henzmbaw caezcienz, song mbiengj cungj mbouj miz bwn, gwnz mbaw mizseiz riengz riz meg miz bwn, miz diemj iq saek henjgeq. Va hai baenz nyumq yiengh liengj roxnaeuz yiengh luenzliem; vaganj majmiz bwn gig maed; baubenq mozciz, luenz gyaeq, mbouj miz bwn; va saek hau roxnaeuz damhhoengz; va miz 5 riz dek. Gietmak seiz dip dek bienq hung; nyiuzboux 8 diuz; saeuva 3 aen. Aenmak byom lumj aen gyaeq, miz 3 limq, saek ndaem, ronghlwenq.

【Faenbouh】Cujyau maj youq Fuzgen、Gvangjdungh、Gveicouh、Swconh、Yinznanz、Gyanghsih、Cezgyangh. Gvangjsih gak dieg cungj miz faenbouh.

【Gipaeu gyagoeng】Seizcin seizhah gipsou, swiq seuq, yungh ndip roxnaeuz dak sauj.

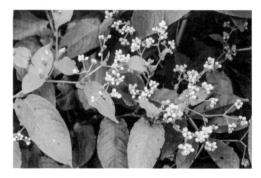

【Go yw singqhingz】Ganj benj

luenz, miz faen nga, raez 30~100
lizmij, hoh loq bongz hung, hoh
baihlaj miz ragmumh; biujmienh saek
heudamh roxnaeuz saek henjgeq,
mbouj miz bwn, miz limq saeq; byot,
yungzheih eujraek, gat mienh saek
henjmong, lai cung hoengq. Mbaw
doxdoiq maj; mbaw lai gienj suk, sik

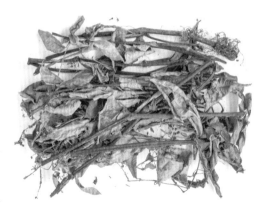

soiq, mbebingz le yiengh gyaeq luenz raez, raez 5~10 lizmij, gvangq 2~4.5 lizmij,
byai soem dinj, goek yiengh bingz roxnaeuz loq luenz, henz mbaw caezcienz, gwnz
mbaw saek amq heu, baihlaeng saek loq damh, song mbiengj mbouj miz bwn;
dakmbaw yiengh doengzfaek, mozciz, byai ngeng. Heiq siuj, feih soemj、loq saep.

【Singqheiq】Soemj、saep, nit.

【Goengnaengz】Cing hujdoeg, cawz caepdoeg, liengz lwed cij in. Yungh bae yw
okleih, oksiq, vuengzbiu, hozin, meizgising yinhdauyenz, baezcij, baeznong, baezfoeg,
sizcinj, ngwzdoeg haeb sieng, aebakngoenz, deng cax deng dub sieng in.

【Yunghfap yunghliengh】Gwn: Cienq raemx 15~30 gwz. Rogyungh:
Habdangq soqliengh, dubsoiq oemq gizdeng; roxnaeuz goenj raemx swiq.

【Anqlaeh wngqyungh】

(1) Yw okhoengzleih, okleih: Gaeumei、haijginhsah gak habliengh, daem
yungz dwk aeu raemx, cung raemxgoenj, caiq gya di dangz ndeu gwn.

(2) Yw okleih, cangzyenz, siuhva mbouj ndei: Gaeumei, siujfungveij, govajlwij
gak 18 gwz, cienq raemx gwn.

(3) Yw gipmenhsingq okleih: Gaeumei、mauzdan ndoi gak 30 gwz, cienq
raemx, moix ngoenz 1 fuk yw, faen 3 baez gwn. Yw menhsingq baenz siq, ndaej
doengzyiengh ywliengh guh baujlouz guenqsaej, moix ngoenz 2 baez, 7~10 ngoenz
guh aen liuzcwngz ndeu.

naed, byaemz seuq; hixndaej gipaeu aen mak baenzsug, dak sauj.

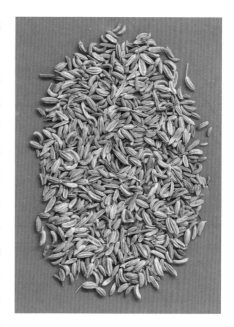

【Go yw singqhingz】Aenmak saeq luenz soh, 2 gyaeuj loq soem, mizseiz loq goz, raez 4~8 hauzmij, cizging 1.5~2.5 hauzmij; saek henjloeg daengz saek cazhoengz, wenj mbouj mix bwn, dingj lij miz gij goek saeuva luenz henjgeq haenx, mizseiz goek miz ganz mak iq; mbek mak raez lumj aen giuz, mbiengj baihlaeng gungjhwnj; miz 5 diuz sienq raeh soh, ciephab mienh bingzrwdrwd, cungqgyang saek haemq laeg, miz riz mieng raez; mienh vangcab gaenh hajgakhingz, baihlaeng seiq bien iek raez doxdoengz. Heiq daegbied mbouj doengz cix rang, feihdauh loq van youh manh.

【Singqheiq】Manh, ndat.

【Goengnaengz】Diuz lohheiq, diuz lohhaeux, cawz caepdoeg. Yungh bae yw dungxin, nyinzaek raeng, rueg, raem miz heiq, ging in daengj.

【Yunghfap yunghliengh】Gwn: Cienq raemx, 4~12 gwz; roxnaeuz haeuj ywyienz、ywsanq.

【Anqlaeh wngqyungh】

(1) Yw lwgnyez heiqraeng, binghsiq gokluenq, dungx nit gwn mbouj roengz caeuq ndoksej in: Byaekhom (aeu gyu cauj) habdangq, nienj baenz mba, diuz naed hung baenz duhhenj, moix gwn 30 naed, dang raemxgoenj soengq gwn.

(2) Yw siujsaej heiq in, mbouj nyinh vunzsaeh: Byaekhom (aeu gyu cauj)、byakgam (aeu byakmeg cauj) gak 30 gwz, mozyoz 15 gwz, nienj baenz mba, moix gwn 3 gwz, laeuj ndat diuzfug.

(3) Yw raemnit in: Conh gorenh 120 gwz, faexhom 9 gwz, byaekhom 6 gwz, vucuhyiz 3 gwz, cienq raemx gwn.

Gocazhaz

【Laizloh】Dwg doenghgo hozbonjgoh cizvuz gogocazlaz daengx go.

【Hingzyiengh】Caujbwnj; miz gij feih hom ningzmungz. Ganj cocangq. Mbaw raez iek 1 mij, gvangq daih'iek 15 hauzmij, song mbiengj cungj baenz saek hau youh cocauq. Baubenqhoengz bihcinhhingz, gaeb, saek hoengz roxnaeuz saek hoengzhenj; va'nyup luenzsoem yiengh sienq raez daengz luenz raez, sanq cax, faenliz sam baez, goek benj duenh, nga iq saeq nyieg duiq doxroengz roxnaeuz loq vangoz caemhcaiq vangoz lumj yiengh gungnaq, baez daih'it faennga miz

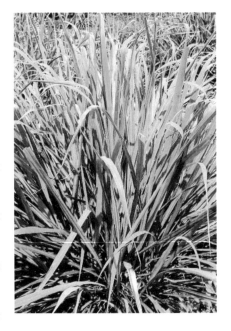

5~7 hoh, baez daihngeih faen nga roxnaeuz baez daihsam faennga miz 2~3 hoh dan'it; cungjvanyup maj youq 2 mbiengj, miz 4 hoh; riengz iq mbouj miz ganz 2 singq, sienqhingz roxnaeuz longz cim sienqhingz, mbouj miz em, soemlem; aen byak dai'it byai miz 2 diuz heuj iq, gwnz laeng miz fwed gaeb, gwnz laeng loq mboep youq laj gumz; ndaw laeng mbouj miz meg, diuz byak daihngeih byai dek loq feuz, miz gyaeuj soem dinj, mbouj miz laez; rieng iq miz ganz saek aeuj.

【Faenbouh】Cujyau maj youq Fuzgen、Gvangjdungh、Gvangjsih、Cezgyangh、Swconh、Yinznanz. Gvangjsih gak dieg cungj ndaem miz.

【Gipaeu gyagoeng】Cienz bi cungj ndaej gipaeu cienz go, singjsien yungh roxnaeuz dak sauj.

【Go yw singqhingz】Daengx go ndaej maj baenz 2 mij. Ganj cocangq, hoh ciengz miz mba lab. Mbaw yiengh baenz diuz, gvangq daihgaiq 15 hauzmij, gvangq miz 1 mij raez, goek gop ganj, song mbiengj cocauq, cungj baenz monghau; byak mbaw wenj; mbawlinx na, lumj gyaep. Daengxgo heiqrang ningzmungz.

【Singqheiq】Manh、van, ndat.

【Goengnaengz】Diuz lohheiq、lohhaeux, cij in, siucawz fungcaep, cawz caepdoeg. Yungh bae yw dwgliengz, fungcaep ndok in, dungxin, oksiq, deng cax deng dub sieng in, dungxbongq gyoet in.

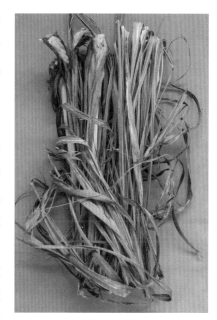

【Yunghfap yunghliengh】Gwn: Cienq raemx 15~30 gwz. Rogyungh: Habdangq soqliengh, goenj raemx swiq; roxnaeuz nienj baenz mba baeng.

【Anqlaeh wngqyungh】

(1) Yw rumz nit saepdog daengx ndang in: Gocazhaz 500 gwz, cienq raemx swiq ndang.

(2) Yw ndok in: Gocazhaz、sigloek (couh dwg ywgaulwgmanh)、gorumhaeu gak 30 gwz, daem yungz gya laeuj di ndeu, cauj ndat le bau oep gizin.

(3) Yw sim heiq in, dungxin, bwtbingh: Gocazhaz 30 gwz, cienq raemx gwn.

Gogaeufatsa

【Laizloh】Dwg ganjgaeu caeuq rag doenghgo gizgoh cizvuz gogaeufatsa.

【Hingzyiengh】Gogaeu benz doxhwnj. Rag cocang. Nga luenz sang, miz bwn'unq henjgeq maeddeih; ganj goek faexciz, miz riz raiz saeq. Mbaw doxdoiq maj; ganz mbaw miz bwnnyungz dinj saek byox roxnaeuz saek mong caeuq siengqdaej; mbaw yiengh gyaeq, yiengh luenzraez daengz yiengh gyaeq bihcinhhingz, raez

5~21 lizmij, gvangq 3~8 lizmij, byai ciemh soem, miz gyaeuj raeh soem, goek yiengh limx, gaenh luenz roxnaeuz loq simhingz, bienmbaw caezcienz, gwnz mbaw mbouj miz bwn roxnaeuz meggyang miz di bwnnyungz, laeng mbaw miz bwnnyungz maeddeih; henz meg 4~7 doiq, meg muengx mingzyienj. Gyaeujva haemq hung, 2~7 aen baiz baenz nyup maj youq laj nye mbaw roxnaeuz byai go yiengh luenz seiqcingq; cungj baubenq 5 caengz, saek loeg, yiengh gyaeq roxnaeuz aen luenz raez, byai ngoemx daengz ciemh liem, baihrog miz bwnnyungz saek henjgeq, caengzrog dinj, caengz ndaw luenz raez; vadak bingz, miz bingz, miz

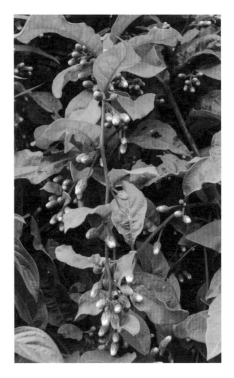

bwn'unq mbaex, miz congh gumz; roujva saek damhhoengz roxnaeuz saek damh aeujhoengz, lumj diuzguenj, miz sienqdiemj. Gij mak byom yiengh luenz sang, miz 10 diuz sej soh, miz bwn gig noix; bwn rouj hoengzmong.

【Faenbouh】Cujyau ok youq Fuzgen、Daizvanh、Swconh、Gveicouh、Yinznanz. Gvangjsih cujyau faenbouh youq Nanzningz、Vujmingz、Lungzcouh、Cingsih、Duh'anh、Yizsanh、Lozcwngz、Laizbinh、Liujgyangh.

【Gipaeu gyagoeng】Seizhah seizcou gipsou, swiq seuq, cab dinj, dak sauj.

【Go yw singqhingz】Rag yiengh lunz sang, raez 40~10 lizmij, cizging 0.3~2 lizmij; saek cazhenj, miz riz saeq nyaeuq caeuq riz rag saeq cax; nyangq, mbouj yungzheih eujraek. Ganj biujmienh saek monggeq, cizging 0.4~8 lizmij, miz haemq lai conghnaeng caeuq rizmieng soh; duenhmienh ndaw naeng saek monghenjgeq, nga faex saek mong hau, miz gij raiz mingzyienj lumj ingjok, cungqgyang miz duenh ngviz raiz saekhau haemq hung; nyangq, mbouj yungzheih eujraek. Heiq noix, haemz、manh, miz doeg lai.

【Singqheiq】Haemz、manh, ndat, miz doeg.

【Goengnaengz】Diuz lohheiq, cing caep ndat doeg, hoizsoeng ndoknyinz, cij in. Yungh bae yw dwgliengz, fatnit, hozin, hwet in, fungcaep ndok in, deng cax deng dub sieng in, heujndot, lwgda hujndat.

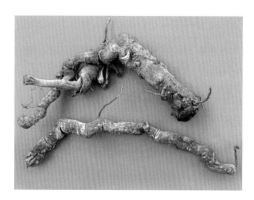

【Yunghfap yunghliengh】Gwn: Cienq raemx 30~60 gwz. Rogyungh: Ndip habdangq soqliengh, dubsoiq baeng; roxnaeuz goenj raemx swiq roxnaeuz hamz riengx bak.

【Anqlaeh wngqyungh】

(1) Yw fatnit: Gogaeufatsa 60 gwz, cienq raemx gwn.

(2) Yw heuj in: Rag gogaeufatsa, cab baenz gep cimq raemxgyu, moix baez hamz gep ndeu.

(3) Yw deng cax deng dub sieng in: Gogaeufatsa, dubsoiq oemq gizdeng.

Faezdaeng

【Laizloh】Dwg doenghgo hinggoh cizvuz yenhcauj.

【Hingzyiengh】Caujbwnj. Mbaw doxdoiq maj; mbaw hung, bihcinhhingz, raez 30~60 lizmij, song mienh cungj mbouj miz bwn. Va luenzsoem, laj raez; va luenzsoem, bwn gig dinj, moix nga miz 1~2 duj; baubenq iq luenz raez, saek hau, byai mbaw faenjhoengz, youq mwh didlup suek dujva; ganz va iq gig dinj; va'ngoz gaenh aen cung, saek hau, byai faenjhoengz, baez haidek, byai dek 2 riz heuj; roujvadoengz beij va'ngoz dinj, dek baenz gep luenzraez, baihlaeng 1 aen haemq hung, saek hau, byai mbaw saek faenjhoengz; seiqhenz miz gij nyiuzboux doiqvaq lumj cuenq; dipbak lumj beuzgengyiengh gyaeq gvangq, byai mbaw nyaeuq lumj raemxlangh, saek henj cix miz di riz raiz hoengzraeuj; nyiuzboux daih'iek raez 2.5

lizmij; rongzva miz bwn co saek henjgim. Mak miz dip, luenzgyaeq lumj aengiuz, miz bwn co gig cax, miz gij raiz soh mingzyienj, mak geq seiz saek hoengzgeq, byairouj ciengz miz va'ngoz sukyouq.

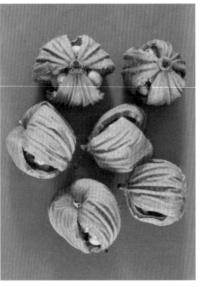

【Faenbouh】Cujyau dwg youq Fuzgen、Gvangjdungh、Gvangjsih、Gveicouh. Gvangjsih cujyau faenbouh youq Nazboh、Denhngoz、Duh'anh、Nanzningz、Bozbwz、Ginzhih.

【Gipaeu gyagoeng】Aen mak cug seiz gipaeu, ring sauj.

【Go yw singqhingz】Aenmak yiengh giuz, 2 gyaeuj soem, raez iek 2 lizmij, cizging daih'iek 1.5 lizmij, saek henj myox, loq miz rongh, miz 10 lai diuz geq limq sang doed hwnj, byaidingj miz giz ndeu doed hwnj, dwg goek va canzlw, goek miz mbangj riz ganzmak raek. Ceh baenz dip baizlied gig soeng, yungzheih sanqloenq; naengceh gyaj lumj bozmoz, saek hau; ceh dwg aen daejlaimienh, raez 4~5 hauzmij, cizging 3~4 hauzmij. Feih damh, loq manh.

【Singqheiq】Manh、saep, ndat.

【Goengnaengz】Diuz lohheiq、lohhaeux, cawz caepdoeg. Yungh bae yw dungxgyoet dungxin, dungxraeng aekndaet, gwn mbouj siu, rueg, oksiq, fatnit.

【Yunghfap yunghliengh】Gwn: Cienq raemx, 3~9 gwz. Rogyungh: Habdangq soqliengh, dubsoiq oemq gizdeng.

【Anqlaeh wngqyungh】

(1) Yw dungxin: Faezdaeng、vujlingzcij gak 6 gwz, nienj baenz mba, moix

baez 3 gwz, raemx raeuj soengq gwn.

(2) Yw baezndip: Faezdaeng 60 gwz, hingndip 2 gep, gyanghnanzyangh 0.3 gwz, dubsoiq oemq gizdeng.

Golwgmoed

【Laizloh】Dwg gij mak doenghgo yinzyanghgoh cizvuz golwgmoed.

【Hingzyiengh】Go faexcaz roxnaeuz siuj gyauzmuz. Nga oiq, diuz cugva, cugmbaw, ganzmbaw, caeuq laj mbaw oiq miz bwn dinj baenz nyup baenz nyupnem bwnraez; miz heiq hom. Mbaw dansoq lumj bwnfwed doxdaeb doxdoiq maj; mbaw iq 5~13 gep, byaidingj 1 gep ceiq hung, yiengq laj cugciemh bienq iq, yiengh gyaeq roxnaeuz bihcinhhingz luenzraez, raez 6~13 lizmij, gvangq 2.5~6 lizmij, byai raehsoem roxnaeuz dinj ciemh soem, goek gvangq yiengh limx, mbouj doiqcwng, henz mbaw feuz lumj raemxlangh roxnaeuz miz faenzgawq feuz. Va luenzsoem lumj liengj maj youq byai go roxnaeuz laj goek ganz mbaw; va'ngoz 5 duj, luenzgyaeq gvangq; vadip 5 dip, saek hau, lumj beuzgeng, seiz hailangh dauqfanj mbehai; nyiuzboux 10 diuz, raez dinj dox gek; rongzva youq baihgwnz, miz bwn maeddeih. Aenmak lumj aen giuz, aen giuzbenj, saek henjdamh daengz saek henjamq, miz bwn maeddeih.

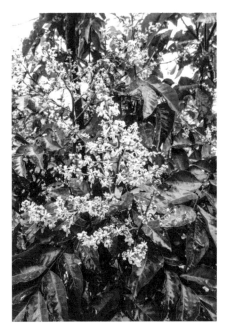

【Faenbouh】Gvangjsih gak dieg cungj ndaem miz.

【Gipaeu gyagoeng】7~9 nyied aen mak sug le gipaeu, singjsien yungh, cigsoh dak sauj roxnaeuz aeu gyu iep le dak sauj.

【Go yw singqhingz】Aen mak

luenz, cizging 0.8~3 lizmij; saek henjgeq
roxnaeuz saek heu, miz riz nyaeuq; mak
noh haemq mbang. Ceh yiengh luenz gyaeq
benj, raez 1.1~1.4 lizmij, gvangq 8~9
hauzmij, na 3~4 hauzmij, saek cazhoengz
roxnaeuz henjgeq, miz nyaeuq mbouj
gvicaek. Heiq noix, feih manh, loq haemz.

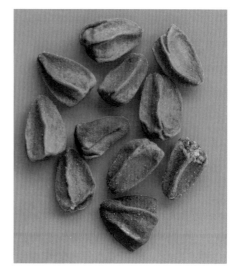

　　【Singqheiq】Manh、haemz, bingz.

　　【Goengnaengz】Diuz lohheiq、
lohhaeux、lohraemx, cing caep ndat doeg.
Yungh bae yw nohndat, liuzhingzsing
naujcizcuizmozyenz, ae myaizniu, fatnit, dungx in, fungcaep ndok in, foeg raemx,
lwedcingq, gyak, nyan, ngwzdoeg haeb sieng.

　　【Yunghfap yunghliengh】Gwn: Cienq raemx, 15~30 gwz (ndip 30~60 gwz).
Rogyungh: Habdangq soqliengh, goenj raemx swiq; roxnaeuz dubsoiq baeng.

　　【Anqlaeh wngqyungh】

　　(1) Yw myaiz ae'ngab: Golwgmoed, gyu iep, yungh seiz aeu 25 gwz, caeuq
raemx aeuq gwn.

　　(2) Yw dungx raeng mbouj siu: Golwgmoed, gyu iep, yungh seiz aeu 50 gwz,
caeuq raemx aeuq gwn.

　　(3) Yw liuzganj, dwgliengz, fatnit: Golwgmoed 30 gwz, cienq raemx gwn.

Vuengzgae

　　【Laizloh】Dwg gij naengfaex doenghgo huzdauzgoh cizvuz vuengzgae.

　　【Hingzyiengh】Gyauzmuz. Byakfaex henjgeq, miz riz laeg; daengx go miz
gij sienqdaej saek henj makdoengj lumj gaiqdun nei. Mbaw iq suengsoq miz 3~5
doiq lumj bwnfwed doxdaeb; mbaw wenj lumj naeng, yiengh luenzraez bihcinhhingz

daeng luenzraez, raez 6~14 lizmij, gvangq 2~5 lizmij, byai ciemh liem roxnaeuz dinj ciemh liem, goek biensez, bien caezcienz, song mbiengj wenj rongh. Va dan singq, vaboux vameh doengz go, gig noix lingh go; vameh 1 diuz caeuq haujlai diuz nyiuzboux caez maj cix duiq

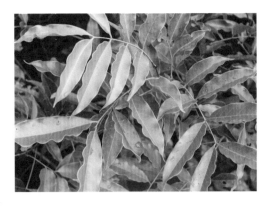

doxroengz, gyoedbaenz nyup va luenzsoem youq dingj byai ndeu; dingjbyai dwg vameh, baihlaj dwg vaboux, roxnaeuz vameh vaboux faenhai; gij baubenq vameh caeuq vaboux cungj dek 3 riz, vabenq 4 gep; nyiuzboux camboujlai mboujmiz vasei; vameh miz ganz va, vabenq maj youq rongzva, mbouj miz saeuva, gyaeuj saeu 4 riz dek. Aenmak lumj aen giuz roxnaeuz luenz benj, luenz geng, miz sienqdaej saek henj maeddeih; baubenq dakmaj youq goek aen mak, guhbaenz gij fwedmak lumj aenmoz.

【Faenbouh】Gvangjsih gak dieg cungj miz faenbouh.

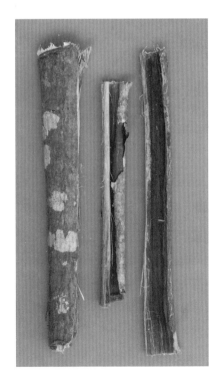

【Gipaeu gyagoeng】Seizhah seizcou bok aeu byakfaex, swiq seuq, yungh singjsien roxnaeuz dak sauj.

【Go yw singdaej】Naengfaex yiengh doengzgienj baez ndeu roxnaeuz yiengh doengzgienj 2 gienj, raez dinj mbouj ityiengh, na 3~4 hauzmij; rog biujmienh saek cazmong roxnaeuz saek monggeq, co'nyauq, naengcongh luenz raez; ndaw de saek aeujmong, wenj, miz riz raiz soh; geng youh byot, yungzheih eujraek; duenhmienh mbouj bingz, benq loq baenz caengz. Heiq iq, feih loq haemz, saep.

【Singqheiq】Haemz、manh, bingz.

【Goengnaengz】Baiz caepdoeg, doeng lohhaeux. Yungh bae yw aen dungx siu cwk, dungxraeng aek oem, oksiq.

【Yunghfap yunghliengh】Gwn: Cienq raemx, 6~15 gwz.

【Anqlaeh wngqyungh】

(1) Yw mamxdungx cwkcaep, dungxraeng aek oem, caepndat oksiq: Vuengzgae 6 gwz, cienq raemx gwn.

(2) Yw heiqraem dungx in, dwgliengz nohndat: Vuengzgae 15 gwz, cienq raemx gwn.

Gogaqlaeuj

【Laizloh】Dwg doenghgo huzceuhgoh cizvuz gogaqlaeuj gij ganz caeuq mbaw de.

【Hingzyiengh】Caujbwnj, nu de miz heiq hom. Hoh ganj bongz hung, ciengz maj rag mbouj dingh. Mbaw doxdoiq maj; mbaw gaenh bozmoz, miz sienqdiemj iq, gij mbaw laj ganz gvangq yiengh gyaeq roxnaeuz yaek luenz raez, raez 7~14 lizmij, gvangq

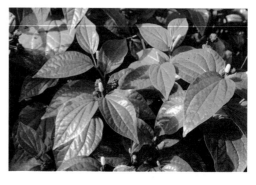

6~13 lizmij, byai soem dinj, goek yeingh simfeuz, mbaw meg 7 diuz; gwnz ganj mbaw iq, yiengh gyaeq daengz luenz gyaeq bihcinhhingz. Va lumj rienghaeux; va dan singq, vavaboux vameh mbouj doengz go, mbouj miz va; baubenq vaboux benj luenz, nyiuzboux 2 diuz; baubenq vameh loq hung, gyaeuj saeu 3~5 riz. Aenmak miz ieng yaek lumj aen giuz, miz limq, nga laj gop maj youq ndaw sugva.

【Faenbouh】Gvangjsih cujyau faenbouh youq Fangzcwngzgangj、Lingzyinz、Ginzhih、Bozbwz daengj.

【Gipaeu gyagoeng】Seizcin seizhah gipsou, swiq seuq, yungh ndip roxnaeuz dak sauj.

【Go yw singqhingz】Goganj luenz sang, loq vangoz, biujmienh miz limq saeq, hoh miz rag mbouj dingh. Mbaw lai nyaeuq, mbebingz le luenz gyaeq gvangq roxnaeuz yaek luenz, raez 6~14 lizmij, gvangq 5~13 lizmij, byai soem dinj, goek yiengh sim, gwnz mbaw saek hoengzloeg, laeng, mbaw

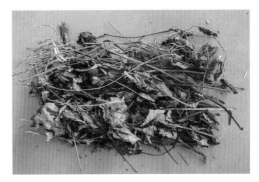

saek mongloeg, miz sienqdiemj saeq; mbaw wenj, megmbaw youq baihlaeng doed ok gig mingzyienj, 7 diuz meg, gwnz meg miz bwnnyungz dinj gig saeq, ceiq baihgwnz miz doiq meg ndeu liz goekmeg daj cungqgyang fat okdaeuj; ganz mbaw raez 2~5 lizmij, byak mbaw raez iek dwg ganz mbaw dingz ndeu. Mizseiz ndaej yawj daengz gij va lumj rienghaeux youq gij mbaw doxdoiq maj haenx. Heiq rang, feih manh.

【Singqheiq】Haemz, ndat.

【Goengnaengz】Doeng lohraemx lohhaeux, cawz nitdoeg, sanq giet cij in. Yungh bae yw heiq ajngaeb, fungcaep ndok in, gwn mbouj siu, oksiq, okleih, senglwg gvaqlaeng ga foeg, deng cax deng dub sieng in.

【Yunghfap yunghliengh】Gwn: Cienq raemx, 15~30 gwz. Rogyungh: Habdangq soqliengh, dubsoiq baeng.

【Anqlaeh wngqyungh】

(1) Yw heiqcwk dungxin: Gogaqlaeuj mbaw ndip 15 gwz, cienq raemx gwn.

(2) Yw baihrog dengsieng oklwed: Gogaqlaeuj habliengh, dubsoiq baeng; roxnaeuz aeu mbaw gogaqlaeuj nienj mba, saj gizsieng.

(3) Yw deng cax haeuj rin dub foeg in: Gogaqlaeuj habliengh, daem yungz, laeuj ceuj, oep gizsieng.

Lauxbaeg

【Laizloh】Dwg gij ceh doenghgo cibcihvahgoh cizvuz lauxbaeg.

【Hingzyiengh】Caujbwnj. Saek rag miz noh, yiengh luenzraez, yiengh giuz roxnaeuz luenz lem, saek loegheu, saek hau roxnaeuz saek hoengz. Ganj loq miz mwi mba. Goek maj mbaw caeuq ganj laj mbaw hung lumj gyaeuj fwed roeg buenq dek nei; gwnzdingj gep dek baenz yiengh gyaeq, raez 8~30 lizmij, gvangq 3~5 lizmij, henz mbaw dek raez luenz, miz faenz saeq, miz bwn co cax; ganj gwnz miz mbaw luenz raez, miz faenzgawq roxnaeuz gaenh henzbien caezcienz. Cungjcang vahsi; va; ngoz luenz raez; vadip 4 dip, saek hau、saek aeuj roxnaeuz saek faenjhoengz, luenz gyaeq, miz diuz raiz aeuj, laj miz nyauj; nyiuzboux 6 diuz, 4 diuz raez 2 diuz dinj; nyiuzmeh 1 diuz, rongzceh lumj aencuenq. Makgak luenzsang, byai miz bak, youq ndawgyang ceh sukyouq, cauxbaenz gij rizgek vang lumj haijmienz nei.

【Faenbouh】Gvangjsih gak dieg cungj ndaem miz.

【Gipaeu gyagoeng】4~5 nyied aenmak bienq henj le, gvej aeu daengx go, dak sauj, dwk roengz ceh, cawzbae gij labcab couh ndaej.

【Go yw singqhingz】Gij ceh lumj giuz roxnaeuz lumj aen giuz raez, loq benj, raez 2~4 hauzswngh, gvangq 2~3 hauzswngh; ceh naeng mbang, saek cazhoengz, saek henjgeq roxnaeuz saek laegmong, youq gingqcuengqhung baihlaj yawj miz riz raiz saeq deih lum muengx; mbiengj ceh ndeu raen lai diuz mieng, mbiengj ndeu miz saejndw ndaem; mbawlwg 2 mbaw, saek henj lumj cij, bwnh na, nyaeuq. Heiq siuj, feih loq manh.

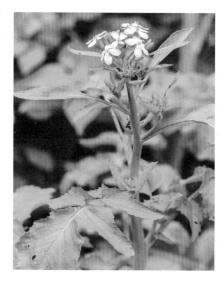

【Singqheiq】Manh, van, bingz.

【Goengnaengz】Diuz lohheiq、lohhaeux. Yungh bae yw gwn mbouj siu, dungxgyoet dungxraeng, oksiq, okleih, baenzae, heiqngaeb.

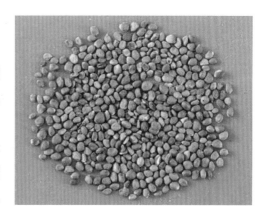

【Yunghfap yunghliengh】Gwn: Cienq raemx, 5~15 gwz; roxnaeuz haeuj ywyienz、ywsanq, hab cauj yungh. Rogyungh: Habdangq soqliengh, nienj baenz mba diuz oemq baeng gizdeng.

【Anqlaeh wngqyungh】

(1) Yw baenzae, lai myaiz diemheiq fuengx, myaiz miz lwednong: Lauxbaeg 15 gwz, nienj baenz mba, cienq raemx gwn.

(2) Yw aebakngoenz: Lauxbaeg 15 gwz, langh hawq, nienj baenz mba, raemx begdangz soengq di ndeu, ngoenz geij baez cij ndaej.

(3) Yw bouxgeq baenzae nanz, nyig raemx myaizniu lai: Lauxbaeg、swjsuhswj、bwzgvahswj gak 15 gwz, swiq seuq, loq ceuj, dub soiq, yungh aen daeh iq ndeu cang nei, cienq raemx cawj dang gwn; roxnaeuz dang caz gwn yungh, mbouj ndaej cienq aeuq nanz lai.

Gosahyinz

【Laizloh】Dwg gij mak caeuq ceh gyanghgoh cizvuz gosa seizcin.

【Hingzyiengh】Caujbwnj. Rag ganj luenz sang, gwnz hoh miz gij gyaep yiengh byak lumj moz; ngaz hoengzsien; ganj luenz. Mbaw mbouj miz ganz roxnaeuz gaenh mbouj miz ganz; mbawlinx buengq luenz; mbaw 2 baiz; mbaw gaeb raez roxnaeuz bihcinhhingz, raez 15~40 lizmij, gvangq 2~5 lizmij, byai rieng soem, goek cugciemh gaeb roxnaeuz yaek luenz, dipva daj goekgwnz ganj go cou okdaeuj;

gep gyaep mozciz, luenz raez, byai loq luenz, goek mbaw ciengz habbaenz lumj diuzguenj; nyumq va lumj rienghaenx yiengh luenzraez, cungj baubenq lumj diuzguenj mozciz, yiengh luenzraez; baubenq lumj diuzguenj, saek hau, mozciz, byai dek 2 riz; va'ngoz yiengh diuzguenj, saek hau, miz 3 faenzfeuz; diuzdoengz

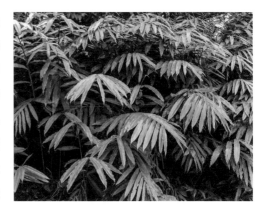

roujva saeq raez, saek hau; dipnaengbak yiengh beuzgeng luenz, saek hau, saek henjdamh roxnaeuz saek heuhenj, ndawde miz diemj raiz saek hoengz, byai miz 2 riz feuh, fanj gienj; nyengq maj miz 2 diuz vaboux doiqvaq; nyiuzboux 1, byai dek baenz buenq luenz; rongzva miz bwnnyungz hau. Aenmak miz dip yiengh luenzgiuz, miz oen unq, saek cazhoengz.

【Faenbouh】Cujyau maj youq Gvangjdungh、Gvangjsih. Gvangjsih cujyau faenbouh youq Nazboh、Cingsih、Dwzbauj、Lungzanh、Vujmingz、Yunghningz、Lungzcouh、Bingzsiengz、Ningzmingz、Fangzcwngz.

【Gipaeu gyagoeng】Daj ndaem le 2~3 bi hai va giet aen. 7 nyied daej daengz 8 nyied co aen mak daj hoengzsien bienq baenz hoengzaeuj, ceh saek ndaem henjgeq, soiq le miz gij heiq manh haenq couh ndaej gipaeu. Yungh geuz daet goenq gij ganjmak, dak hawq, hix ndaej yungh feiz iengj hawq.

【Go yw singqhingz】Aen mak luenzraez、yiengh giuz roxnaeuz lumj aen gyaeq, miz 3 diuz limq ngoemx mbouj mingzyienj, raez 1.2~2.5 lizmij, cizging 0.8~1.8 lizmij, saek cazhoengz roxnaeuz saek hoengzgeq, miz oen va'ngoz doedhwnj gig maed, gij guenjsienq lumj diuz sienq cigsoh byaij haenx mumjgyumq yawj ndaej raen, byai miz gij va canzlw doedhwnj, goek miz riz loq doed okdaeuj, goek miz riz ganzmak roxnaeuz miz ganzmak; naeng mak haemq mbang, yungzheih soh dek, saek baihndaw loq damhhoengz, yawj ndaej raen gij guenjsienq lumj diuz sienq cigsoh byaij haenx mingzyienj caeuq gwzmozmbang; doengh diuzsug cungqgyang, 3 aen fuengz, moix fungh hamz ceh 6~20 naed; haeuxceh comzgiet baenz aen donz. Feih manh, loq haemz, singq liengz.

【Singqheiq】Manh, ndat.

【Goengnaengz】Diuz lohhaeux, cawz caepdoeg. Yungh bae yw dungxraeng dungxin, gwn mbouj siu, lwg ndawdungx doengh mbouj onj.

【Yunghfap yunghliengh】Gwn: Cienq raemx, 2~6 gwz.

【Anqlaeh wngqyungh】

(1) Dungx siu heiq, siu ninz le, dungx hai dungx haeuj gwn: Bwzsuz (haeuxgyauhaeux cimq, cauj) 60 gwz, naenglwggam (aeu raemx cauj) 30 gwz, gosahyinz、muzyangh gak 15 gwz, nienj baenz mba, aeu mbawngaeux suek, cawjhaenx guh baenz ywyienz, lumj duhhenj hung. Moix gwn 50 ngveih ywyienz, dang bwzsuz soengq gwn.

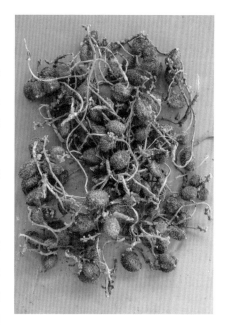

(2) Yw aek in mbwq, dungxgyoet dungxin: Aeu gosahyinz 30 gwz, hingndip, denhnanzsingh (raemx swiq 7 baez, ring sauj) gak 120 gwz, raemx hingndip cawj miemh guhbaenz ywyienz lumj duhhenj hung. Moix gwn 50~70 ngveih ywyienz, dang hingndip soengq gwn.

(3) Yw mizndang dungx haw heiq haw, rueg mbouj gwn: Gosahyinz mbouj hanh geijlai, nienj baenz mba, moix baez gwn 6 g, caiq gya di raemx hingndip ndeu roengzbae, cawj dang gwn.

Naenggam

【Laizloh】Dwg doenghgo yinzyanghgoh cizvuz gogam gij byakmak de.

【Hingzyiengh】Siuj gyauzmuz roxnaeuz faexcaz. Ganj miz oen lai. Mbaw doxdoiq maj; ganz mbaw miz fwed gaeb, byaidingj miz hothoh; mbaw bihcinhhingz

roxnaeuz luenz raez, raez 4~11 lizmij, gvangq
1.5~4 lizmij, byai ciemh soem loq mboep,
goek yiengh limx, henzmbaw caeqcienz
roxnaeuz lumj raemxlangh, miz faenzgawq
mbouj mingzyienj, miz gij diemjyouz buenq
ronghcingx, va dan maj roxnaeuz lai duj caez
maj youq byai nga roxnaeuz laj goek ganz
mbaw; va'ngoz lumj aen cenj, dek baenz 5
riz; vadip 5 dip, saek hau roxnaeuz daiq saek
damhhoengz, hai seiz yiengq baihgwnz fan
gienj; nyiuzboux 15~30 diuz, raez dinj mbouj
doxdoengz, vasei ciengz 3~5 aen lienzhab
baenz cuj; nyiuzmeh 1 diuz, rongzceh luenz
lumj giuz. Aen mak yaek lumj giuz roxnaeuz

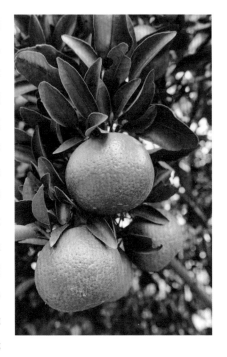

benjluenz; naeng mak mbang youh gvangq, yungzheih bokliz, vadaeh unq miz raemx
lai; ceh yiengh luenzgyaeq, saek hau.

〖Faenbouh〗Cujyau ok youq Swconh、Cezgyangh、Fuzgen、Gyanghsih、
Huznanz、Gvangjdungh daengj dieg. Gvangjsih gak dieg cungj ndaem miz.

〖Gipaeu gyagoeng〗Yungh cax iq veh aenmak baenz 3~4 gep, aeu mbouj
buqvai gij nohdip makgam habngamj, yienzhaeuh bok roengz, yaem hawq roxnaeuz
dak sauj couh ndaej lo.

〖Go yw singqhingz〗Aen mak ciengz bok baenz haujlai dip, goek mbaw
doxriengh, miz gep benq mbouj gvicaek, na 1~4 hauzmij; rog biujmienh saek
hoengzmakdoengj roxnaeuz saek cazhoengz, miz raiz saeq caeuq diemjyouz mboep
roengzlaj; ndaw biujmienh loq henj hau, coca, miz haujlai diuzguenj yiengh nyinz
vangraeh saek henjhau roxnaeuz cazhenj; ndongj youh byot. Heiq rang, feih manh、
haemz.

〖Singqheiq〗Manh、haemz, ndat.

〖Goengnaengz〗Diuz lohheiq、lohhaeux, cing caep ndat doeg, vaq myaiz hai
dungx. Yungh bae yw ae myaiz, dungx in, gwn mbouj siu, rueg, haexgaz, oklwed

mbouj dingz, baezcij, heiqcwk saep laengz,
aek moen dungx oem, heiqaek saeklaengz,
baenzae.

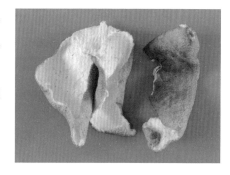

【Yunghfap yunghliengh】Gwn: Cienq
raemx, 9~15 gwz; roxnaeuz haeuj ywyienz、
ywsanq.

【Anqlaeh wngqyungh】

(1) Yw dwgliengz: Mbaw gorungz 30 gwz, naenggam、mbaw bizbaz (cawzbae
bwn) gak 20 gwz, cienq raemx, faen 2 baez gwn, moix ngoenz 1 fuk yw.

(2) Yw ruegrumz swkwk, genga saenz: Naenggam 20 gwz, hingndip 250 gwz,
cienq raemx gwn, ngoenz 3 baez.

(3) Yw senglwg le ok nyouh mbouj doeng: Naenggam、mbaw swjsuh、
byakdoengj (raemzcauj)、muzdungh gak daengjliengh, daem sanq, moix baez gwn
12 gwz, cienq raemx raeuj gwn.

Fwnzcenzdongz

【Laizloh】Dwg gij rag doenghgo canghgoh cizvuz fwnzcenzdongz.

【Hingzyiengh】Go faexcaz. Goek rag faex, hung co ndang maengh, loq miz
yiengh niemhcaw. Byak mongheu. Nga oiq miz bwn saek byaex maeddeih, seiz
geq geij mbouj miz bwn. Mbaw
doxdoiq maj; ganz mbaw miz bwn;
mbaw wenj lumj naeng, luenz raez
roxnaeuz lumj aen gyaeq, mbaw
raez 3~7.5 lizmij, gvangq 1.5~4
lizmij, byai raez ciemh soem
roxnaeuz byairieng dinj, goek mbaw
yiengh luenz roxnaeuz yiengh limx,

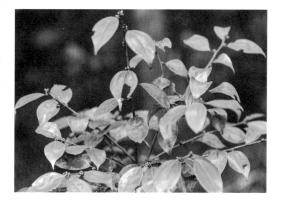

henz mbaw caezcienz, gwnzmbaw miz
rongh, meg gyang miz bwn, gwnz laeng
miz bwnnyungz saek mong hau; sam ok
meg, meg cungqgyang soh daengz mbaw
soem, Va dan singq gag go; va yiengh
liengj nye maj; va hai baez 6 dip, saek
henjloeg; vaboux miz nyiuzboux 9 diuz,
3 lwnz, vayw 2 aen, ndawde dek couh
vadip; vameh miz gij vaboux doiqvaq,
rongzva youq baihgwnz, yiengh aen giuz,
aen fuengz ndeu. Aen miz haed yiengh
luenzraez roxnaeuz lumj aen giuz, seiz sug
le saek aeujndaem.

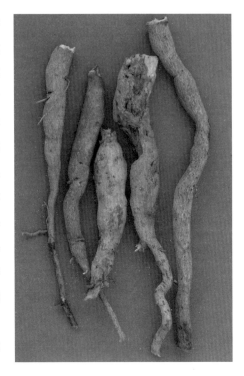

【Faenbouh】Cujyau canj youq
Cezgyangh、Anhveih、Gyanghsih、
Sanjsih daengj. Gvangjsih cujyau faenbouh youq Yunghningz、Bozbwz、Luzconh、
Yilinz、Vuzcouh daengj.

【Gipaeu gyagoeng】Cienz bi cungj ndaej gipaeu, genj aeu rag yiengh lwgrok,
swiq seuq, cab gep, dak sauj.

【Go yw singqhingz】Aeu rag yiengh lwgrok roxnaeuz luenz, loq goz, miz
mbangj cungqgyang sousuk yiengh niemhcaw, sibgvenq heuh "cawfwnzcenzdongz",
raez 5~15 lizmij, cizging 1~3 lizmij; gij saek henjgeq roxnaeuz saek cazmong, miz
raiznyaeuq soh saeq nem miz riz rag iq cax; goek gig genq, mbouj yungzheih eujraek,
gat mienh saek henjhau. Heiq rangrwt, miz liengzganj, feih loq haemz, manh.

【Singqheiq】Manh, ndat.

【Goengnaengz】Doeng lohheiq lohhaeux, gyaep nitdoeg. Yungh bae yw
dungxraeng, ae'ngab, nyouh doekcongz, raem miz heiq, dawzsaeg in.

【Yunghfap yunghliengh】Gwn: Cienq raemx, 5~10 gwz; roxnaeuz haeuj
ywyienz、ywsanq. Rogyungh: Habdangq soqliengh, nienj baenz mba diuz oemq
baeng gizdeng.

【Anqlaeh wngqyungh】

(1) Yw roengzlwg dungx in: Gij fwnzcenzdongz, danghgveih gak 10 gwz, nienj baenz mba, laeuj soengq gwn.

(2) Yw sim dungx heiq in: Aeu raemx fwnzcenzdongz muh 100 hauzswngh, byakgam gep ndeu, sijsu 1 mbaw, cienq gwn.

(3) Yw senglwg gvaqlaeng heiq mbouj swnh, gwn mbouj siu dungxraeng: Fwnzcenzdongz、cwzse、yanghfu gak 6 gwz, byakgam、go'nyaqyah、makcengz gak 5 gwz, houbuz、faex hom gak 3 gwz, cienq raemx gwn.

Gocidmou

【Laizloh】Dwg gij rag lumj ganj doenghgo sahcaujgoh cizvuz rumsa.

【Hingzyiengh】Caujbwnj. Rag lumj ganj raih gwnznamh daz raez, mbangj aen bongz lumj aen lwgrok, mizseiz lai aen doxriengh. Ganj miz sam limq lumj saeu; mbaw benz nyup maj youq goek, mbaw faek fung bau youq gwnz ganj; mbaw sienqhingz, raez 20~60 lizmij, gvangq 2~5 hauzmij, byai soem, henz mbaw wenj, miz diuz meg bingz, diuz meg cujyau youq baihlaeng doed hwnj. Va'nyup lumj rieng va, 3~6 aen youq byaiganj baiz baenz nyumq yiengh liengj, moix aen va'nyup miz 3~10 diuz rieng iq, sienqhingz; goek miz cungj bau lumj mbaw; moix faek maj ok 1 duj va, faek 2 baiz, gaenjmaed baizlied, luenz gyaeq daengz luenz raez, mozciz, song mbiengj saek aeujhoengz, miz geij diuzmeg; nyiuzboux 3 diuz; gyaeuj saeu 3 aen. Aen mak ndongj lumj aen gyaeq daujdingq

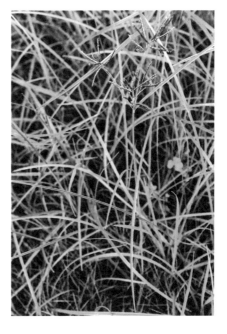

roxnaeuz yiengh saeu sam limq.

【Faenbouh】Daengx guek daihbouhfaenh digih cungj canj. Gvangjsih gak dieg cungj miz faenbouh.

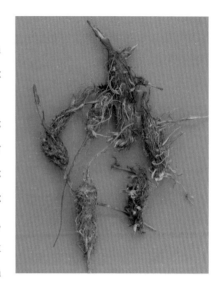

【Gipaeu gyagoeng】Vatok le, aeu feiz ruemx bae mumh rag, cuengq roengz ndaw raemx bae cawj roxnaeuz naengj daeuq, dawz ok dak sauj, heuhguh "bwngocidmou". Dawz bwngocidmou dak daengz caet bet cingz hawq, aeu rinmuh nienj at, nienj daengz mumh doek bae le, cawzbae gij labcab, dak sauj couh dwg"haeuxcidmou".

【Go yw singqhingz】Rag lumj ganj lumj aen lwgrok, miz di loq goz, raez 2~3 lizmij, cizging 0.5~1 lizmij; saek myox roxnaeuz saek ndaem henjgeq, miz raiznyaeuq soh、caemhcaiq miz 6~10 aen hothoh doed hwnj, gwnz hoh miz gij riz mumh saek hoengz caeuq rizrag canzlouz, vut bae gij bwn haenx haemq lwenq, goekhoh mbouj yienhda; ciz genq; ginggvaq naengj cawj, gat mienh saek cazhenj roxnaeuz saek cazhoengz, yiengh miz gak; dak hawq, saek hau le couh yienh'ok vafaenj, ndaw naeng hothoh raiz mingzyienj, cungqgyang saek loq laeg, yawj ndaej raen baenz myup diuz guenj sanq youq lumj diemj. Heiq rang, feih loq haemz.

【Singqheiq】Manh、loq haemz、loq van, bingz.

【Goengnaengz】Diuz lohheiq、lohhaeux, doeng lohlungz, cij in. Yungh bae yw aek in, siuhva mbouj ndei, yezgingh mbouj diuz, fungging, dawzsaeg in, deng cax haeuj deng dub sieng, baezcij.

【Yunghfap yunghliengh】Gwn: Cienq raemx, 6~9 gwz.

【Anqlaeh wngqyungh】

(1) Yw binghheiq, dungxraeng, aek in hoz saek, swkwk ndwnj soemj, ndaw dungx hix myaiz niu dungxfan caeuq haemh gwn laeuj mbouj gej, mbouj naemj gijgwn: Gocidmou (cawzbae bwn) 960 gwz, ngveihsuksa 240 gwz, ganjcauj 120 gwz, nienj mienz mba, moix baez gwn 3 gwz, aeu dang gyu soengq gwn.

(2) Yw simheiq in、dungx in、gwnzmbaw in、lwed heiq in mbouj nyaenx ndaej haenx: Gocidmou 60 gwz, mbaw ngaih 15 gwz, caeuq dang meiq cawj cug, bae mbaw ngaih, cauj guh baenz mba, haeux meiq gyaux guhbaenz ywyienz lumj naedhaeux hung. Moix gwn 50 ywyienz, dang hau soengq gwn.

(3) Gaijgak cungj simnyap: Gocidmou、canghsuz、fuzcungh、saenzsin、faenzgaehhenj daengjliengh, nienj baenz mba, hab baenz naedywyienz. Moix gwn 100 naed.

Daih 6 Cieng　　Yw Doeng Lohhaeux

Meizdw

【Laizloh】Dwg gij rag doenghgo sanghgoh cizvuz meizdw.

【Hingzyiengh】Go faexcaz roxnaeuz siuj gyauzmuz. Daengx go miz raemx cij; nga oiq miz bwn gangh. Mbaw dan doiq maj; ganz mbaw miz bwn co dinj; dakmbaw 2, mbaw bihcinhhingz gvangq, youq fouz mbaw caeuq ganj goreiz, ciengz miz 4 aen hab maj youq

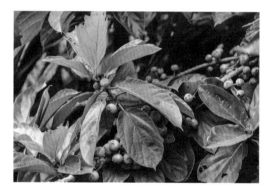

ndaw gvaengh, caeux doek; mbaw wenj lumj naeng roxnaeuz mbaw ceij, luenz raez roxnaeuz luenz raez lumj aen gyaeq dauqdingq, raez 6~20 lizmij, gvangq 4~12 lizmij, byai mbaw dinj roxnaeuz soem, goek benjluenz roxnaeuz yiengh limx, henz mbaw caezcienz roxnaeuz miz di faenzgawq mbouj gvicaek, song mbiengj miz bwn geng dinj, laeng mbaw haemq maed. Gyaeujva yo hwnjdaeuj; vadak doiq maj youq goek ganz mbaw roxnaeuz baenz nyup maj youq gwnz goekfaex caeuq gwnz nga mbaw mbouj miz bwn, yiengh daujluenzgyaeq roxnaeuz lumj makleiz, sug le saek henj, miz ganz raez, miz bwn dinj maeddeih, gyaeuj raez miz saejndw doed hwnj, cungqgyang doxroengz ciengz sanq baenz haujlai aen baubenq, laj goek maj 3 aen baubenq; vaboux、vaai miz haujlai maj youq byaidingj ndaw vadak haenx, miz gep 3 vabenq, nyiuzboux 1 diuz; vaai mbouj miz va mingzyienj, saeuva yaek maj youq dingjbyai; vameh mbouj miz va, saeuva henz maj, miz bwn. Aen makbyom lumj aen gyaeq.

【Faenbouh】Cujyau canj youq Vaznanz digih caeuq Gveicouh、Yinznanz. Gvangjsih gak dieg cungj miz faenbouh.

【Gipaeu gyagoeng】Cienz bi cungj ndaej gipaeu cienz go, singjsien yungh roxnaeuz dak sauj.

【Go yw singqhingz】Goek luenz sang, loq vangoz, miz siuj faennga, cizging 1～10 lizmij; saekmong, miz riz nyaeuq nem naengcongh vang; geng; naeng gatmienh na 1～2 hauzmij, saek henjgeq, yienh cenhveiz, faex gatmienh saek henjgeq, miz rizgvaengx saeq. Heiq gig noix, feih cit, loq saep.

【Singqheiq】Van, bingz.

【Goengnaengz】Doeng lohhaeux 、lohheiq, diuz lohraemx, doeng lohlungz, siu fungdoeg, cing hujdoeg. Yungh bae yw gwn mbouj siu, okleih, rueg, oksiq, deng cax haeuj deng dub sieng, fungcaep ndok in, begdaiq roengz, dwgliengz, fatndat, gizsing gezmozyenz, cihgi'gvanjyenz, raemx cij mbouj roengz.

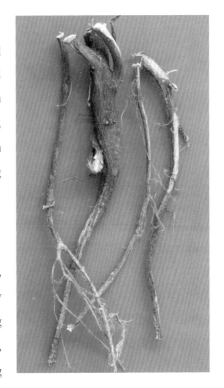

【Yunghfap yunghliengh】Gwn: Cienq raemx, 25～50 gwz. Rogyungh: Habdangq soqliengh, daem yungz oemq ok rog bae; roxnaeuz goenj raemx swiq.

【Anqlaeh wngqyungh】

(1) Yw naetnaiq mbouj miz rengz: Meizdw 30～50 gwz, byamaeg hawq (mbouj bae ndok) 1 aen, raemx cienq daengz byamaeg cug, caiq gya laeujhenj caemciek diuh gwn.

(2) Yw baezlajeiq: Meizdw habdangq soqliengh mbaw, dubsoiq oemq gizdeng.

Yiengyenz

【Laizloh】Dwg aenmak doenghgo yinzyanghgoh cizvuz yiengyenz.

【Hingzyiengh】Siuj gyauzmuz roxnaeuz faexcaz. Ngeiq miz oen geng dinj, daiq saek aeujhoengz. Mbaw doxdoiq maj; miz ganz dinj, mbouj miz mbawfwed roxnaeuz loq miz giz riz, ndaw mbaw mbouj miz hoh mingzyienj; mbaw luenz raez roxnaeuz dauj luenzgyaeq raez, raez 8~15 lizmij, gvangq 3.5~6.5 lizmij, byai liem roxnaeuz mizseiz mbaep, goek gvangq yiengh limx, henz miz faenzgawq, miz sienqdiemj youz buenq ronghcingx. Daengx nyup va, 3~10 duj va maj youq lajgoek nye mbaw; va 2 singq roxnaeuz aenvih vameh doiqvaq baenz vaboux; va'ngoz lumj cenj feuz, byai dek 5 riz feuh; vadip 5 dip, mbiengj baihndaw saek hau, baihrog saek aeujdamh; nyiuzboux 30~6 diuz; nyiuzmeh 1 diuz, rongzva 10~13 aen, saeuva biz hung. Aen mak raez lumj aen giuz, byai faenmbek lumj gaemxgienz roxnaeuz ajhai lumj lwgfwngz; naengmak cocauq roxnaeuz bingzraeuz, mak sug le saek henjlwggengz, rongzdaeh iq, heiq rang.

【Faenbouh】Cujyau canj youq Cezgyangh、Gyanghsih、Fuzgen、Gvangjdungh、Gvangjsih、Swconh、Yinznanz. Gvangjsih gak dieg cungj ndaem miz.

【Gipaeu gyagoeng】Aeu aen mak le, cuengq youq gwnz mbinj fan dak, ndit mbouj ndaej haenqlai, dak sauj couh ndaej.

【Go yw singqhingz】Bonj yw baenz gep yiengh luenz roxnaeuz luenz raez, cizging 3~10 lizmij, na 2~5 hauzmij; gatmienh bangxhenz loq raen miz yeingh raemxlangh, rog naengmak henj heu roxnaeuz saek henj damh lumj

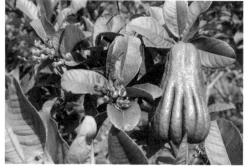

lwgdoengj, sanq miz di youz diemj mboep; naengmak cungqgyang na 1.5~3.5 lizmij, saek henj hau, haemq co, miz gij yiengh muengx mbouj gvicaek de doed hwnjdaeuj (diuzguenj cenhveiz); ndaw vadaeh miz 11~16 dip, mizseiz ndaej raengij bauraemx nyaeuqsuk saek hoengzgeq de canzyouq; ceh 1~2 naed; diuzsug cungqgyang mingzyienj, gvangq daengz 1.2 lizmij; unqnyangq. Heiq cingh rang, feih loq haemz youh manh.

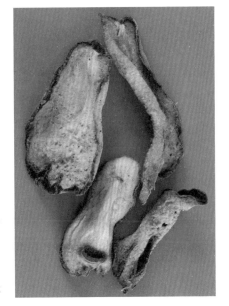

【Singqheiq】Manh、haemz, ndat.

【Goengnaengz】Doeng lohhaeux cawz caep. Yungh bae yw ndoksej in, aek moen, gwn mbouj siu, baenzae, simnywnx, dungx in, dungxraeng, saekwk, ae myaizniu.

【Yunghfap yunghliengh】Gwn: Cienq raemx, 10~30 gwz; roxnaeuz cimq caz gwn.

【Anqlaeh wngqyungh】

(1) Yw dungxraeng bongzbod: Yiengyenz (aeu cawz sim) 30 gwz, yinzcunghbwz 90 gwz, nienj baenz mba, dungx byouq dang hau soengq gwn.

(2) Yw mbouj haengj gwn: Yiengyenz、byak makgengz、hing ndip gak 3 gwz, vangzlenz 0.9 gwz, cienq raemx gwn, ngoenz 1 fuk yw.

(3) Gwn daep dungx heiq in: Yiengyenz 12~15 gwz, raemxgoenj cung gwn, dang caz gwn; roxnaeuz yiengyenz、yenzhuzsoz gak 6 gwz, cienq raemx gwn.

Gocaugyaz

【Laizloh】Dwg gij mak doenghgo dougoh cizvuz gocaugyaz.

【Hingzyiengh】Gyauzmuz. Nga oen co, ciengzseiz faen nga, yiengh luenz sang; nga iq mbouj miz bwn. Mbaw suengsoq baez ndeu lumj bwnfwed doxdaeb, raez 12~18 lizmij; mbaw iq luenz gyaeq raez、luenz raez daengz bihcinhhingz raez, raez 3~8 lizmij, gvangq 1.5 3.5 lizmij, byai mbaw ngoemx roxnaeuz ciemh soem, goek benj luenz roxnaeuz yiengh limx, henz miz faenzgawq saeq. Va cab singq, baiz baenz cungjcang vahsi maj youq laj goek ganz mbaw; va'ngoz lumj aen cung, miz 4 mbaw bihcinhhingz dek; vadip 4 dip, saek hau; nyiuzboux 6~8 diuz; rongzceh baenz diuz, henz sienqnyib miz bwn. Mak miz dip baenz diuz, loq na, saek cazndaem, miz gij faenj mwi saek hau.

【Faenbouh】Daengx guek daihbouhfaenh digih cungj canj. Gvangjsih cujyau faenbouh youq Yangzsoz.

【Gipaeu gyagoeng】Aeu aen mak, dak sauj.

【Go yw singqhingz】Aen faek biz benj youh loq goz, raez 15~20 lizmij, gvangq 2~3.5 lizmij, na 08~1.5 lizmij; saek aeujhoengz daeuj daengz saek cazndaem, miz faenj mwi mong; giz ceh youq haenx doed hwnjdaeuj, goek cugciemh gaeb youh loq vangoz, miz ganzmak dinj roxnaeuz miz riz ganzmak dinj; song mbiengj miz diuz siengq yiengh imq mingzyienj, ngauz de miz sing yiengj; ndongj, buqhai le, gij naeng duenhmienh saek henj, cenhveizsing; ceh lai, yiengh benj luenzraez, saek

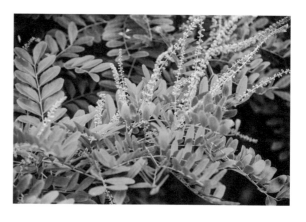

henjhoengz, wenj. Heiq daegbied mbouj doengz, miz gij heiq gyanq haenqrem, mup gij mba de yungzheih gyanq ndaeng deng haetcwi, heiq manh.

【Singqheiq】Manh, ndat, miz doeg.

【Goengnaengz】Doeng lohhaeux, siu fungdoeg, cing hujdoeg. Yungh bae yw haexgaz, ok haexlwed, okleih, heiqngab, ae myaizniu, baeznou, raembouz, mbouj miz yienzyouz foeg, gyak, nyan, cungfung.

【Yunghfap yunghliengh】Gwn: Cienq raemx, 3~12 gwz, roxnaeuz haeuj ywyienz、ywsanq bae.

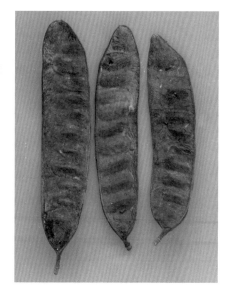

Rogyungh: Habdangq soqliengh, nienj baenz mba diuz oemq baeng gizdeng.

【Anqlaeh wngqyungh】

(1) Yw bingh saejlaux funggaz: Ngveihgocaugyaz 300 naed, buqbaenz 2 gep, menh feiz ceuj hawq, dwk di youzso lumj aen makcauj hung le, caiq cauj sauj, youh dwk youzso cauj daengz remjndaem couh habngamj, guh baenz ywyienz lumj naed duhlanhdouq hung, moix gwn 30 naed, baek caeuq cizliz、 ngveihcaujyinz cienq raemxdang, dungx byouq seiz gwn, nanz lij mbouj doeng, caiq gwn, cugciemh gya daengz 100 naed ywyienz, aeu doeng cij habdoh.

(2) Yw ndaw gip doeklaeng naek: Byaek lwggengz, ngveih gocaugyaz daengjliengh, cauj hawq nienj baenz mba, caeuq raemxbyeiz guh baenz naed, lumj duhmeuz. Moix gwn 30 naed ywyienz gwn.

(3) Yw okleih mbouj dingz: Go'ndwen mbouj dingz: Raet faek lumj naed duhlanhdou, moix gwn seiq haj cib naed, caz gaeuq soengq gwn.

Makga

【Laizloh】Dwg gij ceh doenghgo gyanghgoh cizvuz makga.

【Hingzyiengh】Caujbwnj. Mbaw gaeb raez roxnaeuz bihcinhhingz raez, raez 50~65 lizmij, gvangq 6~9 lizmij, byai cugciemh soem, goek ciemh gaeb, miz bwn; mbaw linx yiengh gyaeq, rog miz bwn co. Cungjcang vahsi maj youq byai go, daengjsoh; nyumq va sug miz bwn co; baubenq iq saek hau, gvangq luenz raez, byai loq luenz, goek

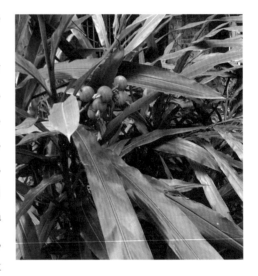

lienzhab; va'ngoz lumj aen cung, saek hau, byai miz 3 faenz ngoemx mbouj gvicaek; roujva saek hau, dek baenz 3 riz, luenz raez, gwnz de dek benq haemq hung, byai 2 riz loq feuh, henz mbaw vengq, gwnz mbaw miz diuz raiz saek hoengz roxnaeuz saek hoengzndaem, doeklaeng miz diemjraiz damh aeujhoengz; gij nyiuzboux nyengqmaj doiqvaq haenx yiengh bihcinhhingz, roxnaeuz miz seiz mbouj miz; nyiuzboux 1 diuz, ywva yiengh luenzraez, yw gek mbiengj baihlaeng miz bwnsienq, vasei benjbingz; rongzva youq baihlaj, yeingh luenzraez, miz bwn henj gig maed. Mak miz dipyiengh luenz, rog miz bwn co, seiz sug saek henj.

【Faenbouh】Cujyau maj youq Gvangjdungh、Gvangjsih. Gvangjsih cujyau faenbouh youq Yangzsoz、Yungzyen、Bwzliuz、Gveibingz、Bozbwz、Hozbuj、Fangzcwngz、Vujmingz、Ginzhih.

【Gipaeu gyagoeng】Seizhah seizcou sug le gipsou, dak daengz bet gouj cingz hawq seiz, bok gij naeng mak dawz ceh okdaeuj, dak sauj.

【Go yw singqhingz】Ceh baenz roix yiengh giuz roxnaeuz lumj giuzraez, miz

3 limq ngoemx caeuq 3 diuz riz mbieng feuh mingzyienj, raez 1.5~3 lizmij, cizging 1.5~3 lizmij; saekmong roxnaeuz saek hoengzhenj; cungqgyang miz saek henj hau roxnaeuz saek damhhoengz gwzmoz faen baenz 3 fungh, moix fungh miz ceh 22~100 naed, mbouj yungzheih sanqhai. Ceh yiengh gyaeq lai mienh, raez 3~5 hauzmij, cizging 2.5~3 hauzmij; ndongj, duenhmienh saek hau. Heiq rangrwt, feih manh.

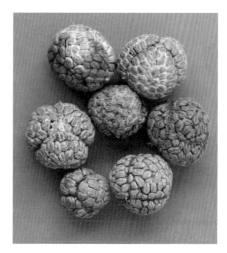

【Singqheiq】Manh, ndat.

【Goengnaengz】Diuz lohhaeux, yw caep ndat doeg. Yungh bae yw dungxin, oksiq, myaizhau, din baenzyo, fatnit.

【Yunghfap yunghliengh】Gwn: Cienq raemx, 3~6 gwz, wnggai gvaq laeng gwn; roxnaeuz haeuj ywyienz、ywsanq.

【Anqlaeh wngqyungh】

(1) Yw mamxdungx hawnyieg, mbouj siengj gwn gijgwn, rueg mbouj siengj gwn, sim dungx in: Makga 240 gwz, hingndip (caeuq naeng cab baenz gep) 1 benq, ganhcauj 120 gwz (daemsoiq), gyaux coq ndaw yw cungngaenz bae, gya raemx cimq gvaq yw sam lwgfwngz baedauq, menh feiz cienq hawq, daez okdaeuj, bingj sauj, nienj baenz mba, moix gwn 3 gwz.

(2) Yw rueg gwn mbouj roengz, ndawdungx miz heiq daenx doxhwnj: Makga 7 aen (soiq), hingndip 150 gwz, yinzcinh、ganhcauj (gangq) gak aeu 30 gwz, gya raemx 2000 hauzswngh, cawj aeu 750 hauzswngh, vut nyaq bae, faen 2 baez raeuj gwn.

(3) Yw dungxnit, gwn mbouj miz feihdauh caeuq mamx oksiq mbouj dingz, giem yw gwnlaeuj le dungxin okleih mbouj dingz, sim oemq aek ndaet, mbouj naemj gwnndoet: Makga 15 gwz (moix aen yungh mienh suek saz, daengz mienh remj, bae mienh yungh), ganhcauj (gangq)、naenggvei (cawzbae naeng)、naenggam (cawzbae hau)、hing gak 30 gwz, yw saeq nienj mienz, moix baez gwn 5 gwz.

Goujlizwj

【Laizloh】Dwg cienz go doenghgo sanhbwzcaujgoh cizvuz goujlizwj daengx go.

【Hingzyiengh】Caujbwnj, miz feih sing. Ganj saeq raez, luenz soh, miz hoh, gwnz hoh maj rag. Mbaw doxdoiq maj; ganz caeuq mbaw yaek raez doxdoengz, yiengh benjluenz, gwnz mbaw miz riz cauz soh; mbang lumj mbaw ceij, mak lumj aen sim, raez 3~6 lizmij, gvangq 4~7 lizmij, byai mbaw gvangq dinj soem roxnaeuz luenz, goek yiengh sim lumj dujrwz, henz mbaw wenj roxnaeuz miz riz heuj mbouj mingzyienj, mbouj miz sienqdiemj; dakmbaw mozciz, caeuq henzbien ganz mbaw hab maj, goek gya'gvangq got ganj, va lumj rienghaeux caeuq mbaw doiq maj, vasug 2 henz miz limq roxnaeuz yaek lumj fwed; baubenq dauj bihcinhhingz; va iq, saek hau, miz 2 singq; nyiuzboux 6 diuz, yw va luenz raez:, vasei co dinj; sim naeng 4 aen, hab maj guh fungh ndeu, saeuva 4 diuz, sienqhingz, gienj yiengq baihrog. Mak hamz miz lai ceh.

【Faenbouh】Cujyau maj youq Huzbwz、Huznanz、Gvangjdungh、Gvangjsih、Swconh、Gveicouh、Yinznanz. Gvangjsih cujyau faenbouh youq Lungzcouh、Dasinh、Lungzanh、Nazboh、Lungzlinz、Denhngoz、Fungsanh、Yungjfuz.

【Gipaeu gyagoeng】Seizhah seizcou gipsou, swiq seuq, yungh ndip roxnaeuz dak sauj.

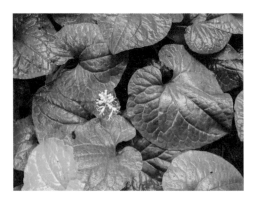

【Go yw singqhingz】Rag luenz, cizging 1~3 lizmij, ciengzseiz ngengcab baenz gep na 2~5 hauzmij; saek mong, haemq co, miz riz dek nem congh naeng; gatmienh saek henj, duenhfaex miz congh iq deih, guhbaenz caengz utngeuj, giz ngveiz soeng mboeng, saek damhhoengz; ganj luenz, saek mong, miz conghnaeng, miz bwn gig noix. Mbaw doiq maj; lai nyaeuq, gij caezcingj haenx mbebingz yiengh gyaeq dauqdingq roxnaeuz yiengh gyaeq luenz raez, raez 3~8 lizmij, gvangq 1.5~4 lizmij, dan meg mbaw miz bwn gig noix; ngeiq mbaw oiq cungj miz raemx cij. Ganz mbaw raez 3~10 hauzmij, miz bwn dinj. Heiq noix, feih haemz.

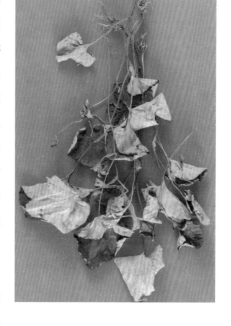

【Singqheiq】Haemz, ndat.

【Goengnaengz】Diuz lohhaeux, leih lohraemx, gaijdoeg. Yungh bae yw gwn mbouj siu, okleih, oksiq, foeg raemx, nyouhniuj, roengz begdaiq, deng cax deng dub sieng, baez foeg mbouj miz yienzyouz, ngwzdoeg haeb sieng, duzsip haeb sieng.

【Yunghfap yunghliengh】Gwn: Cienq raemx, 9~15 gwz; roxnaeuz dang caz gwn. Rogyungh: Ndip habdangq soqliengh, dubsoiq oemq gizdeng.

【Anqlaeh wngqyungh】

(1) Yw lwg iq gwn mbouj siu: Rag gohozceu ndoi 30 gwz, goujlizwj、mbaw bizbaz oiq gak 15 gwz, daem yungz, cienq raemx dongj haeux cung gwn.

(2) Yw dungx bongz foeg raemx: Mbaw goujlizwj 90 gwz, aeuq noh gwn; roxnaeuz cienq raemx dongj haeux cung gwn.

(3) Yw ndaw dungx deng sieng, fungcaep ndok in, mansing okleih: Goujlizwj 15 gwz, cienq raemx gwn.

Hingbya

【Laizloh】Dwg aen mak doenghgo gyanghgoh cizvuz daliengzhingndip.

【Hingzyiengh】Caujbwnj. Rag ganj hung, saek cazhoengz caemhcaiq miz gij heiq manhget. Mbaw 2 baiz; mbaw luenz raez roxnaeuz bihcinhhingz gvangq, raez 30~50 lizmij, gvangq 6~10 lizmij, byai mbaw gip soem, goek yiengh limx, henz mbaw ngoemx, song mbiengj mbouj miz bwn roxnaeuz baihlaeng miz bwn'unq; mbawlinx byai ngoemx. Vadip maj youq byai go, gwnz vasug miz bwnnyungz; cungj bau sienqhingz; baubenq iq bihcinhhingz roxnaeuz gaeb

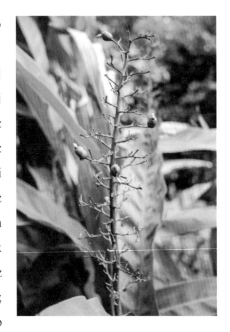

raez luenz; saek va hauloeg; va'ngoz yiengh guenj, dingjbyai miz 3 riz feuh mbouj doxdoengz, miz bwn yienz; aen doengz roujva caeuq aen doengz va'ngoz raez doxdoengz, gep dek baenz 3, luenz raez, byai naengbak dauj luenz gyaeq daengz luenz raez, goek mbaw baenz nyauj, miz diuzriz saek hoengz; nyiuzboux 1 diuz; doiqvaq nyiuzboux 2 diuz, bihcinhhingz, maj youq goek naengbak vadip; rongzva youq laj. Aenmak miz dip yiengh giuz, cungqgyang loq sousuk, seiz sug saek makdoengj.

【Faenbouh】Cujyau canj youq Gvangjsih、Gvangjdungh、Haijnanz、Yinznanz、Swconh. Gvangjsih cujyau faenbouh youq Lungzlinz、Bwzswz、Denzdungh、Denhngoz、Fungsanh、Majsanh、Sanglinz、Nanzningz、Yunghningz、Lungzcouh、Fangzcwngz、Gveibingz、Bingznanz、Ginzhih、Dwngzyen、Cauhbingz.

【 Gipaeu gyagoeng 】 11~12 nyied aen mak ngamq baenz saek hoengz le gipaeu, dawz faek gvej ma le, langh youq giz dieg doeng rumz de 4~7 ngoenz, caj naeng bienq baenz hoengz seiz duet naed, cawz nye bae, dak sauj.

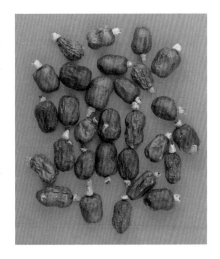

【 Go yw singqhingz 】 Aenmak luenz raez, cungqgyang loq sousuk, saek cazhoengz roxnaeuz saek hoengzdamh, wenj roxnaeuz reuqsuk, byai miz gij va miz riz goek doed, goek miz riz ganzmak; naeng mak mbang, yungzheih soiq; cungj cehfaen lumj aen giuz roxnaeuz aen lingz ngoemx, moix fungh miz ceh 2 naed; ceh mbouj gvicaek seiq mienh, saek amqhoengz roxnaeuz saek cazgeq, loq miz rongh, miz raiz nyaeuq mbouj gvicaek, baihrog miz gij cehnaeng gyaj saek damhhenj roxnaeuz saek monghenj, baihlaeng miz cehndw mboep doxhaeuj, youq laj dungx doxhab, diuz saeuceh baenz diuz mieng loq feuh he. Heiq rangfwtfwt, feih manh.

【 Singqheiq 】 Manh, ndat.

【 Goengnaengz 】 Diuz lohhaeux, cawz caepdoeg. Yungh bae yw dungx in, dungx raeng bongz heiq, rueg, oksiq, swkwk dungx fan.

【 Yunghfap yunghliengh 】 Gwn: Cienq raemx, 3~9 gwz; roxnaeuz nienj baenz mba. Rogyungh: Nienj baenz mba ndu conghndaeng roxnaeuz diuz cat.

【 Anqlaeh wngqyungh 】

(1) Yw dungx raeng dungxin (baudaengz menhsingq veiyenz, sinzginghsingveiyenz)：Hingbya 3 gwz, nienj baenz mba, moix gwn 1 gwz, raemxdangz soengq gwn, moix ngoenz 3 baez; roxnaeuz hingbya、yanghfu、hingndip gak 9 gwz, cienq raemx goenj, faen 2 baez gwn, ngoenz fuk yw ndeu.

(2) Yw dungx caeuq cibngeih cijcangz biux naeuh: Hingbya、lenzgyau、naengdawgaeq gak 9 gwz, vangzlenz 4.5 gwz, cienq raemx gwn.

(3) Yw rumz nit heujdot: Hingbya habdangq, nienj baenz mba, yungh di ndeu ndu ndaeng, lij gya haeuj myaiz bae cat heuj, roxnaeuz gya seyangh cat.

Naengdawgaeq

【Laizloh】Dwg gij naeng sauj ndaw daehsa cigoh dungvuz duzgaeq ndawranz.

【Hingzyiengh】Dwg doihduz ndawranz. Bak dinj youh geng, loq luenz raiz, bakgwnz loq vangoz. Conghndaeng dek baenz diuz, miz dip baenz gyaep. Da miz muegmong. Gwnz gyaeuj miz nohrouj, ciengzseiz

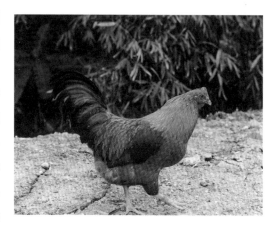

miz saek henjgeq; duzboux gij nohrouj haemq sang, duzmeh daemq di; hozgaeq song mbiengj miz nohrengh, nohrengh hixdwg duzboux haemq hung. Fwed dinj; duzboux saek bwn fwed loq gyaeundei, miz bwnrieng co'oiq youh raez youh gyaeundei; duzmeh bwnrieng gig dinj. Nyauj cangq, byai din caeuq lwgdin cungj miz gyaepbenj; lwgdin miz 4 dip, naj lwgdin 3 dip, baihlaeng 1 dip lwgdin, baihlaeng lwgdin dinj iq, loq sang di. Duzboux lwgdin baihlaeng miz gekliz.

【Faenbouh】Daengx guek gak dieg cungj miz guengciengx.

【Gipaeu gyagoeng】Gaj dai le, aeu daehsa okdaeuj, cawzbae gij doxgaiq mbouj dwg yw de.

【Go yw singqhingz】Gij baihndaw daehsa dwg gepbenq gienj mbouj gvicaek, hung iq mbouj doxdoengz, daih'iek 2 hauzmij; saek henj roxnaeuz saek henjloeg, mbang youh buenq ronghcingx, miz riz raiz lumj limq mingzyienj, lumj raemxlangh; byot, yungzheih soiq; duenh yiengh gaeu goek, miz ronghlwenq. Heiq sing siuj, feih loq haemz.

【Singqheiq】Haemz, bingz.

【Goengnaengz】Doeng lohhaeux, leih lohraemx. Yungh bae yw gwn mbouj siu, rueg, okleih, oksiq, baenzgam, laeuhrae, nyouh doekcongz, nyouh lai, nyouhniuj, nyouhlwed, gingsaek, baezngoz.

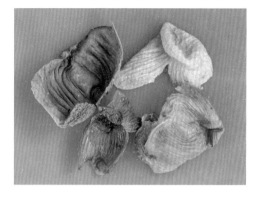

【Yunghfap yunghliengh】Gwn: Cienq raemx, 3~10 gwz; roxnaeuz nienj baenz mba, 1.5~3 gwz; roxnaeuz haeuj ywyienz、ywsanq. Rogyungh: Habdangq soqliengh, nienj baenz mba diuz oemq baeng; roxnaeuz aeu ywndip daem yungz oep gizdeng.

【Anqlaeh wngqyungh】

(1) Yw dungx raeng mbouj siu: Naengdawgaeq nienj baenz mba, aeu raemxcij soengq gwn.

(2) Siu laeuj cwk: Naengdawgaeq、hawq gomaenzsawz (nienj baenz mba) daengjliengh, mienhsaeq guh baenz naed yw lumj duhheu hung. Moix gwn 50 naed ywyienz, laeuj soengq gwn.

(3) Yw lwgnyez baenzgam: Naengdawgaeq 20 aen (gaej dwk raemx, vax ring hawq, nienj baenz mba), nienj baenz mba cauj cehcenzswj 120 gwz. Song yiengh neix gyaux yinz, aeu haeuxdangz yungz gyaux caeuq gwn, gwn seiz geih gwn gij doxgaiq youz nywnx、gwn mienh、cienq cauj.

Gaeudaekmaj

【Laizloh】Dwg gij ganj mbaw doenghgo gencaujgoh cizvuz gaeuhaexgaeq.

【Hingzyiengh】Caujbwnj baenz gaeu. Ganj goek faexciz, miz ngeiq lai. Mbaw doiq maj; dakmbaw samgak, caeux doek; mbaw luenz gyaeq, luenz raez daengz bihcinhhingz, raez 5~15 lizmij, gvangq 1~6 lizmij, byai mbaw soem daengz soem, goek gvangq yiengh limx, song mbiengj mbouj miz bwn roxnaeuz baihlaeng loq

miz bwnnyungz dinj; mbaw ceij ciz, nu miz
heiq haeu. Cisanj vahsi maj youq byai go,
mbaw hung yenzcuih vahsi maj youq byai go
roxnaeuz maj youq laj goek ganz mbaw, cix
sanq noix va; va geij mbouj miz saek; ngoz
lumj aen cung gaeb; roujva saek aeuj, byai
dek 5 riz, doxnep.

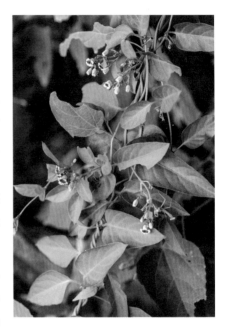

Aen mak geq le saek henj rongh, saek
henjdamh, faenmbek baenz 2 aen mak
geng'iq.

【Faenbouh】Guek raeuz Cangzgyangh
liuzyiz caeuq baihnamz gak dieg. Gvangjsih
cujyau faenbouh youq Swhyenz、Cenz
couh、Gveilinz、Ginhsiu、Luzluz、Sanhgyangh、Lozcwngz daengj.

【Gipaeu gyagoeng】Seizcin gipsou, swiq seuq, yungh ndip roxnaeuz dak sauj.

【Go yw singqhingz】Go benj luenz, loq mbitmbieng; ganj saek mongndaem,
naeng lwg saek ciengz loenq, miz riz raiz nyaeuq nem riz mbaw, yungzheih eujraek,
goenq bingzrwdrwd, saek monghenj; ganj oiq saek ndaem henjgeq, unqniep, mbouj
yungzheih daemdengj, gatgoenq nyinzseising, saek monghau roxnaeuz saek heu oiq.
Mbaw doiq maj; mbaw lai nyaeuq suk roxnaeuz soiq, gij caezcingj haenx mbebingz
yiengh gyaeq gvangq roxnaeuz bihcinhhingz, raez 5~15 lizmij, gvangq 2~6 lizmij,
byai soem, goek dinghingz, luenzraez roxnaeuz sim feuz, henz mbaw yiengh limx,
luenz roxnaeuz sim feuz, bingzcingj, saek mongndaem. Cisanj vahsi maj youq byai
go roxnaeuz maj youq laj goek ganz mbaw, simeh caeuq va cungj miz bwnnyungz;
roujva saek damh'aeuj. Heiq daegbied mbouj doengz, feihdauh loq haemz, saep.

【Singqheiq】Van、saep, bingz.

【Goengnaengz】Doeng lohhaeux cawz caepdoeg, siu fungdoeg, maj lwed
cij in. Yungh bae yw daep foeg, yezgingh mbouj siu, dungx in, foeg raemx, oksiq,
okleih, deng cax deng dub sieng in, baeznong, baezfoeg, rwzokmingz, mbouj miz coh
foeg doeg, fungcaep dungfungh, gwn mbouj siu dungxraeng, lwgnyez baenzgam.

Yw oksiq, ae,ngwz haeb.

【Yunghfap yunghliengh】Gwn: Cienq raemx, 10~15 gwz, yw yunghliengh 30~60 gwz; roxnaeuz cimq laeuj. Rogyungh: Habdangq soqliengh, dubsoiq oemq gizdeng, roxnaeuz goenj raemx swiq.

【Anqlaeh wngqyungh】

(1) Yw bingh ganhyenz: Ginhcenzcauj 20 gwz, gaeudaekmaj、gaeulwedgaeq、goromz、nywjseigim、vangzgiz gak 15 gwz, oen lizliz、swnjgyaeujhen gak 10 gwz, ngveihlajmbaw 6 gwz, cienq raemx gwn.

(2) Yw fungcaep, deng cax deng dub sieng in: Gaeunyinzgvangq、goloemq、

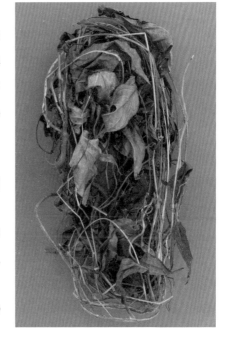

goboujndoksoiq、gaeudiuzhanz、mazduzfungh gak 15 gwz, gaeudaekmaj, dozdozdaemq gak 10 gwz, duzsip mbinmbwn gak 3 gwz, nywjyinzyanghcauj 2 gwz, cienq raemx gwn.

(3) Yw aeuheiq aek ndaet, dungxin: Rag gaeudaekmaj 30 gwz, cienq raemx gwn.

Maengzbaegmbouj

【Laizloh】Dwg gij rag doenghgo fangzgijgoh cizvuz go maengzbaegmbouj.

【Hingzyiengh】Caujbwnj baenz gaeu. Rag benj luenz roxnaeuz yiengh giuz mbouj gvicaek, doengciengz dwg loh youq gwnz diegdeih, naengrog monghenj, cocauq, miz diemj iq doed lumj naeng congh. Ganj luenz, miz diuz raiz soh. Mbaw doxdoiq maj; mbaw lumj gaiqdangjbanj nei maj, mbang lumj ceij, lumj aen luenz samgak roxnaeuz yaek luenz, raez、gvangq cungj dwg 5~12 lizmij, song mbiengj

mboujmiz bwn, gwnzmbaw saek damhheu,
laj mbaw saek hau, miz di cij doed okdaeuj.
Va iq, dan singq, vaboux vameh mbouj
doengz go, gij va lumj liengj cungj dwg
yiengh liengj doxdaeb, maj youq laj goek
ganz mbaw; vaboux dek baenz 6 dip, baiz
baenz 2 lwnz, baihrog cungj miz di cij youh
deih youh rongh doed okdaeuj, vadip 3 dip,
baenz noh, baihrog maj gij cij iq ronghcingx
doed okdaeuj, baihndaw miz 2 aen sienqdaej
hung lumj gaiqdemh; va'ngoz vameh 1 duj,
yaek lumj aen gyaeq, vadip 2 dip, yiengh
gyaeq gvangq. Aen mak miz ngveih hoengz,
baihndaw gij naeng mak gvangq lumj aen

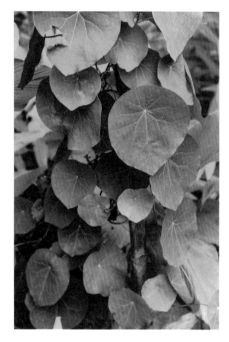

gyaeq, laj baihlaeng miz 4 hangz raizdeu lumj oen ngaeu nei.

【Faenbouh】Cujyau maj youq Gvangjsih、Yinznanz. Gvangjsih cujyau
faenbouh youq Lungzcouh、Dwzbauj、Cingsih、Nazboh、Denzdungh、Lingzyinz.

【Gipaeu gyagoeng】Seizcou seizdoeng gipsou, swiq seuq, cab gep, dak sauj.

【Go yw singqhingz】Ndaekrag lumj aengiuz, yiengh luenz benj roxnaeuz
lumj gaiq baenzndaek mbouj gvicaek, cizging 10~40 lizmij; saek geq, saek monggeq
daengz saek mongndaem, miz riz duzgvi dek mbouj gvicaek, sanq maj haujlai diemj
iq doed. Bonjbinj lai dwg vang cab gep roxnaeuz soh cab gep, cizging 2~7 lizmij,
na 0.5~1 lizmij; cab mienh moq saek henjdamh daengz saek henj, roxnaeuz cuengq
gvaqlaeng miz saek hoengzhenj, biujmingz hamz miz ywluzdungding; gij cab mienh
saek hau, ciengzseiz mbouj hamz ywluzdungding roxnaeuz hamzliengh haemq
daemq; cab mienh ciengz ndaej raen riz nyinz meg (sam nyup guenj cenhveiz) lumj
gvaengx baizlied baenz gvaengxdoengzsim. Heiq noix, feih haemz.

【Singqheiq】Haemz, nit.

【Goengnaengz】Diuz lohhaeux, doeng lohheiq, cing hujdoeg, sanq giet cij
in. Yungh bae yw oksiq, okleih, ai baenzae, hozin, fungcaep ndok in, deng cax deng

dub sieng in, senglwg gvaqlaeng dungx in, yezgingh mbouj diuz, baek gaeuq gwn, baezcij, ngwzdoeg haeb sieng, baeznong, baezfoeg, dungx in.

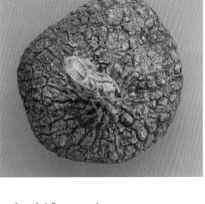

【Yunghfap yunghliengh】Gwn: Cienq raemx, 10~15 gwz. Rogyungh: Habdangq soqliengh, dubsoiq baeng.

【Anqlaeh wngqyungh】

(1) Yw gipsingq veicangzyenz, okleih, heujin, gwnz saidiemheiq ganjyenj: Maengzbaegmbouj 15 gwz, cienq raemx gwn.

(2) Yw dungx biux naeuh, cibngeih cijcangz biux naeuh, sinzgingh in: Maengzbaegmbouj, nienj baenz mba, moix baez gwn 6 gwz, moix ngoenz 3~4 baez.

(3) Yw baeznong doegfoeg, cax haeuj rin dub foeg in: Maengzbaegmbouj singjsien habliengh, dubsoiq oemq gizdeng.

Goyangzmeizraemx

【Laizloh】Dwg gij rag doenghgo gencaujgoh cizvuz goyangzmeizraemx.

【Hingzyiengh】Go faexcaz roxnaeuz siuj gyauzmuz. Byakfaex saek monghau, miz riz naeng loq raez, saek hoengzndaem. Mbaw doiq maj; dakmbaw 2 riz dek, doek caeux; mbaw lumj ceij, yiengh luenzraez daengz bihcinhhingz raez roxnaeuz daujbihcinhhingz, raez 3~12 lizmij, gvangq 1~3 lizmij, byai liem raez youh ngoemx, goek yiengh lumj limx, henz mbaw caezcienz, gwnzmbaw saek heu laeg, song mbiengj meg gyang cungj doed hwnjdaeuj. Va gyaeuj lumj aen giuz,

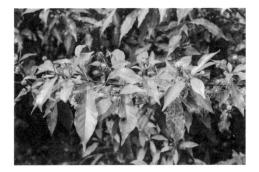

dan maj youq goek ganz mbaw; laj ganz va miz 5 gep va; va'ngoz dek 5 riz, dek baenz limq raez luenz; roujva saek hau, lumj aen laeuhdaeuj, dek 5 riz, gep dek yiengh gyaeq luenz raez, miz bwnnyungz; nyiuzboux 5 diuz; vabuenz lumj cenj; rongzva youq laj, va sei lumj saeu, iet ok rog doengzroujva. Mak miz dip yiengh limx.

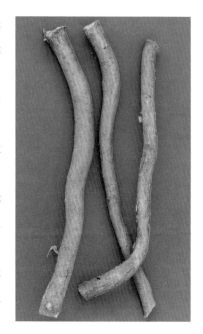

【Faenbouh】Cujyau dwg youq guek raeuz Cangzgyangh baihnamz gak dieg. Gvangjsih gak dieg cungj miz faenbouh.

【Gipaeu gyagoeng】Rag roxnaeuz naengrag daengx bi cungj ndaej vat aeu, singjsien yungh roxnaeuz dak sauj.

【Go yw singqhingz】Diuzrag luenz, co iq mbouj ityiengh, loq vangoz, saek monghenj, gig geng, duenhmienh saek monghau. Ganj luenz, ganj geq saek monggeq, ganj oiq saek heumong, gwnz de miz conghnaeng loq luenzraez iq mbouj caezcingj; gig genq, mbouj yungzheih eujraek. Mbaw doiq maj; dakmbaw miz riz mingzyienj; mbaw loq heu feuh, yungzheih soiq, yiengh luenzraez daengz bihcinhhingz raez, raez 3~12 lizmij, gvangq 1~3 lizmij, byai raez soem youh ngoemx, goek yiengh limx, song mbiengj meg gyang cungj doed hwnjdaeuj. Heiq cingh rang, feih haemz、saep.

【Singqheiq】Haemz、saep, nit.

【Goengnaengz】Doeng lohhaeux, cing hujdoeg, cawz caepdoeg. Yungh bae yw okleih, cangzyenz, foegfouz, baeznong, baezfoeg, baezding, naeng haenz naeng lot, giz biux naeuh mbouj souliemx, deng sieng oklwed.

【Yunghfap yunghliengh】Gwn: Cienq raemx, va、mak gak 10~15 gwz、nga、mbaw gak 15~30 gwz. Rogyungh: Habdangq soqliengh, nga、mbaw goenj raemx swiq roxnaeuz dubsoiq baeng.

【Anqlaeh wngqyungh】

(1) Yw baeznong, mbouj miz mingz foeg doeg: Goyangzmeizraemx habdangq soqliengh, gya gyu, haeux naed dubsoiq oemq gizdeng.

(2) Yw mbaeq foegfouz: Goyangzmeizraemx, heiqvaiz gak 30 gwz, raemx goenj diuz dangz gwn.

(3) Yw hujdoeg heuj in: Goyangzmeizraemx 30 gwz, cienq raemx gwn, moix ngoenz hamz riengx bak geij baez.

Duhbaj

〖Laizloh〗Dwg gij mak doenghgo dagizgoh cizvuz duhbaj.

〖Hingzyiengh〗Go faexcaz roxnaeuz siuj gyauzmuz. Nga oiq saek heu, miz bwn lumj ndaundeiq cax, nga geq mbouj miz bwn. Dan mbaw doxdoiq maj; dakmbaw sienqhingz, loenq caeux; mbaw mozcoz, yiengh gyaeq daengz gyaeq luenz raez, raez 5~15 lizmij, gvangq 2.5~8 lizmij, byai ciemh soem roxnaeuz raez ciemh soem, goek mbaw luenz roxnaeuz yiengh limx gvangq, giz ganz mbaw miz 2 aen sienqdaej lumj aencenj fouz ganz, henz mbaw miz faenzgawq saeq, byai faenz ciengz miz sienqdaej iq. Va'nyup maj youq byai go, baihgwnz miz vaboux, baihlaj maj vameh, roxnaeuz cungj dwg vaboux; baubenq lumj cuenq; vaboux ngozben 5 riz dek laeg, gep dek yiengh gyaeq, vadip 5 gep, luenz raez, caeuq va'ngoz ca mboujgeij hung doxdoengz, fanjgienj, nyiuzboux maj youq henzbien vabuenz; va'ngoz vameh 5 riz dek laeg, gep dek yiengh luenz raez, mboujmiz vadip, rongzceh daujluenz gyaeq. Mak miz dip yiengh gyaeq dauqdingq daengz yiengh giuz raez.

〖Faenbouh〗Cujyau maj youq Swconh、Yinznanz、Gvangjsih、Gveicouh、Huzbwz daengj. Gvangjsih cujyau faenbouh youq Gveibingz、Yilinz、Sangswh、Vujmingz、Lungzcouh、Denhdwngj、Cingsih、Lungzswng、Yunghningz.

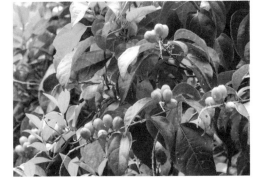

【Gipaeu gyagoeng 】Youq mwh aen mak geq roxnaeuz aen mak caengz dekhai seiz, mbaet roengz aen mak le yaem hawq roxnaeuz doi comz youq itheij, ginggvaq 2~3 ngoenz, hawj de fat hanh bienqsaek le dak sauj.

【Go yw singqhingz 】Aen mak luenz gyaeq, itbuen miz 3 limq, raez 1.8~2 lizmij, cizging 1.4~2 lizmij; saek henj roxnaeuz loq henjlaeg, ca co, miz 6 diuz sienqsoh, byai mak bingz, goek miz riz ganz. Buqhai byukmak, yawj ndaej raen 3 aen fuengz, moix aen fuengz hamz ceh 1 naed. Gij ceh cungj yiengh luenzraez, loq benj, 1.2~1.5 lizmij, cizging 7~9 hauzmij; saeknding roxnaeuz saek mong, gyaeuj ndeu miz gij raizdiemj saejndw caeuq gij riz mbangq cehmak, lingj gyaeuj miz gij diemjhab loq mboep, ndawgyang miz gij cehsaen doedhwnj; rog ceh naeng mbang youh byot, ndaw ceh naeng miz caengz bozmoz hau ndeu; ngveihceh henj hau, miz youz. Mbouj haeu, feih manh.

【Singqheiq 】Manh, ndat, miz doeg lai.

【Goengnaengz 】Doeng lohhaeux, lohraemx, cawz caepdoeg. Yungh bae yw gwn mbouj siu, inget, oksiq, okleih, hozin, gyak, nyan, haexgaz, foeg raemx, baezhaem.

【Yunghfap yunghliengh 】Gwn: Haeuj ywyienz、ywsanq, 0.15~03 gwz (yungh gaugoulungzciemj). Rogyungh: Habdangq soqliengh, faiq duk saek conghrwz; roxnaeuz dubsoiq aeu gau doz; roxnaeuz baengz bau ndei doz cat.

【Anqlaeh wngqyungh 】

(1) Yw hoz naet ndok in: Duhbaj 15 gwz (loq dub byoengq), begfanz 60 gwz (dubsoiq), caez ceuj, doeklaeng cawzbae duhbaj mbouj yungh, nienj bwzfanz baenz mba mienz, aeu raemx diuh dwk, roxnaeuz boqhaeuj conghhoz bae.

(2) Yw sojmiz binghdoeg caeuq nohnaeuh: Duhbaj cawz byuk bae, cauj remj, nienh baenz gau, diemj gizfoeg roxnaeuz led gizde.

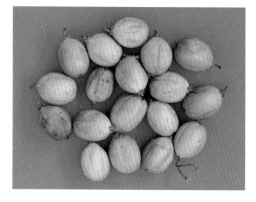

(3) Yw lwgnding myaizniu lai ae'ngab: Duhbaj 1 naed, daem mienz, baengzfaiq duk saek congh ndaeng.

Cazmanh

【Laizloh】 Dwg gij mak doenghgo yinzyanghgoh cizvuz go cazmanh.

【Hingzyiengh】 Go faexcaz roxnaeuz siuj gyauzmuz. Byakfaex saek monghenjgeq, nga oiq saek aeujhenjgeq, miz di conghnaeng luenz iq; nga oiq、sugmbaw caeuq diuz vasug cungj bwnnyungz saek myaex. Mbaw dansoq doxdaeb doiq maj; mbaw iq 5~9, mbaw luenz raez daengz lumj gyaeq, raez 5~15 lizmij, gvangq 3~7 lizmij, byai ceh sawqmwh bienq gaeb baenz soemdinj, goek yiengh limx daengz limx hung roxnaeuz yiengh luenz, song mbiengj cungj miz bwn'unq saek henjgeq.Vameh vaboux lingh

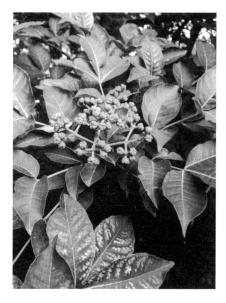

go, va yiengh luenzliem lumj liengj, maj youq byai go; baubenq 2 gep; va'ngoz 5 dip, yiengh luenz gvangq; vadip 5 dip, saek hau, luenz raez; vaboux miz nyiuzboux 5 diuz, maj youq gwnz buenzva gig iq; gij vadip vameh beij vaboux hung, rongzva youq baihgwnz, miz 5 diuz naengsim, miz sienqdiemj hung, saeuva co dinj, byai gyaeuj saeu miz 4~5 riz dek feuh. Aenmak yiengh lumj aen giuzbenj, seiz sug saek hoengzaeuj, biujmienh miz sienqdiemj youz co.

【Faenbouh】 Cujyau ok youq Gveicouh、Gvangjsih、Huznanz、Swconh、Yinznanz、Sanjsih、Cezgyangh、Gyanghsih、Anhveih、Huzbwz、Fuzgen daengj. Gvangjsih cujyau faenbouh youq Denzlinz、Lingzyinz、Lozyez、Denhngoz、Duh'anh、Yungzsuij、Lungzswng、Cenzcouh、Lingzconh、Yangzsoz、Vujmingz、Yunghningz、Nanzningz.

【Gipaeu gyagoeng】 Genj ngoenz ndit daet aen mak roengzdaeuj, dak sauj roxnaeuz langh hawq, cawzbae nye caeuq ganj cab.

【Go yw singqhingz】Aenmak loih aen giuz roxnaeuz yiengh loq benjluenz lumj aen giuz hajgak nei, cizging 2~5 hauzmij; saek loeghenj daengz saek henjgeq, cocauq, miz dingzlai raiz diemj cung doed hwnj roxnaeuz diemj youz mbot doxroengz;

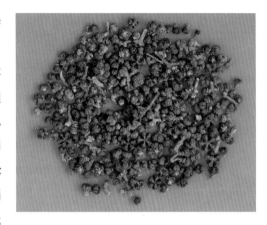

dıngɈ byai miz gehdek lumj aen sing hajgak, goek miz va'ngoz caeuq ganzmak, miz bwnnyungz henj; geng youh byot. Heiq rangfwtfwt, feih get youh haemz.

【Singqheiq】Manh、haemz, ndat, miz doeg.

【Goengnaengz】Doeng lohhaeux, cawz caepdoeg, cij in. Yungh bae yw rueg, bingh in, oksiq, dungx in, hezyaz sang, gyak, nyan, raembongz, ndaw bak biux naeuh, naeng haenz naeng lot, baeznong, dungx in、raembongz in, dawzsaeg in, din heiq foeg in.

【Yunghfap yunghliengh】Gwn: Cienq raemx, 5~10 gwz, roxnaeuz haeuj ywyienz、ywsanq. Rogyungh: Habdangq soqliengh, nienj baenz mba, diuz oep gizdeng; roxnaeuz goenj raemx swiq.

【Anqlaeh wngqyungh】

(1) Yw rueg cix aekndaet, aerumz rueg myaiz niu, gyaeujdot: Hingndip 180 gwz, yinzcinh 90 gwz, vuz go cazmanh 80 gwz, makcauj hung 12 aen, aeu 500 hauzswngh ramx daeuj cawj, cawj aeu 300 hauzswngh, ngoenz 3 baez, raeuj gwn.

(2) Yw daeuzfungh: Cazmanh 300 gwz, gya raemx 500 hauzswngh, cawj daengz 300 hauzswngh, aeu baengzfaiq yub raemx yw mad cat.

(3) Yw ndaw sim nit, sim baihlaeng in: Cazmanh 1 goenggaen, gveisinh、danggvi gak 60 gwz, nienj baenz mba, lienhguh yw naed lumj aen'gyaeuq hung. Moix baez gwn 30 naed, ndat laeuj gwn, cugciemh gya daengz 40 naed.

Yenzsuih

【 Laizloh 】Dwg doenghgo sanhingzgoh cizvuz yenzsuih daengx go.

【 Hingzyiengh 】Caujbwnj. Daengx go miz heiq hom haenq. Ganj miz diuz raiz. Mbaw baez ndeu daengz 2 baez cungj dek lumj bwn fwed; mbaw luenz gyaeq gvangq roxnaeuz lumj beiz miz buenqdek, raez 1~2 lizmij, gvangq 1~1.5 lizmij, henz mbaw miz bakgawq ngoemx, vengq roxnaeuz miz riz dek laeg; ganj baih gwnz maj miz 3 baez mbaw daengz haujlai baez dek lumj bwn fwed, gij mbaw dek baez doeklaeng yiengh sienq gaeb, byai oemx, henzmbaw wenj. Va lumj liengj maj youq byai go caeuq mbaw doxdoiq maj; mbouj miz cungj vabau; naq liengj 3~8; aen cungj baubenq iq miz 2~5, sienqhingz, henzmbaw caezcienz; gij va'nyup lumj aen liengj iq miz va 3~10; heuj va'ngoz doengciengz hung iq mbouj doengz, yiengh gyaeq sangakhingz roxnaeuz lumj aen gyaeq raez; vadip saek hau roxnaeuz daiqmiz dam'aeuj, yiengh daujluenz gyaeq, byai miz di linx iq mboep haeuj ndaw; saeuva youq mwh aen mak cingzsug yiengq baihrog gienjfanj. Aen mak yaek lumj aen giuz, baihlaeng diuz limq hung caeuq diuz limq daihngeih doxgyawj mingzyienj.

【 Faenbouh 】Daengx guek gak dieg cungj ndaem miz. Gvangjsih gak dieg lai miz ndaemganq.

【 Gipaeu gyagoeng 】Cienz bi ndaej gipsou, swiq seuq, dak sauj.

【 Go yw singqhingz 】Daengx go dingzlai gienjsuk baenz ndaek, rag miz sei roxnaeuz yiengh yenzcuihhingz, saek hau; ganj mbaw reuqroz saekloeg, ganj hawqsauj cizging daihgaiq 1 hauzmij; mbaw lai doek roxnaeuz buq soiq, gij mbaw caezcingj baez ndeu daengz song

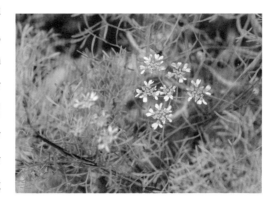

baez lumj fwed faenmbek. Miz gij daegbied heiq hom haenq haenx, feih damh, loq saep.

【 Singqheiq 】 Manh, ndat.

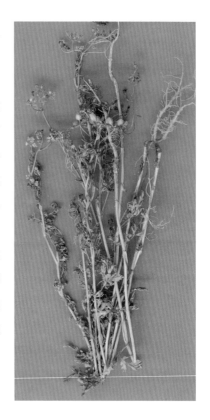

【 Goengnaengz 】 Diuz lohhaeux, cing huj cawz caep, gaij doeg cij in. Yungh bae yw dwgliengz, mazcinj, gwn mbouj siu, rueg, bingh in, gyoenj conh, baeznong, baezfoeg, ngwzdoeg haeb sieng, okmak fat mbouj doeng, dungx in, gyaeujdot, heuj in.

【 Yunghfap yunghliengh 】 Gwn: Cienq raemx, 9~15 gwz (ndip 15~30 gwz); roxnaeuz dubsoiq aeu raemx. Rogyungh: Habdangq soqliengh, cienq raemx swiq; roxnaeuz dubsoiq baeng; roxnaeuz haed aeu raemx baeng gizdeng.

【 Anqlaeh wngqyungh 】

(1) Yw siuvaq mbouj ndei, dungxraeng: Yenzsuih 30 gwz, cienq raemx gwn.

(2) Yw ndang ndei rwix laengzgaz: Yenzsuih 1 gaem, naenggam caeuq ngveihsa gak 6 gwz, suhyez、go'nyaqyah gak 3 gwz, cuengq youq ndaw raemx, cawj goenj le dauj haeuj ndaw huz hung bae, dawz huz bak doiqcinj bouxbingh conghhndaeng, hawj de nyouq heiq.

(3) Yw conghhaex humzhaenz: Yenzsuih habliengh, nienj baenz mba, gya gyaeq henj sug, caez daem yungz, diuh mazyouz oet haeuj conghhaex bae, lienz yungh 3 baez.

Lwgrazmaij

【Laizloh】Dwg gij ceh doenghgo sanghgoh cizvuz godaihmaz.

【Hingzyiengh】Caujbwnj. Ganj daengjsoh, biujmienh miz riz mieng, miz bwnnyungz dinj deih, caengz naeng miz cenhveiz, goek mbaw faexvaq. Mbaw dek lumj fajfwngz, mbaw doxdoiq maj roxnaeuz laj ganj doxdoiq maj; mbaw dek 3~11 mbaw, bihcinhhingz daengz diuz bihcinhhingz, song gyaeuj ciemh soem, henz mbaw miz faenzgawq co, gwnz mbaw saek loeg, miz bwn co, laeng mbaw miz bwn monghau; ganz mbaw miz bwnmienz dinj; dakmbaw iq, liz maj, bihcinhhingz. Va dan singq, vavaboux vameh mbouj doengz go; vaboux yiengh luenzliem cax; vaboux miz gep 5 va, nyiuzboux 5 diuz; vameh baenz nyup maj youq ndaw nye mbaw, saek henjloeg, moix duj va baihrog miz gaiq baubenq lumj aen gyaeq ndeu, va yiengh cizmoz, rongzva luenz lumj aen giuz. Makbyom aen luenz gyaeq, gig geng, saek mongndaem, miz riz raiz saeq lumj muengx, deng gij baubenq saek henjgeq louzyouq haenx bausuek.

【Faenbouh】Guek raeuz gak dieg cungj miz canjok, dingzlai dwg dajndaem.

【Gipaeu gyagoeng】10~11 nyied daihbouhfaenh aen mak sug le, gvej aeu go mak, dak sauj, duet ok naed, boq seuq.

【Go yw singqhingz】Aenmak yiengh benj luenz gyaeq, raez 3~5 hauzmij, gvangq 3~4 hauzmij; saek monghenj roxnaeuz saek mongndaem, miz raizmuengx saeq saek hau saeq roxnaeuz saek caz, byai loq soem, goek miz riz ganzmak luenz, song mbiengj miz limq; naeng mak mbang youh byot,

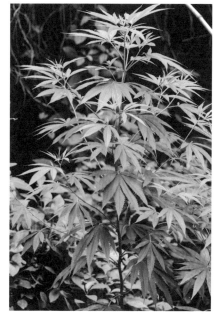

yungzheih soiq; ceh naeng amq loeg, beih vangoz, miz gij cijbeih mbang; mbaw caeuq ragbeih raez doxdoengz, saek hau, fouq youzsingq. Heiq noix, feih damh, nyaij le loq roxnyinh linx mazmwnh.

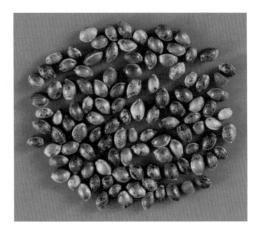

【 Singqheiq 】 Van, bingz.

【 Goengnaengz 】 Doeng lohhaeux lohraemx, cing caepdoeg, gaij hujdoeg. Yungh bae yw haexgaz, fungcaep ndok in, hozhat, nyouhniuj, nyouhlwed, okleih, yezgingh mbouj diuz, gyak, nyan, dinyo.

【 Yunghfap yunghliengh 】 Gwn: Cienq raemx gwn, 10~15 gwz; roxnaeuz haeuj ywyienz、ywsanq. Rogyungh: Habdangq soqliengh, dubsoiq oemq gizdeng; roxnaeuz goenj raemx swiq.

【 Anqlaeh wngqyungh 】

(1) Yw swkwk: Lwgrazmaij 15 gwz, baez cienq cug, dubsoiq, nienj aeu raemx, coq di gyu gwn.

(2) Yw lwgnyez okhoengzleih, okleih, ndang nyieg, ndang naek: Lwgrazmaij 100 gwz, cauj cug, dubsoiq, moix baez gwn 15 gwz, aeu dangzrwi roxnaeuz giengh raemx soengq gwn.

(3) Yw gyaeujfung humz lai gyaeujbeiz: Lwgrazmaij 3 goenggaen, cinzciuh 2 goenggaen, mbaw gobek (cab) 1 goenggaen, cimq raemxswiqhaeux hwnz ndeu, ngoenz daihngeih cawj goenj, dawz daeuj swiq gyaeuj.

Golaux

【Laizloh】Dwg doenghgo fanhmuzgvahgoh cizvuz go; aux.

【Hingzyiengh】Gyauzmuz iq. Ganj itbuen mbouj faen nga, miz rizmbaw co. Mbaw hung, mbaw loq luenz, cizging 45~65 lizmij, lumj fajfwngz miz 5~9 riz dek laeg, mbawdek caiq faenmbek baenz mbawlum fwed; ganz mbaw cung hoengq. Va saek cijhenj, dan singq mbouj doengz go roxnaeuz dwg cabsingq, vaboux baenz nyumq duiq doxroengz luenzsoem; vameh nem va cabsingq dwg va'nyup lumj liengj; va'ngoz vaboux saek loeg, goek rangh hab, roujva diuz guenj saeq, gep dek 5 riz, bihcinhhingz; nyiuzboux 10, raez dinj mbouj ityiengh, baiz baenz 2 lwnz, maj youq gwnz roujva; va'ngoz vameh saek loeg, cungqgyang baihlaj hab maj, vadip saek henj roxnaeuz saek henjhau, luenz raez daengz bihcinhhingz, rongzva luenz gyaeq, saeuva 5 diuz, gyaeuj saeu dek geij riz va; va song singq miz nyiuzboux 5 diuz, maj youq goek henz goek rongzva gwnz doengzroujva, roxnaeuz miz vaboux 10 diuz, baizbaenz 2 coij. Aenmak miz ieng yiengh aen giuz, sug le saek henj lumj lwgdoengj, mak noh na.

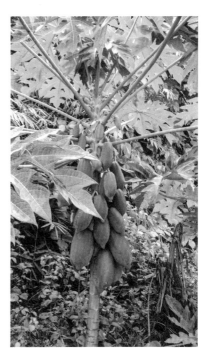

【Faenbouh】Cujyau canj youq Yinznanz、Gvangjdungh、Gvangjsih、Haijnanz、Fuzgen. Gvangjsih gak dieg cungj ndaem miz.

【Gipaeu gyagoeng】Seizhah seizcou gipaeu aen mak, singjsien yungh roxnaeuz cab gep dak sauj.

【Go yw singqhingz】Makcieng haemq hung, yiengh lumj giuz raez roxnaeuz luenzraez, raez 15~35 lizmij, cizging 7~12 lizmij; saek heu, miz 10 diuz riz cauz feuz soh; noh na, saek henjhau, miz ieng hau; ndaw dungx miz dingzlai ceh saek ndaem; ceh yiengh luenzraez, caengz rog bau miz naengceh gyaj giengh lai saek henjdamh, raez 6~7 hauzmij, cizging 4~5 hauzmij; naengceh saek henjgeq lumj muengx nei doed hwnj. Heiq daegbied, feih loq van.

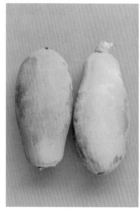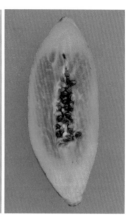

【Singqheiq】Van, bingz.

【Goengnaengz】Doeng lohhaeux, doeng lohhuj, cing caep ndat doeg. Yungh bae yw dungx in, gwn mbouj siu, gen ga mazmwnh, fungcaep ndok in, naeng haenz naeng lot, baeznong, baezfoeg, ndaw saej miz duzdeh, siuvaq mbouj ndei, raemxcij noix.

【Yunghfap yunghliengh】Gwn: Cienq raemx gwn, 9~15 gwz; roxnaeuz ndip habliengh, gwn ndip. Rogyungh: Habdangq soqliengh, dubsoiq oemq gizdeng.

【Anqlaeh wngqyungh】

(1) Yw dungxin, siuvaq mbouj ndei: Golaux gwn ndip roxnaeuz cawj cug gwn; golaux dak sauj, nienj baenz mba, moix baez gwn 9 gwz, moix ngoenz 2 baez.

(2) Yw raemxcij noix: Golaux singjsien, byaekgep gak habliengh, cawj cug gwn.

(3) Yw nonraez, duzdeh daengj duznon geiqseng ndaw saej: Golaux (mboujcaengz sug) habliengh, dak sauj, nienj baenz mba, moix baez 9 gwz, banhaet dungxbyouq gwn.

Makhaeuq

【Laizloh】Dwg aen mak doenghgo gyanghgoh cizvuz makhaeuq.

【Hingzyiengh】Caujbwnj. Daengx go miz heiq manhget. Goek ganj bongz hung. Mbaw 2 baiz, mbouj miz ganz, roxnaeuz gwnz ganj miz ganz dinj; mbawlinx daiq saek aeuj mozciz, miz bwnnyungz cax; byak mbaw miz diuz raiz, mbawlinx caeuq henz goek byakmbaw henzbien lumj naeng; mbaw bihcinhhingz luenz raez daengz luenz gyaeq, raez 20~83 lizmij, gvangq 5~19 lizmij, byai raz ciemh soem, goek lumj limx, henz mbaw wenj, song mbiengj mboujmiz bwn. Lupva daj goek maj okdaeuj; baubenq saek damhhoengz, luenz raez, baihrog miz bwnnyungz dinj; baubenq lumj diuz guenj iq, dek 2 riz feuh, baihrog miz bwn'unq youh cax youh dinj; va saek damhmakdoengj; va'ngoz dek baenz 3 riz; roujva lumj aen doengz miz bwnnyungz dinj, dek baenz benq luenz raez, baihlaeng miz 1 mbaw lumj aen daeh; naengbak limq raez luenz lumj aen gyaeq dauqdingq, henz lai nyaeuq, meg gyang song mbiengj gag miz 1 diuz raiz saek hoengz; nyiuzboux gij yw gek baiz youq aen ndang de miz riz heuj lumj deng haeb vaih; saeuva miz bwn cax dinj, gyaeuj saeu yiengh aen laehdaeuj, rongzva mbouj miz bwn. Mak miz dip, seiz sug lumj aen giuz, saek aeuj daengz saek ndaemhenjgeq, byai miz doengzva lamqlw haenx, goek miz ganz dinj.

【Faenbouh】Cujyau canj youq Yinznanz、Gvangjsih daengj. Gvangjsih cujyau faenbouh youq Nazboh、Duh'anh、Yungzsuij.

【Gipaeu gyagoeng】Aen mak hoengz henjgeq gipaeu, dak sauj, ring sauj roxnaeuz yungh raemx goenj log 2~3 faen cung le, dak sauj, ring sauj.

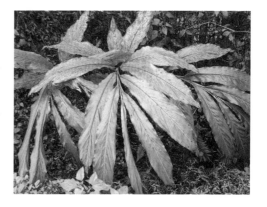

【Go yw singqhingz】
Aenmak luenzraez, raez 2~4.5
lizmij, cizging 1~2.5 lizmij,
saek cazhoengz roxnaeuz saek
hoengzndaem, miz 3 aen lwgrok
caeuq riz mbieng nem sienqlimq,
byai miz saeugoek yiengh luenz
doed hwnj, goek miz ganzmak
roxnaeuz riz ganzmak; naengmak

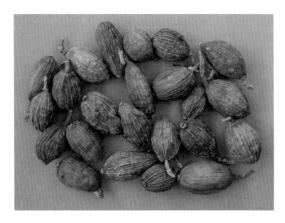

nyangq; ndaw faen 3 aen fuengz, moix fungh hamz ceh 7~24 naed, cehfaen comzgiet
baenz ndaek; ceh yiengh lai mienh, cizging 5~7 hauzmij, saek cazhenj roxnaeuz
saek hoengzndaem, miz caengz naengbyuk saek monghau, lumj moz, cungqgyang
mizdiemjhab mboep, gwnzdungx mbiengj haemq gaeb de miz ceh saejndw loq luenz,
ceh saejndw mboep baenz diuz mieng soh ndeu. Heiq rangrwt, feih manh.

【Singqheiq】Manh, ndat.

【Goengnaengz】Diuz lohhaeux, cawz caepdoeg. Yungh bae yw dungxgyoet
dungxin, rueg, oksiq, okleih, fatnit.

【Yunghfap yunghliengh】Gwn: Cienq raemx, 3~6 gwz; roxnaeuz haeuj
ywyienz、ywsanq.

【Anqlaeh wngqyungh】

(1) Yw mamxdungx haw nit, dungx byonj rueg: Makcauj 12 gwz, cug fuswj,
hingndip gak 6 gwz, makcauj 4.5 gwz, cienq raemx gwn.

(2) Gaij fug ndat, cawz fanz gaij hozhawq, siu ndat doeg, cij siq: Go makgaeuq
120 gwz, noh vuhmeiz 90 gwz, ganhcauj 75 gwz, dubsoiq, baez gwn 15 gwz, raemx
1 vanj, hingndip 10 gep, cienq daengz 8 faen, cimq raemx ndat, raeuj nit nyaemh'eiq.

(3) Yw siengsawq bak hawq, siqgokluenh, dungxin, simfanz, meg loq caem
roxnaeuz fug: Makhaeuq 90 gwz, fuswj、naenggam gak 30 gwz, ganhcauj 15 gwz,
raemx cienq, moix gwn 30 gwz, gya hing nit gwn.

Gova'gyaeqgaeq

【Laizloh】Dwg gij va doenghgo gyazcuzdauzgoh cizvuz gova'gyaeqgaeq.

【Hingzyiengh】Gyauzmuz iq, daengx go miz raemx cij. Diuznga co cangq. Mbaw doxdoiq maj; laj goek gwnz ganz mbaw miz sienqdaej; mbaw lumj ceij na, ciengz comz youq gwnz nga, luenz raez daujbihcinhhingz roxnaeuz luenz raez, raez 20~40 lizmij, gvangq 7~11 lizmij, byai dinj ciemh soem, goek gaeb yiengh limx, song mbiengj mbouj miz bwn; henz meg youq henz mbaw giet baenz megbien. Va'nyup lumj liengj maj youq gwnzbyai; va'ngoz 5 riz dek, yiengh luenzgyaeq, mbouj mbe hai cix atndaet roujvadoengz, roujva rog saek hau, baihndaw saek henj, gep dek gaeb yiengh aen gyaeq dauqdingq, goemq coh baihswix, beij roujvadoengz raez 1 boix, roujvadoengz yiengh luenzdoengz, ndaw de miz bwnnyungz maeddeih; nyiuzboux 5 diuz, maj youq goek roujvadoengz, seiva gig dinj, ywva raez luenz; naengsim 2 aen, liz maj. Gyapmak baenz sueng maj.

【Faenbouh】Cujyau maj youq Fuzgen、Gvangjdungh、Yinznanz. Gvangjsih cujyau ndaem youq Namzningz、Yunghningz、Vujmingz.

【Gipaeu gyagoeng】Seizhah gipsou, swiq seuq, dak sauj.

【Go yw singqhingz】Va lai nyaeuqsuk baenz diuz roxnaeuz yiengh benjbingz samgak, va damhhenj roxnaeuz saek henjgeq. Aeu raemx nyinhdumz mbe bingz le, va'ngoz haemq iq; roujva vengq baenz 5 riz, yiengh gyaeq daujdingq, raez iek 3 lizmij, gvangq daihgaiq 1.5 lizmij, baenz baenqcienq baizlied, baihlaj hab maj baenz gij guenj saeq, raez iek 1.5 lizmij; nyiuzboux 5 diuz, vasei gig dinj; mizseiz ndaej

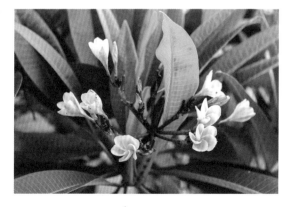

raen rongzva lumj gyaeq. Heiq rang, feih loq
haemz.

【Singqheiq】Van、haemz, nit.

【Goengnaengz】Doeng lohhaeux
lohheiq, cing hujdoeg, cawz caepdoeg.
Yungh bae yw dwgliengz, fatndat, vuengzbiu,
baenzae, gwn mbouj siu, oksiq, okleih,
nyouhniuj, nyouhlwed, cunghsawq, lohnyouh
gezsiz.

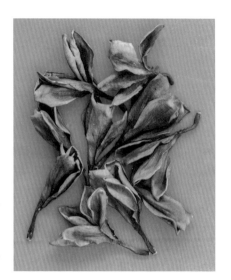

【Yunghfap yunghliengh】Gwn: Cienq
raemx, 10~15 gwz.

【Anqlaeh wngqyungh】

(1) Yw dwgliengz fatndat: Aeu gova'gyaeqgaeq singjsien 30 gwz, cienq raemx
gwn.

(2) Yw aebakngoenz, gi'gvanjyenz: Gova'gyaeqgaeq 9 gwz, daengdaiz
mbawfaex habliengh, cienq raemx gwn.

(3) Yw siginsing okleih: Gova'gyaeqgaeq、faiqdoj、vagimngaenz gak 9 gwz,
cienq raemx gwn.

Byakgocin

【Laizloh】Dwg doenghgo lengoh cizvuz byakgocin.

【Hingzyiengh】Gyauzmuz. Byakfaex amq monggeq, bok baenz duenh.
Mbaw suengsoq doxdoiq maj lumj bwnfwed, miz gij heiq gig daegbied; ganz mbaw
saek hoengz, goek bizhung; mbaw iq 8~10 doiq, mbaw yiengh luenzraez roxnaeuz
bihcinhhingz luenzraez, raez 8~15 lizmij, gvangq 2~4 lizmij, goek benjsez, yiengh
luenz roxnaeuz yiengh limx, henzmbaw caezcienz roxnaeuz miz di faenzgawq,
gwnzmbaw heuloeg, mbouj miz bwn, laengmbaw saek damh, meg mbaw roxnaeuz

ndaw meg miz baenz nyup bwn raez. Valup luenzliem maj youq byai go; va miz 2 singq, hom rang; va'ngoz dinj iq, dek baenz 5 riz; vadip 5 dip, saek hau, yiengh luenz gyaeq; doiqvaq nyiuzboux 5 diuz, caeuq 5 diuz nyiuzboux fatmaj doxdoiq maj; rongzva youq gwnz, 5 aen fuengz.

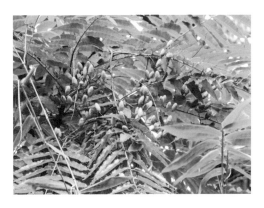

Aen miz dip yiengh giuz roxnaeuz yiengh gyaeq, byai dek baenz 5 dip; ceh yiengh luenzraez, mbiengj ndeu miz fwed.

【Faenbouh】Gvangjsih gak dieg cungj miz faenbouh.

【Gipaeu gyagoeng】Daengx bi ndaej bok aeu byakfaex, cab gep, dak sauj.

【Go yw singqhingz】Naeng lumj buenq gienj doengz roxnaeuz baenz dip, na 0.2~0.6 lizmij; rog biujmienh saek cazhoengz roxnaeuz saek hoengzgeq, miz riz raiz sohcaeuq gehdek, miz mbangj yawj ndaej raen conghnaeng iq luenz iq, ndaw biujmienh saek hoengzndaem, miz raiz saeq soh; naeng geng, gatgoenq miz senhveiz, yiengh baenz caengz. Miz heiq hom, feih cit.

【Singqheiq】Haemz、saep, nit.

【Goengnaengz】Diuz lohhaeux, doeng lohlungz, yw caep ndat doeg, gaj non.

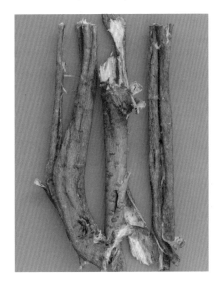

Yungh bae yw oksiq, okleih, haexlwed, roengz begdaiq, gyak, nyan, bingh deh'iq, bingh nonsei.

【Yunghfap yunghliengh】Gwn: Cienq raemx, 10~30 gwz; roxnaeuz haeuj ywyienz、ywsanq. Rogyungh: Habdangq soqliengh, goenj raemx swiq; roxnaeuz ngauz baenz gau diep; roxnaeuz nienj baenz mba diuz oemq baeng.

【Anqlaeh wngqyungh】

(1) Yw saekheiq roengz okleih, okhaexlwed,

begdaiq, yw ndaw dungx dwg gij bingh cwknanz haenx: Byakgocin ndip 120 gwz, vadsig 60 gwz, nienj baenz mba, aeu souh caez gyaux guh baenz naed lumj duhheu hung, dungxbyouq gwn, moix gwn 30 naed ywyienz.

(2) Yw lwgnyez baenzgam, hozhawq ndangbyom: Haeuxfiengj 30 gwz, byakgocin (hawqsauj, nienj baenz mba) 15 gwz, aeu dangzrwi caez gyaux guh baenz ywyienz, moix gwn 5~7 naed.

(3) Yw mazcinj: Byakgocin 30 gwz, yenzsuih 15 gwz, gya raemx 200 hauzswngh cienq daengz 100 hauzswngh, moix ngoenz 1 fuk yw, faen 2 baez gwn.

Gosuenq

【Laizloh】Dwg gij ganj doenghgo bwzhozgoh cizvuz gosuenq.

【Hingzyiengh】Caujbwnj, miz gij heiqsuenq haenq giengz. Ganj hung, giuzhingz daengz benj giuzhingz, doengciengz youz lai diu ganjgyaep yiengh baenz noh, baenz dip haenx gaenjmaed baizlied baenz, baihrog miz gij naeng lumj moz lai caengz saek hau daengz daiq saek aeuj haenx. Mbaw maj youq lajgoek; mbaw gvangq baenz diuzhingz daengz baenz diuz bihcinhhingz, benjbingz, byai raez ciemh soem, goek yiengh byak. Valup yiengh saeu luenz, cungqgyang doxroengz miz byak mbaw; cungj valup miz bak raez; valup lumj liengj miz gij ngaz gig maed, cungqgyang miz haujlai duj va; baubenq iq hung, yiengh luenz gyaeq, mozciz, miz soem dinj; va ciengzseiz dwg saek damhhoengz; bihcinhhingz daengz bihcinhhingz luenz

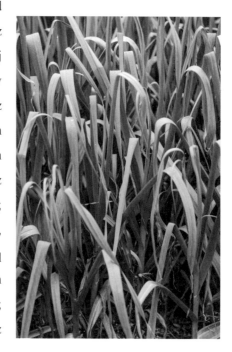

gyaeq, lwnz va baihndaw haemq dinj, vasei youq goek va hab maj caemhcaiq caeuq gep va nem baenz benq, gij goek lwnz baihndaw gya'gvangq, gya'gvangq bouhfaenh moix henz gak miz 1 faenz, byai faenzlumj sei raez, raez mauhgvaq vabenq, lwnz baihrog yiengh luenz; rongzva lumj giuz, saeuva mbouj yiet ok va rog.

【Faenbouh】Daengx guek gak dieg cungj ndaem miz. Gvangjsih gak dieg cungj ndaem miz.

【Gipaeu gyagoeng】Youq mbawsuenq sou le 20~30 ngoenz couh ndaej vat aen gyaeujsuenq, cawzbae gij ganj lw caeuq namh, youq giz dieg doeng rumz langh daengz rog naeng sauj.

【Go yw singqhingz】Ganjgyaep yiengh luenz, cizging 3~6 lizmij, youz 6~10 aen gyaep iq maj youq gwnz buenz ganjgyaep benjbingz lumj faex nei doxgot baenz, rog bau 1~3 caengz mbawgyaep mozciz saek hau daengz saek damhaeujhoengz haenx, cungqgyang miz gij roujva canzlw gaenq suk hawq haenx; ganjgyaep iq limq raez yiengh gyaeq, dingjbyai loq soem, baihlaeng loq doed hwnj gwnz, baihrog miz mbawgyaep mozciz, ndaw de miz mbawgyaep baenz noh bizbwd saek hau. Heiq daegbied mbouj doengz, feih manh.

【Singqheiq】Manh, ndat.

【Goengnaengz】Diuz lohhaeux、lohraemx, lohheiq, gaj non gej doeg. Yungh bae yw gij dungx nit dungxin, okleih, oksiq, bwtlauz, aebakngoenz, dwgliengz, baezding, baeznong, baezfoeg, saej hwnj baez, gyak, nyan, ngwzdoeg haeb sieng, bingh nongaeucungz, bingh nonnauzcungz, begdaiq lai, yaem humz, fatnit, conghhoz in, foeg raemx.

【Yunghfap yunghliengh】Gwn: Cienq raemx, 3~15 gwz; hix ndaej gwn ndip, saz gwn roxnaeuz dub boengz guhbaenz ywyienz. Rogyungh: Habdangq soqliengh, dubsoiq oemq gizdeng; guh

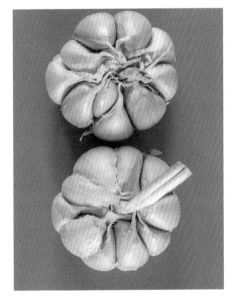

ywyiengz roxnaeuz cab gaiq cit.

【Anqlaeh wngqyungh】

(1) Yw sim dungx nit in: Aen gyaeujsuenq habdangq soqliengh, raemx meiq cimq daengz 2 sam bi, gwn daengz lai aen.

(2) Yw cib ngeih ceijciengz nongaeucungz: Aen gyaeujsuenq、aenmakfeihswj (cawz byuk bae)、gaeucijginh gak 30 gwz, raemx cienq goenj, ngoenz 1 fuk yw, faen 3 baez gwn, lienzdaemh gwn 2~3 ngoenz.

(3) Yw bingh fatnit, dungxin, lwgnyez gyanghwnz daej: 1 aen gyaeujsuenq (saz, nienj baenz mba, ngoenzndit dak hawq), gya cijrang 1.5 gwz, nienj baenz mba, guhbaenz ywyiengz, lumj lwggai hung, moix gwn 7 naed ywyienz, raemxcij soengq gwn.

Mauzcaujlungz

【Laizloh】Dwg cienz go doenghgo liujyezcaigoh cizvuz gosuijdinghyangh daengx go.

【Hingzyiengh】Caujbwnj yaek lumj faexcaz. Ganj loq miz di limq soh, mwh iq saek heu, seiz laux saek hoengz, ndaw ganj cungqgyang doxhwnj hoengq; daengx go miz bwn'unq. Mbaw doxdoiq maj; geij mbouj miz ganz; mbaw bihcinhhingz roxnaeuz baenz diuz bihcinhhingz, raez 3~15 lizmij, gvangq 1~2.5 lizmij, byai ciemh soem, goek ciemh gaeb, bien caezcienz, song mbiengj miz bwnnyungz maeddeih. Va 2 singq, dan maj youq nye mbaw; vadoengz yiengh sienq, ngozbenq 4 dip, yiengh gyaeq luenzraez, miz 3 diuz meg, sukyouq; vadip 4 dip, saek henj, daujluenz gyaeq, byai loq gumz, miz

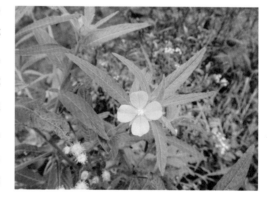

4 doiq riz meg raiz mingzyienj;
nyiuzboux 8 diuz; rongzva youq
baihlaj, gyaeuj saeu lumj gyaeuj.
Mak miz dip, saek loeg roxnaeuz
damh'aeuj, miz bwn, miz limq,
ndaw limq dek hai.

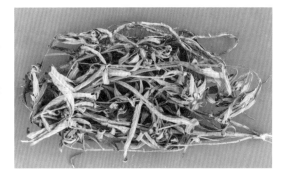

【Faenbouh】Cujyau canj
youq Vazdungh digih、Cunghnanz
digih、Saenamz digih caeuq Daizvanh. Gvangjsih gak dieg cungj miz faenbouh.

【Gipaeu gyagoeng】Cienz bi ndaej gipsou, swiq seuq, cab dinj, dak sauj.

【Go yw singqhingz】Ganj miz limq soh, ganj geq saek henj loq miz di
raiz hoengz ndeu, faen nga lai, byot, yungzheih eujraek; daengx go miz bwn'unq.
Mbaw doxdoiq maj, ca mbouj geijlai mbouj miz ganz; mbaw nyaeuq, yungzheih
soiq, gijmbaw caezcingj haenx mbe bingz yiengh bihcinhhingz roxnaeuz baenzdiuz
bihcinhhingz, raez 3~15 lizmij, gvangq 1~2.5 lizmij, byai ciemh soem, goek ciemh
gaeb, henz caezcienz, song mbiengj miz bwnnyungz maeddeih. Feih haemz, loq
manh.

【Singqheiq】Haemz、loq manh, nit.

【Goengnaengz】Doeng lohhaeux, lohheiq, leih lohraemx, diuz lohlungz,
lohhuj, cing hujdoeg. Yungh bae yw dwgliengz, nohndat, lwgnyez baenzgam, hozin,
conghhoz baenzngoz, hezyaz sang, foeg raemx, okleih, nyouhniuj, nyouhlwed,
roengz begdaiq, baezcij, baeznong, baezfoeg, baezhangx, deng raemx goenj feiz
coemh sieng, ngwzdoeg haeb sieng, baklinx maj niengz, baezding.

【Yunghfap yunghliengh】Gwn: Cienq raemx, 15~30 gwz; roxnaeuz nienj
baenz mba. Rogyungh: Habdangq soqliengh, dubsoiq oemq gizdeng; baenz mba
roxnaeuz coemh daeuh diuz cat; roxnaeuz cienq raemx swiq.

【Anqlaeh wngqyungh】

(1) Yw dwgliengz fatndat: Mauzcaujlungz、ganhcauj ndoi gak 30 gwz, cienq
raemx gwn.

(2) Yw conghhoz foeg in: Mauzcaujjlungz 30 gwz, hungzgwnhbwzmauzdaujdizhuz

15 gwz, cienq raemx gwn.

(3) Yw okleih: Mauzcaujlungz、fanbwzcauj、duzdoq lajnamh gak 15 gwz, cienq raemx gwn.

Gaeunyap

【Laizloh】Dwg rag caeuq nga mbaw doenghgo vujyajgojgoh cizvuz gaeunyap.

【Hingzyiengh】Gogaeu lumj faex ciengz loeg. Ganj faen miz nga lai, nga co, nga oiq miz bwn, nga geq ndoqseuq. Dan mbaw doxdoiq maj; ganz mbaw miz haemq lai ngamq boemz bwn; mbaw wenj lumj naeng, gig co, luenz raez, luenzgyaeq raez roxnaeuz lumj aen gyaeq raez daujdingq, raez 4~14 lizmij, gvangq 2~5 lizmij, byai mbaw oemx roxnaeuz loq soem, goek gvangq yiengh limx roxnaeuz loq luenz, ciengz mbouj doxdaengj, duenhgyang doxhwnj henz mbaw miz faenzgawq saeq, song mbiengj miz bwn geng

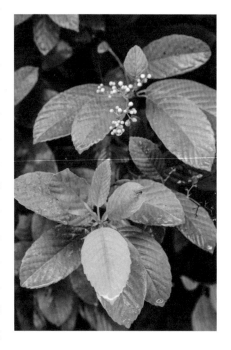

saeq caeuq bwn dinj, yungh fwngz mu de gig coca; henz mienh meg 10~15 doiq. Valup luenzliem maj youq byai go roxnaeuz maj youq ndaw nye mbaw, miz bwnnyungz; baubenq gep; va lai duj; va'ngoz 5 dip, liz maj, hung iq mbouj doxdaengj, mbouj miz bwn, dan henz ndang miz bwnlumj bwnda; vadip 3 dip, luenz gyaeq, caeuq va'ngoz yaek yaez doxdoengz, saek hau; nyiuzboux lai diuz; naengsim 1 gaiq, mbouj miz bwn, mbouj miz bwn, saeuva miz nyiuzboux doegok baihrog. Mak miz dip sug seiz saek hoengz henj, miz saeuva canzlw; ceh 1 ed, saek ndaem, goek miz cehnaeng gyaj yiengh aen vanj.

【Faenbouh】Cujyau dwg youq Gvangjsih、Gvangjdungh、Haijnanz. Gvangjsih cujyau faenbouh youq Vujmingz、Yunghningz、Lungzcouh、Fangzcwngz、Lingzsanh、Bozbwz、Gveibingz、Bingznanz、Ginzhih、Canghvuz daengj.

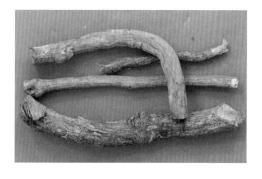

【Gipaeu gyagoeng】Cienz bi ndaej gipaeu, swiq seuq, cab dinj, dak sauj.

【Go yw singqhingz】Diuz rag luenz, soh roxnaeuz loq goz, cizging 0.5~1.5 lizmij; saek mong, miz mieng feuz caeuq yiengqvang miz raiz dek, naeng gig yungzheih bokliz; gij naeng bokliz okdaeuj haenx biujmienh saek damhhoengz, miz mieng feuz caeuq riz rag saeq lumj diemj; geng; gij gatmienh faex saek mongndaem, siedsienq saek damhhenjhoengz, miz haujlai congh iq. Mbaw gienjngut roxnaeuz nyaeuq, hai baenz yiengh luenz raez, byai gip lem, goek gvangq gaenh yiengh limx, henz mbaw cungqgyang doxhwnj miz faenzgawq, gwnz mbaw saek mongheu, laj mbaw saek loeg caemhcaiq megmbaw doed okdaeuj, song mbiengj miz diemj iq maeddeih doed hwnjdaeuj, cocauq lumj ceijsa; ganz mbaw raez iek 1~5 lizmij, gwnzmbaw miz riz mieng; mbaw mbang lumj naeng. Heiq loq, feih loq saep.

【Singqheiq】Haemz、saep, liengz.

【Goengnaengz】Doeng lohhaeux, doeng lohlungz, siu foeg cij in. Yungh bae yw daep mamx foeg bongz, oksiq, okleih, ok haexlwed, roengz begdaiq, laeuhrae, deng cax deng dub sieng in, fungcaep ndok in, gyoenj conh, rongzva conh.

【Yunghfap yunghliengh】Gwn: Cienq raemx, 15~30 gwz.

【Anqlaeh wngqyungh】

(1) Yw okhoengzleih, caepndat oksiq: Gaeunyap 30 gwz, raemx goenj cienq, faen 3 baez gwn; danghnaeuz lij caengz ndei, caiq yungh 6 gwz, gya vagileux、gaeuniujdungx gak 6 gwz, gwn it ngeih baez.

(2) Yw baenzsiq: Dafeihyangz 30 gwz, gaeunyap 15 gwz, cienq raemx gwn.

(3) Yw rongzva doek roengzdaeuj: Gaeunyap mbaw sauj 60 gwz, meiq cauj swngmaz 15 gwz, rongznyouh 1 aen, raemx cienq, dungxbyouq gwn.

Nyadameuz

【Laizloh】Dwg cienz go doenghgo dagizgoh cizvuz nyadameuz.

【Hingzyiengh】Caujbwnj. Ganj miz bwnnyungz loq iq. Mbaw doxdoiq maj; yiengh luenzgyaeq miz limq roxnaeuz yiengh luenzgyaeq raez, raez 2~7.5 lizmij, gvangq 1.5~3.5 lizmij, byai ciemh soem, goek yiengh limx roxnaeuz luenz, henz mbaw miz faenz ngoemx, song mbiengj cungj cocauq; goek okmeg 3 diuz. Va dan singq, vaboux vameh doengz go; valup baenz diuz rieng, maj youq laj goek ganz mbaw; doengciengz valup vaboux gig dinj, maj youq ndaw baubenq iq; valup vameh maj youq ndaw baubenq yiengh mbaw nei; baubenq mbehai lumj aen mak, hab seiz lumj gyapbangx, henzbien miz faenzgawq ngoemx, goek mbaw yiengh sim, va'ngonz 4 riz dek; mbouj miz limqva; nyiuzboux 7~8 diuz; vameh 3~5 duj; rongzva miz bwnnyungz; saeuva lumj fwed nei faenmbek daengz goek. Mak miz dip iq, lumj samgak buenq luenz, miz bwn co.

【Faenbouh】Maj youq daengx guek gak dieg. Gvangjsih cujyau faenbouh youq Majsanh、Lungzanh、Yunghningz、Canghvuz、Hocouh、Cenzcouh.

【Gipaeu gyagoeng】5~7 nyied gipsou, cawzbae namh, singjsien yungh roxnaeuz dak sauj.

【Go yw singqhingz】Daengx go raez 20~40 lizmij. Ganj saeq, danmiz roxnaeuz faen nga; saek loeg, miz riz raiz soh, miz bwn'unq saek monghau. Dan mbaw doxdoiq maj, miz ganz mbaw; mbaw mozciz, yiengh luenz gyaeq, yiengh gyaeq lingzhingz

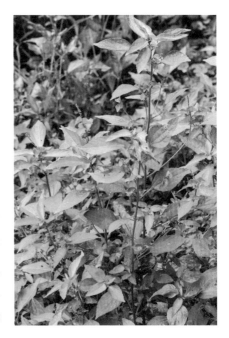

roxnaeuz gaenh luenz raez, raez 2.5~5.5 lizmij, gvangq 1.2~3 lizmij, byai loq soem, goek gvangq yiengh limx, henz miz faenzgawq ngoemx, gwnz mbaw saek loeg, song mbiengj loq co, cungj miz bwn'unq saek hau. Valup daj goek ganz mbaw maj okdaeuj, dan singq, mbouj miz limq

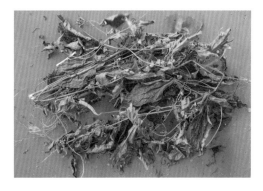

va; baubenq lumj aen mak samgak. Mak miz dip, lumj samgak buenq luenz, cizging 3~4 lizmij, biujmienh saek henjgeq, miz bwn co. Heiq noix, feih haemz, saep.

〖Singqheiq〗Haemz、saep, nit.

〖Goengnaengz〗Doeng lohhaeux lohraemx, cing hujdoeg. Yungh bae yw okleih, fatnit, haexlwed, rueg lwed, yezcwng, baenzgam, baeznong, baezfoeg, naeng haenz naeng lot, ngwzdoeg haeb sieng, nyouhniuj, nyouhlwed.

〖Yunghfap yunghliengh〗Gwn: Cienq raemx, 15~30 gwz. Rogyungh: Ndip habdangq soqliengh, dubsoiq oemq gizdeng.

〖Anqlaeh wngqyungh〗

(1) Yw okleih, cangzyenz: Nyadameuz ndip 60 gwz, cienq raemx gwn; roxnaeuz iengj ring sauj nienj baenz mba, moix baez 3 gwz, moix ngoenz 3 baez, raemx raeuj soengq gwn; roxnaeuz nyadameuz singjsien、godiginzcauj gak 30 gwz, cienq raemx gwn.

(2) Yw Ahmijbah okleih: Nyadameuz ndip, rag nyagagaeq ndip gak 30 gwz; boux dungxin gya gaeunamzgva ndip 15 gwz, cienq raemx noengz, haethaemh dungx byouq gwn.

(3) Yw baenzgam: Nyadameuz ndip 60 gwz, caeuq daepmou cienq raemx gwn; roxnaeuz nyadameuz ndip 15 gwz, hing、coeng gak 30 gwz, daem yungz, gyahaeuj gyaeqcing duzbit bae gyaux yinz, youq baihrog oep simdin baenz haemh ndeu, moix gek 3 ngoenz 1 baez, lienz oep 5~7 baez. Boux bingh naek aeu doengzseiz gwn, rog oep.

Daih 7 Cieng　Yw Doeng Lohheiq

Mbawbizbaz

【Laizloh】Dwg gij mbaw doenghgo ciengzveizgoh cizvuz gobizbaz.

【Hingzyiengh】Gyauzmuz. Nga iq saek henjgeq, miz bwnnyungz myaex roxnaeuz bwnnyungz monghoengz. Ganz mbaw dinj roxnaeuz geij mbouj miz gaenz, miz bwnnyungz saek mong; dakmbaw

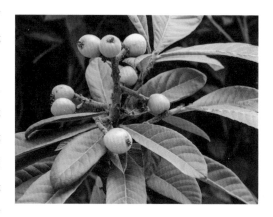

yiengh cuenq, miz bwn; mbaw wenj lumj naeng, bihcinhhingz, daujbihcinhhingz, daujgyaeq roxnaeuz yiengh luenzraez, raez 12~30 lizmij, gvangq 3~9 lizmij, byai liemsoem roxnaeuz cugciemh soem, goeklumj limx roxnaeuz cugciemh gaeb baenz mbaw, gwnz ganj mbaw henz miz bakgawq loq cax, gwnz mbaw wenj rongh, lai nyaeuq, lajmbaw caeuq ganz mbaw miz bwnnyungz, saek cazmong maeddeih. Va'ngoz aendoengz loq lumj aen cenj, va'ngoz lumj aen gyaeq sam gak, baihrog miz bwnnyungz henj byox; vadip saek hau, luenz raez roxnaeuz lumj aen gyaeq, goek miz di byauj, miz bwnnyungz saek myaex; nyiuzboux 20 diuz, saeuva 5 diuz, liz maj, byai saeuva lumj gyaeuj. Aenmak lumj aen giuz roxnaeuz luenz raez, saek henj roxnaeuz saek hoengz lumj lwgdoengj.

【Faenbouh】Cujyau canj youq Vazdungh digih、Cunghnanz digih、Sihnanz digih caeuq Sanjsih、Ganhsuz、Gvangjdungh、Gyanghsih daengj. Gvangjsih dingzlai dwg ndaem ganq.

【Gipaeu gyagoeng】Mbaetaeu mbaw le, dak daengz caet bet cingz sauj, cug baenz bog iq, dak daengz gaeuq sauj bae.

【Go yw singqhingz】Mbaw raez roxnaeuz daujluenz gyaeq, raez 12~30 lizmij, gvangq 3~9 lizmij, byai soem, goek mbaw yiengh limx, henz mbaw duenhgwnz miz faenzgawq cax, goek mbaw wenj; gwnzmbaw saek mongloeg, saek henjhoengz roxnaeuz saek hoengzndaem, miz rongh, laj mbaw saek mong roxnaeuz saek cazloeg, miz bwnnyungz saek mongndaem, cawj meg doeg hwnj gig yienhda, henz meg mbe lumj fwed roeg; ganz mbaw gig dinj, miz bwnnyungz henjgeq; limj naeng youh byot, yungzheih eujraek. Heiq noix, feih loq haemz.

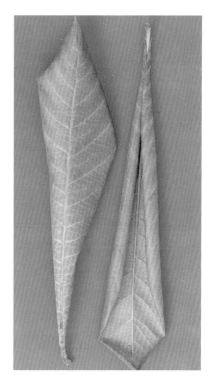

【Singqheiq】Haemz, nit.

【Goengnaengz】Diuz lohlungz, diuz lohheiq, lohhaeux. Yungh bae yw baenzae, heiq ae'ngab, lwedcwngq, rueg, dungx sauj hozhawq, mizndang rueg, lwgnding rueg cij.

【Yunghfap yunghliengh】Gwn: Cienq raemx, 3~15 gwz, yunghliengh lai ndaej yungh daengz 30 gwz (ndip 15~30 gwz); caemh ndaej ngauz gau; roxnaeuz haeuj ywyienz、ywsanq.

【Anqlaeh wngqyungh】

(1) Yw ae baenzae, ndawhoz miz myaiz: Mbawbizbaz 15 gwz, conhbeimuj 5 gwz, ngveih makgingq, naenggam gak 6 gwz, yienq baenz mba, moix gwn 6 gwz, raemxraeuj soengq gwn.

(2) Yw sing'yaem hep: Mbawbizbaz 30 gwz, gogaekboux 15 gwz, cienq raemx gwn.

(3) Yw aebakngoenz : Mbawbizbaz、sanghbwzbiz gak 15 gwz, diguzbiz 9 gwz, ganhcauj 3 gwz, cienq raemx gwn.

Cijdouxbox

【Laizloh】Dwg aenmak doenghgo gizgoh cixvuz cijdouxbox.

【Hingzyiengh】Caujbwnj. Gwnz ganj miz mieng soh, miz bwn fomx mong hau cocadcad. Mbaw doxdoiq maj; miz ganz raez; mbaw yiengh gyaeq samgak roxnaeuz yiengh sim, henz caezcienz, roxnaeuz miz 3~5 riz feuh mbouj mingzyienj, raez 4~9 lizmij, gvangq 5~10 lizmij, byai soem roxnaeuz ndumj, goek ok sam meg, gwnzmbaw saek loeg, laj mbaw saek hau, miz bwn fomx cocauq roxnaeuz bwn dinj hau. Valup lumj gyaeuj, dan singq doengz go; vaboux yiengh giuz, cungj baubenq iq, dak va lumj saeu, dak benq yiengh dauj bihcinhhingz, va iq lumj diuzguenj, byai dek 5 riz faenz, nyiuzboux 5 diuz; vameh yiengh gyaeq, cungj baubenq 2~3 dip, hangz baihrog baubenq iq, hangz baihndaw baubenq hung, giet baenz aen daeh lumj aen gyaeq, baihrog miz bwn oendauj, byai miz 2 aen byai soem yiengh seiq fueng, va iq 2 dip, mbouj miz roujva, rongzceh youq ndaw cungj baubenq. Gij cungj banbenq aen mak byom sug le bienq genq, yiengh luenz gyaeq roxnaeuz luenz raez, baihrog cungj baubenq miz oen ngaeu, miz 2 aen mak byom, yiengh dauj gyaeq.

【Faenbouh】Maj youq daengx guek gak dieg. Gvangjsih gak dieg cungj miz faenbouh.

【Gipaeu gyagoeng】Seizcou gipsou, dak sauj.

【Go yw singqhingz】Aen mak lumj lwgrok roxnaeuz yiengh giuzraez, raez 1~1.5 lizmij, cizging 0.4~0.7 lizmij; saek henjgeq

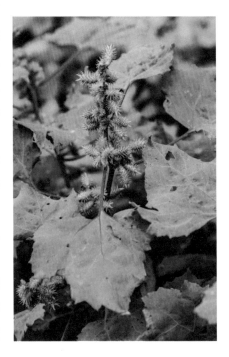

roxnaeuz saek henjloeg, miz oen ngaeu; gwnzdingj miz 2 diuz oen co, goek miz riz ganz; geng youh nyangq, vang mienh cungqgyang miz 2 aen fuengz mozgekliz, gak miz 1 aen mak byom, aen byom raez lumj aen lwgrok, itmienh haemq bingz, byaidingj miz 1 diuz saeuva doed hwnj, naeng mak mbang, saek mongndaem, miz vunq

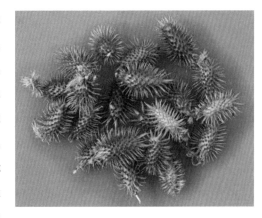

raiz soh; ceh naeng lumj bozmoz, saek damhmong, mbawlwg 2 mbaw, miz singq youz. Heiq noix, feih loq haemz.

【Singqheiq】Manh、haemz, ndat, miz doeg.

【Goengnaengz】Doeng lohheiq, siu fungdoeg, gyaep nitdoeg, cawz caepdoeg. Yungh bae yw ndaeng saek, gyaeujdot, fungcaep ndok in, funghcinj, sizcinj, gyak, nyan, lwgda yawj mbouj raen, nuingeuj mazmwnh, baez ding, baezhangx, okleih.

【Yunghfap yunghliengh】Gwn: Cienq raemx, 3~10 gwz. Rogyungh: Habdangq soqliengh, dubsoiq oemq gizdeng; roxnaeuz goenj raemx swiq.

【Anqlaeh wngqyungh】

(1) Couh yw conghndaeng mug rih mbouj dingz: Baegcidoq 30 gwz, sinhyiz 15 gwz, cijdouxbox 7.5 gwz, mbaw bozhoz 1.5 gwz, dak sauj, nienj baenz mba, moix gwn 6 gwz, yungh coeng, caz cing gwnhaeux le diuz gwn.

(2) Cawz fungcaep mboujdoeng, gen ga hwnjgeuq: Cijdouxbox 90 gwz, dubsoiq, aeu raemx 1.5 swngh, cienq aeu raemx caet cingz, cawz nyaq daeuj gwn.

(3) Yw da yawj mbouj raen, rwz okrumz: Cijdouxbox 0.15 gwz, daem yungz, aeu raemx 1000 hauzswngh, geuj aeu raemx, caeuq haeuxsan 50 gwz cawj cuk gwn, roxnaeuz guh ywsanq gwn.

Gosamlimj

【Laizloh】Dwg doenghgo sahcaujgoh cizvuz gosipndangjraemx daengxgo.

【Hingzyiengh】Caujbwnj. Rag ganj raez, maj youq gwnz namh, rog miz gyaep mozciz saek henjgeq. Ganj sanq maj, mbaw benj sam limq, bingzraeuz, miz 4~5 aen byup yiengh luenzdoengz, gwnz dingj byuk miz mbaw. Mbaw caeuq ganj raez doxdoengz, unq youh nyieg, gvangq 2~4 hauzmij, gwnz henzbien caeuq baihlaeng diuz nyinz cungqgyang miz oen iq; baubenq lumj mbaw miz 3 gep, mbe hai, ndawde 1 gep gig dinj. Valup lumj rienghaeux dan maj, yiengh giuz roxnaeuz luenz gyaeq, miz diuzrieng iq maeddeih; rieng bihcinhhingz roxnaeuz bihcinhhingz luenz raez, naenx bej, miz 1 duj va; gep gyaep mozciz, gvangq yiengh gyaeq, saek hau, miz diemj hwnj myaex, baihlaeng miz duzlungz doedhwnj, miz oen, byai iet baenz soemdinj goz yiengq baihrog, meg 5~7 diuz; nyiuzboux 3 diuz, va yw sienqhingz; saeuva saeq raez, saeu gyaeuj 2 vaen. Mak ndongj iq lumj aen dauj gyaeq luenz raez, lumj benj 2 yiengh doed, saek henjdamh, biujmienh miz diemj saeq.

【Faenbouh】Cujyau canj youq Gyanghsuh、Cezgyangh、Anhveih、Gyanghsih、Fuzgen. Gvangjsih cujyau faenbouh youq Hozciz、Bwzswz、Nanzningz、Yilinz、Vuzcouh daengj.

【Gipaeu gyagoeng】Cienz bi ndaej gipaeu, swiq seuq, cab dinj, dak sauj.

【Go yw singqhingz】Itbuen nyaeuqsuk doxgeuj baenz aen duenz. Ganj luenz iq, saek hoengzndaem roxnaeuz aeujhenjgeq, hoh mingzyienj, miz gij gyaep mozciz, gwnz hoh miz ganj

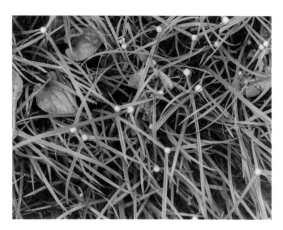

saeq; duenhmienh saek faenjhau. Ganj miz limq saeq, saek heulaeg roxnaeuz yozheu. Mbaw sienqhingz, goek yiengh byak, saek aeujhenjgeq. Mizseiz ndaej yawjraen gij va lumj rieng lumj aen giuz, saek henj loeg. Aen mak lumj aen gyaeq dauqdingq luenz raez, saek loeg, miz diemj saeq. Heiq noix.

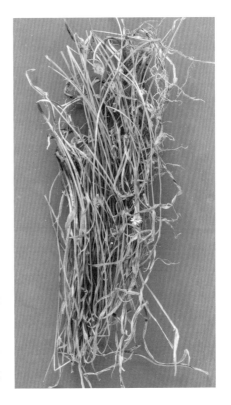

【Singqheiq】Manh、haemz, bingz.

【Goengnaengz】Cing hujdoeg, gyaep ciengdoeg, diuz lohhuj, siu fungdoeg, doeng lohhaeux. Yungh bae yw dwgliengz, ae, aebakngoenz, hozin, okleih, fatnit, deng cax deng dub sieng in, baeznong, baezfoeg, fatndat, gyaeujin, gipsingq cihgi'gvanjyenz, baezcij, naeng humz naeng nyap, ngwzdoeg haeb sieng, fungcaep ndok in.

【Yunghfap yunghliengh】Gwn: Cienq raemx 30~60 gwz. Rogyungh: Habdangq soqliengh, dubsoiq oemq gizdeng; roxnaeuz cienq raemx swiq.

【Anqlaeh wngqyungh】

(1) Yw dwgliengz nohndat, conghhoz foeg in: Gosamlimj 30 gwz, raemx cienq, raeuj gwn ok hanh.

(2) Yw vuengzbiu (banhlahsingq ganhyenz) : Gosamlimj、rag makdumh、rag mauxdan haeu gak 30 gwz, raemx cienq goenj, aeu dangz diuz gwn.

Soemjsan

【Laizloh】Dwg gij rag doenghgo sujlijgoh cizvuz soemjsan.

【Hingzyiengh】Lumj gaeu roxnaeuz go faexcaz daengjsoh. Nga iq miz oen, saek mong roxnaeuz saek monggeq, miz bwnnyungz dinj, ciengz doiq maj. Mbaw doiq maj roxnaeuz doxcaez maj, miz bwnnyungz dinj; mbaw lumj ceij, yiengh lucnzgyaeq, luenz raez roxnaeuz luenzgyaeq raez, raez 1~4.5 lizmij, gvangq 0.7~2.5 lizmij, byai raeh lem, goek luenz roxnaeuz yaek lumj yiengh sim, henz mbaw miz faenzgawq saeq, gwnz mbaw saek loeg, mbouj miz bwn, laj mbaw saek damhloeg, mbouj miz bwn roxnaeuz meghenz miz bwnnyungz. Va 2 singq, mboujmiz ganz, saek henj, rang, valup yiengh riengz roxnaeuz luenz raez; nyumq va miz bwnnyungz roxnaeuz bwn dinj deih; va'ngoz 5 gep, dek baenz samgak, baihrog miz bwnnyungz cax; vadip miz 5 gep, yiengh lumj beuzgeng, byai dek 2 riz feuh, ciengz gienj haeuj baihmbaw, dinj gvaq va'ngoz; saeuva gig dinj, gyaeuj saeu dek 3 riz feuh, rongzceh 3 aen. Aenmak miz haed yaek lumj aen giuz, mak geq seiz saek aeujndaem.

【Faenbouh】Cujcanj youq Gyanghsuh、Anhveih、Cezgyangh、Gyanghsih、Fuzgen、Daizvanh、Huzbwz、Huznanz、Gvangjdungh、Gvangjsih. Gvangjsih cujyau faenbouh youq Dasinh、Lungzcouh.

【Gipaeu gyagoeng】Cienz bi ndaej gipsou, swiq seuq, cab soiq, singjsien yungh roxnaeuz dak sauj.

【Go yw singqhingz】Rag luenz, loq mbitmbieng; saek ndaemmong, haemq bingz, yawj ndaej henz goekrag miz riz lumj naed doed hwnjdaeuj; geng, mbouj yungzheih eujraek; duenhmienh saek henjdamh, mbiengj naeng mbang, gyaenghfaex ciemq

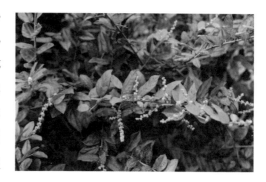

dingzlai. Heiq noix, feih cit.

【 Singqheiq 】 Van、cit, bingz.

【 Goengnaengz 】 Doeng lohheiq、lohraemx, vaq myaiz, siu fungdoeg, cawz caepdoeg. Yungh bae yw baenzae, dungx in, foeg raemx, ae'ngaeb, gen ga ndok in.

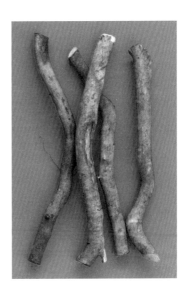

【 Yunghfap yunghliengh 】 Gwn: 5~15 gwz, cienq raemx roxnaeuz cimqlaeuj. Rogyungh: Habdangq soqliengh, dubsoiq baeng.

【 Anqlaeh wngqyungh 】

(1) Yw baenzae, heiq baeg: Soemjsan 12 gwz, cienq raemx gwn.

(2) Yw duz roeggeq: Soemjsan 1000 gwz, sauxloeg、danhsinh、vujgyahbiz、condifungh gak 250 gwz, cab mienz, yungh laeujhau 5000 mL cimq, yiemzmaed goemq baenz ndwen le, ciuq bouxbingh laeujliengh, haet haemh gwnhaeux gaxgonq gak gwn 1 baez.

(3) Yw foegraemx: Mba duhheu 30 gwz, soemjsan、cuhsah gak 5 gwz, nienj baenz mba guh baenz ywyienz lumj aen makseq hung, moix gwn 7 naed, raemx raeuj soengq gwn.

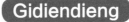

Gidiendieng

【 Laizloh 】 Dwg gij rag doenghgo bwzhozgoh cizvuz gidiendieng.

【 Hingzyiengh 】 Caujbwnj maj hwnj sang. Gaiq rag baenz gaiq, luenz raez roxnaeuz lumj aen lwgrok, saek monghenj. Ganj saeq, faen nga miz limq roxnaeuz fwed gaeb; nga lumj mbaw doengciengz moix 3 aen baenz nyup, benjbingz, raez 1~3 lizmij, gvangq 1~2 mij, byai raeh soem. Mbaw doiqvaq baenz gyaep, byai soem, goek miz oen lumj faex laemx, gwnz ganj miz oen raez 2.5~3 hauzmij, youq

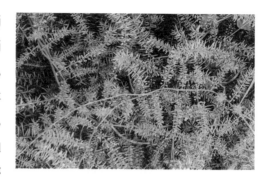

gwnz nga haemq dinj roxnaeuz mbouj mingzyienj. Va baenz nyup maj youq laj goek ganz mbaw, dan singq, vaboux vameh mbouj doengz go, saek damhloeg; vaboux miz gep va 6 duj, nyiuzboux dinj gvaq va; vameh caeuq vaboux hung iq doxlumj, miz 6 diuz nyiuzboux doiqvaq. Aen miz ieng lumj aen giuz, mak sug le saek hoengz.

【Faenbouh 】Cujyau ok youq Gveicouh、Gvangjsih、Yinznanz、Sanjsih、Ganhsuz、Anhveih、Huzbwz、Hoznanz、Huznanz、Gyanghsih. Gvangjsih gak dieg cungj miz faenbouh, hix miz vunz ndaem.

【Gipaeu gyagoeng 】Ndaem le 2~3 bi couh ndaej gipaeu, gvej gij ganj bae, vat ok gaiq rag, cawzbae gij namh, yungh raemx cawj roxnaeuz naengj daengz naeng dek bae, lauz hwnjdaeuj cimq roengz ndaw raemx saw bae, swnh ndat bok gij naeng rog bae, aeu feiz iengj hawq roxnaeuz aeu liuzhenj oemq.

【Go yw singqhingz 】Rag baenz ndaek lumj lwgrok, loq goz, raez 5~18 lizmij, cizging 0.5~2 lizmij; saek henjhau daengz saek damhcazhenj, buenq ronghcingx, wenj roxnaeuz miz raiz nyaeuq feuz laeg mbouj doengz, loq miz naengrog saek monghoengz canzlw; ndongj roxnaeuz unqnyinh, miz niu, gatmienh yiengh gak, saeu cungqgyang saek henjhau. Heiq siuj, feih diemz, loq haemz.

【Singqheiq 】Van、haemz, nit.

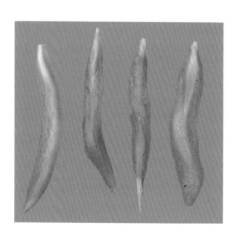

【Goengnaengz 】Diuz lohheiq, lohhaeux, cing hujdoeg. Yungh bae yw baenzae, siu hat, haexgaz, hozin, bingh fatndat sieng yaem.

【Yunghfap yunghliengh 】Gwn: Cienq raemx, 6~15 gwz; caemh ndaej ngauz gau; roxnaeuz haeuj ywyienz、ywsanq. Rogyungh: Habdangq soqliengh, aeu singjsien dubsoiq baeng; roxnaeuz haed raemx cat.

【Anqlaeh wngqyungh】

(1) Yw baenzae: Gidiendieng (bae sim)、yinzcinh、suzdivangz gak daengjliengh, nienj baenz mba, lienh baenz yeyienz lumj lwgmak yinghdauz nei, hamz gwn.

(2) Yw benjdauzdijyenz, conghhoz foeg in: Gidiendieng、mwzmwnzdungh、goromz、gizgwngj、sanhdougwnh gak 9 gwz, ganhcauj 6 gwz, cienq raemx gwn.

(3) Yw bouxgeq saejlaux giet mbouj doeng: Gidiendieng 240 gwz, mwzmwnzdungh、danghgveih、mazswjyinz、swngdivangz gak 120 gwz, gauhgau roxnaeuz lienh dangz, moix ngoenz haethaemh aeuq dang diuz gwn 10 beuzgeng.

Gomandozloz

【Laizloh】Dwg doenghgo cezgoh cizvuz gomandozloz hau gij va de.

【Hingzyiengh】Caujbwnj. Daengx go gyawj mbouj miz bwn. Ganj daengjsoh, yiengh luenz sang, biujmienh miz raiz nyaeuq mbouj gvicaek; nga oiq miz seiq limq, loq daiq saek aeuj, miz bwnnyungz dinj. Mbaw doxdoiq maj, gwnz ganj mbaw yaek doiqmaj; mbaw yiengh luenz gyaeq gvangq, luenz gyaeq raez roxnaeuz simhingz, raez 5~20 lizmij, gvangq 4~15 lizmij, byai ciemh soem roxnaeuz raeh soem, goek mbaw mbouj doiqceng, henz mbaw miz gij faenzgawq mbouj gvicaek dinj, roxnaeuz mbaw wenj lumj raemxlangh. Va dan maj youq ndaw nga doxca roxnaeuz laj goek ganz mbaw; va'ngoz lumj aen doengz, saek damh

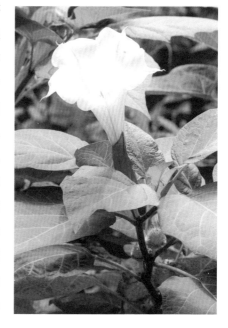

henj heu, byai dek 5 riz, gep dek baenz samgak, byai soem, hai va le diuz guenj va'ngoz daj giz gyawj goek dek cix doekloenq, mwh baenz mak gya lai yiengh lumj buenz; aen doengz roujva lumj laeuhdaeuj, laj yiemhroujva menhmenh iq, yiengq gwnz gyahung

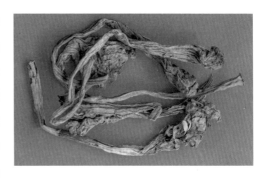

lumj aen lahbah, saek hau, miz 5 limq, gep dek 5 riz, yiengh samgak, byai raez soem; nyiuzboux 5 diuz, maj youq ndaw doengz roujva; nyiuxmeh 1 diuz, rongzva yiengh giuz, mız 2 fungh, miz bwn oen dinj cax. Mak miz dip yiengh luenz lumj aengiuz roxnaeuz yiengh giuz benj, rog miz oen dinj cax, mak geq seiz saek damhhenjgeq, miz 4 dip dek mbouj gvicaek.

【Faenbouh】Cujyau maj youq Gyanghsuh、Gvangjdungh、Haijnanz. Gvangjsih cujyau faenbouh youq Cauhbingz、Ginzhih、Bwzliuz、Sanglinz、Vujmingz、Nazboh、Dunghlanz.

【Gipaeu gyagoeng】Youq daengngoenz okdaeuj gaxgonq mbaet aeu va, aeu mae con hwnj roxnaeuz faensanq langh sauj roxnaeuz dak sauj, miz di digih yungh feiz ring hawq.

【Go yw singqhingz】Cawz gij va'ngoz bae, roujva caeuq gij nyiuzboux bengxyouq de nyaeuq suk baenz diuzgienj, raez 9~16 lizmij, saek cazhenj; mbebingz le, roujva gyaengh gwnz lumj lahbah, byai dek 5 riz feuh, gep dek byai soem dinj, laj byai soem miz 3 diuz raizmeg soh mingzyienj, Ndaw gep dek loq mboep; nyiuzboux 5 diuz, laj seiva dawz gaenj aendoengz roujva, ywva benjbingz, raez 1~1.5 lizmij; noh byot heih soiq. Heiq loq haeu, feih manh, haemz.

【Singqheiq】Manh, ndat, miz doeg.

【Goengnaengz】Doeng lohheiq, diuz lohhuj, doeng lohlungz, cij in. Yungh bae yw baenzae, heiq ae'ngab, fungcaep ndok in, lwgnyez gingfung, mazmwnh, baenzae, dungx in, fatbag.

【Yunghfap yunghliengh】Gwn: Cienq raemx, 3~9 gwz, hab haeuj ywyienz、 ywsanq. Rogyungh: Habdangq soqliengh, cienq raemx swiq; roxnaeuz nienj baenz mba diuz oemq baeng.

【Anqlaeh wngqyungh】

(1) Yw ndang in, mazmwnh: Gomandozloz 6 gwz, cienq raemx swiq.

(2) Yw menhsingq cihgi'gvanjyenz: Gomandozloz 0.1 gwz, vagimngaenz、yenjci、ganhcauj gak 0.5 gwz (moix naed hamzliengh), nienj baenz ba, gya habdangq soqliengh dangzrwi guh baenz ywyienz. Moix baez gwn 1 naed ywyienz, ngoenz 2 baez, lienz gwn 30 ngoenz.

(3) Yw naj hwnj baez: Gomandozloz habliengh, dak sauj, nienj baenz mba, aeu di ndeu diep.

Meizbengqlaeu

【Laizloh】Dwg doenghgo yinzyanghgoh cizvuz meizbengqlaeu gij mbaw de.

【Hingzyiengh】Go faexcaz roxnaeuz siuj gyauzmuz. Nga oiq ciengz miz bwnnyungz saek myaex, caemhcaiq yiengh lumj deng daenz benj bae. Mbaw doxdoiq maj, miz dan mbaw caeuq bwnroeg doxdaeb song yiengh; dan mbaw maj youq gwnz ganz dinj; mbaw dan soq yiengh bwn roeg doxdaeb miz mbaw iq 3~5 mbaw; mbaw iq lumj ceij, yiengh luenz raez, raez 6~18 lizmij, gvangq 2.5~5 lizmij, byai ciemh soem roxnaeuz gip soem cix gyaeuj ndumj, goek gaeb yiengh limx, henzmbaw loq miz yiengh raemxlangh mbouj gvicaek, song mbiengj mbouj miz bwn, gwnzmbaw saek heu, laengmbaw haemq damh, miz sienqdiemj ronghcingx. Valup yiengh luenzliem, vasug haidaeuz miz bwn'unq dinj saek monggeq; va'ngoz dek 5

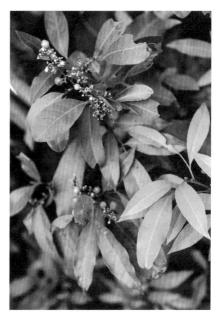

riz, luenz gvangq, baihrog miz bwn;
vadip 5 dip, saek hau roxnaeuz saek
henjdamh, yiengh luenz raez, wenj;
nyiuzboux 10 diuz, raez doxdoengz;
rongzva youq gwnz vih, benj luenz,
saeuva dinj, miz sienqdiemj saeq.
Aenmak miz ieng lumj aen giuz, saek

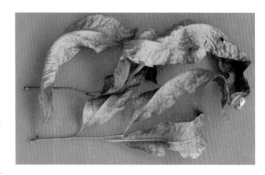

damhhoengz roxnaeuz hoengzgeq, sug le buenq rongh.

【Faenbouh】 Cujyau canj youq Fuzgen、Daizvanh、Gvangjdungh、
Haijnanz、Gvangjsih、Gveicouh、Yinznanz. Gvangjsih cujyau faenbouh
youq Lozyez、Cingsih、Majsanh、Nanzningz、Lungzcouh、Ningzmingz、
Fangzcwngz、Bwzhaij、Gveigangj、Bingznanz、Bwzliuz、Cauhbingz、
Yunghningz、Ginzhih.

【Gipaeu gyagoeng】 Gij rag daengx bi cungj ndaej vat aeu, swiq seuq, cab gep
dak sauj; mbaw yungh singjsien.

【Go yw singqhingz】 Mbawyw lai nyaeuqsuk, mbaw caezcingj mbehai yiengh
luenzraez roxnaeuz bihcinhhingz luenzraez, raez 7~14 lizmij, gvangq 3~6 lizmij,
byai mbaw ngoemx roxnaeuz gip soem, goek lumj limx, henz mbaw caezcien, gwnz
mbaw saek mongloeg, loq miz rongh, laeng mbaw saek henjloeg; mbaw meg loq
doedhwnj, song mienh miz sienqdiemj ronghcingx; ganz mbaw dinj. Heiq noix rang,
feih haemz, manh.

【Singqheiq】 Haemz, bingz.

【Goengnaengz】 Doeng lohheiq, diuz lohhaeux, siu fungdoeg, sanq cwk siu
foeg, siu cwk. Yungh bae yw dwgliengz, baenzae, gwn mbouj siu, raembongz, deng
cax deng dub sieng in, dungxin.

【Yunghfap yunghliengh】 Gwn: Cienq raemx, 9~15 gwz. Rogyungh:
Habdangq soqliengh, goenj raemx swiq; roxnaeuz mbaw ndip dubsoiq oemq gizdeng.

【Anqlaeh wngqyungh】

(1) Yw gwn mbouj siu dungx in: Meizbengqlaeu ndip、yenzsinhcauj ndip、
lenzcenzcauj ndip gak habliengh roxnaeuz rag meizbengqlaeu 35 gwz, cienq raemx

gwn, roxnaeuz dubsoiq, diuz laeuj ceuj ndat oep.

(2) Yw deng cax deng dub sieng in, fungcaep ndok in, genga hohga in: Meizbengqlaeu、vambaw gyaj mbaw gonat、vabakbit、vwnzcuhlanz、mbaw goulungzciemj、mbaw lwglazbyaj、doj samcaet bingzninz、nyadaezmax gak habliengh, daem yungz, gya laeuj ceuj ndat, bau oep gizdeng.

(3) Yw cax haeuj rin dub foeg in: Habdangq soqliengh meizbengqlaeu, daem yungz, laeuj diuz oep gizsieng.

Senzhuz

【Laizloh】Dwg gij rag doenghgo sanjhingzgoh cizvuz vaaeuj senzhuz.

【Hingzyiengh】Caujbwnj. Ganj loq miz raiz mieng soh feuh, wenj, saek aeuj. Goek maj miz mbaw ganz raez, goek bongz hung baenz faek saek aeuj yiengh luenz, got ganj; mbaw geng lumj ceij, samgak daengz luenz gyaeq, raez 10~25 lizmij, baez ndeu dek sam riz roxnaeuz baez ndeu daengz song baez couh deng faenmbek lumj bwnroeg; Baez ndeu dek gij ganz mbaw iq lumj fwed gyaraez, baihhenz mbaw dek caeuq mbaw dek gwnz gyai youq giz goek lienzhab, swnh sugmbaw miz yiengh fwed mbe raez, henz fwed miz faenzgawq; gij mbaw dek baez doeklaeng yiengh gyaeq roxnaeuz bihcinhhingz luenz raez, byai raehlem, henz mbaw miz faenzgawq, byai faenz miz gyaeuj soem, gwnz meg miz bwn co dinj; gwnz ganj mbaw baihgwnz genjva baenz faek lumj daeh saej aeuj. Valup yiengh liengj; cienzbouh baubenq 1~3 gep, saek aeuj; aen cungj baubenq iq miz 3~8 gep; va saek aeuj; heuj va'ngoz mingzyienj;

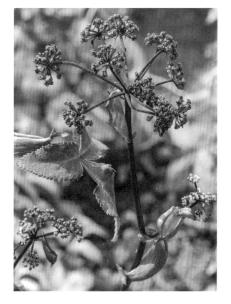

vadip daujluenz gyaeq roxnaeuz
bihcinhhingz luenz raez, byai mboep
gyaeuj. Aen mak raez lumj aen giuz,
henz limq miz fwed haemq na.

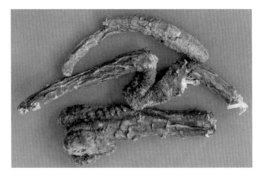

【Faenbouh】 Gvangjsih gak
dieg cungj miz faenbouh.

【Gipaeu gyagoeng】 Seizdoeng
daengz bilaeng seizcin ganj mbaw reuq roxnaeuz caengz did va seiz gipaeu, cawz ok
rag aeu, dak sauj roxnaeuz nit ring sauj.

【Go yw singqhingz】 Rag luenz, yiengh luenz liem roxnaeuz yiengh lwgrok,
loq vanniuj, laj gofaex miz faen nga, raez 3~15 lizmij, cizging 1~2 lizmij; gyaeuj
goek co dinj, gig noix miz gij goek byak mbaw miz nyinzsei; saekmong daengz saek
ndaem henjgeq, miz riz mieng iq caeuq raiznyaeuq mbouj gvicaek, caemhcaiq miz
conghvang; gwnz de miz vunqriz maeddeih; caet haemq unq, gij sauj de geng, ndaej
eujraek; ndaw mak gatmienh heih caeuq faex bouhfaenh faenliz, youq laj gingq
hung yawj ndaej raen haujlai diemj youz iq saek cazhenj sanq youq; naeng na, saek
hau henjdamh, guhbaenz gvaenghgek yienhda, gyaenghfaex saek henjdamh. Heiq
rangrwtrwt, feihdauh loq haemz, manh.

【Singqheiq】 Haemz、manh, loq nit.

【Goengnaengz】 Doeng lohheiq lohhaeux, cawz rumzndat. Yungh bae yw
dwgliengz, gwn mbouj siu, ae myaiz, ae'ngab, baenzae.

【Yunghfap yunghliengh】 Gwn: Cienq raemx, 5~12 gwz, roxnaeuz haeuj
ywyienz、ywsanq bae.

【Anqlaeh wngqyungh】

(1) Yw ae myaiz niu, aek mbouj swnh, ciengzseiz miz fanz ndat:
Mwzmwnzdungh (cawzbae gij sim) 45 gwz, senzhuz (cawzbae gij mbawgyaeuj)、
beimuj (saz daengz henj)、sanghbwzbiz (daem mienz) gak 30 gwz, ngveihmakgingq
(raemx ndat cimq le, caiq cawzbae naenglem, cauj loq henj) 15 gwz, ganhcauj (ring
lumj henj, daem mienz) 0.3 gwz, guh baenz ywsanq, moix baez gwn 12 gwz, gya
hingndip 0.15 gwz, aeu raemx 1500 hauzswngh, cienq daengz 900 hauzswngh, dawz

nyaq okbae, raeuj gwn.

(2) Yw bwt ndat baenzae, myaiz saek, ae'ngab mbouj an'onj: Senzhuz (cawzbae gij mbawgyaeuj)、wzmwnzdungh (cawzbae gij sim)、ywcizsoz、mazvangz (cawzbaez rag) gak 45 gwz, beimuj (cawazbae sim)、bwzsenz、lwggengz (cawzbae sim, cauj)、naengjmbawien'gya gak 30 gwz, cab saeq, moix baez gwn 6 gwz, aeu raemx 900 hauzswngh, cienq aeu 600 hauzswngh, dawz nyaq ok, gwnhaeux le raeuj gwn, ngoenz 2 baez.

(3) Yw menhsingq cihgi'gvanjyenz gipsingq ganjyenj: Go caekvaeh, golinxgaeq gak 30 gwz, senzhuz 12 gwz, seganh、cijdouxbox、ngveih makgingq、ngveihlwgdauz、duzndwen gak 9 gwz, ganhcauj (ring hawq) 6 gwz, cienq raemx gwn, moix ngoenz 1 fuk yw, 7 ngoenz guh aen liuzcwngz ndeu.

Cehvalahbah

【Laizloh】Dwg ngveih doenghgo senzvahgoh cizvuz valahbah.

【Hingzyiengh】Dwg gorum baenz gaeu. Ganj niuj gvaq baihswix, miz bwnnyungz dinj dauqdingq caeuq miz bwn geng raez dauqdingq roxnaeuz mbehai. Mbaw doxdoiq maj; mbaw gvangq luenz gyaeq roxnaeuz yaek luenz, miz 3 riz dek loq laeg roxnaeuz feuh, dingjlingz miz 5 riz dek, raez 4~15 lizmij, gvangq 4~14 lizmij, goek yiengh sim, cungqgyang mbaw dek luenz roxnaeuz luenz gyaeq, ciemh soem roxnaeuz gip soem, henz mbaw miz bwnnyungz haemq dinj, samgakhingz, gwnz mbaw miz bwn'unq loq ndongj. Va youq laj nye maj, roxnaeuz maj youq byai va ganz; baubenq 2 dip, lumj aen sienq roxnaeuz lumj mbaw; va'ngoz 5 dip, gaeb bihcinhhingz, baihrog miz bwn;

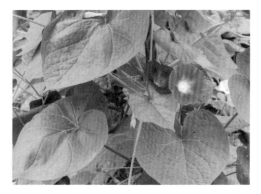

roujva lumj aen laeuhdaeuj, saek gyaemq roxnaeuz saek aeujhoengz, aendoengz roujva saek damh; nyiuzboux 5 diuz, mbouj iet ok va rog, vasei mbouj raez doxdoengz, goek miz bwn; nyiuzmeh 1 diuz, rongzceh miz bwn; mak miz dip, miz 3 dip dek.

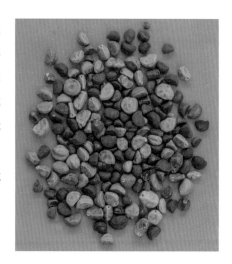

【Faenbouh】Daengx guek gak dieg cungj miz, cujyau canj youq Liuzningz. Gvangjsih cujyau faenbouh youq Gveilinz、Ginhsiu、Cunghsanh、Ginzhih、Yilinz、Nanzningz daengj.

【Gipaeu gyagoeng】Seizcou aenmak geq le, aen nyukmak mboujcaengz dekhai seiz gipaeu, dak sauj, dwk aeu ceh, cawzbae gij labcab.

【Go yw singqhingz】Aenceh lumj dip makgam, loq miz 3 limq, raez 5~7 hauzmij, gvangq 3~5 hauzmij; mongndaem roxnaeuz saek damhhenj, baihlaeng lumj aen gung ityiengh doed hwnjdaeuj, song mbiengj loq loq bingz, loq miz riz nyaeuq, laengmbaw cungqgyang miz diuz mieng gvangq feuh ndeu, gwnzmbaw laj goek limq dwg gij cehndw saek damh loih luenz feuh; geng genq, raemx cimq le ceh naeng dek lumj duzgvi yiengh, miz raemxhaux mingzyienj. Heiq noix, feih manh, haemz, diuzlinx roxnyinh maz.

【Singqheiq】Haemz, nit.

【Goengnaengz】Doeng lohheiq、lohhaeux, diuz lohraemx. Yungh bae yw foeg raemx, haexgaz, ae myaizniu, ae'ngab, bingh nongeiqmaj ndawsaej, gwn mbouj siu, hwetnaet, gyaeqraem gawhbongz, baeznong, baezfoeg, baezhangx.

【Yunghfap yunghliengh】Gwn: Cienq raemx, 3~9 gwz.

【Anqlaeh wngqyungh】

(1) Yw dingz gwn foeg rim: Cehvalahbah 120 gwz, caujveizyangh 30 gwz roxnaeuz gya faexhom 20 gwz, nienj baenz mba, aeu raemx hingndip diuz 6 gwz, yaek ninz gwn.

(2) Yw raemx heiq gawh rim: Cehvalahbah saek hau、ndaem gak 6 gwz, nienj

baenz mba, caeuq megmienh 120 gwz, baenj baenz bingj, yaek gwn caz soengq gwn.

(3) Yw saejlaux fungsaek, gip ndat giet caep: Cehvalahbah (saek ndaem) 30 gwz, siuj cauj, aeu gij mba ndawde, linghvaih aeu byak bae cauj ngveihlwgdauz (cawzbae naenggyaeuj, aeu mba) 7.5 gwz, aeu dangzrwi caez gyaux guhbaenz ywyienz lumj lwggyaeuq hung, raemx raeuj soengq gwn ngeih samcib naed. Mbouj ndaej gwn nanz.

Mbawanhsawj

【Laizloh】 Dwg doenghgo dauzginhniengzgoh cizvuz go faexanh gij mbaw de.

【Hingzyiengh】 Gyauzmuz hung. Byakfaex mbouj bok loenq, saek mongndaem laeg, miz riz mieng mbitmbiengj mbouj gvicaek; nga oiq miz limq. Mbaw doiq maj; mbaw lumj naeng na, yiengh gyaeq bihcinhhingz, song mbiengj mbouj doxdoengz, raez 8~17 lizmij, gvangq 3~7 lizmij, song mbiengj cungj miz sienqdiemj. Valup lumj liengj raez co; ganz va dinj, co cix benjbingz; va'ngoz diuz guenj yiengh buenq giuz roxnaeuz dauj luenzlimq; vadip caeuq va'ngoz hab baenz aen mauh ndeu, aen mauh caeuq va'ngoz diuzguenj ca mbouj geijlai raez doxdoengz, byai sousuk baenz bak; nyiuzboux lai diuz; rongzva caeuq ngozguenj hab maj. Aen miz dip lumj aen gyaeq baenz aen huz, gyaengh gwnz loq sousuk, bakmak loq hung di, makdip miz 3~4 dip, yo youq ndaw ngozguenj giz laeg.

【Faenbouh】 Cujyau canj youq guek raeuz baihnamz caeuq baih saenamz. Gvangjsih gak dieg cungj miz faenbouh.

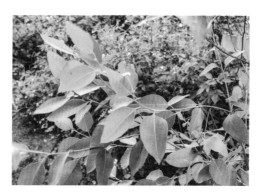

【Gipaeu gyagoeng】 Seizcou gipsou, singjsien yungh roxnaeuz langh hawq.

【Go yw singqhingz】 Gij mbaw

sauj bienq heu, loq bingzrwd, lumj naeng, yiengh gyaeq bihcinhhingz, song mbiengj mbouj doengz, raez 8~17 lizmij, gvangq 3~7 lizmij, meg bangxhenz lai cix mingzyienj, caeuq meggoek yienh'ok 80°, song mienh cungj miz sienqdiemj; ganz mbaw raez 1.5~2.5 lizmij. Nu soiq le miz heiq hom gig haenq, feih loq haemz, manh.

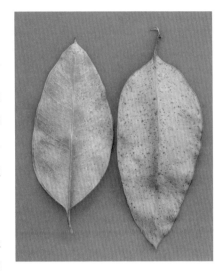

【Singqheiq】Haemz、manh, nit.

【Goengnaengz】Doeng lohheiq, siu fungdoeg, cing hujdoeg, gyaep ciengdoeg, gaj non. Yungh bae yw dwgliengz, fatnit, okleih, danhdoeg, baeznong, baezfoeg, baez oknong, sizcinj, oksiq dungx in, fungcaep ndok in, conghhoz in, lwgda hwngq foeg, baezcij, mazcinj, rumzcimj, gyak, nyan, feiz coemh sieng.

【Yunghfap yunghliengh】Gwn: Cienq raemx, 6~9 gwz (ndip 15~30 gwz). Rogyungh: Habdangq soqliengh, cienq raemx swiq; roxnaeuz daezlienh aeu raemxliuzswngh cat gizdeng; roxnaeuz nienj baenz mba guhbaenz gij gauunq oep gizdeng; roxnaeuz guhbaenz ywheiqmok suphaeuj.

【Anqlaeh wngqyungh】

(1) Yw danhdoeg, naeng foeg lumj rongzdoq, giz laeg nong, gizsieng ganjyenj: Mbawanhsawj 9 gwz (ndip 30 gwz), cienq raemx gwn; doengzseiz yungh 15%~20% raemxyw, cumx oep gizdeng.

(2) Yw lwgnding gyaeuj baenz baezding, feizcoemh raemxgoenj deng sieng, sinzginghsing bizyenz: Mbawanhsawj habdangq soqliengh, goenj raemx swiq gizdeng.

(3) Yw vaigoh siudoeg: 15%~30% mbawanhsawj cien raemx roxnaeuz aeu raemxswnghliuz, yungh bae cimq fwngz、naengnoh siudoeg、baksieng cungswiq daengj.

Gitgwngq

【Laizloh】Dwg doenghgo gitgwngqgoh cizvuz gitgwngq.

【Hingzyiengh】Caujbwnj. Daengx go miz raemxieng saek hau. Diuz rag hung yiengh lwgrok. Ganj mbouj miz bwn, ciengz mbouj faen nga roxnaeuz gwnz ganj loq faen nga. 3~4 mbaw lwnz maj, doiqmaj roxnaeuz doxdoiq maj; mbouj miz gaenz roxnaeuz miz gaenz gig dinj; mbaw luenz gyaeq daengz bihcinhhingz, raez 2~7 lizmij, gvangq 0.5~3 lizmij, byai soem, goek lumj limx, henz miz faenzgawq liem, gwnz laeng miz faenj hau. Cungjcang vahsi; va'ngoz lumj aen cung, dek baenz 5 dip; roujva lumj aen cung gvangq, saek lamz roxnaeuz saek gyaemq, gep dek 5 riz, sam gak; nyiuzboux 5 diuz, goek vasei bienq gvangq, miz bwn saeq maeddeih; rongzva youq lajvih, saeuva dek 5 riz. Mak miz dip, daujluenz gyaeq, sug le gyaeujdingj dek 5 limq.

【Faenbouh】Daengx guek daihbouhfaenh digih cungj canj. Gvangjsih cujyau faenbouh youq Binhyangz、Bwzliuz、Mungzsanh、Cunghsanh、Fuconh、Gunghcwngz、Gveilinz daengj.

【Gipaeu gyagoeng】Seizcin seizhah gipsou, swiq seuq, cab gep, dak sauj.

【Go yw singqhingz】Rag yiengh luenz sang roxnaeuz lumj lwgrok, baihlaj cugciemh saeq, miz mbangj faen nga, raez 6~20 lizmij, cizging 1~2 lizmij. Ganj saek damhhenjhau, loq miz rongh, nyaeuq, miz rizmieng vanniuj, caemhcaiq miz riz raiz conghnaeng yiengq vang caeuq riz raiz rag, mizseiz yawj ndaej raen gij naengrog mbouj gvet seuq saek henjnding

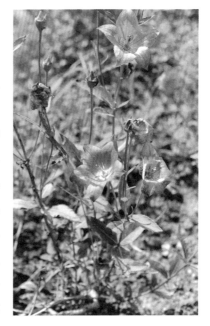

roxnaeuz saek cazmong; gyaenghgwnz ganj baenz ndaek (gyaeujmbaw) raez 0.5~4 lizmij, cizging daih'iek 1 lizmij, miz riz lumj ronghndwenveuq, lumj baenz buenz; ndongj byot, yungzheih eujraek; mienh eujraek loq mbouj bingz, yawj ndaej raen geh dek yiengh sied seiqfueng, gyaengh naeng saek hau, cauxbaenz caengz gvaengh saek hoengzgeq, gyaengh faex saek henjdamh. Heiq noix, feih loq van, haemz.

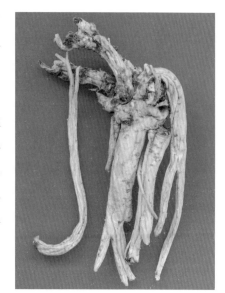

【Singqheiq】Haemz、manh, bingz.

【Goengnaengz】Doeng lohheiq, gaijdoeg. Yungh bae yw baenzae, ae myaizniou, hozin, baeznong, baezfoeg, okleih, haexgaz, baenzae myaiz lai, bwt baeznong, aek ndaet ndoksej in.

【Yunghfap yunghliengh】Gwn: Cienq raemx, 9~30 gwz, roxnaeuz haeuj ywyienz、ywsanq. Rogyungh: Habdangq soqliengh, coemh baenz mba baeng gizdeng.

【Anqlaeh wngqyungh】

(1) Yw binghsienghanz dungxraeng, yaemyiengz mbouj huz: Gitgwngq、banya、naenggam gak 9 gwz, hing 5 gep, raemx 2 vanj, cienq daengz 1 vanj gwn.

(2) Yw heujgaet foeg in: Gitgwngq、haeuxroeg gak daengjliengh, nienj baenz mba.

Muzmazvangz

【Laizloh】Dwg gij nga oiq unq doenghgo muzmazvangzgoh cizvuz muzmazvangz.

【Hingzyiengh】Gyauzmuz. Byakfaex go faex iq baenz namhnding, naeng congh deih; naeng go faex geq cocad, saek mongndaem laeg, miz riz dek mbouj gvicaek ndaw naeng saek hoengzsien; nga hoengz henjgeq, miz hoh deih, duiq roengz laj. Mbaw yiengh gyaep, saek henjgeq, ciengz 7 mbaw gaenj diep lwnz maj. Gij valup vameh lumj giuz roxnaeuz lumj gyaeuj, beij vaboux dinj youh gvangq; miz 4 gep baubenq iq; gij baubenq iq vameh maj youq laj va nye, mbouj miz bwn, vameh youz 2 aen naengsim gapbaenz, rongzceh youq gwnzvih. Aen mak lumj aen giuz, miz baubenq iq luj faex sukyouq, mbiengj laeng miz di bwn'unq, ndawde miz 1 aen makgeng iq fwed mbang.

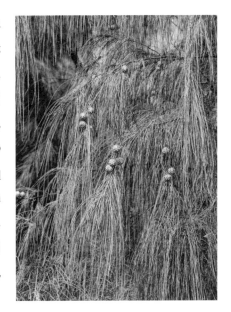

【Faenbouh】Cujyau maj youq Fuzgen、Gvangjdungh、Gvangjsih daengj. Gvangjsih dingzlai dwg ndaem ganq.

【Gipaeu gyagoeng】Cienz bi ndaej mbaet nye oiq roxnaeuz bok aeu byakfaex, singjsien yungh roxnaeuz dak sauj.

【Go yw singqhingz】Diuz nga haemq raez, diuz nga hung luenz soh, saek mongloeg roxnaeuz saek hoengzgeq; ganj iq lwnz maj, saek mongloeg, daih'iek miz 7 diuz limq soh, saeq, cizging 0.4~0.6 hauzmij; hoh maj deih, ndaw hoh raez 3~6 hauzmij, gyaep mbaw 7 aen lwnz maj, laj ganj saek monghau, byai saek hoengzndaem; gwnz nga byai miz valup vaboux yiengh rienghaeux caeuq valup vameh lumj gyaeuj; hoh heih doekloenq, diuznga heih eujraek; duenhnaj saek henjloeg. Heiq loq miz, feih cit.

【Singqheiq】Haemz、manh, ndat.

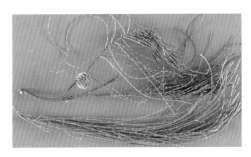

【Goengnaengz】Diuz lohheiq, lohhaeux, lohraemx, cawz caepdoeg. Yungh bae yw dwgliengz, baenzae, dungx in, raembongz, oksiq, oknyouhlwed, din foeg doeg, fatndat, okleih, oknyouh mbouj swnh.

【Yunghfap yunghliengh】Gwn: Cienq raemx, 3~9 gwz. Rogyungh: Habdangq soqliengh, cienq raemx roemz swiq; roxnaeuz dubsoiq baeng.

【Anqlaeh wngqyungh】

Yw ae'ngabhingz cihgi'gvanjyenz: Muzmazvangz 100 gwz, vandat hoengz 50 gwz, ragnaengndaem 15 gwz, ndaej guh baenz gij ywyienz cimq gaudangz 12 benq, moix baez gwn 4 benq, moix ngoenz 3 baez, 10 ngoenz guh aen liuzcwngz ndeu, dingz yw 2~3 ngoenz caiq gwn aen liuzcwngz baihlaeng, gungh gwn 5 aen liuzcwngz.

Nyavangzbeuj

【Laizloh】Dwg doenghgo yazcizcaujgoh cizvuz nyavangzbeuj daengx go.

【Hingzyiengh】Caujbwnj. Ganj miz limq, gyaengh goek raih gwnz namh, gyaengh gwnz daengjsoh, dan gyaepmbaw caeuq gwnz ganj miz bwn loq dinj. Dan mbaw doxdoiq maj; mbaw yiengh gyaeq bihcinhhingz roxnaeuz bihcinhhingz, raez 4~10 lizmij, gvangq 1~3 lizmij, byai ciemh soem, goek laj mbaw ietbaenz faek, got diuz ganj, miz bwnnyungz hau, henz mbaw wenj. Cungj baubenq lumj aen baufeizbaed nei, caeuq mbaw doiqmaj, yiengh sim, lumj liemz ut van, byai youh dinj youh soem, henz mbaw miz bwn geng. Valup lumj liengj maj youq gyaengh gwnz ngeiq, miz 3~4 duj va, miz ganz dinj, maj youq nga ceiq laj goek, miz va 1 duj; va'ngoz 3 duj, yiengh gyaeq, mozciz; vadip 3 dip, saek lamz, dip va haemq iq de saek gyaeq, 2 dip haemq hung de yaek luenzlub, miz nyauj raez; nyiuzboux 6 diuz, miz 3 diuz ndaej fatmaj vadip, byai lumj mbaj; nyiuzmeh 1 diuz, rongzceh youq gwnz vih, luenz gyaeq. Aenmak miz dip yiengh giuz.

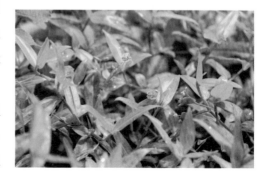

【Faenbouh】Cujyau canj youq fueng dieg baihdoengnamz guek raeuz. Gvangjsih cujyau faenbouh youq

Sanhgyangh、Cunghsanh、Hocouh.

【Gipaeu gyagoeng】6~7 nyied seiz haiva gipaeu daengx go, singjsien yungh roxnaeuz langh hawq.

【Go yw singqhingz】Daengx go rum raez iek 60 lizmij, saek henjloeg, ganj geq loq baenz yiengh sieqfueng, biujmienh wenj, miz geij diuz limq

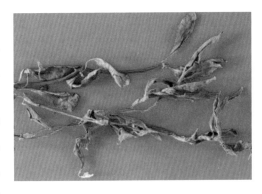

soh, cizging daih'iek 2 hauzmij, hoh bongz hung, goek hoh ciengzseiz miz ragmumh; duenhmiemh gengsaed, ndawgyang miz ngviz. Mbaw doxdoiq maj, nyaeuqsuk baenz ndaek, mbangbyot, yungzheih soiq, gij caezcingj haenx mbebingz yiengh gyaeq bihcinhhingz roxnaeuz bihcinhhingz, raez 3~9 lizmij, soem 1~3 lizmij, byai liem, mbaw caezcienz, goek laj iet baenz gyaep bozmoz, got ganj, meg mbaw bingz byaij. Valup lumj liengj, cungj baubenq lumj aen sim yiengh gyaeq, yiengh daebhab, henz mbaw mbouj doxciep; va'ngoz mozciz, va lai loenq, vadip saek heundaem. Heiq noix, feih van, cit.

【Singqheiq】Van、cit, nit.

【Goengnaengz】Doeng lohheiq、lohraemx, cing hujdoeg. Yungh bae yw dwgliengz, fatndat, hozin, baeznong, baezfoeg, foeg raemx, nyouhniuj, nyouhlwed, oknyouh ndat saep in.

【Yunghfap yunghliengh】Gwn: Cienq raemx 15~30 gwz (ndip 60~120 gwz), roxnaeuz dubsoiq aeu raemx. Rogyungh: Habdangq soqliengh, dubsoiq oep gizdeng.

【Anqlaeh wngqyungh】

（1）Yw riuzhengzsingq dwgliengz: Nyavangxbeuj 30 gwz, swjsuh、majlanzgwnh、mbaw ndoek、mwzdungh gak 9 gwz, daeuhseih 15 gwz, cienq raemx gwn.

（2）Yw bingh hezyaz sang: Nyavangxbeuj 30 gwz, vaduzhbap 9 gwz, raemx cien guh caz gwn.

（3）Yw baeznong, ngwzdoeg haeb sieng: Nyavangxbeuj、govagut、heujduzmax buenq nye gak 30 gwz, denzgihvangz 15 gwz, ganhcauj 6 gwz, cienq raemx gwn.

Longzlingznaemq

【Laizloh】Dwg gij ganj mbaw doenghgo dougoh cizvuz duhhaexmouhung.

【Hingzyiengh】Caujbwnj lumj faexcaz. Ganj caeuq nga cungj miz bwnsei unq rongh dinj. Dan mbaw doxdoiq maj; mbaw mozciz; dakmbaw iq, lumj cuenq, sukyouq; mbaw luenz raez roxnaeuz dauj bihcinhhingz luenz raez, raez 5~12 lizmij, gvangq 2~2.5 lizmij, byai liem, miz gyaeuj iq soem, goek soem yiengh limx, gwnz mbaw mbouj miz bwn, laeng mbaw miz bwn dinj gig unq. Cungj valup lumj liengj, miz va 20~30 duj; baubenq iq 2 mbaw, lumj diuz sienq yiengh bihcinhhingz; va'ngoz 5 riz laeg, dek baenz bihcinhhingz; roujva lumj duzmbaj, saek gim henj, iet ok va; ngoz; nyiuzboux 10 diuz, dan baenz yiengh, yw va mbouj doengz; nyiuzmeh 1 diuz, saeuva raez, utvan. Faekmak raez lumj aen giuz.

【Faenbouh】Cujyau maj youq Gvangjdungh、Gvangjsih、Yinznanz. Gvangjsih dingzlai dwg ndaem ganq.

【Gipaeu gyagoeng】Seizhah seizcou gipsou, cawz labcab bae, swiq seuq yungh singjsien roxnaeuz dak sauj.

【Go yw singqhingz】Ganj cizging 4~8 mij, miz di limq doed hwnj; gwnz nga yawj ndaej raen mbaw iq sukyouq, saek henj, depyouq laj ganz mbaw song henz. Mbaw lai dek soiq, gwnzmbaw monghenj roxnaeuz saek mongloeg, laeng mbaw saek mong. Heiq loq noix, heiq cit.

【Singqheiq】Cit, nit, miz doeg.

【Goengnaengz】Diuz lohheiq、lohraemx, cinghhuj leihcaep. Yungh bae yw lwg'iq gwnzgyaeuj baenz baenzngoz, heuj in, baenzae, ae

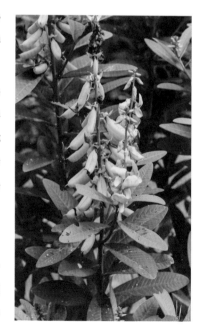

lwed, deng cax deng dub sieng
in, ok nyouhlwed, foegraemx,
fungcaep ndok in, sinzsing giet
rin, rongznyouh fatyiemz.

【Yunghfap yunghliengh】
Gwn: Cienq raemx, 15~30 gwz
(ndip 30~60 gwz).

【Anqlaeh wngqyungh】

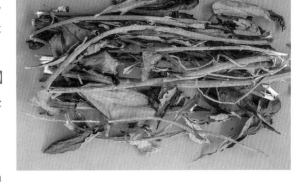

(1) Yw lwgnding aen
gyaeuj hwnj baeznong: Longzlingznaemq habliengh, cienq raemx swiq; roxnaeuz
nienj baenz mba, aeu youz gyaux yinz cat gizdeng.

(2) Yw heuj in: Longzlingznaemq 10 benq, aen gyaeqgaeq hamz 1 aen, caez
cien gwd, gya di gyu roengzbae caez gwn.

(3) Yw ae'ndat, rueg lwed: Longzlingznaemq 30 gwz, cienq raemx gwn,
roxnaeuz caeuq nohcing itheij aeuq gwn.

Mbawswjsuh

【Laizloh】Dwg doenghgo cinzhingzgoh cizvuz mbawswjsuh daengx go.

【Hingzyiengh】Caujbwnj. Miz gij rang daegbied de. Ganj saek aeuj, saek
loegaeuj roxnaeuz saek loeg, yiengh
seiq limq, miz bwnnyungz dinj.
Mbaw doiq maj; ganz mbaw saek
aeujhoengz roxnaeuz saek loeg, miz
bwn hoh raez; mbaw luenz gyaeq,
raez 4.5~7.5 lizmij, gvangq 5~8
lizmij, byai ciemh soem roxnaeuz fwt
soem, miz seiz loq yiengh rieng dinj,

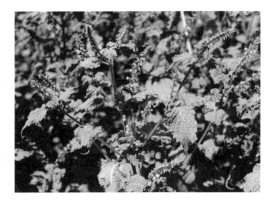

goek luenz roxnaeuz yiengh limx, henzmbaw miz faenzgawq co, mizseiz faenzgawq haemq laeg roxnaeuz loq feuh, song mbiengj saek aeuj roxnaeuz dandan baihlaj saekaeuj, song mbiengj miz bwnnyungz mbang, henz megmbaw haemq maed, laj mbaw miz diemj youzsienq, saeq. Valup lumj liengj: Valup gig deih miz bwn'unq; baubenq yiengh gyaeq, luenz gyaeq roxnaeuz bihcinhhingz, henz mbaw caezcienz, miz bwn, baihrog miz sienqdiemj, henz mbaw miz sienqdiemj, henz mbaw mozciz; ganz va miz

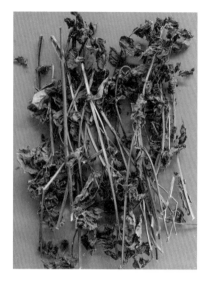

bwnnyungz deih; va'ngoz lumj aen cung, baihrog miz bwn'unq caeuq sienqdiemj daek henj maeddeih, byai mbaw miz 5 faenz, 2 gep naengbak, bakgwnz soem, miz 3 faenz, baklaj miz 2 faenz; roujva lumj naengbak, saek hau roxnaeuz saek aeujhoengz, roujva ndaw doengz miz gvaengx bwn, baihrog miz bwnnyungz, naengbak gwnz loq mboep, naengbak laj dek 3 riz, dek benq loq luenz; nyiuzboux 4 diuz, 2 diuz dek, maj youq cungqgyang ndaw doengz roujva; nyiuzmeh 1 diuz, rongzceh 4 riz dek, saeuva youq goekdaej dok maj, saeuva gyaeuj 2 riz dek. Mak ndongj haemq iq, saek namhhenj, biujmienh miz raiz vangj.

【 Faenbouh 】 Cujyau youq Huzbwz、Hoznanz、Swconh、Gyanghsuh、Gvangjsih、Gvangjdungh、Cezgyangh、Hozbwz、Sanhsih daengj. Gvangjsih gak dieg cungj ndaem miz.

【 Gipaeu gyagoeng 】 Seizhah seizcou gipaeu, dak sauj.

【 Go yw singqhingz 】 Mbaw lai nyaeuq gienjsuk, yungzheih dubsoiq, gij caezcingj haenx mbebingz yiengh gyaeq, raez 4~7 lizmij, gvangq 2.5~5 lizmij, byai mbaw raez roxnaeuz gip soem, goek mbaw yiengh luenz roxnaeuz yiengh limx gvangq, henz mbaw miz faenzgawq, mbaw song mbiengj saek loeg, saek amqloeg roxnaeuz daiq saek aeuj, henz mbaw miz faenzgawq luenz; ganz mbaw raez 2~5 lizmij, saek aeuj roxnaeuz aeujloeg; byot; gij nye oiq de, cizging 2~5 hauzmij, saek aeujloeg, duenhmienh cungqgyang miz ngviz. Heiq cingh rang, feih loq manh.

【Singqheiq】Manh, ndat.

【Goengnaengz】Doeng lohheiq, diuz lohhaeux, sanq nitdoeg, vaq myaiz, siu cwk, anj dai, gaij bya baeu doeg. Yungh bae yw dwgliengz, rueg, aelwed, gwn mbouj siu, lwgndawdungx heiq mbouj huz, bya baeu deng doeg, aek ndaet dungx raeng, dungxin baenz siq, rueg, mizndang roengz begdaiq.

【Yunghfap yunghliengh】Gwn: Cienq raemx, 5~15 gwz. Rogyungh: Habdangq soqliengh, dubsoiq oemq gizdeng; roxnaeuz nienj baenz mba cat gizdeng; roxnaeuz cienq raemx swiq.

【Anqlaeh wngqyungh】

(1) Yw siengfung fatndat: Mbawswjsuh、fangzfungh、conhgungh gak 5 gwz, naenggam 3 gwz, ganhcauj 2 gwz, gya hingndip 2 benq, cienq raemx gwn.

(2) Yw gwn baeu deng doeg: Mbawswjsuh habdangq soqliengh, cawj raemx gwn.

(3) Yw sieng nit mbouj dingz: Mbawswjsuh gaem ndeu, raemx 3 swngh cawj aeu 2 swngh, yaengyaeng gwn.

Nyagajgoep

【Laizloh】Dwg cienz go doenghgo gizgoh cizvuz go'nyagajgoep.

【Hingzyiengh】Caujbwnj. Ganz iq saeq, miz ngeiq lai, goek raih gwnznamh. Mbaw doxmaj, mbouj miz ganz; mbawyiengh limx dauj bihcinhhingz, raez 7~20 hauzmij, gvangq 3~5 hauzmij, byai ngoemx, henz mbaw miz faenzgawq mbang mbouj gvicaek. Valup lumj gyaeuj benj luenz giuz, dan maj youq nye mbaw; cungj baubenq 2 caengz, mbaw luenzraez bihcinhhingz, saek loeg, henzbien mozciz,

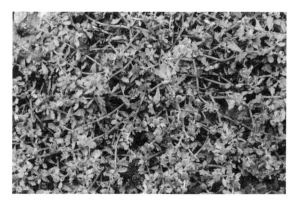

caengzrog beij caengzndaw hung; va dak bingz, mbouj miz dakmbaw, va cabsingq, saek henjdamh roxnaeuz saek damhloeg, cienzbouh lumj aen doengz; rog humx vameh lai caengz, roujva saeq, miz dek dip mbouj mingzyienj, cungqgyang va songsingq, roujva 4 riz dek. Mak byom luenz raez, miz 4 limq, henz miz bwn raez, rouj mboujmiz bwn.

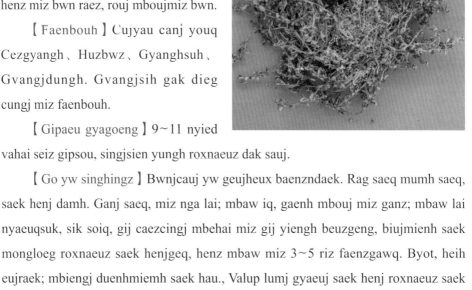

【Faenbouh】Cujyau canj youq Cezgyangh、Huzbwz、Gyanghsuh、Gvangjdungh. Gvangjsih gak dieg cungj miz faenbouh.

【Gipaeu gyagoeng】9~11 nyied vahai seiz gipsou, singjsien yungh roxnaeuz dak sauj.

【Go yw singhingz】Bwnjcauj yw geujheux baenzndaek. Rag saeq mumh saeq, saek henj damh. Ganj saeq, miz nga lai; mbaw iq, gaenh mbouj miz ganz; mbaw lai nyaeuqsuk, sik soiq, gij caezcingj mbehai miz gij yiengh beuzgeng, biujmienh saek mongloeg roxnaeuz saek henjgeq, henz mbaw miz 3~5 riz faenzgawq. Byot, heih eujraek; mbiengj duenhmiemh saek hau., Valup lumj gyaeuj saek henj roxnaeuz saek henjgeq. Heiq noix rang, nyouq nanz le cungj roxnyinh miz heiq gyanq haen, haemz, loq manh.

【Singqheiq】Manh, ndat.

【Goengnaengz】Doeng lohheiq, doeng giuj sanq nit, cawz caepdoeg. Yungh bae yw dwgliengz, incingq, oklwed, baenzae, hozin, rwz nuk, lwgda in, bingh fatnit, fungcaep ndok in, deng cax deng dub sieng in, foeg doeg mbouj miz laizyouz, gyak, nyan, okleih.

【Yunghfap yunghliengh】Gwn: Cienq raemx, 5~15 gwz; roxnaeuz dubsoiq aeu raemx.

Rogyungh: Habdangq soqliengh, dubsoiq oemq gizdeng; roxnaeuz dub yungz saek aenndaeng; roxnaeuz nienj baenz mba ci ndaeng.

【Anqlaeh wngqyungh】

(1) Yw dwgliengz gyaeuj in, ndaeng saek, lwgda miz mueg: Nyagajgoep, nu yungz nyouq, couh ndaej haetcwi, moix ngoenz 2 baez.

(2) Yw Ahmijbah okleih: Nyagajgoep、rag byaekgep gak 15 gwz, cienq raemx gwn, moix ngoenz 1 fuk yw; lwed lai gya nyacaijmaj 15 gwz.

(3) Yw ndaeng haenz, doubizyenz, ndaeng giet ngveih noh, ndaeng ok lwed: Nyagajgoep、sinhyizvah gak 3 gwz, nienj baenz mba, ngoenz 2 baez; roxnaeuz gya fanzswlinz 20 gwz, guhbaenz gau cat ndaeng.

Lwgfiengz

【Laizloh】Dwg aen mak doenghgo cusiengcaujgoh cizvuz gofiengz.

【Hingzyiengh】Gyauzmuz. Nga oiq miz bwnnyungz caeuq conghnaeng iq. Mbaw dansoq doxdaeb lumj bwnroeg; cungj ganz mbaw caeuq sugmbaw miz bwn, mbaw iq 5~11 mbaw; mbaw iq yiengh gyaeq daengz luenz raez, raez 3~6 lizmij, gvangq daihgaiq 3 lizmij, byai ciemh soem, goek bien ngeng. Valup lumj limx maj youq goek ganz mbaw roxnaeuz gwnz ngeiq; va'ngoz 5 duj, saek aeujhoengz, baizlied lumj vax doxdaeb; roujva lumj aen cung, saek hau daengz saek damh'aeuj, vadip yiengh gyaeq dauqdingq, dan baenq baizlied; nyiuzboux 10 diuz, ndawde miz 5 diuz haemq dinj caemhcaiq mbouj miz vayw, goek vasei hab maj; rongzva 5 aen, miz 5 limq cauz, moix aen rongzva beihcaw dingzlai. Aen mak miz ieng yiengh luenzgyaeq roxnaeuz luenzraez, saek henjloeg, wenj, miz 3~5 diuz limq lumj fwed mbe.

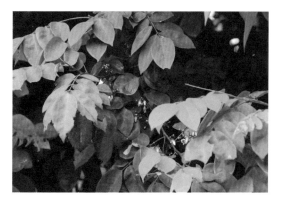

【Faenbouh】Cujyau canj youq Fuzgen、Daizvanh、Gvangjdungh、Haijnanz、Gvangjsih、Yinznanz. Gvangjsih gak dieg cungj ndaem miz.

【Gipaeu gyagoeng】8~9 nyied aen mak heu saek henj seiz mbaet aeu, yungh singjsien.

【Go yw singqhingz】Aen mak cab baenz samgakhingz, saek henj lumj lwgdoengj, cizging 3~5 lizmij, na 0.2~0.5 lizmij, byai lumj ngaeu. Mak noh na 0.6~1.5 lizmij, saek henjdamh; cungqgyang mienh vangcab yawj

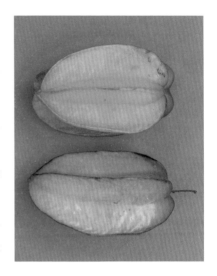

ndaej raen 5 rongzvaceh, moix aen miz 1 naed cehfaen. Ceh naeng mbang yungzheih soiq, ceh lai doek cix cungqgyang hoengq. Heiq siuj, feih soemj, loq saep.

【Singqheiq】Soemj、van, nit.

【Goengnaengz】Diuz lohheiq、lohraemx, cing hujdoeg. Yungh bae yw baenzae, hozin, hozhat, nyouhniuj, nyouhlwed, ndaw bak naeuh, heujin, fatnit, gaij laeuj doeg.

【Yunghfap yunghliengh】Gwn: Cienq raemx, 15~60 gwz; roxnaeuz gwn mak ndip; roxnaeuz caq raemx gwn. Rogyungh: Habdangq soqliengh, geuj raemx dik rwz.

【Anqlaeh wngqyungh】

(1) Yw dwgliengz baenzae: Lwgfiengz habliengh, gwn ndip.

(2) Yw conghhoz in: Lwgfiengz 1~2 aen, gwn ndip, ngoenz 2~3 baez.

(3) Yw cungh'wjyenz: Lwgfiengz habliengh, caq raemx, ndik roengz ndaw rwz bae.

Goseganh

【Laizloh】Dwg gij ganj rag doenghgo yenhveijgoh cizvuz goseganh.

【Hingzyiengh】Caujbwnj. Ganj saek henj, laj mbaw miz gij hothoh mbouj gvicaek. Ganj daengjsoh, saedsim, laj ganj maj mbaw. Mbaw doxdoiq maj; mbaw benjbingz, gvangq lumj giemq, doiq euj, doxcaenx doxdaeb, baiz baenz 2 baiz, raez 20~60 lizmij, gvangq 2~4 lizmij, byai mbaw soem, goek got ganj, henz mbaw wenj, henz mbaw wenj, saek heu daiq hau; mbaw lai diuz, bingz byaij. Valup lumj liengj maj youq byai go, 2 nga miz faennga, ganj va caeuq

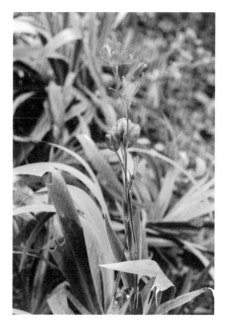

goek faennga miz baubenq mozciz; baubenq bihcinhhingz daengz yiengh gyaeq gaeb; va miz 6 benq, 2 lunz, rog lunz gij va dek yiengh gyaeq dauqdingq roxnaeuz luenz raez, lunz ndaw 3 benq, loq iq, yiengh gyaeq dauqdingq roxnaeuz luenz raez, saekhenj, miz diemjraiz saek amqhoengz; nyiuzboux 3 diuz, diep maj youq goek va rog; nyiuzmeh 1 diuz, rongzva youq laj vih, 3 aen. Aenmak miz dip yiengh gyaeq dauqdingq roxnaeuz luenzraez, miz 3 limq soh.

【Faenbouh】Cujyau ok youq Huzbwz、Hoznanz、Anhveih、Huznanz、Gyanghsuh、Sanjsih、Cezgyangh、Gveicouh、Yinznanz. Gvangjsih cujyau faenbouh youq Lungzcouh、Nanzningz、Vujmingz、Binhyangz、Luzconh、Gveibingz、Canghvuz、Hocouh、Cauhbingz、Mungzsanh、Gvanyangz、Cenzcouh、Sanhgyangh.

【Gipaeu gyagoeng】Ndaem le 2~3 bi soundaej, seizcin seizcou vat aeu ganj

lumj rag, swiq seuq namh, dak sauj, nu dawz
ragmumh, caiq dak daengz cienz hawq.

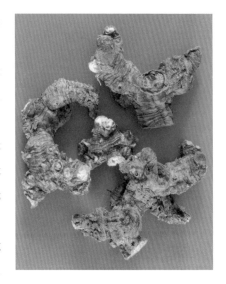

【 Go yw singqhingz 】 Ganj lumj rag miz
gij yiengh hothoh mbouj gvicaek, miz faen
nga, raez 3~10 lizmij, cizging 1~2 lizmij;
saek hoengzgeq, saek amqhoengz roxnaeuz
saek cazndaem, nyaeuq mbouj bingz, miz hot
caeuq raiz soh mingzyienj, gwnz mbaw miz
rizganj lumj buenz luenz mboep, mizseiz lij
lw miz goek ganj, gwnz laeng caeuq song
mbiengj miz riz rag caeuq rag iq canzlw;
geng; mbiengjcab saek henj, baenz naed. Heiq siuj, feih haemz, loq manh.

【 Singqheiq 】 Haemz, nit.

【 Goengnaengz 】 Diuz lohheiq, cing hujdoeg. Yungh bae yw hozin, baenzae,
ae'gab, baeznou, fatnit, baeznong, baezfoeg.

【 Yunghfap yunghliengh 】 Gwn: Cienq raemx, 5~10 gwz; roxnaeuz haeuj
ywyienz、ywsanq; roxnaeuz yw ndip dub aeu raemx. Rogyungh: Habdangq
soqliengh, nienj baenz mba boq hoz; roxnaeuz dubsoiq baeng.

【 Anqlaeh wngqyungh 】

(1) Yw conghhoz foeg in: Goseganh, rag duhbya habdangq, langh hawq nienj
baenz mba, boq conghhoz.

(2) Yw conghhoz in mbouj doeng: Goseganh 1 benq, bak hamz ndwnj myaiz.

Gaeuhouznou

【 Laizloh 】 Dwg gij rag doenghgo cujlijgoh cizvuz gaeuhouznou.

【 Hingzyiengh 】 Go faexcaz lumj gaeu. Nga oiq saek henjheu, miz bwnnyungz
dinj deih. Mbaw doxdoiq maj; dakmbaw bihcinhhingz, beij ganz mbaw loq raez,

sukyouq; mbaw luenz gyaeq, noix lumj aen gyaeq luenzraez, raez 1.5~2 lizmij, gvangq 0.4~ 2 lizmij, byai ngoemx miz diemj iq doed, goek luenz roxnaeuz loq lumj yienghsim, henzmbaw caezcienz, gwnz mbaw saek loeggeq, laj mbaw saek mongloeg. Va song singq roxnaeuz cab singq,

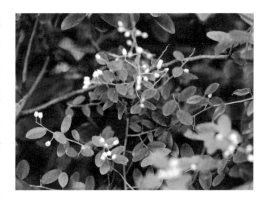

baenz nyumq maj youq nye mbaw roxnaeuz nye dingj; cungj valup lumj liengj, sugva miz bwn; va'ngoz 5 gep, sienqhingz roxnaeuz bihcinhhingz gaeb; vadip 5 dip, yiengh beuzgeng, saek hau; nyiuzboux 5 diuz; rongzceh 2 aen. Ngveihmak yiengh luenz, miz noh, mak geq seiz saek ndaem roxnaeuz aeujndaem, miz gij vabuenz caeuq aendoengz va'ngoz sukyouq.

【Faenbouh】Gvangjsih cujyau faenbouh youq Duh'anh、Nazboh、Fungsanh、Bwzswz、Dasinh、Fangzcwngz、Lingzsanh、Gveibingz、Bwzliuz、Yungzyen、Dwngzyen、Vuzcouh、Cunghsanh、Cenzcouh、Ginzhih.

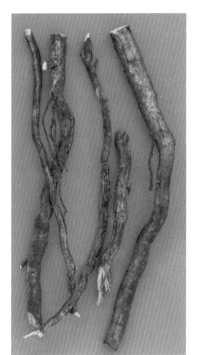

【Gipaeu gyagoeng】Seizcou gvaq le vat aeu rag, singjsien yungh roxnaeuz cab gep dak sauj.

【Go yw singqhingz】Rag cab baenz benq baenz duenh dinj roxnaeuz baenz benq yiengh luenz, hung iq raez dinj mbouj ityiengh; naj gat mienh naeng haemq na, maenhsaed, saek hoengzgeq roxnaeuz saek ndaem henjgeq, miz gij sienq dek lumj muengx caeuq raiz nyaeuq gig mingzyienj, gyaengh faex gvangq, saek henj roxnaeuz saek henjgeq, genq, miz diuzraiz gig deih. Heiq loq miz, feih cit.

【Singqheiq】Haemz、saep.

【Goengnaengz】Doeng lohheiq、diuz lohhaeux, cing hujdoeg, cawz caepdoeg. Yungh bae yw baeznong, baezfoeg, baezding, aelwed, lwedcwng, deng cax deng dub sieng in, feizcoemh raemxgoenj sieng, fungcaep ndok in, heujin.

【Yunghfap yunghliengh】Gwn: Cienq raemx 15~30 gwz (ndip 30~60 gwz). Rogyungh: Habdangq soqliengh, dubsoiq baeng.

【Anqlaeh wngqyungh】

(1) Yw binghbwklauz baenzae nanz : Gaeuhouznou 30 gwz, conhbosiz 18 gwz, ganhcauj 9 gwz, cienq raemx gwn.

(2) Yw binghbwtlauz, bwt sauj baenzae, ndaw sieng ae oklwed, ganhyenz: Gaeuhouznou 30 gwz, cienq raemx gwn.

(3) Yw dungxin: Gaeuhouznou 30 gwz, suhdezvah 15 gwz, cienq raemx gwn.

Gveraemx

【Laizloh】Dwg doenghgo huzluzgoh cizvuz gveraemx.

【Hingzyiengh】Caujbwnj benz hwnjsang. Ganj cocauq, miz limq mieng. Ganj mumh hung co, ciengz miz 2~4 nga. Mbaw doxdoiq maj; ganz mbaw cocauq; mbaw sam gak roxnaeuz yaek luenz, raez, gvangq 10~20 lizmij, ciengz dek 5~7 riz lumj fajfwngz, henz miz faenz, henz miz faenz gawq, goek laeg yiengh sim, mbiengj gwnzmbaw saek heu, miz diemj doeg, mbiengj lajmbaw saek naj heu oiq, miz bwn'unq hau raez. Va dan singq, vaboux vameh doengz go; vaboux youq gwnzbyai cungj valup; aen doengz va'ngoz lumj aen cung, miz bwnnyungz dinj; roujva saek henj, yiengh fomx, mbaw dek baenz 5 dip, luenz raez, ndaw de miz bwn'unq raez saek henjhau, baihrog miz 3~5

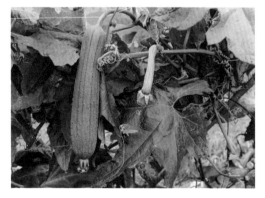

diuz meg doed okdaeuj, nyiuzboux
bingzciengz miz 5 diuz; vameh dan
maj, doiqvaq nyiuzboux 3 diuz,
rongzva baenz diuz saeu luenz raez.
Aen mak luenz sang, biujmienh
bingzraeuz, ciengzseiz miz diuz raiz
laeg giz loegheu, caengz cingzsug

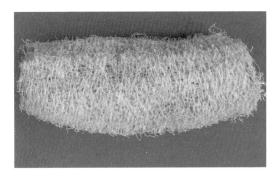

seiz miz noh, cingzsug le hawqsauj, baihndaw miz nyinzsei lumj muengx.

【Faenbouh】Daengx guek gak dieg cungj miz. Gvangjsih gak dieg cungj
ndaem miz.

【Gipaeu gyagoeng】Seizcou aen mak sug le gipaeu, cab baenz duenh, dak
sauj.

【Go yw singqhingz】Go yw youz baenz nyup diuzgvanj cenhveiz lumj sei
doxgeuj hwnjdaeuj baenz, yiengh lai baenz seiqfueng raez roxnaeuz luenz raez, loq
vangoz, raez 30~70 lizmij, cizging 7~10 lizmij; saek damhhenjhau; ndang mbaeu,
nyangq, miz danzsingq, mbouj ndaej eujraek; vang gatmienh yawj ndaej raen rongzva
3 aen, lumj gyoengbyouq. Heiq loq, feih cit.

【Singqheiq】Van, nit.

【Goengnaengz】Doeng lohheiq, lohhuj, diuz lohlungz, leih lohraemx.
Yungh bae yw ae myaizniu, maegbingh ae'ngab, baezhangx, nyouhlwed, yezgingh
mboujdingz, baezcij, foeg doeg mbouj miz laizyouz, foegraemx, baeznong, baezfoeg,
raemx cij mbouj swnh.

【Yunghfap yunghliengh】Gwn: Cienq raemx, 9~15 gwz (ndip 60~120 gwz);
roxnaeuz ywsanq, moix gwn 3~9 gwz. Rogyungh: Habdangq soqliengh, dubsoiq aeu
raemx cat gizdeng; roxnaeuz dubsoiq baeng; roxnaeuz nienj baenz mba diuz oemq
baeng.

【Anqlaeh wngqyungh】

(1) Yw laenghangx conh gyoenj conh: Gveraemx (coemh baenz danq), lai bi
hoi, yungzvangz gak 150 gwz, nienj baenz mba, aeu mbeimou, gyaeqgaeq caeuq
youzhom diuz diep, itcig daengz bingh ndei.

(2) Yw gingmeg mbouj doeng: Gveraemx 1 aen, nienj baenz mba, yungh gij lwed roegbeggap diuz baenz bingj, dak sauj nienj baenz mba, moix gwn 6 gwz, yienzhaeuh dungx byouq aeu laeuj soengq gwn, sien gwn seiq yiengh dang 3 fug.

(3) Yw ae myaizniu: Gveraemx habliengh, coemh baenz danq, nienj baenz mba, caeuq makcauj noh guhbaenz ywyienz, lumjbaenz naed lwgyienz hung, moix gwn 1 naed ywyienz, aeu laeuj soengq gwn.

Daih 8 Cieng   Yw Doeng Lohraemx

Maexlwgsek

【Laizloh】Dwg doenghgo suijlungzgoetgoh cizvuz maexlwgsek daengx go.

【Hingzyiengh】Rag lumj ganj maj ndaej saeq youh ra, vang maj. Mbaw maj youq gyae, gaenh song yiengh; ganz mbaw saek cazndaem, miz rizmieng feuh, seiz iq miz di bwn lumj ndaundeiq, hoh maj youq gwnz rag; mbaw wenj lumj naeng, bihcinhhingz dacngz bihcinhhingz luenzraez, raez 6~20 lizmij, gvangq 2~5 lizmij, byai ciemh soem, goek ciemh gaeb caemhcaiq ietraez daengz ganz mbaw, henz mbaw caezcienz; gwnz mbaw saek loeg, baihlaeng miz bwn'unq monghoengz gig maed lumj ndaunei; mbaw mbouj ganq caeuq mbaw ndaej ganq mbaw caez doengzhingz roxnaeuz loq dinj youh gvangq. Daeh bauhswj baenznyumq maj youq baihlaeng mbaw roxnaeuz gyaenghgwnz maeddeih, seiz iq deih miz bwn lumj ndaundeiq okdaeuj, mak geq seiz loh ok; daeh baenznyumq mbouj miz goemq.

【Faenbouh】Cujyau ok youq Hoznanz、Cezgyangh、Anhveih、Huzbwz、Yinznanz、Gvangjdungh、Gvangjsih. Gvangjsih gak dieg cungj miz faenbouh.

【Gipaeu gyagoeng】Cienz bi ndaej gipaeu, swiq seuq, cab dinj, dak sauj.

【Go yw singqhingz】Mbaw coh ndaw gienj roxnaeuz bingzmbe, song hingz, lumj naeng; ganz mbaw raez 3~10 lizmij; mbaw bihcinhhingz roxnaeuz luenzfueng bihcinhhingz, raez 6~20 lizmij, gvangq 2~5 lizmij. Gwnzmbaw saek henjhau; baihlaeng cawjmeg, henzmeg mingzyienj, aeu fangdaging cazyawj ndaej raen miz bwnnyungz lumj ndaundeiq saek henj damh.

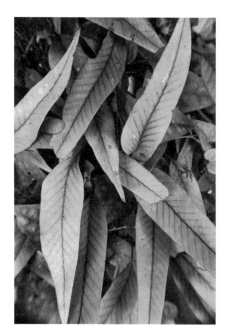

Gij mbaw ndaej ganq baihlaeng cawz miz bwn deih lumj ndaundeiq, lij miz baenznyumq daeh bauhswj. Heiq loq miz, feih cit.

【 Singqheiq 】 Van、haemz, loq nit.

【 Goengnaengz 】 Doeng lohraemx, cing hujdoeg, cij lwed. Yungh bae yw nyouhniuj, nyouhlwed, gyoenconh, lwedcingq, yezgingh mboujdingz, foegraemx, oknyouh mbouj swnh, ae'ngab, dengsieng oklwed.

【 Yunghfap yunghliengh 】 Gwn: Cienq raemx, 12~30 gwz.

【 Anqlaeh wngqyungh 】

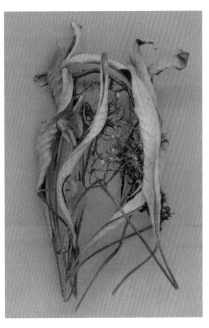

(1) Yw ndawndang ndat, nyouh mbouj swnh: Maexlwgsek、cehcenzswj gak daengjliengh, nienj baenz mbaco, moix gwn 15 gwz, cawz nyaq bae aeu raemx raeuj soengq gwn.

(2) Yw ok nyouhlwed: Maexlwgsek、danghgveih、bujvangz、sozyoz habdangq soqliengh, nienj baenz mba, aeu laeuj soengq gwn.

(3) Yw heiqrwed, dungxraeng oem dwk rim: Maexlwgsek (cawzbae bwn) 30 gwz, nywjsaejgaeq 30 gwz, dubsoiq, aeu raemx 200 hauzswngh, cienq baenz 150 hauzswngh, cawzbae nyaq, gwnhaeux gaxgonq faen 3 baez gwn.

(4) Yw nyouhgezsiz: Maexlwgsek, nyadaezmax gak 30 gwz, faenzgaehhenj 15 gwz, ganhcauj 9 gwz, cienq raemx gwn, moix ngoenz 2 baez, haet haemh gak gwn 1 baez.

Rumseidiet

【 Laizloh 】 Dwg doenghgo haijginhsahgoh cizvuz haijginhsah cienz go.

【 Hingzyiengh 】 Caujbwnj bengz hwnj sang. Rag ganj loq hoengzmong, raez youh byaij vang. Mbaw song yiengh, dingzlai doiq maj youq gock ganj mbaw dinj song henz, gwnz byai ganj dinj maj gij ngaz iq miz bwnnyungz; mbaw yingzyangj soem lumj fwed, song mbaw lumj fwed roeg nei, mbaw fwed ndeu dwg 2~4 doiq, mbaw doxdoiq maj, mbaw lumj aen luenz gyaeq, raez 4~8 lizmij, gvangq 3~6 lizmij, miz ganzdinj lumj fwed gaeb, mbaw fwed daihngeih miz 2~3 doiq, mbaw lumj aen gyaeq samgakhingz, miz 3 riz dek lumj fajfwngz nei, mbaw dek dinj youh

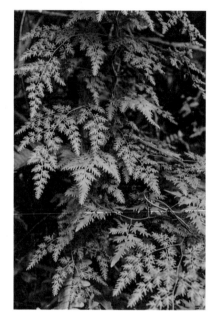

gvangq, henzmbaw miz gij faenzgawq feuz mbouj miz gvicaek; mbaw bauhswj lumj gyaeq baenz samgakhingz, raez gvangq yaek doxdoengz, mbaw fwed daih'it 4~5 doiq, mbaw doxdoiq maj, mbaw luenzraez bihcinhhingz, mbaw fwed daihngeih miz 3~4 doiq, mbaw lumj aen gyaeq samgakhingz, lai sousuk lumj deng sikvaih. Laj mbaw fwed henzbien miz riengz daeh bauhswj lumj liuzsuh, saek henjndaem. Bauhswj samgakhingz, biujmienh miz diemj iq.

【 Faenbouh 】 Cujyau canj youq Vazdungh digih、 Cunghnanz digih、 Sihnanz digih caeuq Ganhsuz、 Sanjsih. Gvangjsih gak dieg cungj miz faenbouh.

【 Gipaeu gyagoeng 】 8~9 nyied gipaeu, swiq seuq, cab dinj, dak sauj.

【 Go yw singqhingz 】 Ganj saeq, geujheux niujgoz, saek miuz. Mbaw doiq maj youq nga dinj song henz, song yiengh, nyaeuqsuk; mbaw yingzyangj yiengh soem

samgakhingz, song lwnz lumj fwed,
lwnz fwed ndeu miz 2~4 doiq, doxdoiq
maj, mbaw luenz gyaeq, lwnz fwed
daihngeih miz 2~3 doiq, mbaw lumj
aen gyaeq samgakhingz, mbaw dek
baenz 3 riz lumj fajfwngz, mbaw dek
dinj youh gvangq, mbaw dek gwnz byai

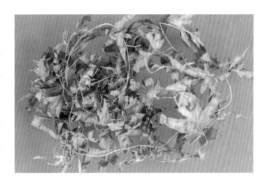

raez 2~3 lizmij, gvangq 6~8 hauzmij, henz mbaw miz faenzgawq luenz feuh mbouj
gvicaek; mbaw bauhswj lumj gyaeq samgakhingz, raez gvangq yaek doxdoengz, lwnz
mbawfwed ndeu miz 4~5 doiq, doxmaj, mbaw luenzraez bihcinhhingz, raez 5~10
lizmij, gvangq 4~6 lizmij, lwnz mbawfwed daihngeih 3~4 doiq, mbaw yiengh luenz
samgakhingz. Laj mbawfwed henzbien miz rieng daeh bauhswj lumj liuzsuh, saek
henjndaem. Ndang mbaeu, byot, yungzheih eujraek. Heiq loq feih cit.

【 Singqheiq 】 Van, nit.

【 Goengnaengz 】 Doeng lohraemx, diuz lohhaeux, cing hujdoeg. Yungh bae yw
nyouhniuj, nyouhlwed, gyoenjconh, foegraemx, roengz begdaiq, ganhyenz, okleih,
dwgliengz, fatndat, baenzae, ae'ngab, hozin, baenzngoz, hangzgauqmou, baez cij,
danhdoeg, daicangbaucinj, deng feizcoemh sieng, deng cax deng dub sieng, fungcaep
ndok in, dengsieng oklwed, begdaiq lai, baknengz (ndawbak conghhoz biux naeuh),
naengnoh humzhaenz.

【 Yunghfap yunghliengh 】 Gwn: Cienq raemx, 6~30 gwz (ndip 30~90 gwz);
roxnaeuz nienj baenz mba. Rogyungh: Habdangq soqliengh, goenj raemx swiq;
roxnaeuz go yw ndip dubsoiq baeng.

【 Anqlaeh wngqyungh 】

(1) Yw ndat nyouh in: Rumseidiet (yaem sauj) habliengh, nienj baenz mba, aeu
raemx ganhcauj ndip diuh gwn, moix baez 6 gwz; roxnaeuz dwk faenjvadrin.

(2) Yw mak in foeg raemx: Rumseidiet 30~60 gwz (gij sauj 9~15 gwz), cienq
raemx gwn, moix ngoenz 1 baez.

(3) Yw mbei giet rin: Rumseidiet, ginhcenzcauj gak 60 gwz, ywzyasuh ndip,
nyarinngoux ndip, nyadaezmax ndip gak 30 gwz, raemx cien dang caz gwn.

Gobaetdiet

【 Laizloh 】 Dwg cienz go dougoh cizvuz gobaetdiet cienz go.

【 Hingzyiengh 】 Go faexcaz saeq. Gwnz ganj miz faennga nyangq saeqraez. Mbaw doxdoiq maj, sam ok mbaw doxdaeb; miz bwn'unq; mbawdak baenz diuz, miz 3 meg; mbaw dauj bihcinhhingz, raez 10~35 hauzmij, gvangq 2~5 hauzmij, byai yiengh cab roxnaeuz loq mboep, miz liem saeq, goek gaeb limx, gwnzmbaw miz siujsoq bwn dinj, laeng mbaw miz bwn'unq hau maeddeih. Va dan maj roxnaeuz 2~4 duj banznyup maj

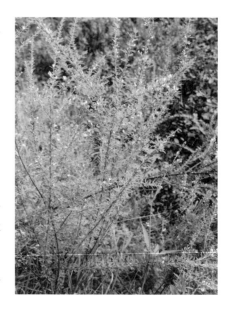

youq nye mbaw; baubenq 2 dip, luenz lumj aen gyaeq gaeb; va'ngoz lumj boi feuh, dek baenz 5 riz, Faenzgawq bihcinhhingz, miz bwn'unq; roujva lumj duzmbaj, saek hau, miz di raiz aeuj, dipgeiz cungqgyang saek hoengzaeuj, yiengh gyaeq daujdingq, goek miz nyauj, dipfwed yaek vang yiengh luenz raez, diplungzgoet gwnz dingj loq luenz youh mbitngeng, mbiengj goek ndeu iet roengz laj baenz rwz, cungj miz nyauj; nyiuzboux 10 diuz, 2 aen ndang; nyiuzmeh sienqhingz, rongzva rog miz bwn saeq. Faekmak sez yiengh luenz gyaeq, biujmienh miz bwnsei saek hau roxnaeuz gyawj mbouj miz bwn.

【 Faenbouh 】 Cujyau ok youq Gyanghsuh、Cezgyangh、Gyanghsih、Fuzgen、Huzbwz、Huznanz、Swconh、Gveicouh、Yinznanz. Gvangjsih cujyau faenbouh youq Lungzlinz、Lingzyinz、Lozyez、Denhngoz、Hozciz daengj.

【 Gipaeu gyagoeng 】 Cienz bi cungj ndaej gipaeu cienz go, cab dinj, dak sauj.

【 Go yw singqhingz 】 Rag raez, lumj baenzdiuz, lai faen nga. Ganj saeq raez, miz bwnnyungz mbang. Sam ok mbaw doxdaeb doxdoiq maj, maeddeih; mbaw lai gienj nyaeuq, gijm ganj caezcingj yiengh limx lumj diuzsienq, raez 1~2.5 lizmij; byaimbaw ngoemx roxnaeuz yiengh cab, miz oen soem

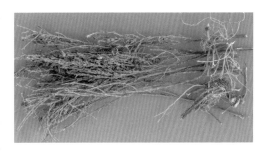

iq, daj cungqgyang doxroengz cugciemh gaeb, gwnzmbaw mbouj miz bwn, laj mbaw miz bwnsei saek mong. Cungj valup dinj maj youq laj goek ganz mbaw; va'ngoz lumj aen cung; roujva lumj duzmbaj saek damhhenj daengz saek henjgeq, simmak daiq saek hoengz. Faekmak ngeng yiengh luenz gyaeq, raez iek 3 hauzmij, saek cazhoengz, byai miz bak. Heiq noix, feih haemz.

【Singqheiq】Van、saep, nit.

【Goengnaengz】Doeng lohraemx, leih lohhaeux, doeng lohlungz, lohhuj, sanq cwk siu foeg, bouj haw. Yungh bae yw baenzgam, oksiq, okleih, nyouhniuj, nyouhlwed, foegraemx, lwgda hujndat, baenzae, ae'ngab, ngwzdoeg haeb sieng, fungcaep ndok in, laeuhrae, nyouh rih, oknyouh lai, begdaiq lai, roengz begdaiq, deng cax deng ding sieng in, foegdoeg mbouj miz laizyouz.

【Yunghfap yunghliengh】Gwn: Cienq raemx, 9~15 gwz (ndip 30~60 gwz); roxnaeuz aeuq noh. Rogyungh: Habdangq soqliengh, cienq raemx roemz swiq; roxnaeuz dubsoiq baeng.

【Anqlaeh wngqyungh】

(1) Yw gipsingq mak in: Gobaetdiet, fwnzcenzdongz, cizsezcauj gak 30 gwz, ndokmaxhau 15 gwz, cienq raemx gwn, moix ngoenz 1 fuk yw.

(2) Yw bouxlaux mak hawnyieg: Gobaetdiet、rangz、duhhenj、duhndaem、haeuxcid、huzciuh gak 15 gwz, aeuq dungx mou caez gwn.

(3) Yw begdaiq roengz, nyouh rih: Nbaetdiet、bwzgoj、lwgvengj、rag vayangzcoz gak 15 gwz, cienq raemx gwn, cienq raemx gwn.

Raeimou

【Laizloh】Dwg gij ceh doenghgo dohgungjgingoh cinhgin raeimou.

【Hingzyiengh】Gij yienghceij raet mbouj gvicaek, lumj ndaek hung iq mbouj ityiengh, maenhsaed, yiengh saek ndaem, miz gij raiz nyaeuq doedmboep mbouj doengz, baihndaw saeh hau. Saeddaej daj gij ngveihraet

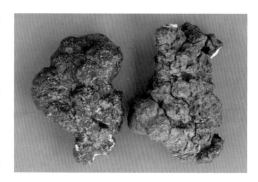

haem youq laj namh haenx fat ok, miz ganz caemhcaiq lai baez faen nga, cauxbaenz baenz nyup gaiq hoemq raet, cungqgyang lumj saejndw; miz gij gyaep senhveiz de, gaenh saek hau daengz saek henjgeq, mbouj miz raiz hot; bien mbang youh raeh, ciengz gienj coh baihndaw, miz noh, hawq le geng youh byot. Noh raet mbang, saek hau. Guenj raet caeuq noh raet doengz saek, ietraez roengz laj; guenj bak luenz cix lai gakhingz. Bauhswj mbouj miz saek, wenj, luenz lumj aen doengz, mbiengj ndeu luenz, gyaeuj ndeu miz soem ngeng.

【Faenbouh】Cujyau maj youq Sanjsih、Hoznanz、Ganhsuz、Sanhsih、Gizlinz、Swconh. Gvangjsih gak dieg cungj miz faenbouh.

【Gipaeu gyagoeng】Cawz seizdoeng cungj ndaej vat, dak sauj, roxnaeuz swngz singjsien seiz cab gep dak sauj.

【Go yw singqhingz】Ndaekraet mbouj gvicaek, yiengh diuz, loih luenz roxnaeuz luenz benj, miz mbangj faennga, raez 5~25 lizmij, cizging 2~6 lizmij, saek ndaem, saek mongndaem roxnaeuz saek cazndaem, nyaeuqsuk roxnaeuz miz gij doxgaiq lumj lit doed hwnj; ndang mbaeu, ndongj, mbiengjgoenq loih saek hau roxnaeuz saek henjhau, loq baenz naed. Heiq loq, feih cit.

【Singqheiq】Van, loq nit.

【Goengnaengz ywbingh】Leih lohraemx, baiz caepdoeg. Yungh bae yw gyoenjconh, foeg raemx, oksiq, nyouhniuj, roengz begdaiq, oknyouh mbouj swnh.

【Yunghfap yunghliengh】Gwn: Cienq raemx, 15~30 gwz.

【Anqlaeh wngqyungh】

(1) Yw meg fouz fatndat, hawq siengj gwn raemx, oknyouh mbouj swnh: Raeimou (baenaeng)、fuzlingz、fuzlingz、caetdinbaet、soiqvadsig gak 30 gwz, aeu raemx 2 swngh ngauz aeu raemx 1 swngh, cawz nyaq bae, dawz ahgyauh 30 gwz raeuj siu bae, raeuj gwn 70 hauzswngh, moix ngoenz 3 baez.

(2) Yw dengx ndang foeg, oknyouh mbouj swnh, mizndang foeg hawq: Raezmou 150 gwz, nienj baenz mba, moix gwn 1 beuzgeng, raemxndat soengq gwn, ngoenz 3 baez.

(3) Yw daep ndongj dungx foeg raemx. Byaleix 1 duz (500~2000 gwz)、raezmou、naengbinghlangz、fuengzgij、caetdinbaet gak 9 gwz, nienj baenz mba, dwk roengz ndaedungx duz bya gaenq swiqseuq cawzbaw gij dungxsaej haenx, cawj cug, dawzdeuz ywnyaq, gwn bya gwn dang.

Haeuxyangz

【Laizloh】Dwg gij saeuva caeuq saeugyaeuj doenghgo bonjgoh cizvuz haeuxyangz.

【Hingzyiengh】Dwg doenghgo baenz bi ndaej ndaemganq go hung sang. Ganj co cangq, daengjsoh, mbouj faen nga, giz goek hoh ciengz miz heiq maj rag. Mbaw gvangq, yiengh sienq bihcinhhingz, henz mbaw miz nyaeuq lumj raemxlangh, miz diuz meg gyang coekcangq. Youq dingjbyai maj miz vaboux hai gij valup luenzsoem; vaboux faen miz sam limq va, moix hoh miz 2 faek riengboux iq, 1 faek mbouj miz ganz, 1 faek mbouj miz ganz dinj, moix 1 dip rieng vaboux miz 2 dip va iq, byuk mbaw mozciz, byuk rog caeuq nyuk ndaw cungj yienh ok bozmoz ronghcingx; ndaw nye mbaw maj miz gij valup vameh yiengh luenzsang, rog bau miz lai faek baubenq lumj faek, vameh rieng iq maeddeih baizlied baenz diuz youq gwnz sugrieng co cangq, nyuk mbaw gvangq, byai luenz roxnaeuz loq gumz, gij byuk baihrog mozciz gig ronghcingx.

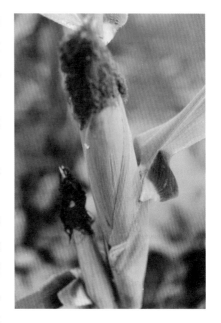

【 Faenbouh 】 Daengx guek gak dieg gvangqlangh dajndaem.

【 Gipaeu gyagoeng 】 Seizcou haeuxyangz henj geq le gipaeu, dak sauj.

【 Go yw singqhingz 】 Mumh haeuxyangz ciengz doxcomz baenz nyup soeng mboeng bae, saeuva lumj diuz sienq roxnaeuz lumj mumh, gij caezcingj de raez daengz 30 lizmij, cizging 0.5 hauzmij, saekdamhloeg, saek henjheu daengz saek cazhoengz, miz ronghlwenq, loq ronghcingx, gyaeuj saeu 2 riz dek, ca hai, gig unq. Heiq fouz, feih cit.

【 Singqheiq 】 Van, bingz.

【 Goengnaengz 】 Dungh lohraemx. Yungh bae yw nyouhniuj, nyouhlwed, foeg raemx, mbouj siengj gwn doxgaiq, oknyouh mbouj swnh, lohnyouh giet rin.

【 Yunghfap yunghliengh 】 Gwn: Cienq raemx, 30~60 gwz.

【 Anqlaeh wngqyungh 】

(1) Yw mehmbwk cij hoengz foeg, raemx cij mbouj doeng, hoengz foeg in, lau nit fatndat, gyaeujin ndang naiq: Haeuxyangz habdangq soqliengh, ceuj byot, nienj baenz mba, aeu laeuj soengq gwn.

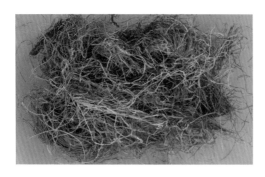

(2) Ceih gipsingq、menhsingq rongznyouh haenz, nyouhdauyenz caeuq danjnangzyenz, mbei gietrin, fouzfoeg, nyouhdangzniu daengj: Haeuxyangz habdangq soqliengh, cienq raemx gwn.

Gvangjgimcienz

【 Laizloh 】 Dwg doenghgo dougoh cizvuz gvangjgimcienz gij bouhfaenh gwnz namh.

【 Hingzyiengh 】 Caujbwnj yaek lumj faexcaz. Daengx go sang 30~100 lizmij. Ganj miz bwn'unq saek hau deih. Mbaw iq 1 mbaw roxnaeuz 3 mbaw; ganz mbaw raez 1~1.8 lizmij; mbaw loq luenz gvangq, raez 2.5~4.5 lizmij, gvangq 2~4 lizmij, byai loq vengq, goek yiengh sim, gwnzmbaw mbouj miz bwn, mienh baihlaeng miz bwnnyungz henj gig maeddeih. Cungj valup maj youq laj goek ganz mbaw roxnaeuz maj youq byai go; baubenq lumj aen gyaeq, samgakhingz, moix aen baubenq baihndaw miz va 2 duj; ganzva yiengh sei, raez 3~4 hauzmij; va iq, raez iek 5 hauzmij; va'ngoz lumj aen cung, heujva'ngoz bihcinhhingz, raez beij aendoengz va'ngoz hung 2 boix; roujva saek aeuj, miz heiq hom. Faekmak raez 1~1.5 lizmij, gvangq daihgaiq 3 hauzmij, sienq dungxgienq soh, sienq laenggienq yienh lumj raemxlangh, miz 3~6 diuz, miz bwnnyungz caeuq bwn ngaeu.

【 Faenbouh 】 Cujyau ok youq Gvangjdungh、Fuzgen、Gvangjsih、Huznanz daengj. Gvangjsih gak dieg cungj miz faenbouh.

【 Gipaeu gyagoeng 】 Seizhah seizcou gipsou, cawzbae gij labcab, dak sauj.

【 Go yw singqhingz 】 Ganj yiengh luenz, raez daengz 1 mij; bwn'unq miz bwnnyungz dinj saek henj iet gvangq; loq byot; cungqgyang duenhmienh miz ngviz. Mbaw doxdoiq maj; mbaw iq 1 roxnaeuz 3; mbaw yiengh luenz roxnaeuz luenz seiqcingq, cizging 2~4 lizmij, byai loq gumz, goek yiengh sim roxnaeuz ngoemxluenz, henz mbaw wenj, gwnz mbaw saek henjloeg

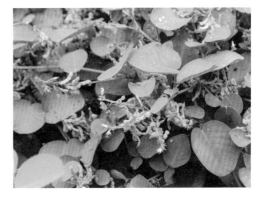

roxnaeuz saek mongheu, mbouj miz bwn, laj
mbaw miz bwnnyungz saek monghau, henz
meg lumj fwed, ganz mbaw raez 1~2 lizmij,
dakmbaw 1~2 doiq, bihcinhhingz, raez iek
0.8 lizmij. Heiq noix rang, feih loq van.

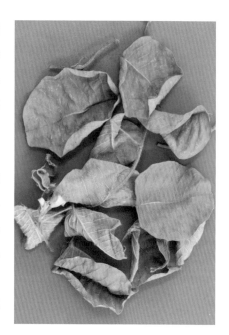

【Singqheiq 】Van、cit, nit.

【Goengnaengz 】Leih lohraemx, doeng
lohlungz, cing hujdoeg, cawz caepdoeg.
Yungh bae yw nyouhniuj, nyouhlwed,
foeg raemx, danjnangz gezsiz, vuengzbiu,
baenzgam, baeznong, baezfoeg.

【Yunghfap yunghliengh 】Gwn: Cienq
raemx 15~30 gwz.

【Anqlaeh wngqyungh 】

(1) Yw lohnyouh ganjyenj: Gvangjgiimcienz 24 gwz, nyadaezmax, haijginhsah,
vagimngaenz gak 15 gwz, cienq raemx gwn, ngoenz 1 fuk yw.

(2) Ceih rongznyouh giet rin: Gvangjgiimcienz 60 gwz, haijginhsah 15 gwz,
cienq raemx gwn.

(3) Yw makgezsiz: Canghbuj 30 gwz, gvangjgimcienz 24 gwz, siujveizyangh、
daveizyangh gak 4.5 gwz, gij ginjvwnzdavangz 15 gwz (baihlaeng roengz), 3 vanj
raemx, cienq daengz 1 vanj gwn, lij lai gwn dang duhhenj.

Raggogoux

【Laizloh 】Dwg doenghgo dagijgoh cizvuz gogoux gij gyamq rag de.

【Hingzyiengh 】Go faex sang mbaw loenq, miz raemx cij. Naeng faex saek
mongndaem, miz riz dek soh. Mbaw doxdoiq maj; dingjbyai miz 2 aen sienqdaej;
mbaw lumj ceij, lingzhingz roxnaeuz yiengh gyaeq luenz gvangq seiqcingq, raez 3~9

lizmij, byai doed loq soem daengz ciemh doed soem, goek gvangq yiengh limx; ngengmeg 5~10 doiq, valup lumj rienghaeux maj youq gwnzdingj; va dan singq, vaboux vameh doengz baiz gonqlaeng, mbouj miz vadip caeuq vabuenz; codaeuz cungj dwg vaboux, doeklaeng miz

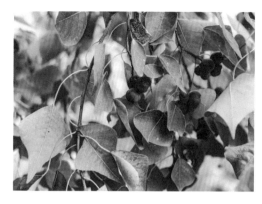

1~4 duj vameh maj mouq goek ganz mbaw; vaboux iq, 10~15 duj baenz nyup maj youq ndaw nye gep baubenq; baubenq lumj aen gyaeq lingzhingz, byai ciemh lem, goek song mbiengj gak miz aen sienqdaej ndeu, va'ngoz lumj aencenj, 3 riz dek, nyiuzboux 2 diuz, gig noix miz 3 diuz nyiuzboux, vasei faenmbek; vahmeh miz ganz, miz song mbiengj gak maj miz aen sienqdaej lumj aen mak, mbaw baubenq 3 gep, yiengh gyaeq lingzhingz, va'ngoz miz 3 riz laeg, rongzva wenj, 3 fuengz, youq giz goek saeuva hab maj, gij gyaeuj saeu gienj doxok. Aen miz dip yiengh giuz luenzraez, sug le saek henjgeq, laeng rongzceh dek aj baenz 3 dip, moix dip miz ceh 1 naed; ceh yaek lumj aen giuz, saek ndaem, rog miz labhau.

【Faenbouh】Cujyau canj youq Vazdungh digih、Cunghnanz digih、Sihnanz digih caeuq Daizvanh. Gvangjsih cujyau faenbouh youq Lungzlinz、Lozyez、Denzlinz、Lingzyinz、Cingsih、Yilinz、Gvanyangz.

【Gipaeu gyagoeng】Daengx bi cungj ndaej vat aeu, bok aeu naeng, swiq seuq, daksauj.

【Go yw singqhingz】Naeng rag baenz gaiq mbouj gvicaek roxnaeuz gienj baenz buenqdoengz; rog biujmienh saek henj, miz raiz vang, lij miz conghnaeng hoengqvang, biujmienh loq ngaeuzwenj, saek henjdamh, loq miz raizsoh; duenhnaj cocauq. Heiq noix, feih loq haemz.

【Singqheiq】Haemz, loq ndat, miz doeg.

【Goengnaengz】Diuz lohraemx, cawz caepdoeg. Yungh bae yw foegraemx, haexgaz, gyoenjconj, baeznong, baezfoeg, sizcinj, ngwzdoeg haebsieng, baezfoeg ndawdungx, dungxraeng, oknyouh okhaex mbouj doeng, nyan.

【Yunghfap yunghliengh】Gwn: Cienq raemx, 6~12 gwz; roxnaeuz haeuj ywyienz, ywsanq. Rogyungh: Habdangq soqliengh, goenj raemx swiq; roxnaeuz nienj baenz mba diuz oemq baeng.

【Anqlaeh wngqyungh】

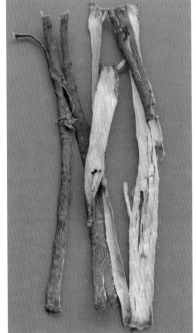

(1) Yw raemx heiq nyouh saep, ndangdaej hawfoeg: Gogougoux 60 gwz, muzdungh (buenq)、binhlangz gak 30 gwz, dubsoiq guh baenz ywsanq, moix gwn 6 gwz, aeu cuk lauz gwn.

(2) Yw bingh henj foeg: Gij naengheu gogoux daihngeih caengz, caeuq haeux daem yungz baenz mba, gya di dangz ndeu, cawj baenz faenj, gwn roengz itdingh oksiq, oksiq gvaqlaeng saenznaiq, daih'iek 1 ngoenz ndaej siu bae.

(3) Yw baezding: Rag gougoux caengz naeng baihndaw habliengh, daem yungz (roxnaeuz ring sauj nienj mba), gya di bingbenq, yungh gyaeqcing diuzyinz oep baksieng.

Gomumhmeuz

【Laizloh】Dwg doenghgo cinzhingzgoh cizvuz gomumhmeuz daengx go.

【Hingzyiengh】Caujbwnj. Ganj daengjsoh, seiq limq saeu, miz bwnnyungz dinj daujdoxroengz. Mbaw doiq maj; mbaw yiengh gyaeq, yiengh gyaeq luenzlimq roxnaeuz yiengh gyaeq luenz raez, raez 2~8.5 lizmij, gvangq 1~5 lizmij, byai ciemh liem, goek gvangq yiengh limx roxnaeuz iet daengz ganz mbaw, henz mbaw youq goek baihgwnz miz heuj co roxnaeuz heuj luenz cax, byai heuj miz lem iq doed okdaeuj, song mbiengj miz bwnnyungz dinj caeuq sienqdiemj. Valup lumj liengj gap baenz nyup va mbouj yinz; baubenq luenz gyaeq; va'ngoz lumj aen cung, baihrog miz gij bwn'unq caeuq sienqdiemj, hai va le gyahung; roujva saek aeuj roxnaeuz saek hau, baihrog miz bwnnyungz loq iq, naengbak gwnz miz sienqdiemj, roujvadoengz gig gaeb, naengbak gwnz hung, byonj doxok, 3 riz dek, gep dek ndawgyang haemq hung; nyiuzboux 4 diuz, mauhgvaq roujvadoengz gig lai, doiq baihnaj loq raez; rongzceh dek 4 riz, saeuva iet ok gig raez, gyaeuj saeu dek 2 riz feuh; naj vabuenz bongz hung lumj lwgfwngz. Aen makgeng iq lumj aen gyaeq, saek henjgeq, miz diuz nyaeuq.

【Faenbouh】Cujyau canj youq Fuzgen、Daizvanh、Haijnanz、Gvangjsih、Yinznanz. Gvangjsih cujyau faenbouh youq Gveigangj、Dwngzyen、Nanzningz、Vujmingz.

【Gipaeu gyagoeng】Moix bi ndaej gipaeu 2~3 baez, guenjleix ndaej ndei, ndaej gipaeu 4 baez. Youq vadip hai va gaxgonq mbaetsou ceiq ndei, hab senj ngoenz mbwn rengx, gvej roengz mbaw ganj, dak daengz caet cingz hawq le, youq haetromh cug baenz baj (fuengz mbaw loenq), caiq dak ndit daengz cienzbouh sauj bae.

【Go yw singqhingz】Daengx go raez miz 30~70 lizmij roxnaeuz engq raez.

Ganj nga seiq fueng mizlimq, hoh loq bongz hung; gij ganj geq saek cazmong roxnaeuz saek mongndaem, miz riz nyaeuq roxnaeuz miengsoh, duenh mienh dwg faex, seiqhenz henj hau, cungqgyang giz ngviz saek hau; nga oiq doiq maj, saek aeujhenj roxnaeuz saek aeujhoengz, miz bwn'unq dinj. Mbaw doiq maj; ganz mbaw raez iek 2 lizmij; mbaw nyaeuqsuk, yungzheih dek soiq, gij caezcingj haenx mbebingz yiengh gyaeq roxnaeuz yiengh gyaeq bihcinhhingz, raez 2~5 lizmij, gvangq 1~3 lizmij, byai soem, goek mbaw yiengh limx, ganj gyaenghgyang doxhwnj henz

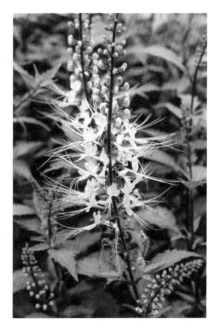

mbaw miz faenzgawq, meg mbaw saek henjgeq, song mbiengj saek henjloeg roxnaeuz amqloeg, cungj miz bwn'unq iq. Gij valup lunz lumj liengj moix lunz miz 6 duj va, lai gaenq loenq lo. Heiq loq, ganj feih damh, mbaw feih loq haemz.

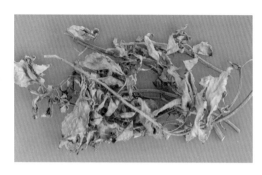

【Singqheiq】Van、cit、haemz, nit.

【Goengnaengz】Diuz lohraemx, cing caep ndat doeg. Yungh bae yw bingh gip、menhsingq mak in, bangzgvanghyenz, lohnyouh gietrin, mbei gietrin, fungcaep ndok in.

【Yunghfap yunghliengh】Gwn: Cienq raemx 30~60 gwz.

【Anqlaeh wngqyungh】

(1) Yw mak in, bangzgvanghyenz: Gomumhmeuz 60 gwz, itdiemjhoengz、rag govamozli aeuj gak 30 gwz, cienq raemx gwn.

(2) Yw lohnyouh gietrin: Rag makdumh 90 gwz, makit 60 gwz, gomumhmeuz、maexlwgsek gak 30 gwz, cienq raemx gwn.

(3) Yw lohnyouh ganjyenj: Gomumhmeuz 60 gwz, cienq raemx dang caz gwn, lienz ndoet 7 ngoenz.

Dagiz

【Laizloh】Dwg gij rag doenghgo dagijgoh cizvuz dagiz.

【Hingzyiengh】Caujbwnj. Daengx go miz raemxieng hau. Ganj biujmienh miz bwnnyungz dinj saek hau. Dan mbaw doxdoiq maj; mbaw gaeb raez yiengh bihcinhhingz, raez 3~8 lizmij, gvangq 6~12 hauzmij, byai ngoemx roxnaeuz soem, goek ciemh gaeb, henz mbaw wenj, miz meg gyang mingzyienj, gwnzndaw mbouj miz bwn, mbiengj baihlaeng meg gyang miz bwn. Valup lumj liengj yiengh cenj maj youq byai go roxnaeuz maj youq laj goek ganz mbaw, baizlied baenz liengj doxdaeb; goek miz baubenq lumjmbaw 5 gep; moix nga va ngeih baez daengz lai baez faen nga, giz faen nga maj 2 gep roxnaeuz 4 gep baubenq yiengh luenz, doiq maj; baubenq lumj aen gyaeq luenz raez, byai lem; gij cungj baubenq miz valup lumj liengj yiengh cenjhaenx yiengh aen cung roxnaeuz yiengh aen gyangq, 4~5 riz dek, sienqdaej 4~5 aen, yiengh luenzraez, miz noh bizna, song aen sienqdaej gyangde miz gij doxgaiq bengxfouq bozmoz haenx luenz raez; vameh vaboux cungj mbouj miz va; vaboux dingzlai, seiva caeuq ganzva gyangde miz hoh; vameh 1 duj, byai saeuva miz 2 riz dek. Mak miz dip yiengh aen giu sam limq, miz diemj oen maeddeih.

【Faenbouh】Cujyau canj youq Gyanghsuh. Gvangjsih cujyau faenbouh youq Vujmingz、Lozcwngz、Cenzcouh、Gvanyangz.

【Gipaeu gyagoeng】Dajsou le cawz gij ganjmbaw caeuq rag, swiq seuq dak sauj, roxnaeuz aeu raemx goenj log le dak sauj.

【Go yw singqhingz】Rag mbouj gvicaek yiengh luenz liem, loq vangoz, ciengz miz faen nga, raez 10~20 lizmij, cizging 0.5~2 lizmij, gaenh goek rag saekseiz bongzhung; goek rag ciengz raen gij goek caeuq rizngaz de canzlw; saek mong roxnaeuz saek hoengzgeq, cocauq, mizriz mieng soh caeuq naengcongh yiengqvang; rag nga siuj youh utvan; genq, mbouj yungzheih eujraek; mienh raemj saek cazhenj roxnaeuz loih hau, cenhveizsing. Heiq noix, feih loq haemz, saep.

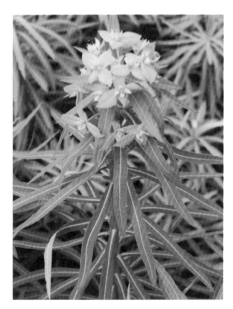

【Singqheiq】Haemz、manh, nit, miz doeg.

【Goengnaengz】Doeng lohraemx, baiz caepdoeg. Yungh bae yw foegraemx, aek dungx rom raemx, ae myaizniu, gyoenjconj, haexgaz, baeznong, baezfoeg, baeznou.

【Yunghfap yunghliengh】Gwn: Cienq raemx, 6~12 gwz; roxnaeuz haeuj ywyienz, ywsanq. Rogyungh: Habdangq soqliengh, nienj baenz mba diuz oemq baeng; roxnaeuz goenj raemx roemz swiq.

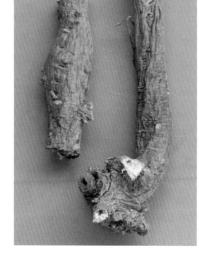

【Anqlaeh wngqyungh】

(1) Yw dungx ciengq rim, oknyouh mbouj doeng: Cehvalahbah 4.5 gwz, dagiz 1.5 gwz, makcauj 5 aen, cienq raemx gwn.

(2) Yw ndang foeg rim ajngaeb, oknyouh saep: Dagiz (bae naeng, cab saeq, loq ceuj) 60 gwz, hing haeq (ring sauj) 15 gwz, dubsoiq guh baenz ywsanq, moix gwn 6 gwz, yungh dang hingndip diuz gwn.

(3) Yw raemx heiq bongzciengq: Dagiz 30 gwz, gvangjmuzyangh 15 gwz, nienj baenz mba, moix gwn 5 gwz, aeu laeuj soengq gwn. Mwh gwn yw geih ndaengq.

Lwgfaeg

【Laizloh】Dwg gij naeng baihrog doenghgo huzluzgoh cizvuz lwgfaeg.

【Hingzyiengh】Go gaeu maj gwnz namh roxnaeuz caujbwnj maj gwnz gyaq. Ganj miz bwnnyungz raez geng saek henjgeq, miz mieng limq. Dan mbaw doxdoiq maj; ganz mbaw co, miz bwn'unq geng henjgeq caeuq bwnnyungz raez; mbaw lumj aen mak gaenh yiengh luenz, gvangq 15~30 lizmij, miz 5~7 riz dek roxnaeuz miz seiz ndawgyang dek; mbaw dek

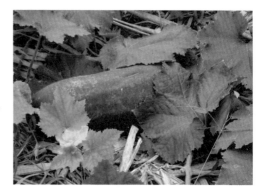

yiengh gyaeq gvangq, byai gip
soem, henz mbaw miz faenzgawq
iq, goek lumj sim laeg, song
mbiengj cungj miz bwn co, mbaw
mbegumj muengx, youq raeblaeng
loq doeghwnj, miz bwn gig maed.
Gij mumhgienj maj youq ndaw nye
mbaw, 2~3 nga, miz bwn co geng
caeuq bwn'unq raez. Va dan singq,

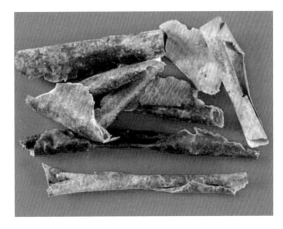

vaboux vameh doengz go; va dan maj youq laj goek ganz mbaw, ganz va miz bwn
geng; vahngoz yiengh guenj, dek baenz samgakhingz, henz mbaw miz faenzgawq,
fanj euj; roujva saek henj, miz 5 riz dek daengz goek, yiengq baihrog mbe; vaboux
miz nyiuzboux 3 diuz, vasei faen maj, yw va yiengh gyaeq, rongzyw va'ngoz
lumj "S"; rongzceh vameh luenz lumj aendoengz roxnaeuz aen gyaeq raez, miz bwn
raez geng saek henjgeq, gyaeuj saeu miz 3 aen, loq mbitmbiengq. Aen lwggyoh hung,
miz noh, yiengh saeu luenz roxnaeuz lumj aen giuz, biujmienh miz bwn geng caeuq
mba lumj labhau. Ceh naed lai, luenz gyaeq, saek hau roxnaeuz saek henjdamh, at benj.

〔Faenbouh〕Daengx guek gak dieg cungj ndaem miz. Gvangjsih gak dieg
cungj ndaem miz.

〔Gipaeu gyagoeng〕Seizhah yaek sat seizcou co, aenmak henj le gipaeu, soek
naeng baihrog roengzdaeuj, dak sauj.

〔Go yw singqhingz〕Cungj neix dwg gaiq mbouj gvicaek, ciengz yiengq
ndaw gienj bienq baenz aendoengz. Rog biujmienh saek mongheu, ciengz hoemq miz
mbamwi hau; ndaw biujmienh haemq cocad, ciengz raen nyinzmeg. Ndang mbaeu,
byot, yungzheih dek soiq. Mbouj miz heiq, feih cit.

〔Singqheiq〕Van、cit, nit.

〔Goengnaengz〕Doeng lohraemx, lohheiq, cing hujdoeg. Yungh bae yw
foegraemx, nyouhniuj, nyouhhlwed, dinheiq, ae myaiz niu, seizhwngq simnyap, siu
hat, baeznong, baezfoeg, baezhangx, byadoeg, laeujdoeg.

〔Yunghfap yunghliengh〕Gwn: Cienq raemx, 60~120 gwz; roxnaeuz saz;

roxnaeuz dubsoiq aeu raemx. Rogyungh: Habdangq soqliengh, dubsoiq oemq gizdeng; roxnaeuz goenj raemx swiq.

【Anqlaeh wngqyungh】

(1) Yw ae'ngab: Lwgfaeg mbouj duet va ndw aen ndeu, buqhai dienz di dangznae, coq ndaw caengq naengj aeu raemx, gwn sam seiq aen lwgfaeg raen mizyauq.

(2) Yw hozhawq: Aen lwgfaeg ndeu, soek naeng, haem youq ndaw diegcumx, 1 nyied gvaqlaeng dawz okdaeuj, aeu raemx seuq daeuj gwn.

(3) Yw lwgnyez fwt nit fwt hozhawq: Lwgfaeg habliengh, geuj aeu raemx gwn.

Fuzlingz

【Laizloh】Dwg dohgungjgingoh cinhgin fuzlingz gij ngveihraet.

【Hingzyiengh】Caujbwnj lumj aen giuz, yiengh gyaeq, luenz gyaeq daengz mbouj gvicaek; baihrog miz nyuknaeng na youh lai nyaeuqsuk, saek henjgeq, seiz singjsien unq, laeng hawq le bienq ndongj, baihndaw saek hau roxnaeuz damhhoengz, baenz naed. Lwg saeddaej maj youq raet biujmienh, cungj dwg bingzmaj, saek hau, noh na, geq le roxnaeuz hawq le bienqbaenz henjgeq. Raet miz guenj deih, raez 2~3 hauzmij, naeng guenj mbang, bak guenj luenz, laigakhingz roxnaeuz mbouj gvicaek, cizging 0.5~1.5 hauzmij, gij seiqhenz bak ciengz dek baenz faenz. Bauhswj yiengh seiqfueng raez daengz gaenh luenz, wenj, miz diuz soem ngeng ndeu.

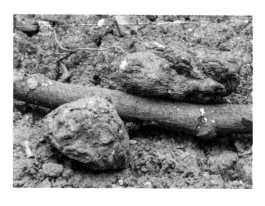

【Faenbouh】Cujyau canj youq Yinznanz、Anhveih、Huzbwz. Gvangjsih cujyau faenbouh youq Yunghningz、Vujmingz、Nanzningz、Hwngzyen、Dwngzyen、

Bwzliuz、Bozbwz、Yungzyen、Gveibingz、Bingznanz、Cwnzzhih、Canghvuz.

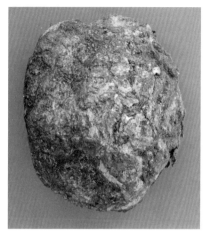

【Gipaeu gyagoeng】Daengx bi goj ndaej vat, raet deng vat ok le doi ce daengz ok hanh, baij langh daengz biujmienh hawqsauj caiq doi ok hanh, fanfoek lai baez daengz okyienh riz nyaeuq, gij raemx baihndaw dingzlai sanqsaet le, yaem langh hawq roxnaeuz ciuq mbouj doengz bouhfaenh cab aeu, yaem sauj.

【Goyw singqhingz】Sanghbinj dwg gij fuzlingz cawz bae naeng cab baenz, yiengh baenz gaiq, hung iq mbouj doxdoengz, saek hau, saek damhhoengz roxnaeuz saek damhcaz.

【Singqheiq】Van, bingz.

【Goengnaengz】Doeng lohraemx, diuz lohhaeux, cingh sim an saenz. Yungh bae yw foegraemx, nyouhniuj, nyouhlwed, oksiq, rueg, roengz begdaiq, ae myaizniu, ninz mbouj ndaek, oknyouh mbouj swnh, laeuhrae，begdaiq lai.

【Yunghfap yunghliengh】Gwn: Cienq raemx, 10~15 gwz; roxnaeuz haeuj ywyienz, ywsanq.

【Anqlaeh wngqyungh】

(1) Yw foegvraemx: Fuzlingz 9 gwz, bwzsuz (cingh) 6 gwz, yilijyinz 4.5 gwz, gya raemx hingndip cienq raemx gwn.

(2) Yw mizndang ok nyouh mbouj doeng: Fuzlingz, cizbwz gak 15 gwz, ragcangz 9 gwz, danghgveih 6 gwz, swnghmaz 3.3 gwz, conhyungh 3 gwz, raemxlaegip cienq raemx gwn; roxnaeuz diuz mbahujbwz 6 gwz gwn, yaugoj engqgya ndei.

(3) Yw raemx naeng, seiq ga foeg, heiq youq ndaw naengnoh: Fuzlingz 80 gwz, fangzij、vangzgiz、go'gvei gak 90 gwz, ganhcauj 60 gwz, raemx 3 swngh, cawj aeu 1 swngh, faen 3 baez, raeuj gwn.

Rumliengz

【Laizloh】Dwg doenghgo sizcuzgoh cizvuz rumliengz daengx go.

【Hingzyiengh】Caujbwnj. Ganj wenj, gaenh goek faen nga, nga unq nyieg. Mbaw dan doiq maj; ganz mbaw dinj; mbawdak miz bwn geng; mbaw mozciz, yiongh gyaeq luenz roxnaeuz luenz, raez 1~1.5 lizmij, gvangq 1~1.2 lizmij, byai luenz youh miz lemdoed iq, goek gvangq yiengh limx, luenz roxnaeuz yaek lumj limx; goek ok meg 3~5 diuz. Valup lumj liengj maj youq byai go roxnaeuz maj youq laj goek ganzmbaw; va iq, gep bau miz vengq mueghau; va'ngoz 5 duj, gaeb raez luenz, miz 3 meg, henz mbaw mozciz; vadip 5 dip, byai dek 2 riz, dinj gvaq va'ngoz; nyiuzboux 3~5 diuz, caeuq va'ngoz doxdoiq maj; saeuva dinj, gyaeuj saeu dek 2~3 riz, goek lienzhab. Aen miz dip yiengh gyaeq.

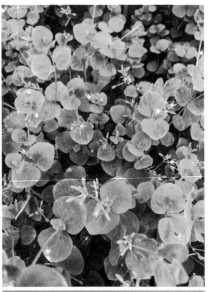

【Anqlaeh wngqyungh】Cujyau canj youq Gvangjdungh、Haijnanz、Gvangjsih、Swconh、Gveicouh、Yinznanz、Sihcang. Gvangjsih cujyau faenbouh youq Lungzlinz、Lingzyinz、Fungsanh、Lingzsanh、Gunghcwngz、Fuconh、Dwngzyen、Bingznanz、Gveibingz、Gveigangj、Bwzliuz、Vujmingz.

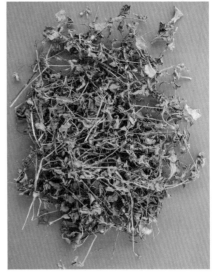

【 Gipaeu gyagoeng 】 Seizhah gipaeu cienz go, singjsien yungh roxnaeuz dak sauj.

【 Go yw singqhingz 】 Daengx go rum raez 60~90 lizmij. Ganj wenj, raez saeq, baihlaj miz nga. Mbaw doiq maj; miz ganz dinj; mbaw wenj, yiengh gyaeq luenz roxnaeuz yaek luenz, raez 1~1.5 lizmij, gvangq 1~1.2 lizmij, meg mbaw 3~5 diuz. Va saek heu maj youq byai go roxnaeuz laj nye mbaw. Heiq noix, feih loq haemz.

【 Singqheiq 】 Haemz, nit.

【 Goengnaengz 】 Doeng lohraemx, lohhaeux, yw caep ndat doeg. Yungh bae yw vuengzbiu, foegraemx, baeznong, baezfoeg, fungcaep dinheiq, lwgnyez gingfung, baenzgam, damueg, baeznoh, fatnit, lwgyez baenzgam.

【 Yunghfap yunghliengh 】 Gwn: Cienq raemx, 10~15 gwz (ndip 30~60 gwz); roxnaeuz cimq laeuj; roxnaeuz geuj aeu raemx. Rogyungh: Ndip habdangq soqliengh, dubsoiq oemq gizdeng.

【 Anqlaeh wngqyungh 】

(1) Yw gizsing vuengzbiu ganhyenz: Rumliengz 30 gwz, godiengangh、 nyavetrwz gak 15 gwz, cienq raemx gwn.

(2) Yw mak foegraemx fatyiemz: Rumliengz、 suijvangzlenz、 ginhcenzcauj、 raggohaz gak 15 gwz, cienq raemx gwn.

(3) Yw fungheiq fungheiq: Rumliengz 30 gwz, cimq laeuj gwn.

Gooenlunzgoet

【 Laizloh 】 Dwg gij ganj doenghgo dagijgoh cizvuz ginhganghsuen.

【 Hingzyiengh 】 Go faexcaz, hamz miz raemxieng saek hau. Faen nga luenz roxnaeuz miz 3~6 limq mbouj mingzyienj, nga iq miz noh, saek loeg, bingz benj roxnaeuz miz 3~5 duz fwed biz na, giz fwed mboep miz doiq oensoem ndeu. Dan mbaw doxmaj, ganz mbaw dinj; dakmbaw naeng miz oen, ndongj; mbaw miz noh, yiengh gyaeq daujdingq, yiengh gyaeq luenzraez daengz yiengh beuzgeng, raez 4~6 lizmij, gvangq 1.5~2 lizmij, byai soemngoemx, miz gyaeujliem iq, goek ciemh gaeb, song mbiengj wenj mbouj miz bwn. Valup lumj liengj yiengh aencenj, 3 aen baenz nyup maj roxnaeuz dan maj; cungj baubenq yiengh buenq giuz, saek henj, dek 5 riz feuh, gep dek baenz gaiq sik; vameh vaboux doengz maj youq ndaw cungj baubenq; vaboux dingzlai, miz 1 duj miz ganz nyiuzboux, gyaep benq lumj dauj bihcinhhingz, henz mbaw dekceg, cungqgyang roengzlaj hab maj; sienqdaej 4 aen, yiengh song gep naengbak, naengbak laj hung, yiengh luenz gyaeq daujdingq; vameh mbouj miz ganz, maj youq cungj baubenq cungqgyang. Aen miz dip lumj aengiuz, wenj mbouj miz bwn, faen mak gep loq atbenj.

【Faenbouh】 Cujyau canj youq Gvangjsih、Gvangjdungh、Gveicouh、Swconh、Yinznanz. Gvangjsih gak dieg cungj miz faenbouh.

【Gipaeu gyagoeng】 Cienz bi cungj ndaej gipaeu, cawzbae naeng, oen, yungh singjsien; roxnaeuz cab gep, dak sauj, ceuj baenz remj.

【Go yw singqhingz】 Ganjnga biz na, lumj saeu luenz, roxnaeuz miz 3~6 limq ngoemx, saek cazloeg; nga iq miz noh, saek loeg, benjbingz, miz 3~5 diuz limq lumj fwed bongh. Heiq noix, feih haemz.

【Singqheiq】 Haemz, nit, miz doeg.

【Goengnaengz】 Leih lohraemx, doeng lohhaeux, cawz fungcaep. Yungh bae yw foegraemx, bongzfoeg, oksiq, okleih, gwn mbouj siu, baezfoeg, baeznong, baezfoeg, gyak, nyan.

【Yunghfap yunghliengh】 Gwn: Cienq raemx, 1~3 gwz; roxnaeuz haeuj ywyienz, ywsanq. Rogyungh: Habdangq soqliengh, buq hai ring ndat, ndaw diep gizdeng; roxnaeuz aeu raemx cat gizdeng.

【Anqlaeh wngqyungh】

(1) Yw foegbongz: Gooenlunzgoet (gij cij hau gvej ganjgaenz lae okdaeuj haenx), caujfaenjhaeux, bwzcaujmwi gak

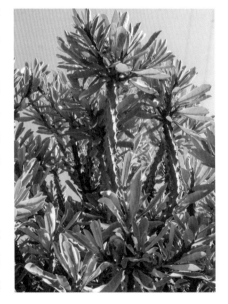

daengjliengh, caez hoed yinz guhbaenz naed iq, dak sauj, cuhsah guh buh, vunzhung gwn 3 gwz, lwgnyez gwn 2 gwz, sanhcah, sahyinz, bwzsoz baek raemx soengq gwn, gek ngoenz haetromh gwn 1 baez. Gwn le deq siq seiq haj baez seiz, ndaej gwn cuk lwgmaenz ndat dingz siq. Gwn yw gvaqlaeng geih gwn gyu caeuq gijgwn iep guh baenz haenx 100 ngoenz.

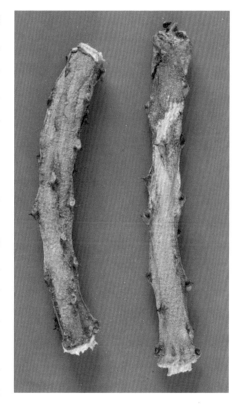

(2) Yw haexgaz: Gooenlunzgoet habliengh, geuj aeu raemx, gya di mba lwgmaenz diuzyinz, guh baenz naed yw lumj naed lwgyienz hung, yungh vax saen ring hawq, moix gwn 1 naed ywyienz.

(3) Aeu daejdin deng coeg sieng lwed cwk roxnaeuz foegnong: Gooenlunzgoet habdangq soqliengh, dubsoiq aeu raemx, gya haeuj mbamienh diuzyinz bae, gya ndat oep gizsieng; roxnaeuz dubyungz ganj mbaw, gya ndat oep gizdeng.

Nyadaezmax

【Laizloh】Dwg doenghgo cehcenzgoh cizvuz nyadaezmax cienz go.

【Hingzyiengh】Caujbwnj. Miz rag mumh. Ganz mbaw caeuq mbaw raez doxdoengz roxnaeuz beij mbaw raez, goek gya'gvangq; mbaw yiengh gyaeq roxnaeuz yiengh luenzraez, raez 2~7 lizmij, gvangq 2~7 lizmij, byai soem roxnaeuz ngoemx, goek gaeb baenz ganzrez, henz mbaw wenj roxnaeuz miz gij rizheuj feuh lumj raemxlangh mbouj gvicaek haenx, ciengzseiz miz 5~7 diuz meghuzhingz. Ganjva miz limq, miz bwn cax, valup lumj riengz raez; va saek damhloeg, baubenq 1 gep, samgakhingz, sukyouq; va'ngoz 4 dip, goek loq baenz benq, luenz raez roxnaeuz luenz gyaeq, sukyouq; roujva iq, cizmoz, roujvadoengz luenz gyaeq, byai dek 4 gep samgakhingz, yiengq rog fanjgienj; nyiuzboux 4 diuz, maj youq roujvadoengz gaenh goek, caeuq gepdek roujva doxdoiq maj; nyiuzmeh 1 diuz, rongzceh youq gwnz vih, luenz gyaeq. Mak miz dip, luenz lumj aen gyaeq yiengh luenzliem, mak sug le seiqhenz dek, baihlaj sukyouq. Ceh loq luenz raez, saek mongndaem.

【Faenbouh】Daengx guek gak dieg cungj miz, Gyanghsih、Anhveih、Gyanghsuh canjliengh haemq lai. Gvangjsih cujyau faenbouh youq Nazboh、Lungzlinz、Lozyez、Denhngoz、Liujgyangh daengj.

【Gipaeu gyagoeng】Cienz bi cungj ndaej gipsou daengx go, swiq seuq, cab dinj, dak sauj. Seizhah seizsou gij ceh baenz le gipsou, dak sauj, hou ok ceh, cawzbae gij labcab de.

【Go yw singqhingz】Daengx go ragmumh caez maj. Mbaw deih maj youq goek, miz ganz raez; mbaw nyaeuq, mbebingz le lumj aen gyaeq roxnaeuz aen gyaeq gvangq, raez 4~12 lizmij, gvangq 2~5 lizmij, byai ngoemx roxnaeuz socm dinj, goek gvangq yiengh limx, henz mbaw gaenh caezcienz, yiengh raemxlangh roxnaeuz miz di faenzgawq, goek mbaw okmeg 7 diuz mingzyienj, saek loeg roxnaeuz uq saek loeg. Miz haujlai diuz valup lumj rienghaeux, raez 5~15 lizmij, va youq gwnz ganj baizlied mbang. Mak miz dip yiengh giuz, seiqhenz dek aj, va'ngoz sukyouq. Heiq noix rang, feih loq haemz.

【Singqheiq】Van, nit.

【Goengnaengz】Doeng lohraemx, diuz lohheiq, cing hujdoeg. Yungh bae yw gyoenjconj, nyouhniuj, lwedcwng, haexlwed, oksiq, baeznong, baezfoeg, ndat giet ndaw rongznyouh, nyouhniuj nyouhlwed begdaiq roengz, nyouh miz lwed, daep ndat lwgda hwngq, hozin.

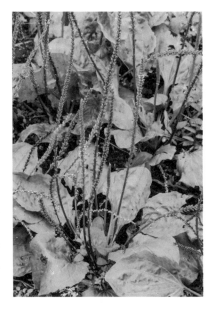

【Yunghfap yunghliengh】Gwn: Cienq raemxdang roxnaeuz dubsoiq aeu raemx 9~30 gwz (ndip 30~60 gwz). Rogyungh: Ndip habdangq soqliengh, dubsoiq oemq gizdeng.

【Anqlaeh wngqyungh】

(1) Yw oknyouh mbouj doeng: Nyadaezmax 150 gwz, raemx 800 hauzswngh, cienqaeu 500 hauzswngh, faen 3 baez gwn; roxnaeuz nyadaezmax habdangq soqliengh, dubsoiq aeu raemx 100 hauzswngh, gya dangzrwi 1 beuzgeng gwn.

(2) Yw nyouhlwed: Nyadaezmax habdangq soqliengh, dubsoiq aeu raemx 150 hauzsungh, dungx byouq seiz gwn; roxnaeuz nyadaezmax, naengndokreih, hanlenzcauj gak 9 gwz, cienq raemx gwn.

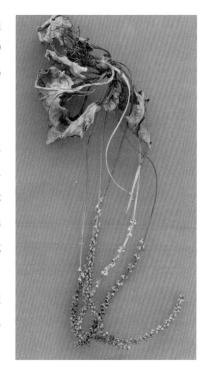

(3) Yw rin nyouh: Nyadaezmax habliengh, cienq raemx gwd, dawz daeuj gwn.

Nyadaezma

【Laizloh】Dwg doenghgo cehcenzgoh cizvuz nyadaezma daengx go.

【Hingzyiengh】Caujbwnj. Mbaw miz ganz raez, ca mbouj geijlai caeuq mbaw raez doxdoengz roxnaeuz raez gvaq mbaw, goek gya'gvangq; mbaw luenz gyaeq roxnaeuz luenz gyaeq gvangq, raez 6~10 lizmij, gvangq 3~6 lizmij, byai luenz ngoemx，goek yiengh limx roxnaeuz luenz raez; goek ganz mbaw ciengzseiz gyahung roxnaeuz yiengh faek. Vaganj miz limq, miz bwn cax, gij va yiengh riengz baizlied gaenjmaed; va saek loeg, 1 gep baubenq, samgakhingz, sukyouq; va'ngoz miz 4 dip, luenz raez roxnaeuz luenz gyaeq, sukyouq; roujva iq, cizmoz, roujva luenz gyaeq, byai dek 4 dip baenz samgakhingz, yiengq rog fanjgienj; nyiuzboux 4 diuz, maj roujvadoengz youq goek, caeuq gep dek roujva doxdoiq maj; nyiuzmeh 1 diuz, rongzceh uouq gwnz, luenz gyaeq. Aen miz dip yiengh giuzraez, sug le seiqhenz dek aj, sukyouq baihlaj.

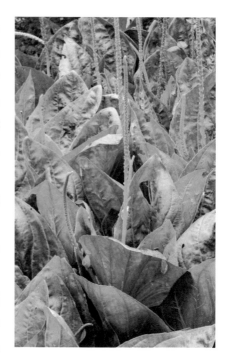

【Faenbouh】Daengx guek gak dieg cungj canj, aeu Anhveih、Gyanghsih、Gyanghsuh canjlieng haemq lai. Gvangjsih gak dieg cungj miz faenbouh.

【Gipaeu gyagoeng】Cienz bi ndaej gipsou, swiq seuq, cab dinj, dak sauj. Seizhah gij ceh seizhah sug le gipaeu riengzmak, dak sauj, hou ok ceh, cawzbae gij labcab de.

【Go yw singqhingz】Daengx go miz gij rag ganj youh biz youh dinj haenx, miz ragsei. Mbaw youq goek maed maj, miz ganz raez; mbaw nyaeuq, mbebingz yiengh gyaeq roxnaeuz lumj aen gyaeq gvangq, raez 6~10 lizmij, gvangq 3~6 lizmij, byai mbaw luenzngoemx roxnaeuz yiengh limx gvangq, goek ok meg 5~7 diuz; saek loeg roxnaeuz uq saek loeg. Valup baenz rienghaeux baizlied gaenjmaed. Aen miz dip yiengh giuz, sug le seiqhenz dek aj, ngozben sukyouq. Ceh loih samgakhingz roxnaeuz cezfanghhingz, naed iq, raez 0.8~1.6 hauzmij, gvangq 0.5~0.9 hauzmij; saek cazroxnaeuz saek hoengzgeq, mbiengj baihgwnz haemq sang, diemj saejndw

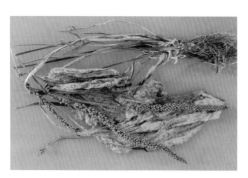

saek hau, lai youq giz cungqgyang gungj hwnj roxnaeuz gyaeuj bai baihgwnz. Heiq noix rang, feih loq haemz.

【Singqheiq】Van, nit.

【Goengnaengz】Doeng lohraemx, diuz lohheiq, cing hujdoeg. Yungh bae yw gyoegjconj, nyouhniuj, nyouhlwed, ok lwed, haexlwed, oksiq, baeznong, baezfoeg, ndat giet rongznyouh, oknyouh mbouj swnh, daep ndat da nding.

【 Yunghfap yunghliengh 】 Gwn: Cienq raemx, 9~30 gwz (ndip 30~60 gwz); roxnaeuz dubsoiq aeu raemx gwn. Rogyungh: Ndip habdangq soqliengh, dubsoiq baeng.

【 Anqlaeh wngqyungh 】

(1) Yw hezyaz sang: Nyadaezma、gocaekvaeh gak 30 gwz, cienq raemx gwn.

(2) Yw ndat rwed: Nyadaezma ndip、gaeuginhsahdwngz ndip gak 30 gwz, cienq raemx gwn.

(3) Yw rin nyouh: Nyadaezma habliengh, cienq raemx noengz, gwn.

Daih 9 Cieng   Yw Doeng Lohlungz

Lwedraenyou

【Laizloh】Dwg cienz go doenghgo cinzhingzgoh cizvuz go lwedraenyou.

【Hingzyiengh】Caujbwnj daengjsoh lai bi maj. Gwnz ganj miz bwnnyungz dinj hamz miz bwnsienq doxcab haenx. Gij raez ganz mbaw daih'iek dwg mbaw raez 1/4; mbaw yienghgyaeq luenz raez, raez 3~10 lizmij, gvangq 1.5~4.5 lizmij, song mienh yaek mbouj miz bwn roxnaeuz miz bwnnyungz gig noix. Valup lumj rienghaenx gyaj maj youq byai go caeuq maj youq laj goek ganz mbaw, maj youq byai go gag lai faen nga, miz bwnsienq gig maed; baubenq mbaw wenj; va'ngoz yiengh doengz lumj aen cung, 5 faenz gaenh doxdoengz; roujva saek hau, saek damhhoengz roxnaeuz saek damh'aeuj, gij raez roujvadoengz dwg roujva 1/3 doxhwnj, lajhemhmbaw yiengh naengbak dan, cungqgyang gep vengq ceiq hung, cingq luenz gyaeq, henz benqdek

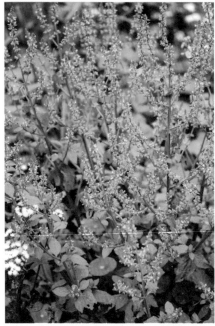

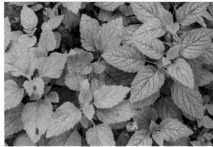

yiengh gyaeq baenz samgakhingz; nyouzboux iet ok; vabuenz yiengh aen buenz, dek baenz 4 riz; saeuva byaiva dek 2 riz. Makgeng iq luenz benj, gij raez mbiengj habmaj mauhgvaq aenmak 1/2.

【Faenbouh】Cujyau canj youq Gyanghsuh、Cezgyangh、Fuzgen、Daizvanh、Gyanghsih、Huznanz、Gvangjdungh、Gvangjsih、Yinznanz. Gvangjsih cujyau faenbouh youq Nanzningz、Vujmingz、Ningzmingz、Lungzcouh、Sanglinz、Majsanh、Bwzswz、Lingzyinz、Lozyez、Nanzdanh、Lozcwngz daengj.

【Gipaeu gyagoeng】Cienz bi ndaej gipaeu, swiq seuq, cab dinj, dak sauj.

【Go yw singqhingz】Daengx go raez 30~50 lizmij. Yiengh ragsei. Ganj yiengh seiqfueng, miz faennga; ndaem henjgeq roxnaeuz monggeq, miz bwn, bwn oiq haemq deih; ndaw hoh miz dingzlai dwg rag lumj mumh mong hau. Mbaw doiq maj; mbaw nyaeuqnyat, yungzheih soiq, gij caezcingj mbehai yiengh gyaeq roxnaeuz aen luenz

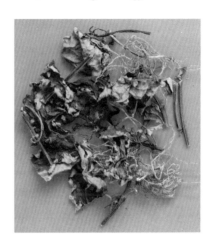

seiqcingq, saek mongloeg roxnaeuz henjgeq, byai ciemh dinj roxnaeuz soem dinj, goek luenz roxnaeuz gvangq limx, iet roengz laj, henz mbaw miz faenzgawq co, song mbiengj cungj miz bwn, baihlaeng bwn loq deih. Mizseiz raen ngeiq byai roxnaeuz lajgoek mbaw miz va'iq saek hoengz, va'ngoz lumj aen cung. Makgeng iq yiengh luenz benj, bau youq ndaw va'ngoz. Va, mbaw aeu fwngz hou de miz heiq hom, feih loq manh, haemz.

【Singqheiq】Haemz, liengz.

【Goengnaengz】Doeng lohlungz, diuz lohhuj, cing hujdoeg, liengz lwed cij lwed. Yungh bae yw bingh oklwed, baeznong, baezfoeg, baezhangx, laemx deng sieng, ngwz doeg haeb sieng, baezgyaep, din'gyak.

【Yunghfap yunghliengh】Gwn: Cienq raemx, 6~15 gwz (ndip gyaboix); roxnaeuz dub aeu raemx; roxnaeuz nienj baenz mba. Rogyungh: Habdangq soqliengh, dubsoiq oemq gizdeng; roxnaeuz raemx cienq oemq cat.

【Anqlaeh wngqyungh】

(1) Yw lwed lae: Lwedraenyou、goujcaengzdap、daeuqndoksiu、hingsimndaem gak 15 gwz, cienq raemx gwn.

(2) Yw gyaeqrae foeg in: Lwedraenyou 6 gwz, nienj baenz mba, cung laeuj gwn.

(3) Din'gyak: Lwedraenyou mbaw ndip habdangq, cat gizdeng.

Cuhyangzyangz

【Laizloh】Dwg doenghgo gencaujgoh cizvuz cuhyangzyangz daengx go.

【Hingzyiengh】Caujbwnj bengz hwnj sang. Ganj faen nga lai, miz 4 limq, gwnz limq miz bwn oenlaemx. 4~8 mbaw lwnz maj; gyawj mbouj miz ganz; mbaw yiengh diuz sienq bihcinhhingz daengz bihcinhhingz luenzraez, mbaw raez 2~4 lizmij, gvangq 2~6 hauzmij, byai mbaw doed soem, 1 diuz meg, mbiengj baihgwnz saek loeg, miz bwn'oen hau laemx, mbiengj baihlaeng saek damhloeg, swnh diuz meg gyang caeuq henz mbaw miz bwn. Valup lumj liengj; va iq, saek henjloeg; va'ngoz yiengh gyaeuj bingz, miz bwn ngaeu; roujva dek 4 riz, gep dek luenz raez, nyiuzboux 4 diuz, iet ok; rongzva youq laj vih, 2 aen, saeuva dek 2 riz. Mak hawqsauj, doengciengz dwg youz 2 aen mak lumj aen giuz nei gapbaenz, biujmienh miz oen ngaeu maeddeih.

【Faenbouh】Cujyau canj youq Yinznanz、Gveicouh、Gvangjsih daengj. Gvangjsih cujyau faenbouh youq Nanzdanh、Hingh'anh、Swhyenz.

【Gipaeu gyagoeng】Seizcou gipsou, singjsien yungh roxnaeuz dak sauj.

【Go yw singqhingz】Daengx go nywj saeq, yungzheih dubsoiq, saek mongloeg roxnaeuz saek loeggeq. Ganj miz 4 limq, cizging 1~1.5 hauzmij, gwnz limq dingzlai miz bwn oen laemx; byot, heih eujraek, gat mienh cung hoengq. 6~8 mbaw lwnz maj, mbouj miz ganz; mbaw lai gienjsuk soiq, gij caezcingj mbebingz yiengh bihcinhhingz roxnaeuz baenz diuz bihcinhhingz, raez iek 2 lizmij, gvangq 2~4 hauzmij, henz mbaw caeuq meg baihlaeng miz oen iq laemxmaj. Nyumq va yiengh liengj youq laj nye mbaw maj roxnaeuz maj youq byai go, va iq, yungzheih loenq roengzdaeuj. Mak iq, ciengzciengz lumj buenq aen giuz, miz bwn ngaeu saek hau. Heiq noix, feih cit.

【Singqheiq】Haemz、manh, nit.

【Goengnaengz】Diuz lohlungz, lohhuj, leih lohraemx, doeng lohheiq, cing hujdoeg. Yungh bae yw dwgliengz, goek heuj noh oklwed, gizsing lanzveijyenz, nyouhniuj, nyouhlwed, foegraemx, dawzsaeg in, yezgingh mbouj dingz, roengz begdaiq, baezcij, baeznong, baezfoeg, deng cax deng dub sieng in, okleih, lohnyouh rih lwed, ok nyouhlwed, deng cax deng dub sieng in.

【 Yunghfap yunghliengh 】 Gwn: Cienq raemx, 6~10 gwz (ndip 30~60 gwz); roxnaeuz dubsoiq aeu raemx gwn. Rogyungh: Habdangq soqliengh, dubsoiq baeng.

【 Anqlaeh wngqyungh 】

(1) Yw deng cax deng dub sieng in: Cuhyangzyangz rag, majlanzgwnh gak 12 gwz, raemx, laeuj gak buenq cienq gwn; lingh yungh cuhyangzyangz daengx go singjsien roxnaeuz rumsanhyezsonh gak daengjliengh, dubsoiq oemq gizdeng.

(2) Yw nohheuj ok lwed: Cuhyangzyangz ndip 90 gwz, cienq raemx gwn.

(3) Yw ndang deng sieng foegbongz: Cuhyangzyangz daengx go 60 gwz, dubsoiq oemq gizdeng.

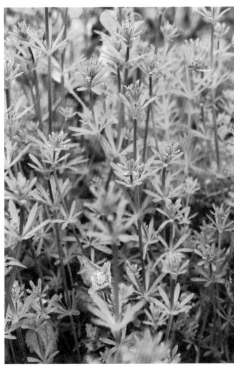
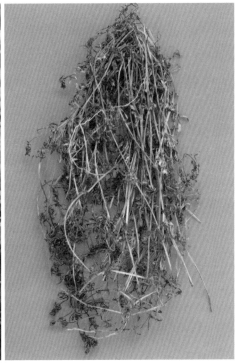

Gociepndoklaux

【Laizloh】Dwg doenghgo cozcangzgohcizvuz mbawndaem gocietndoksaeq daengx go.

【Hingzyiengh】Go faexcaz. Nga luenz sang, nga oiq mbouj miz bwn caeuq conghnaeng. Mbaw doiq maj; mbaw wenj, luenz raez daengz yiengh gyaeq bihcinhhingz, raez 15~18 lizmij, gvangq 3~7 lizmij, byai liem, goek gvangq yiengh limx, mbaw wenj, song mbiengj mbouj miz bwn, meg mbaw maenghcoek, meggoek gig doed hwnjdaeuj. Valup lumj rienghaeux; baubenq luenz gyaeq roxnaeuz lumj aen gyaeq gvangq, saek aeujloeg; va'ngoz dek baenz 5 gep, baenz bihcinhhingz raez; roujva saek hau, miz riz raiz aeuj, miz bwnnyungz, miz diuzguenj

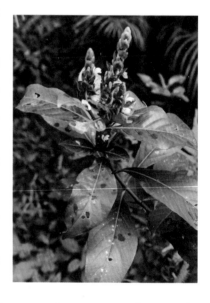

dinj yiengh aen gyaeq, diuzguenj cungqgyang bongzgawh, song gyaeuj sou gaeb, laj hoz bangxhenz gya'gvangq, yiemh rouj yiengh song naengbak, naengbak gwnz daengjsoh, gungjhingz, byai dek 2 riz feuh, naengbak laj iet ok, byai dek 3 riz; nyiuzboux 2 diuz, vasei cocang, goek mbouj miz bwn, ywva 2 aen, sang mbouj doengz; rongzva moix aen fuengz miz beihcaw 2 aen, gyaeuj saeu dan'it. Mak miz dip caet faex.

【Faenbouh】Cujyau ok youq Gvangjdungh、Gvangjsih、Yinznanz daengj. Gvangjsih dingzlai dwg ndaem aeu.

【Gipaeu gyagoeng】Cienz bi cungj ndaej gipaeu, cab dinj, yungh singjsien roxnaeuz dak sauj.

【Go yw singqhingz】Nga luenz sang, wenj. Mbaw doiq maj; mbaw lai nyaeuq, gij caezcingj de yiengh luenz raez daengz bihcinhhingz, raez 8~15 lizmij, gvangq 3~6 lizmij, byai ciemh soem, goek yiengh limx; henz mbaw caezcienz, song mbiengj miz bwn gig mbang; ganz mbaw mingzyienj. Heiq noix, nu le miz daegbied heiqhaeu.

【 Singqheiq 】 Manh、 haemz, bingz.

【 Goengnaengz 】 Doeng lohlungz, cij lwed cij in. Aeu bae yw ndokraek, hwet in, fungcaep ndok in, dawzsaeg oklwed lai, yezgingh mbouj dingz, deng cax deng dub sieng in, dungx heiq in, baezcij, bwt baeznong, bongzdoeg mbouj miz mingzcoh, baihrog deng sieng hoengz foeg.

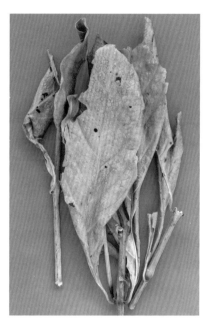

【 Yunghfap yunghliengh 】 Gwn: Cienq raemx, 10~30 gwz; roxnaeuz cimq laeuj. Rogyungh: Ndip habdangq soqliengh, dubsoiq baeng; roxnaeuz nienj baenz mba diuz oemq baeng; roxnaeuz goenj raemx swiq.

【 Anqlaeh wngqyungh 】

(1) Yw siu foeg cij in, ciep ndok, yw fungcaep dungfungh: Ruzlangzsanj 90 gwz, gociepndoklaux, gociepndoksaeq gak 60 gwz, cwzlanz, gohom'bo gak 30 gwz, gukgaeq hom 15 gwz, duzmbaj songmbin 6 gwz, daem yungz, laeuj cauj ndat oep gizsieng.

(2) Yw deng caxhaeuj: Gociepndoklaux, raglaehcei gak 15 gwz, niujbuzgi 6 gwz, cimqlaeuj 60 gwz, gwn di ndeu, rog cat gizsieng; roxnaeuz gociepndoklaux、 gociepndoksaeq、 gohom'bo、 cwzlanz、 golwedraenyou gak 15 gwz, rag gosongmbiengjcim 9 gwz, cienq raemx, cung laeuj gwn.

(3) Yw ndok raek: Gociepndoklaux, gociepndoksaeq, rumsanhyezsonh, rag gosongmbiengjcim (cungj yungh ndip) gak 30 gwz, daem yungz, gya di laeuj ndeu, ndok raek fukvih le baeng youq giz deng sieng, yungh gaiq benjgeb iq dinghmaenh, moix ngoenz vuenh yw 1 baez.

Byaekvahenj

【Laizloh】Dwg gij rag doenghgo bwzhozgoh cizvuz go byaekvahenj.

【Hingzyiengh】Caujbwnj, ganz baenz diuz baenz ndaek diuz baenz ndaek caeuq rag baenz ndaek yiengh lwgrok miz noh bizhung. Mbaw maj youq laj goek, baiz baenz 2 baiz; mbaw yiengh diuz, raez 40~80 lizmij, gvangq 1.5~3.5 lizmij, gwnzlaeng doed hwnj lumj lunggoet, vahnyup maenghcangq, lumj liengj yiengh rieng duznon nei gap baenz va nyumq luenzliem; baubenq lumj aen gyaeq bihcinhhingz; va saek hoengz daengz saej henj lumj makdoengj; youq laj vadip hab maj diuzguenj; lunz baihrog

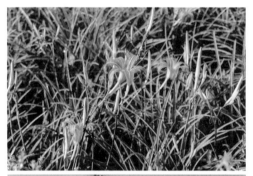

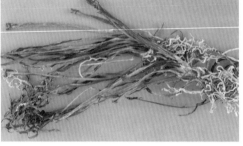

va dek baenz 3 gep, bihcinhhingz luenz raez, lunz baihndaw dek 3 gep, luenz raez, cungqgyang miz gvaengx saek henjhoengz, henz mbaw nyaeuq lumj raemxlangh nyaeuq, va hai seiz gepdek fanjgienj; nyiuzboux iet ok, yiengq gwnz vangoz, beij va dek dinj; gwnz saeuva iet ok, yiengq gwnz vangoz, raez gvaq nyiuzboux. Mak miz dip yiengh luenz raez.

【Faenbouh】Cujyau canj youq Huznanz、Fuzgen、Gyanghsih、Cezgyangh. Gvangjsih gak dieg ciengz ndaem roxnaeuz gag hwnj.

【Gipaeu gyagoeng】Diuz rag vat okdaeuj le, cawz bae gij ganjrog, swiq seuq namh, dak sauj.

【Go yw singqhingz】Rag lumj nga yiengh luenz raez dinj, raez 1~1.5 lizmij, cizging daihgaiq 1 lizmij. Miz mbangj youq byai dingj louz miz mbawgoek canzlw; rag baenz nyup maj, dingzlai gaenq raek, gij rag caezcingj de raez 5~15 lizmij, baihgwnz cizging 3~4 hauzmij, baihlaj cungqgyang ragb baenz ndaek lumj lwgrok bongzhung, cizging 0.5~1 lizmij, cigsoh mboep haeuj, miz dingzlai raizsoh caeuq siujsoq raiz nyaeuq vang, monghenj roxnaeuz saek damhmonghenj; ndang mbaeu, caetsoeng unq, loq miz rengznyangq, mbouj yungzheih eujraek; mbiengj gwnz saek mong roxnaeuz saek cazamq, miz dingzlai gehhoengq lumj fangse. Heiq loq rang, feih loq van.

【Singqheiq】Van, nit, miz doeg.

【Goengnaengz】Diuz lohlungz, leih lohraemx. Yungh bae yw foegraemx, gyoenjconj, roengz begdaiq, vuengzbiu, lwedcingq, haexlwed, yezgingh mbouj dingz, baezcij, baeznou, raemxcij mbouj doeng.

【Yunghfap yunghliengh】Gwn: Cienq raemx, 6~15 gwz; roxnaeuz dubsoiq aeu raemx. Rogyungh: Habdangq soqliengh, dubsoiq baeng.

【Anqlaeh wngqyungh】

(1) Yw okhaex gvaqlaeng laelwed: Byaekvahenj、hingndip gak habliengh, youz cauj, laeuj cung gwn.

(2) Yw daengx ndang foeg raemx: Byaekvahenj habliengh, dak sauj nienj baenz mba, moix gwn 6 gwz, gwn gaxgonq aeu dang haeux soengq gwn.

(3) Yw saejlaux oklwed: Byaekvahenj go bongzhung 10 go, cienq raemx gwn.

Go'gyoijraemx

【Laizloh】Dwg gij mbaw doenghgo sizsongoh cizvuz govwnzcuhlanz.

【Hingzyiengh】Caujbwnj. Go hung cocangq. Ganj gyaep yiengh luenz saeu. Mbaw 20~30 gep, lai baiz; bihcinhhingz baenz diuz, raez daengz 1 mij, gvangq 7~15 lizmij, byai ciemh soem, henz mbaw lumj raemxlangh, saek amqloeg. Vaganj daengjsoh, hungcoek, ca mbouj geijlai caeuq mbaw raez doxdoengz; va yiengh liengj; gij bau lumj feizmbaw, aen cungj baubenq miz 2 gep, bihcinhhingz, yiengq rog eujt, saek hau, mozciz; baubenq dingzlai, gaeb diuz gaeb; va lumj aen dieb ga sang, rangfwdfwd, gyaengh doengz saeq, va dek 6 dip, lumj diuz, saek hau; nyiuzboux 6 diuz, saek damhhoengz; vameh 1 diuz, rongzva youq laj vih, yiengh lwgrok. Mak miz dip lumj aengiuz, saek henjoiq.

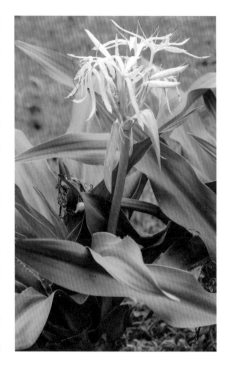

【Faenbouh】Cujyau canj youq Fuzgen、Daizvanh、Huznanz、Haijnanz、Gvangjsih、Swconh、Yinznanz、Gveicouh daengj. Gvangjsih gak dieg cungj miz faenbouh.

【Gipaeu gyagoeng】Cienz bi cungj ndaej gipaeu, lai yungh singjsien roxnaeuz swiq seuq, dak sauj.

【Anqlaeh wngqyungh】Mbaw yiengh mbaw raez baenz diuz, bihcinhhingz, raez 30 lizmij, mizseiz ndaej dabdaengz 1 mij, gvangq 7~15 lizmij, byai ciemh soem, henz mbaw loq nyaeuq, henz mbaw wenj, song mbiengj wenj mbouj miz bwn, saek henjheu; meg bingz byaij, miz diuz meg iq vang byaij, cauxbaenz yiengh meg vangjloz iq yiengh seiqfueng, cawj meg coh baihlaj doed hwnj; mienhgat ndaej raen miz lai congh dek lumj congh iq. Heiq loq manh.

【Singqheiq】Manh, nit, miz doeg.

【Goengnaengz】Doeng lohlungz, lohhuj, cing hujdoeg, sanq cwk siu foeg. Yungh bae yw baeznong, baezfoeg, deng cax deng dub sieng in, genga ndok in, fungcaep ndok in, gyaeujdot, genga mazmwnh, roxnyinh gig mbouj doengz, ndokraek, ngwzdoeg haeb sieng.

【Yunghfap yunghliengh】Gwn: Cienq raemx, ndip 3~9 gwz. Rogyungh: Habdangq soqliengh, dubsoiq oemq gizdeng; roxnaeuz dubsoiq aeu raemx cat; roxnaeuz cauj ndat, goenj raemx swiq.

【Anqlaeh wngqyungh】

(1) Yw baezhaem: Gogyoijraemx ndip habdangq soqliengh, dwk di dangzrwi, dubsoiq oemq gizdeng.

(2) Yw laemx sieng nyinz, lwed giet foeg in: Gogyoijraemx habliengh, cuengq youq ndaw gudiet cauj unq,

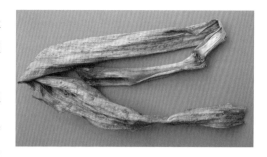

yienzhaeuh aeu laeujhoengz raix haeuj bae, swngz loq ndat bau youq giz dengsieng, moix ngoenz vuenh 1 baez.

Goyahgaz

【Laizloh】Dwg doenghgo cezgoh cizvuz goyahgaz gij rag caeuq mbaw.

【Hingzyiengh】Go faexcaz. Nga iq, laeng mbaw, ganz mbaw caeuq ganz va cungj miz bwnnyungz yiengh ndaundei saek henjnamh. Nga caeuq ganz mbaw sanq miz oen dinj. Mbaw yiengh gyaeq daengz luenz raez, raez 6~12 lizmij, gvangq 4~9 lizmij, byai soem, goek yiengh sim roxnaeuz lumj limx, song mbiengj raez mbouj doxdoengz, henz mbaw caezcienz roxnaeuz miz riz dek feuz. Vanyup lumj liengj; va'ngoz lumj aen cenj, rog miz bwn lumj ndaundeiq caeuq bwnsienq, byai dek 5 riz,

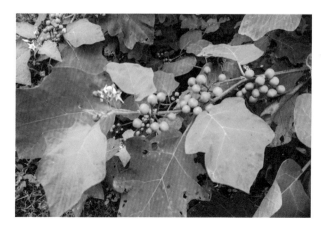

mbaw dek yiengh gyaeq luenz raez; roujva lumj naq, saek hau, dek 5 riz, gep dak yiengh gyaeq bihcinhhingz; nyiuzboux 5 diuz, maj youq hoz roujva; rongzceh 2 aen, gyaeuj saeu yiengh bingz. Aen mak luenz lumj aen giuz, saek henj, mbouj miz bwn.

【Faenbouh】Cujyau ok youq Daizvanh、Gvangjdungh、Gvangjsih、Gveicouh、Yinznanz、Hozbwz. Gvangjsih cujyau faenbouh youq cwnzhih、Yilinz、Nanzningz、Lungzcouh、Denzdungh、Nazboh daengj.

【Gipaeu gyagoeng】Cienz bi ndaej gipaeu, swiq seuq, cab dinj, dak sauj.

【Go yw singqhingz】Rag mbouj gvicaek luenz, lai vanniuj, miz faen nga, raez daengz 30 lizmij, cizging 0.7~5 lizmij; saek henj roxnaeuz saek henjgeq, cocauq, yawj ndaej raen gij riz rah saeq caeuq diemjraiz doedhwnj, naeng mbang, miz mbangj bokloenq, giz bokloenq yiengh saek henjdamh; geng; mienh raemj henjdamh roxnaeuz saek henjhau, miz cenhveiz.

【Singqheiq】Manh, loq liengz, miz doeg noix.

【Goengnaengz】Diuz lohlungz, lohhuj, doeng lohheiq, yw ae, siu foeg, sanq giet cij in. Yungh bae yw deng cax deng dub sieng in, baenzsa, simdaeuz in, heujin, baenzae, baeznong, baezfoeg, baezding.

【Yunghfap yunghliengh】Gwn: Cienq raemx, 9~15 gwz. Rogyungh: Habdangq soqliengh, dubsoiq oemq gizdeng.

【Anqlaeh wngqyungh】

(1) Yw deng cax deng dub sieng in, hezgingh saek, guhhong hamjrengz hwetgyad, dungxin, heujin: Goyahgaz rag 15 gwz, cienq raemx gwn; roxnaeuz cimq laeuj gwn.

(2) Yw mbouj miz mingz foegdoeg: Goyahgaz singjsien, dubsoiq baeng.

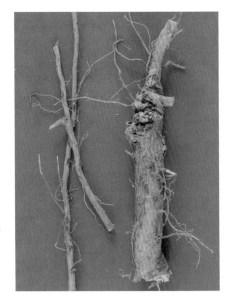

Gosoqmoeg

【Laizloh】Dwg doenghgo dougoh cizvuz gosoqmoeg.

【Hingzyiengh】Go faexcaz roxnaeuz siuj gyauzmuz. Ganjfaex sauj miz oen. Nga oiq saek mongloeg, miz conghnaeng yiengh luenz doed'ok, nga moq miz bwn'unq. Geij mbaw lumj fwed roeg dozdaeb song baez, mbaw fwed miz 7~13 doiq, doiq maj, diuzsug miz bwn'unq; mbaw iq 9~17 doiq, mbaw luenz roxnaeuz lumj aen luenz seiqcingq raez, raez daih'iek miz 14 hauzmij, gvangq daihgaiq 6 hauzmij, byai yiengh ngoemx loq mboep doxhaeuj, goek yaek mbit, mbaw wenj, laeng mbaw miz diemjsienq, meg gyang ngengsez. Valup luenzsoem, miz bwnnyungz dinj; baubenq hung, bihcinhhingz, doek caeux; va'ngoz miz 5 gep, baihlaj 1 benq haemq hung, yiengh daeh; vadip saek henj, luenz lumj aen gyaeq daujdingq, mbaw ceiq baihgwnz de goek daiq saek faenjhoengz, miz ganz; nyiuzboux 10 diuz; rongzva miz bwnnyungz saek mong, saeuva miz bwn, gyaeuj saeu bingz. Faekmak lumj faex, saek

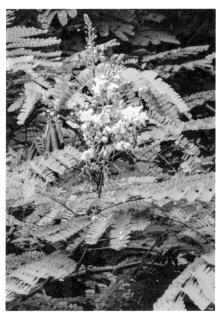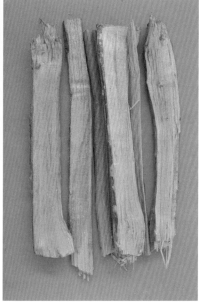

cazhoengz, mbouj dek hai.

【Faenbouh】Cujyau ok youq Daizvanh、Gvangjdungh、Gvangjsih、Gveicouh、Yinznanz. Gvangjsih cujyau faenbouh youq Nazboh、Bingzgoj、Denhdwngj、Lungzcouh、Nanzningz、Bwzliuz、Luzconh.

【Gipaeu gyagoeng】Ndaem gosoqmoeg 8 bi gvaqlaeng ndaej haeuj yw. Raemj ganjfaex roengz daeuj, soek bae gij nga henzbien saek hau, cab baenz duenh, moix duenh raez daih'iek 60 lizmij, gij co de doiq buenq bag hai, yaem hawq le, cug ndei cuengq youq giz raemhliengz hawq yo.

【Go yw singqhingz】Gij doxgaiq neix yiengh luenzraez roxnaeuz buenq luenzraez, raez 10~100 lizmij, cizging 3~12 lizmij; saek henj daengz saek cazhoengz, miz riz cax dat caeuq riz nga, ciengz raen gij geh dek soh; naj gatmienh loq miz rongh, nienzlunz yienhda, miz mbangj yawj raen gij simngviz saek caz, caet soeng, daiq diemj rongh haenx; caet genggenq. Mbouj haeu, feih loq saep.

【Singqheiq】Van、ndaengq, bingz.

【Goengnaengz】Doeng lohlungz、lohhuj, siu foeg cij in. Yungh bae yw gingsaek, senglwg gvaq le dungxin, okleih, buqsiengfung, baeznong, baezfoeg, rog dengsieng foeg in, senglwg gvaqlaeng raen lwed ngunh.

【Yunghfap yunghliengh】Gwn: Cienq raemx, 3~9 gwz.

【Anqlaeh wngqyungh】

(1) Yw gunghgingjngaiz (heiq saek lwed giet): Ragcanghgwnh、Siujhungzcinh gak 30 gwz, yanghfu、nyadangh'enj gak 15 gwz, gosoqmoeg 10 gwz, cienq raemx gwn.

(2) Yw senglwg gvaqlaeng diemheiq mbouj swnh baenzae: Gosoqmoeg, yinzsinh、mwzmwnzdungh gak 9 gwz, cienq raemx gwn.

(3) Yw lwgfwngz goenq, gizyawz naengnoh deng cax sieng: Gij faexgosoqmoeg habdangq, nienj baenz mba, oep giz lwgfwngz deng raek, aeu aen daehbaengzsei daeuj bausuek.

Hakdauz

【Laizloh】Dwg gij ceh doenghgo ciengzveizgoh cizvuz hakdauz.

【Hingzyiengh】Gyauzmuz iq. Nga iq saek loeg roxnaeuz mbiengj ndeu saek hoengzmong. Mbaw doxdoiq maj, youq gwnz nga dinj baenz nyup maj; ganz mbaw ciengzseiz miz 1 daengz geij aen sienqdaej; mbaw bihcinhhingz luenz raez daengz yiengh gyaeq daujdingq bihcinhhingz, henz mbaw miz faenzgawq saeq. Va

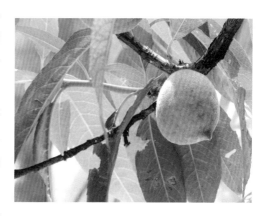

doengciengz dan maj, sien youq mbaw hailangh gonq, miz ganz dinj; va'ngoz 5 dip, goek hab maj baenz aendoengz va'ngoz dinj, baihrog miz bwnnyungz; vadip 5 dip, daujluenz gyaeq, saek faenjhoengz, gig noix dwg saek hau; nyiuzboux lai diuz; rongzva 1 aen, saeuva saeq raez, gyaeuj saeu yiengh luenz gyaeuj. Mak miz ngveih yaek lumj aen giuz, biujmienh miz bwnnyungz dinj; nohmak saek hau roxnaeuz saek henj; liz ngveih roxnaeuz nem ngveih.

【Faenbouh】Daengx guek daihbouhfaenh deihfueng cungj miz, cujyau canj youq Swconh、Yinznanz、Sanjsih、Sanhdungh、Baekging、Hozbwz、Sanhsih、Hoznanz. Gvangjsih dingzlai dwg ndaem ganq.

【Gipaeu gyagoeng】Aen mak geq le gipsou, cawzbae noh caeuq byak ngveih, dawz ceh okdaeuj, langh hawq.

【Go yw singqhingz】Ceh lumj aen gyaeq raez, 1.2~1.8 lizmij, gvangq 0.8~1.2 lizmij, na 0.2~0.4 lizmij; saek henj daengz saek cazhoengz, yiengh naed deih doed hwnjdaeuj; it gyaeuj soem, cungqgyang bongz hung, lingh gyaeuj luenzngoem loq mbitngeng, henz mbaw haemq mbang; mbiengj soem miz cehndw lumj diuz

sienq dinj nei, mbiengj luenz saek loq
laeg caemhcaiq miz giz diemjhab mbouj
mingzyienj, daj giz habdiemj sanq ok dingzlai
diuz guenq yiengh cenhveiz soh. Cehnaeng
mbang, mbawlwg 2 mbaw, loih saek hau, gig
miz youz. Heiq noix, feih loq haemz.

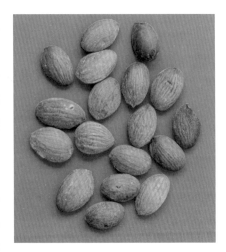

【Singqheiq】Haemz, bingz.

【Goengnaengz】Doeng lohlungz,
lohhuj, diuz lohraemx, vaq cwk siu foeg.
Yungh bae yw foeg raemx, daepmamx
foeghung, haexgaz, nyouhniuj, nyouhlwed, gingsaek, gyaeuj baenz baezhaem,
baezding, baezndip, sizcinj, ging in, lwed cwk ging saek, senglwg gvaq laeng lwed
saek dungxin, baezfoeg giet ndaek, deng cax deng dub sieng in, lwed cwk foeg in,
bwtnong, ndaw saej miz baez, haexgaz.

【Yunghfap yunghliengh】Gwn: Cienq raemx, 3~6 gwz. Rogyungh: Habdangq
soqliengh, dubsoiq oemq gizdeng; roxnaeuz nienj baenz mba diuz oemq baeng.

【Anqlaeh wngqyungh】

(1) Yw bouxgeq haw haexgaz: Hakdauz、ngveihbwzswj、ngveihhojmaz、
ngveihsunghswj gak daengjliengh, nienj baenz mba, yungz labhau guhbaenz ywyienz
lumj lwggyaeuq, aeu di dang vangzdanh soengq gwn.

(2) Yw ndaw gip le caiq naek, haex mbouj doeng: Hakdauz (cawzbae naeng) 90
gwz, vuzcuhyiz 60 gwz, gyu 30 gwz, cauj cug, cawzbae gyu caeuq gocuhyiz, cij louz
ngveihmakdauz, seiz mbouj seiz nyaemh'eiq nyaij 5~20 naed.

(3) Yw heiq hwnj baenzae, aek ndaet in dot, heiq'ngab: Hakdauz (cawzbae
naeng, byai) 90 gwz, aeu raemx 1 swngh, caeznienj aeu raemx, caeuq haeuxsuen
cawj cuk gwn.

Go'mbawdog

【Laizloh】Dwg doenghgo lanzgoh cizvuz gomungzbwn daengx go.

【Hingzyiengh】Caujbwnj.

Ganj luenz roxnaeuz benj lumj aen giuz, miz noh, saek hau. Mbaw maj youq goek, bingzciengz dwg mbaw dog, gig noix miz 2 mbaw; laj ganz miz gij gyapmbaw yiengh guenj, saek aeujhoengz humx; mbaw deih, yiengh sim lumj gyaeq nei, raez 5~10 lizmij, gvangq 8~12 lizmij,

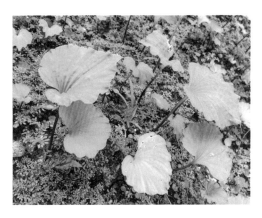

byai gip liem, henz mbaw yiengh raemxlangh, daihgaiq miz 20 diuz meg mbaw mingzyienj, meg iq vangraeh camca lumj muengx. Cungj valup maj youq laj ganj; va beij mbaw sien hailangh, ciengz duiq doxroengz, saek damhloeg, miz baubenq di yiengh sienq fanjdaeb; va'ngoz caeuq gep va ca mbouj geijlai raez doxdoengz, yiengh sienq bihcinhhingz, dan baihgwnz loq aj hai; naengbak dip saek hau, daiq saek aeuj, habhumx gij saeu sim, baihgwnz miz 3 riz dek, byai caeuq cungqgyang miz bwnnyungz raez saek hau.

【Faenbouh】Cujyau canj youq Gvangjdungh、Gvangjsih daengj. Gvangjsih cujyau faenbouh youq Lungzlinz、Cauhbingz、Yungjfuz.

【Gipaeu gyagoeng】Seizhah gipsou, swiq seuq, dak sauj.

【Go yw singqhingz】Daengx gogienjsuk baenz gaem roxnaeuz geuj baenz aen duenz. Ganj baenz gaiq noh, nyaeuq baenz yiengh luenzbenj mbouj gvicaek, cizging 5~12 hauzmij, loih hau roxnaeuz saek henjhau, lai gaenq caeuq ganj mbaw caez loenq. Mbaw nyaeuq, saek mongloeg roxnaeuz saek henjloeg, mozciz unqnyangq, mbebingz le miz yiengh luenzgyaeq roxnaeuz yiengh sim lumj aen gyaeq, raez, gvangq 2.5~7 lizmij, byai ngoemx roxnaeuz loq soem, goek yiengh sim, goek, henz bien lumj raemxlangh, goek ok meg yiengh huz daih'iek 20 diuz, lumj fwedmoz doed hwnj; ganz mbaw loq benj, raez 3~7 lizmij, cizging daih'iek 2.5 hauzmij, saek henjmong roxnaeuz saek henjhau, miz raiz soh iq, goek mbaw mizseiz canzlw gij byakmbaw lumj diuz sienq caeuq gij rag saeq mbouj maenhdingh daj song henz yiet ok haenx. Heiq loq miz raetrang, feih loq van.

【Singqheiq】Van, nit.

【Goengnaengz】Diuz lohlungz, lohhaeux, doeng lohhuj, cing hujdoeg, siu fungdoeg. Yungh bac yw aelwed, baenzae, conghhoz baenzngoz, hozin, baeznou, baeznong, baezfoeg, deng cax deng dub sieng in, conghbak fatyiemz.

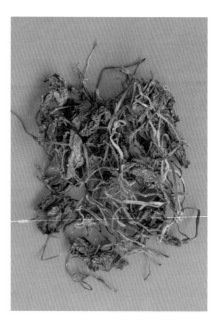

【Yunghfap yunghliengh】Gwn: Cienq raemx, 9~15 gwz. Rogyungh: Habdangq soqliengh, dubsoiq oemq gizdeng.

【Anqlaeh wngqyungh】

(1) Yw conghbak fatyiemz, gizsing conghhoz fatyiemz: Go'mbawdog singjsien 1 go, nyaij ndip hamz.

(2) Yw binghbwtlauz baenzae, cihgi'gvanjyenz, lwgnyez feiyenz: Go'mbawdog 15 gwz, cienq raemx gwn.

(3) Yw baezding foeg in: Go'mbawdog mbaw ndip habdangq soqliengh, daem yungz, diuz dangznding oep gizdeng.

Gociengzseng

【Laizloh】Dwg doenghgo gingjdenhgoh cizvuz goociengzseng daengx go.

【Hingzyiengh】Caujbwnj lai bi maj noh. Daengx go mbouj miz bwn. Rag lumj nyinzsei. Ganj saeq nyieg, giz laj bingz ninz, giz hoh maj rag, giz baihgwnz daengj soh, saek aeuj, loq miz yiengh seiq fueng, limq ngoemx, miz byai, wenj. Mbaw doiq maj roxnaeuz doxdoiq maj; mbaw yiengh gyaeq dauqdingq lumj beuzgeng daengz luenz gyaeq gvangq, raez 1.2~3 lizmij, gvangq 5~10 hauzmij, byai luenz, loq moep, goek gaeb, doxliz dinj, henz mbaw caezcienz, wenj. Valup lumj liengj yiengh rieng bonghndaeng, maj youq byai go, va iq, dingzlai, loq maj mbang. Mbouj miz ganz va; baubenq lumj mbaw; va'ngoz miz 5 dip, saek loeg, yiengh beuzgeng roxnaeuz dauj bihcinhhingz gvangq, raez mbouj daengz vadip 1/2; vadip 5 dip, saek henj, bihcinhhingz roxnaeuz yiengh sienq bihcinhhingz, byai miz soem dinj; nyiuzboux 10 diuz, 2 lunz, beij lip va dinj, ywva saek aeuj; gyaep 5 gep, luenz raez, faenliz, byai doed saeq baenz saeuva, goek loq hab maj. Gij mak miz gyap loq ca hai, baihgwnz miz gij doxgaiq doed hwnj lumj daeh feuh ityiengh. Ceh saeq, luenz raez, saek henjgeq, miz gyaeujcij iq cax doed hwnjdaeuj.

【Faenbouh】Cujyau maj youq Sanjsih、Ganhsuz、Gyanghsuh、Anhveih、Cezgyangh、Gyanghsih、Fuzgen、Huzbwz、Huznanz、Gvangjdungh、Swconh、

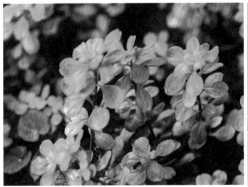
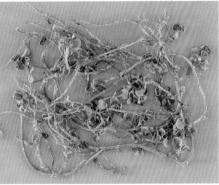

Yinznanz. Gvangjsih cujyau faenbouh youq Lozyez、Linzgvei、Hingh'anh、Gveibingz daengj.

【Gipaeu gyagoeng】Cienz bi ndaej gipaeu, swiq seuq, cab dinj, dak sauj.

【Go yw singqhingz】Daengx go raez 5~15 lizmij. Ganj saeq, cizging daih'iek 1 hauzmij; saek cazhoengz, miz raiz nyaeuq saeq soh, hoh mingzyienj, miz mbangj hoh maj miz ragmumh. Mbaw doiq maj; mbaw lai nyaeuq loenqdoek, mbebingz miz yiengh lumj beuzgeng. Miz di ndaej yawj ok valup lumj liengj maj youq byai go, va saek henjgeq. Mbouj miz heiq, feih cit.

【Singqheiq】Soemj, liengz.

【Goengnaengz】Diuz lohlungz, lohhuj, boujlwed, cij lwed, sanq giet cij in. Yungh bae yw baeznong, baezfoeg, lwedcingq, yezgingh mbouj dingz, roengzbegdaiq, baeznou, vuengzbiu, okleih, dungxin, deng cax deng dub sieng in, dawzsaeg in, senglwg gvaqlaeng dungxin, daicangbaucinj aelwed, haexlwed, yezgingh mbouj dingz.

【Yunghfap yunghliengh】Gwn: Cienq raemx, 10~20 gwz; roxnaeuz dubsoiq aeu raemx. Rogyungh: Habdangq soqliengh, dubsoiq baeng.

【Anqlaeh wngqyungh】

(1) Yw baeznou: Gociengzseng habliengh, guh byaek ciengz gwn.

(2) Yw goekheuj foeg nong: Gociengzseng habdangq soqliengh, mbaw makit habdangq soqliengh, di begdangz ndeu, dubsoiq oemq gizdeng.

(3) Yw rueg lwed: Gociengzseng 60~90 gwz, mounohcing 250 gwz, aeu raemx aeuq noh daengz lanh cij gwn, gwn noh gwn dang.

Gociepndoksaeq

【Laizloh】Dwg ganj mbaw doenghgo gezcangzgoh cizvuz gociepndokdanh.

【Hingzyiengh】Go faexcaz buenq. Ganj luenz sang, hoh bongzhung, nga oiq ciengz saek aeuj. Mbaw doiq maj; mbaw lumj ceij, gaeb bihcinhhingz daengz yiengh diuz sienq bihcinhhingz, raez 5~10 lizmij, gvangq 5~10 hauzmij, byai ciemh soem, goek ciemh gaeb, henz mbaw caezcienz, saek aeuj laeg, valup lumj rienghaeux maj youq byai go, baihgwnz deih, baihlaj mbang; baubenq doiq maj; va'ngoz dek 5 riz, mbaw dek yiengh samgak bihcinhhingz; roujva saek hau roxnaeuz saek faenjhoengz, roujvadoengz lumj aendoengz luenz gyaeq, ndaw hoz loq gyahung, yiemhroujva yiengh song naengbak, naengbak gwnz yiengh gyaeq luenz raez, naengbak laj dek 3 riz feuh; nyiuzboux 2 diuz, vasei loq benj, vayw miz 2 aen rongzva, aen fuengz ndeu laj goek miz

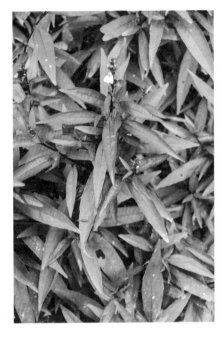

rieng yiengh huqbengx; rongzva moix fuengz miz 2 aen beihcaw. Aen miz dip yiengh faexgyaengh.

【Faenbouh】Cujyau maj youq Gvangjdungh、Gvangjsih. Gvangjsih cujyau faenbouh youq Dwngzyen、Gveigangj、Laizbinh、Sihlinz、Nazboh、Ningzmingz.

【Gipaeu gyagoeng】Seizhah seizcou gipsou, swiq seuq, cab dinj, yungh ndip roxnaeuz dak sauj.

【Go yw singqhingz】Ganjluenz sang, miz lai nga; nga iq miz seiq limq sienq, hoh bongzhung, nga oiq saek loeg. Mbaw lai nyaeuq, gij caezcingj mbebingz yiengh gaeb bihcinhhingz roxnaeuz sienq bihcinhhingz, raez 4~14 lizmij, gvangq 1~2 lizmij, byai ciemh soem, byai soem, goek yiengh limx, henzmbaw caezcienz, gwnz mbaw saek loeg, laj mbaw saek henj, rongh lwenq; meggyang haemq co, caeuq meghenz cungj baenz saek aeuj, roxnaeuz miz seiz diuz meghenz buenq ronghcingx. Heiq loq miz, feih cit.

【Singqheiq】Soemj, manh, bingz.

【Goengnaengz】Doeng lohlungz, lohhuj, swnj ndok, siu foeg. Yungh bae yw deng cax deng dub sieng in, ndokraek, fungcaep ndok in, lwgda hujndat, bingh ndokunq, yezgingh mbouj diuz, senglwg gvaqlaeng dungxin.

【Yunghfap yunghliengh】Gwn: Cienq raemx, 15~30 gwz; roxnaeuz nienj baenz mba. Rogyungh: Habdangq soqliengh, dubsoiq oemq gizdeng; nienj baenz mba diuz oemq baeng roxnaeuz goenj raemx swiq.

【Anqlaeh wngqyungh】

(1) Yw deng laemx dub sieng: Gociepndoksaeq 30 gwz, cienq raemx gwn; roxnaeuz daengx go daem yungz, laeuj cauj le, swnh ndat nyoengx ndok raek.

(2) Yw ndokraek: Gociepndoksaeq 250 gwz, mbaw bizbaz 500 gwz, goujhoh mbawcaz 60 gwz, gaeqboux iq 1 duz, gungh daem yungz, fukvih le oep gizsieng, 1.5 siujseiz dawz deuz.

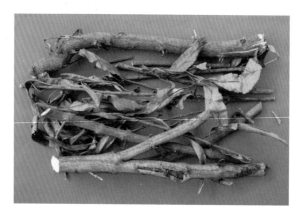

Gogaeundaem

【Laizloh】Dwg doenghgo maijmazdwngzgoh cizvuz gogaeundaem gij ganj, mbaw.

【Hingzyiengh】Go faex heux baenz gaeu. Ganj nga saek henjnamh roxnaeuz saek monghenj, conghnaeng loq mingzyienj, miz hothoh bongz hung. Mbaw doiq maj; mbaw wenj, gaeb luenz raez, miz ronghlwenq, raez 4~10 lizmij, gvangq 2.5~4 lizmij, byai gip soem roxnaeuz ciemh soem cix ngoemx, gig noix miz luenzngoemx, goek gvangq lumj limx roxnaeuz loq luenz. Vameh vaboux doengz go; giuz va baiz baenz vanyup lum rienghaeux, ciengz maj youq laj goek ganz mbaw; vaboux mbouj faen nga roxnaeuz miz baez ndeu faen nga, gwnz de miz 5~12 aen cungjbauh lumj aen gengx neix, moix aen cungjbauh ndawde miz vaboux 40~70 duj; giuz vameh lai maj youq gwnz nga geq, moix lunz cungjbauh ndawde miz vameh 5~8 duj. Ceh yiengh ngveihmak, yiengh luenzraez roxnaeuz loq lumj dauj luenz gyaeq, mak geq seiz naengdehgyaj saek hoengz.

【Faenbouh】Cujyau canj youq Fuzgen、Gyanghsih、Huznanz、Gvangjdungh、Gvangjsih. Gvangjsih cujyau faenbouh youq Sangswh、Nanzningz、Vujmingz、Yunghningz、Nazboh、Lozcwngz、Yangzsoz.

【Gipaeu gyagoeng】Cienz bi cungj ndaej gipaeu cienz go, singjsien yungh roxnaeuz dak sauj.

【Go yw singqhingz】Gaeuluenzsaeu, hothoh bongzhung, naengrog saek monggeq; ndaw naeng goenqmienh saek monghoengz, gyaenghfaex saek henjdamh. Mbaw luenzraez roxnaeuz raez lumj aen gyaeq dauqdingq, raez 4~10 lizmij, gvangq 2.5~4 lizmij. Heiq noix, feih loq haemz.

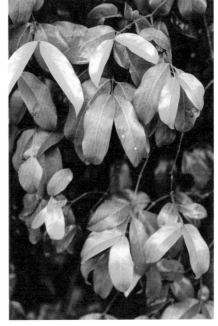

【Singqheiq】Manh, haemz, ndat.

【Goengnaengz】Doeng lohlungz, lohhuj, siu fung doeg caepdoeg. Yungh bae yw fungcaep ndok in, hwetin, deng cax deng dub sieng in, cihgi'gvanjyenz, ngwzdoeg haeb sieng, biux naeuh ok lwed, ndokraek.

【Yunghfap yunghliengh】Gwn: Cienq raemx, 9~15 gwz (ndip 15~60 gwz); roxnaeuz dubsoiq aeu raemx. Rogyungh: Habdangq soqliengh, nienj baenz mba diuz oep gizdeng; roxnaeuz go yw ndip dubsoiq baeng.

【Anqlaeh wngqyungh】

(1) Yw biux naeuh oklwed: Gogaeundaem 100 gwz, raemx cienq, suk gwd daengz 40 hauzswngh, moix baez 20 hauzswngh, ngoenz 2 baez.

(2) Yw goetnyinz soemj unq: Gogaeundaem, naenghajgya gak 9 gwz, ciengaenciemz 30 gwz, cienq raemx gwn.

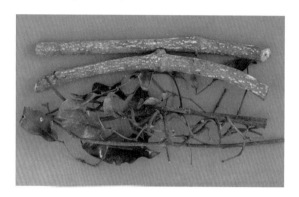

Byakgorungz

【Laizloh】 Dwg gij rag sanghgoh doenghgo byakgorungz.

【Hingzyiengh】 Gofaex sang.
Daengx go miz raemxcij. Nga geq miz heiq maj rag, duengq roengzlaj, saek mong laeg. Dan mbaw doxdoiq maj; dakmbaw bihcinhhingz; mbaw wenj youh miz di noh, yiengh luenz raez, yiengh gyaeq luenz raez roxnaeuz yiengh gyaeq dauqdingq, raez 3.5~8 lizmij, gvangq 3~4 lizmij, byai liem ngoemx, goek yiengh limx, gwnz mbaw saek loegheu, wenjrongh, laj mbaw saek loeg, henz mbaw caezcienz roxnaeuz lumj raemxlangh feuz; goek ok meg 3 diuz. Valup gyaeuj ndumj lumj aen giuz benj, sug le saek henj

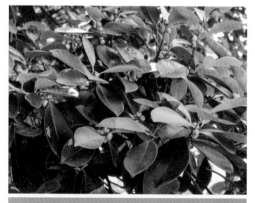

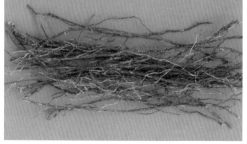

roxnaeuz loq saek hoengz, goek baubenq gvangq luenz gyaeq, sukyouq; vaboux, vaai caeuq vameh maj youq doengz aen valup ndeu, dujvaboux sanq maj youq gij ciengz baihndaw, vabenq 3 gep, yiengh gaenh beuzgeng, nyiuzboux 1 diuz; vaai miz 3 gep vabenq, yiengh beuzgeng, saeuva maj ok henz; gij limqva vameh miz gep caeuq vaai doxlumj, hoeng haemq iq, saeuva maj ok henz. Aenmak byom iq, yiengh luenz gyaeq.

【Faenbouh】Cujyau canj youq Cezgyangh、Fuzgen、Gvangjdungh、Gvangjsih daengj. Gvangjsih gak dieg cungj miz faenbouh.

【Gipaeu gyagoeng】Cienz bi ndaej gipsou, gvej roengz rag, cug baenz bog iq, yungh singjsien roxnaeuz dak sauj.

【Go yw singqhingz】Gij rag sauj baenz diuz faex saeq, raez daih'iek 1 mij, goek haemq co, cizging 4~8 hauzmij, byai ciemh saeq, faen nga lai, mizseiz baenz nyup maj 6~7 diuz rag; saek hoengz henjgeq, naengrog lai dek soh, mizseiz bokdoek, conghnaeng saek monghau, baenz diemj luenz roxnaeuz luenz raez; nyangq, gyaengh naeng mbouj yungzheih eujraek; gyaengh faex mbiengj raemj saek hoengzgeq. Heiq noix, feih haemz, saep.

【Singqheiq】Saep, liengz.

【Goengnaengz】Diuz lohlungz, lohhuj, cing hujdoeg, leih caepdoeg, siu fungdoeg. Yungh bae yw binghmenhsingq cihhgi'gvanjyenz, dwgliengz, aebakngoenz, benjdauzdijyenz, okleih, gipsingq veicangzyenz, heujin, mazcimj, gezmozyenz, fungcaep ndok in, bingh fatsa, dungxin, dungxin, sizcinj, raemhaenz, deng cax deng dub sieng in.

【Yunghfap yunghliengh】Gwn: Cienq raemx, 9~15 gwz; hix ndaej nienj baenz mba roxnaeuz cimq laeuj. Rogyungh: Habdangq soqliengh, dubsoiq oep gizdeng.

【Anqlaeh wngqyungh】

(1) Yw mehmbwk dingzging, deng cax deng dub sieng in: Byakgorungz habdangq soqliengh, langh hawq, nienj baenz mba, moix baez gwn 15 gwz, lienz gwn 3 ngoenz.

(2) Yw hothoh fungheiq in caeuq din nyinz hwjgeuj, utiet mbouj swnh: Byakgorungz, caeuq gij nyouh lwgnyez cienq goenj, swiq baksieng.

(3) Yw hothoh in: Byakgorungz 60~120 gwz, laeuj, raemx caez cienq gwn; roxnaeuz cienq raemx swiq gizdeng.

Meizdinbit

【Laizloh】Dwg vujgyahgoh doenghgo faexnyaujhanq gij naeng ganj.

【Hingzyiengh】Go faexgyauzmuz roxnaeuz faexcaz hungloet. Byakfaex saek monghau, miz nyacuq, seiz iq miz bwnnyungz dinj maeddeih lumj ndaundeiq, ciemh doekloenq daengz gig noix. Mbaw lumj fajfwngz doxdaeb maj; dakmbaw yiengh buenq luenz; gaenqmbaw saeq raez; mbaw wenj lumj naeng roxnaeuz lumj ceij, yiengh luenz raez roxnaeuz raez luenz raez, raez 9~17 lizmij, gvangq 3~5 lizmij, byai gip soem roxnaeuz dinj ciemh soem, goek gvangq yiengh limx roxnaeuz gaenh luenz, henzmbaw caezcienz; gwnz mbaw saek loeg laeg, baihlaeng saek monghau, mwh iq miz bwnnyungz dinj maeddeih lumj ndaundeiq, doeklaeng ciemh doek roengzdaeuj. Valup lumj liengj baenznyup gapbaenz gij valup luenzsoem maj youq byai go, va codaeuz miz bwnnyungz dinj maeddeih lumj ndaundeiq, doeklaeng ciemh doekloenq; va'ngoz henzbien miz 5~6 diuz heuj saeq; limqva 5 dip, baenz noh, va doeklaeng fanjgienj, saek hau, homrangh; nyiuzboux 5 diuz, raez gvaq limqva; rongzceh youq laj vih, saeuva habmaj baenz diuz saeu co dinj. Aenmak miz ieng lumj aen giuz, geq le saek ndaem'aeuj.

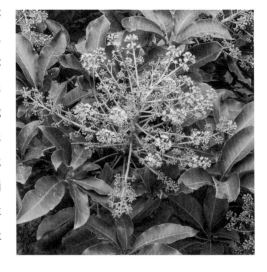

【Faenbouh】Cujyau canj youq Gvangjdungh、Gvangjsih. Gvangjsih cujyau faenbouh youq Dwngzyen、Bingznanz、Gveibingz、Nanzningz、Vujmingz、

Yunghningz、Denhdwngj、Lungzcouh.

【Gipaeu gyagoeng】Cienz bi cungj ndaej gipaeu cienz go, bok naeng, cab dinj, dak sauj.

【Go yw singqhingz】Naengganj lumj doengz gienj roxnaeuz yiengh baenz ndaek mbouj gvicaek, raez 30~50 lizmij, na 2~8 hauzmij; rog biujmienh saek monghau roxnaeuz saek amqmong, cocauq, baihrog ciengz miz raiz, miz conghnaeng loih yiengh luenz roxnaeuz vang yiengq luenz raez, ndaw biujmienh saek monghenj roxnaeuz saek mongndaem, miz raiz saeq soh; byot, heih eujraek; mbiengj gatmienh mbouj bingz, baenz cenhveiz. Heiq loq rang, feih haemz, saep.

【Singqheiq】Haemz、saep, liengz.

【Goengnaengz】Doeng lohheiq, siu fungdoeg, doeng lohlungz. Yungh bae yw fat binghsa, hozin, fungcaep ndok in, deng cax deng dub sieng in, ndokraek, mbouj miz mingzcoh foegdoeg, fatndat, deng feizcoemh raemxgoenj log sieng.

【Yunghhfap yunghliengh】Gwn: Cienq raemx, 9~15 gwz; roxnaeuz dubsoiq aeu raemx gwn. Rogyungh: Habdangq soqliengh, dubsoiq oep gizdeng; roxnaeuz goenj raemx swiq gizdeng.

【Anqlaeh wngqyungh】

(1) Yw deng cax dub rin dub foeg in: Meizdinbit 150 gwz, mbaw gosauqbaet 500 gwz, dak sauj, nienj baenz mba, caeuq dang haeux guhbaenz naed ywyienz, moix naed ywyienz 3 gwz, aeu laeuj ciemh soengq gwn, moix baez 3 naed, ngoenz 3 baez.

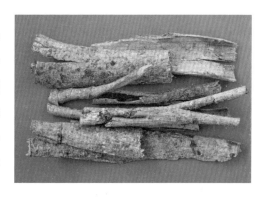

(2) Yw feiz coemh sieng: Meizdinbit ndip habdangq soqliengh, dubsoiq aeu raemx, yungh mienzciem romxyub gizdeng; lingh aeu mbaw meizdinbit 60 gwz, cienq raemx gwn.

(3) Yw fueng ciep ndok: Meizdinbit naengndip 180 gwz, mbaw goleiz ndip, mbaw goreiz ndip gak 120 gwz, 1 duz gaeqboux, daem yungz, laeujsuengliuh cauj ndat oep gizsieng, 24 siujseiz cawzbae yw, caiq gya laeuj cauj ndat oep gizdeng.

Ngaihmwnj

【Laizloh】Dwg cinzhingzgoh doenghgo ngaihmwnj daengx go.

【Hingzyiengh】Caujbwnj. Ganj miz seiq limq, miz bwn mbang. Mbaw doiq maj; goek maj mbaw miz gaenq raez, mbaw loq luenz, cizging 4~8 lizmij, 5~9 riz dek feuz, mbaw dek miz 2~3 riz heuj ngoemx, goek yiengh sim; gij mbaw gwnz ganj cungqgyang miz gaenq dinj, 3 mbaw cienzbouh dek, mbawbenq gaenh bihcinhhingz, mbawdek cungqgyang ciengz caiq dek 3 riz, song mbiengj mbawdek caiq dek 1~2 riz; gij mbaw gyaengh gwnz ganj mbouj faenmbek, lumj sienq, gaenh mbouj miz gaenq, gwnz mbaw saek loeg, miz bwn co fomz, laeng mbaw saek damhheu, miz bwn'unq mbang caeuq diemjsienq. Valup lumj lwnzliengj maj youq laj goek gaenqmbaw; baubenq iq lumj oencim, mbouj miz gaenqva; va'ngoz lumj aen cung,

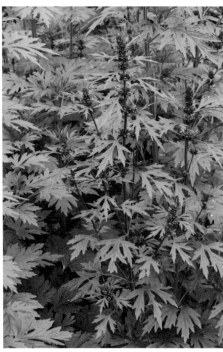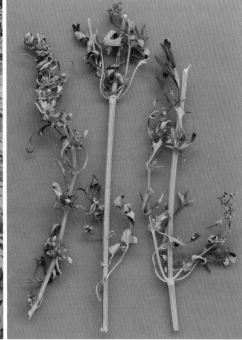

baihrog miz bwn'unq loq mbang, byai miz 5 riz dek, miz oenliem, baihlaj 2 diuz heuj beij baihgwnz 3 diuz heuj raez, sukyouq; roujva lumj naengbak, saek damhhoengz roxnaeuz saek aeujhoengz, baihrog miz bwn'unq, naengbak gwnz luenz raez, henz caezcienz, naengbak laj 3 riz dek, mbawdek cungqgyang haemq hung, lumj aen simdaeuz dauqdingq nei; nyiuzboux 4 diuz, song giengz, maj youq ndaw roujva gaenh cungqgyang; nyiuzmeh 1 diuz, rongzceh 4 riz dek. Aen mak iq naeng ndongj saek hoengzndaem, yiengh sam limq.

【Faenbouh】Cujyau canj youq Hoznanz、Anhveih、Swconh、Gyanghsuh、Cezgyangh、Gvangjdungh、Gvangjsih、Hozbwz. Gvangjsih gak dieg cungj miz faenbouh.

【Gipaeu gyagoeng】Seizhah gipsou, swiq seuq, cab dinj, dak sauj.

【Go yw singhingz】Goek yiengh seiqfueng, seiq mienh mboep doxroengz baenz mieng soh, raez 30~60 lizmij, cizging daih'iek 5 hauzmij; saek loeg roxnaeuz saek henjloeg, miz bwnco fomz gig maed; byot; cungqgyang mbiengj gat miz ngviz. Mbaw doxdoiq maj; mbaw lai loenq roxnaeuz canzlw, nyaeuqsuk deksoiq, gij caezcingj de gyaengh laj mbaw miz 3 riz dek lumj fajfwngz, gij mbaw gyaengh ganj cungqgyang faenmbek baenz lai gep dek lumj diuz sienq yiengh luenz raez, gij mbaw gyaengh gwnz ganj lumj fwed dek laeg roxnaeuz dek 3 riz feuz. Valup lumj liengjlwnz maj youq goek gaenqmbaw, va aeuj, lai doekloenq; gij mbaw bau gwnz valup henzmbaw caezcienz roxnaeuz miz heuj mbang, va'ngoz sukyouq, yiengh aendoengz, mbaw saek henjloeg, ndaw va'ngoz miz mak geng iq 4 aen. Heiq noix, feih cit.

【Singqheiq】Haemz、manh, loq nit.

【Goengnaengz】Diuz lohlungz, lohhuj, cing hujdoeg, leih lohraemx. Yungh bae yw dawzsaeg mbouj swnh, ginghsaek, lwgndawdungx laeuh, lwgndawdungx sonjvai, senglwg gvaqlaeng ngunh lwed, mizndang dungxin, deng cax deng dub sieng in, gyoenjconj, foegraemx, baeznong, baezfoeg, rongzva mbouj roengz.

【Yunghfap yunghliengh】Gwn: Cienq raemx, 15~30 gwz; Caemh ndaej ngauz gau; roxnaeuz haeuj ywyienz, ywsanq. Rogyungh: Habdangq soqliengh, goenj raemx swiq roxnaeuz dubsoiq baeng gizdeng.

【Anqlaeh wngqyungh】

(1) Yw gingsaek: Ngaihmwnj、duhndaem、dangznding、laeujgeq gak 30 gwz, aeuq gwn, ngoenz gwn 1 fuk yw, laebdaeb gwn 7 ngoenz.

(2) Yw senglwg gvaqlaeng gij raemx yakrwix ndawdungx mbouj roengz: Ngaihmwnj habliengh, dubsoiq aeu raemx, moix gwn 30 hauzswngh, gya laeuj 10 hauzswngh, raeuj ndat ngauz yinz gwn.

(3) Mehmbwk senglwg le gwn, ndaej bang rongzva soufuk: Ngaihmwnj ndip 24 gwz, danghgveih 9 gwz, cienq raemx, cawzbae nya, moix ngoenz 1 fuk yw, faen 3 baez gwn.

Vavengjmbawmunz

【Laizloh】Dwg gij va ciengzveizgoh doenghgo go vavengjmbawmunz.

【Hingzyiengh】Go faexcaz daengjsoh dinj iq. Nyefaex cocangq cix loq miz naeng oen daiq ngaeu roxnaeuz mbouj miz oen. Mbaw daeb lumj fwed roeg, mbaw iq 3~5 mbaw; mbaw gvangq yiengh gyaeq roxnaeuz yiengh gyaeq luenz raez, raez 2~6 lizmij, gvangq 1~3 lizmij, byai ciemh soem, goek gvangq yiengh limx roxnaeuz loq luenz, henzmbaw miz faenzgawq raeh, song mbiengj mbouj miz bwn; gaenqmbaw caeuq diuzsug mbaw miz oennaeng mbang caeuq bwnsienq, dakmbaw dingzlai maj youq gwnz gaenqmbaw, henz mbaw miz bwnsienq roxnaeuz fwed dek. Va dan maj roxnaeuz lai duj comz maj baenz yiengh liengj; gaenqva raez, sanq maj bwnsienq dinj; va'ngoz yiengh gyaeq, byai liem, bwnfwed

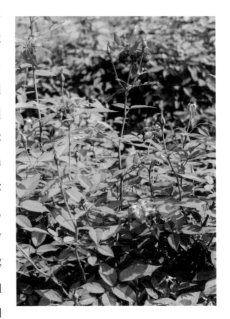

dek, henz mbaw miz bwnsienq; limqva saek hoengz roxnaeuz saek vameizgveiq, miz lai limq, loq hom; saeuva faenliz, rongzceh miz bwnnyungz. Aenmak lumj aen gyaeq roxnaeuz yiengh makleiz, saek hoengz, mbaw ngoz sukyouq.

【Faenbouh】Cujyau canj youq Gyanghsuh、Huzbwz、Sanhdungh、Hozbwz、Denhcinh、Baekging、Hoznanz、Anhveih、Swconh、Gveicouh、Huznanz hix miz. Gvangjsih gak dieg cungj ndaem miz.

【Gipaeu gyagoeng】Seizcin gaenh sat seizhah ngamq hai va seiz gipaeu, gibseiz youq laj yaem langh sauj.

【Go yw singqhingz】Va lai yiengh luenz roxnaeuz lumj aen giuz, cizging 1~1.5 lizmij. Vadak miz yiengh luenz liem dauqdingq roxnaeuz yiengh gyaeq dauqdingq, raez 5~7 hauzmij, cizging 3~5 hauzmij, saek cazaeuj, goek haemq soem, ciengz daiq miz gaenqva; va'ngoz miz 5 dip, byai soem, daihdingzlai ngeng coh baihlaj fanjdaeb, beij roujva dinj roxnaeuz caeuq roujva raez doxdoengz, baihlaeng saek loeg roxnaeuz saek henj, miz bwn mbang, ndaw de miz bwn'unq hau; limqva miz 5 dip roxnaeuz haujlai dip doxdaeb, lumj gep vax nei baizlied,

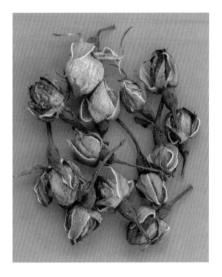

siujsoq cap miz di sanq dip, raez 2~2.5 lizmij, gvangq 1~2.5 lizmij, saek aeuj roxnaeuz saek hoengzdamh, raiz meg mingzyienj; nyiuzboux lai, saek henjmyox, gienjgoz, maj youq gwnz doengz vab'ngoz; nyiuzmeh dingzlai, miz bwn, saeuva iet ok bak vadak. Ndang mbaeu, yungzheih soiq. Heiq cingh rang, feih loq haemz, saep.

【Singqheiq】Van, raeuj.

【Goengnaengz】Diuz lohlungz、lohhuj, seng lwed diuz ging, cing hujdoeg siu foeg. Yungh bae yw dawzsaeg mbouj swnh, dawzsaeg in, dingzging, deng cax deng dub sieng in, baeznou, baeznong, baezfoeg, deng feizcoemh raemxgoenj log sieng.

【Yunghfap yunghliengh】Gwn: Cienq raemx roxnaeuz raemx goenj cimq, 3~6 gwz (ndip 9~15 gwz). Rogyungh: Ndip habdangq soqliengh, dubsoiq oep gizdeng;

roxnaeuz yw sauj nienj baenz mba diuz cat.

【Anqlaeh wngqyungh】

(1) Yw dawzsaeg mbouj swnh: Vavengjmbawmunz singjsien 15 gwz, raemx goenj cimq cung, lienz gwn geij baez.

(2) Yw senglwg gvaqlaeng yaem daengjsoh: Vavengjmbawmunz singjsien 15 gwz, aeuq laeujhoengz gwn.

(3) Yw baeznou: Vavengjmbawmunz 6~9 gwz, cienq raemx gwn; vavengjmbawmunz、nyayazgyae gak 15 gwz, cienq raemx gwn.

Lienzbetgak

【Laizloh】Dwg gij rag caeuq ganj siujbozgoh doenghgo golienzbetgak.

【Hingzyiengh】Caujbwnj. Ganj daengjsoh, mbouj faennga, mbouj miz bwn, saek loeg. Rag ganj hung, vang maj, miz gij hothoh mingzyienj. Ganj maj 1 mbaw, mizseiz 2 mbaw, yiengh gaiqbaiz maj; mbaw yiengh luenz, cizging daih'iek miz 30 lizmij, lumj fwngz dek laeg gaenh daengz mbaw cungqgyang, henz mbaw dek feuz roxnaeuz dek laeg, gep dek yiengh limx raez luenz roxnaeuz lumj aen gyaeq luenz raez, byai raehsoem, henz mbaw miz faenzgawq yiengh oencim, gwnz mbaw mbouj miz bwn, laengmbaw miz bwn deih roxnaeuz

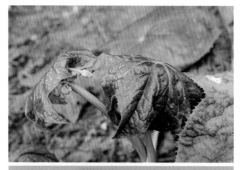
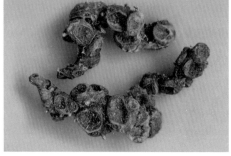

miz bwnnyungz mbang. Va 5~8 duj baiz baenz valup yiengh liengj, maj youq gaenh goek gaenqmbaw gyaengh gwnz gaenh mbaw; gaenqva saeq, va duix roengzlaj;

roujva saek hoengz laeg; va'ngoz 6 dip, rog miz bwn cax; limqva 6 dip, yiengh gyaeq dauqdingq lumj beuqgeng; nyiuzboux 6 diuz, yw gek doedok; rongzceh youq gwnz vih, it aen fuengz, gyaeuj saeu hung, yiengh gaiqbaiz. Aen miz ieng lumj aen giuz luenz raez roxnaeuz yiengh gyaeq.

【 Faenbouh 】 Cujyau canj youq Huzbwz、Swconh、Gyanghsih. Gvangjsih cujyau faenbouh youq Sanglinz、Lungzcouh、Dwzbauj、Duh'anh、Ginhsiu、Sanhgyangh、Cenzcouh、Hocouh、Yungzyen.

【 Gipaeu gyagoeng 】 Cienz bi ndaej gipsou, seizcou satbyai haemq ndei. Dajsou seiz daengx go vat hwnj, cawz bae ganj mbaw, swiq seuq sanamh, dak sauj roxnaeuz ring hawq; yungh ndip caemh ndaej.

【 Go yw singqhingz 】 Ganj caeuq rag vangmaj, geij aen daengz cib lai aen lienz baenz hothoh, moix aen hothoh yiengh buenz luenz, hung iq mbouj doxdoengz; saek cazhenj, mbiengj gwnz miz riz ganj hung yiengh luenz mboep, seiqhenz gvaengxhot mingzyienj, yiengh doengzsimluenz baizlied, saek loq damh, mbiengj laj miz hothoh nem miz raiznyaeuq mbouj gvicaek roxnaeuz riz raiz dek; yawj ndaej raen riz ragmumh lumj diemj luenz roxnaeuz riz rag, cizging daih'iek 1 hauzmij, saek cazhenjoiq; gig ndongj, mbouj yungzheih eujraek; gatmienh loq bingz, baenz naed, yiengh baenzgak, saek hoengzhenj, yawj ndaej raen gij diemj iq baenznyup cenhveizgvanj baizlied baenz gvaengx. Heiq noix, feih haemz.

【 Singqheiq 】 Haemz、manh, ndat, miz doeg haenq.

【 Goengnaengz 】 Doeng lohlungz, diuz lohhuj, doeng lohhaeux, cing hujdoeg, siu foeg cij in. Yungh bae yw baeznou, hangzgauqmou, hozin, boproix, dungxin, deng cax deng dub sieng in, ngwzdoeg haeb sieng, baenzae, baezhaem, baeznong, baezfoeg, baezndip, genga mazmwnh, roxnyinh mbouj cingqciengz.

【 Yunghfap yunghliengh 】 Gwn: Cienq raemx, 3~12 gwz; caemh ndaej muh aeu raemx; roxnaeuz haeuj ywyienz, ywsanq. Rogyungh: Habdangq soqliengh, muh raemx roxnaeuz cimq meiq, laeuj cat gizdeng; hix ndaej dubsoiq baeng roxnaeuz nienj baenz mba diuz oep gizdeng.

【 Anqlaeh wngqyungh 】

(1) Yw cij baenzaiz: Lienzbetgak rag (ndip) habdangq soqliengh, dubsoiq oep

gizdeng; roxnaeuz yungh yw sauj nienj mienz, gya laeuj、meiq cat gizdeng.

(2) Yw deng cax deng dub sieng in: Lienzbetgak rag 1.5~3 gwz, nienj baenz mba, aeu laeuj soengq gwn, moix ngoenz 2 baez.

(3) Yw linzbahgezyenz, hangzgauqmou: Lienzbetgak habliengh, aeu laeuj daeuj muh raemx, rog cat gizdeng.

Gobanh

【Laizloh】Dwg sinzmazgoh doenghgo gobanh gij rag caeuq gij rag lumj ganj de.

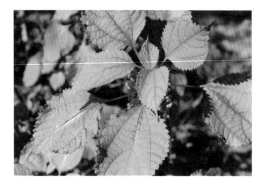

【Hingzyiengh】Go faexcaz lai bi maj, sang 1~2 mij. Ganj daengjsoh, yiengh luenz sang, lai faennga, saek henjgeq, miz bwn co gig maed. Mbaw doxdoiq maj; gaenqmbaw raez 2~11 lizmij; dakmbaw 2 gep, faenliz, caeux doek; mbaw yiengh gyaeq gvangq roxnaeuz lumj aen gyaeq, raez 7~15 lizmij, gvangq 6~12 lizmij, byai ciemh liem roxnaeuz gaenh lumj rieng, goek gvangq yiengh limx roxnaeuz bingz, henz mbaw miz faenzgawq deih, gwnz mbaw saek heuloeg, cocauq, caemhcaiq sanq maj bwn mbang, laeng mbaw miz bwn'unq hau doxgeuj, goek meg ok 3 diuz. Va dan singq, vaboux vameh doengciengz doengz go; valup yiengh luenzliem, baenz nyup maj, raez 5~10 lizmij, vaboux doengciengz youq laj vameh; vaboux iq, mbouj miz gaenqva, saek henjhau, vabenq 4 gep, nyiuzboux 4 diuz, miz nyiuzmeh doiqvaq; vaboux saek damhloeg, baenz nyup yiengh giuz, cizging daih'iek 2 hauzmij, va yiengh diuz guenj, sukyouq, saeuva 1 aen. Mak lai iq, yiengh luenz raez, miz bwn dinj deih, deng gij va sukyouq haenx suek, ndawde miz 1 naed ceh. Va hai 9 ndwen seizgan.

【Faenhbouh】Cujyau canj youq Cezgyangh、Gyanghsuh、Anhveih、Sanjsih、Sanhdungh、Fuzgen、Gvangjdungh、Yinznanz、Swconh、Huznanz daengj.

【Gipaeu gyagoeng】Seizdoeng daengz bilaeng seizcin vat aeu, cawz bae namhsa, dak sauj.

【Go yw singqhingz】Rag luenz mbouj gvicaek, loq vangoz, raez 8~25 lizmij, cizging 0.8~2 lizmij; saek cazmong, miz raiz nyaeuq caeuq conghnaeng raez vang, caemhcaiq miz dingzlai naed lumj rengq doed okdaeuj, rag saeq canzlw caeuq riz rag; geng youh byot; gatmienh miz senhveiz, gyaengh naeng saek monghenjgeq, gyaengh faex saek damhhoengz, miz mbangj cungqgyang miz lai aen gengxdoengzsim. Gyaengh ngviz rag lumj ganj saek caz roxnaeuz cungqgyang hoengq. Heiq noix, feih damh, nyaij miz di niu.

【Singqheiq】Van, nit.

【Goengnaengz】Doeng lohlungz, cing hujdoeg, liengz lwed cij lwed. Yungh bae yw mizndang oklwed, ae oklwed, nyouhlwed, rongzva gyod, mazcinj, baezndip, ndokraek, roengz begdaiq.

【Yunghfap yunghliengh】Gwn: 9~30 gwz. Rogyungh: Habdangq soqliengh, dubsoiq oep gizdeng.

【Anqlaeh wngqyungh】

(1) Yw sibgvenqsingq daihlaeuh roxnaeuz lwgndawdungx daezgonq okseiq: Gobanh singjsien、lenzswj (bae sim)、haeuxcid gak 30 gwz, raemxsaw cawj cuk, cawzbae rsg gobanh, ngoenz 3 baez, lienz gwn 1 ndwen roxnaeuz gwn daengz lwgndawdungx cuk ndwen.

(2) Yw lwgndawdungx mbouj onj: Lenzswj 30 gwz, gobanh 15 gwz, makithau hawq、dangznae gak 15 gwz, cienq raemx gwn. Danghnaeuz raen siujliengh ok lwed gya ngveihsahyinz 9 gwz, mbaw go'ngaih 15 gwz.

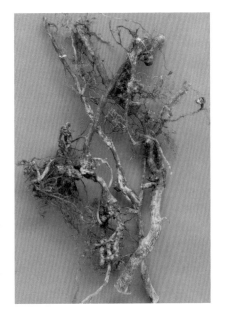

(3) Yw oknyouh mbouj doeng: Gobanh habliengh, swiq seuq, nienjmuz, dak youq gwnz baengzsa, diep dungxnoix lienz henzyaem, yaep ndeu couh doeng.

Vavengjmaeq

【Laizloh】Dwg gij rag ciengzveizgoh doenghgo vavengjmaeq.

【Hingzyiengh】Go faexcaz benz hwnjsang. Nga iq miz oen ngaeu. Mbaw doxdoiq maj; mbaw iq 3~5 mbaw, gig noix miz 7 mbaw; dak mbaw yiengh sienq loenq caeux; mbaw yiengh gyaeq bihcinhhingz roxnaeuz luenz raez, raez 2.5~6 lizmij, gvangq 0.8~2.5 lizmij, byai ciemh liem, goek luenz, henz mbaw miz faenzgawq saeq, song mbiengj cungj mbouj miz bwn; gaenqmbaw iq caeuq diuzsug mbaw miz oen naeng caeuq bwnsienq cax. Va song singq; valup lumj liengj

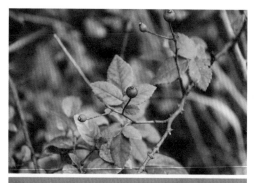
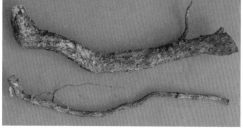

doxdaeb; va'ngoz miz 5 duj, yiengh luenz gyaeq, byai ciemh liem, ciengz miz benq dek lumj fwed, baihndaw miz bwnnyungz hau cax, swnh henz mbaw haemq deih; limqva 5 dip, saek hau, yiengh gyaeq dauqdingq, byai loq gumz, goek yiengh limx; saeuva doxliz maj, miz bwnnyungz hau maeddeih. Aenmak yiengh giuz, cizging 4~7 hauzmij, saek hoengz daengz saek ndaemmong. Va'ngoz loenqdoek.

【Faenbouh】Cujyau canj youq Saenamz digih caeuq Gyanghsuh、Anhveih、Cezgyangh、Gyanghsih、Fuzgen、Daizvanh、Huznanz、Gvangjdungh、Gvangjsih. Gvangjsih gak dieg cungj miz faenbouh.

【Gipaeu gyagoeng】Daengx bi cungj ndaej vat aeu, swiq seuq, cab gep, dak

sauj.

【Go yw singqhingz】Rag lai yiengh luenzsang, raez 15~22 lizmij, cizging 0.6~1.2 lizmij, saek cazhenjgeq, miz raiz soh, cawzbaez gij naeng rog ndaej raen gij raiz soh saek henjnamh caeuq damhhenj doxcab gig yienhda haenx; gyaengh naeng gatmienh haemq mbang, saek mong henjgeq, mbiengj gyaengh faex henjoiq, gyaengh naeng caeuq gyaengh faex yungzheih faenliz. Geng genq. Heiq noix, feih loq haemz.

【Singqheiq】Haemz、saep, bingz.

【Goengnaengz】Doeng lohlungz, siu fungdoeg, cawz caepdoeg. Yungh bae yw fungcaep ndok in, deng cax deng dub sieng in, oksiq, gyoenjconh, rongzva gyod, dawzsaeg mbouj diuz, okleih.

【Yunghfap yunghliengh】Gwn: Cienq raemx, 15~50 gwz.

【Anqlaeh wngqyungh】

(1) Yw deng cax deng dub sieng in: Vavengjmaeq 15~30 gwz, cienq raemx, gyaux laeujdiemz gwn.

(2) Yw nyinzndok soemj in: Vavengjmaeq 60 gwz, rag goraeubetgak 1.5 gwz, cienq raemx gwn.

(3) Yw baenzae: Vavengjmaeq、oenhau gak 9 gwz, cienq raemx, gyaux begdangz gwn.

byaekbeiz

【Laizloh】Dwg majcijgengoh doenghgo byaekbeiz daengx go.

【Hingzyiengh】Caujbwnj, bizna raemx lai. Ganj yiengh luenz sang, gyaengh laj bingz ninz, gyaengh gwnz ngeng maj roxnaeuz daengjsoh, mbiengj yiengq daengngoenz ciengz daiq damhhoengz. Mbaw doxdoiq maj roxnaeuz gaenh doiq maj; mbaw yiengh gyaeq dauqdingq, luenz raez roxnaeuz yiengh beuzgeng, raez 1~3 lizmij, gvangq 5~15 hauzmij, byai ngoemx luenz, miseiz loq veuq, goek gaeb baenz gaenq dinj, gwnz mbaw saek loeg, laj mbaw saek hoengz. Va ciengz 3~5 duj

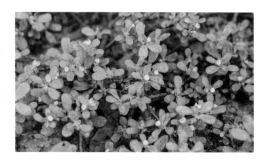

baenz nyup maj youq byai nga; cungj baubenq 4~5 gep, lumj aen gyaeq samgak; va'ngoz 2 duj, doiq maj, yiengh luenz gyaeq; limqva 5 dip, saek damhhenj, yiengh gyaeq dauqdingq, goek byai caeuq va'ngoz doengz maj youq gwnz rongzceh; nyiuzboux 8~12 diuz; nyiuzmeh 1 diuz, rongzceh buenq roengz vih, saeuva iet ok nyiuzboux daihrog. Mak miz dip yiengh luenzliem, saek cazhoengz, aen goemq dek.

【 Faenbouh 】 Daengx guek gak dieg cungj miz. Gvangjsih cujyau faenbouh youq Cingsih、Nanzningz、Yunghningz、Bozbwz、Bwzliuz、Bingznanz daengj.

【 Gipaeu gyagoeng 】 Seizcin seizhah gipsou, swiq seuq, yungh ndip roxnaeuz dak sauj.

【 Go yw singqhingz 】 Daengx go lai nyaeuqsuk gienj baenz aen donz. Ganj luenzsang, raez 10~25 lizmij, cizging 1~3 hauzmij, saek henj myox daengz saek henjgeq, miz rizmieng soh vangoz mingzyienj. Mbaw heih soiq roxnaeuz doekloenq, gij caezcingj haenx yiengh gyaeq dauqdingq, saek loeghenjgeq, raez 1~2.5 lizmij, gvangq 0.5~1.5 lizmij, byai bingzngoemx roxnaeuz loq veuq, henz mbaw wenj. Va noix raen, saek henj, maj youq gyaeuj nga. Aenmak miz dip yiengh luenzliem, raez daih'iek 5 hauzmij. Aen oemq dek lumj fa, ndawde hamz miz dingzlai ceh iq saek ndaem. Heiq noix, feih ciemh soemj cix miz niu.

【 Singqheiq 】 Soemj, nit.

【 Goengnaengz 】 Doeng lohlungz, cing hujdoeg, cawz caepdoeg, sanq lwed siu

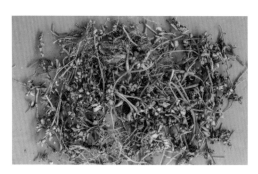

foeg. Yungh bae yw okleih, nyouhniuj, nyouhlwed, sizcinj, ngwzdoeg haeb sieng, roengz begdaiq, dandoeg, baeznou, baezbangx, oklwed mbouj dingz, baeznong, baezfoeg.

【 Yunghfap yunghliengh 】 Gwn: Cienq raemx roxnaeuz geuj raemx gwn, 9~15 gwz (ndip 30~60 gwz). Rogyungh: Habdangq soqliengh, dubsoiq oep gizdeng; roxnaeuz coemh baenz daeuh nienj baenz mba diuz oep gizdeng; roxnaeuz goenj raemx swiq gizdeng.

【Anqlaeh wngqyungh】

(1) Yw okhaexlwed: Byaekbeiz ndip song gaem hung (cab baenz diuz), haeuxsuen 150 gwz, cawj souh, mbouj dwk gyu meiq, dungxbyouq gwn.

(2) Yw baezdoeg haujlai bi mbouj ndei: Byaekbeiz habdangq soqliengh, dubsoiq oep gizdeng.

(3) Yw conghhaex foeg in: Mbaw byaekbeiz, gorumliengzsomj daengjliengh, cienqraemx swiq gizdeng, ngoenz 2 baez.

Ginghgvun

【Laizloh】Dwg gij rag lumj ganj gyanghgoh doenghgo go ginghgvun.

【Hingzyiengh】Caujbwnj. Rag lumj ganj hung yiengh luenz gyaeq, henz mbaw maj miz ganj lumj rag yiengh lwgfwngz, gatmienh saek hau roxnaeuz loq saek henj; rag byai ciengz bongz hung lumj aen lwgrok, gatmienh saek hau. Mbaw maj youq goek, miz bwnnyungz dinj; mbaw yiemgh luenz raez, raez 14~39 lizmij, gvangq 4.5~7 lizmij, byai dinj soem daengz ciemh soem, goek ciemh gaeb, iet roengzlaj, song mbiengj miz bwn'unq co youh deih, miz mbangj meggyang song mbiengj cungj hoengzaeuj. Valup lumj rienghaeux daj ndaw goek ganj maj ok, mbaw baubenq laj valup yiengh gyaeq gvangq, saek damhloeg, gij baubenq gyaengh gwnz yiengh luenz raez, saek hoengzdamh; va'ngoz saek hau, mbiengj ndeu dek daengz cungqgyang, byai miz 3 diuz faenzgawq ngoemx; roujva lumj laeuhdaeuj, limqva 3 dip,

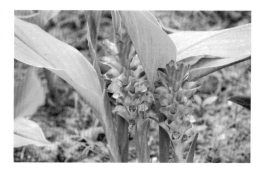

saek faenjhoengz, yiengh luenz raez, dip va baihlaeng haemq gvangq, byai loq lumj daeh; henz maj miz gij nyiuzboux doiqvaq lumj limqva, saek henjdamh, limqbak yiengh luenz, saek henjdamh, byai dek 3 riz luenz feuz, goek ywva miz gekliz; rongzceh miz bwnnyungz raez.

【 Faenbouh 】 Cujyau canj youq Swconh、Gvangjdungh、Gvangjsih、Yinznanz、Fuzgen、Huznanz. Gvangjsih cujyau faenbouh youq Vujmingz、Nanzningz、Yunghningz、Hwngzyen、Sangswh、Dasinh、Gveigangj.

【 Gipaeu gyagoeng 】 Gipaeu seiz vat ok ndaek rag lumj ganj, cawz namh seuq, cawj roxnaeuz naengj daengz aen sim sugdaeuq, dawz ok dak sauj, aeu aen loz caeuq byukhaeux itheij dwk roengz ndaw gumz rinroq bae, cawz seuq bwnmumh, raeng bae byukhaeux daengj labcab.

【 Go yw singqhingz 】 Rag lumj ganj yiengh luenz, luenz gyaeq roxnaeuz lumj aen gyaeq raez, byai ngoemxsoem, goek luenzngoemx, raez 3.5~6.5 lizmij, cizging 2~4.5 lizmij; saek henjnamh roxnaeuz henjnamh, hothoh mingzyienj roxnaeuz mbouj raen, miz di riz ragmumh lumj diemj, song mbiengj gag miz 1 rad riz ngaz moep doxroengz caeuq miz riz rag lumj ganj maj ok bangxgenz, rag lumj ganj maj ok bangxgenz haenx haemq hung, youq gyaengh laj; genq naek, duenhmiemh saek cazloeg roxnaeuz henjgeq, gij raizgengx caengz naeng baihndaw saek henjhau, caengz naeng yungzheih caeuq diuz saeu gyang faenliz, yawj ndaej raen baenz nyup diuz cenhveizgvanj yiengh baenz diuz roxnaeuz baenz diemj. Heiq rang, feih loq haemz, manh.

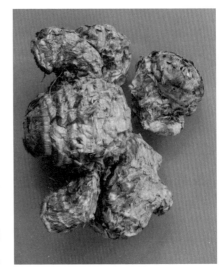

【 Singqheiq 】 Manh、haemz, ndat.

【 Goengnaengz 】 Doeng lohlungz, diuz lohhaeux, cij in. Yungh bae yw dungxin, gwn mbouj siu, dingzging, dawzsaeg in, deng cax deng dub sieng in, lwedheiq sim in, dungxraeng bongz in, baenzbaez.

【 Yunghfap yunghliengh 】 Gwn: Cienq raemx, 9~20 gwz; roxnaeuz haeuj ywyienz, ywsanq. Rogyungh: Habdangq soqliengh, cienq raemx swiq; roxnaeuz nienj baenz mba diuz oep gizdeng. Bang hengz heiq cij in lai yungh singjsien, buq lwed siu cwk hab meiq cauj.

【Anqlaeh wngqyungh】

(1) Yw mehmbwk lwedheiq in youzbyaij, hwet in: Ginghgvun (cab gep), gocaethawq (nienj mienz) gak 60 gwz, gocaethawq ceuj hemj loq hom, dawzok mbouj yungh, dan yungh ginghgvun nienj mba, ndat laeuj soengq gwn 9 gwz; hwet get aeu laeujhuzdauz, youzbyaij in, raemxgyoet soengq gwn.

(2) Yw ging daeuj caengz liux, daengx ndang hwngq ndat, hozhat, dungxbongq indot, gyaeujdot: Ginghgvun (meiq cauj)、sanhlingz (meiq cauj)、va'nding、niuzciz、gosoqmoeg gak 10 gwz, cienq raemx, dungxbyouq gwn.

(3) Yw mehmbwk lwed cwk lwed baenz ndaek, gingsaek: Ginghgvun、sanhlingz、sug godiengangh gak 30 gwz, guhbaenz ywyienz lumj ngveih duhheu hung, moix gwn 10~20 naed, raemxdang soengq gwn.

Dancazhoengz

【Laizloh】Dwg gij va sanhcazgoh doenghgo dancazhoengz.

【Hingzyiengh】Go faexcaz roxnaeuz go faex sang iq. Byakfaex saek monghenjgeq; nga oiq saek cazhoengz, mbouj miz bwn. Dan mbaw doxdoiq maj; mbaw wenj lumj naeng, yiengh gyaeq dauqdingq roxnaeuz luenz raez, raez 5~10 lizmij, gvangq 2.5~6 lizmij, byai ciemh soem

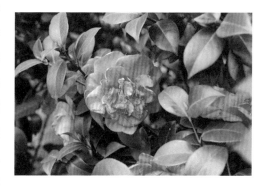

youh ngoemx, goek yiengh limx, henz mbaw miz faenzgawq saeq, gwnz mbaw saek loegheu, miz ronghlwenq, laj mbaw saek damhloeg, song mbiengj cungj mbouj miz bwn. Va song singq, saek hoengzsien, va'ngoz 5 dip, yiengh gvangq luenz gyaeq, baihrog miz bwn'unq saek hau; limqva 5~7 dip, gij binjcungj ndaemganq de miz limq lai, miz saek hau, saek damhhoengz daengj, limqva gaenh luenz, byai miz di vengq, goek loq lienzhab; nyiuzboux lai, vasei bangxhenz youq giz goek lienzhab, bengx maj youq goek limqva, baihndaw doxliz maj; rongzceh youq gwnz vih, byai saeuva dek 3 riz. Aen miz dip, lumj aengiuz, naengmak na, wenj mbouj miz bwn, rongzceh baihlaeng dek aj.

【Faenbouh】Cujyau canj youq Gyanghsuh、Cezgyangh、Swconh、Yinznanz. Gvangjsih gak dieg cungj ndaem miz.

【Gipaeu gyagoeng】4~5 nyied dujva hai va seiz faen buek gipsou, dak sauj roxnaeuz ring sauj. Youq mwh ring sauj, aeu noix fandoengh, baexmienx buq soiq roxnaeuz hawj limqva sanq.

【Go yw singqhingz】Aen valup yiengh luenz gyaeq, gij va hai haenx yiengh buenz benj mbouj gvicaek, cizging raez 5~8 lizmij, saek hoengz, saek cazhenj roxnaeuz saek henjgeq; va'ngoz 5 dip, saek cazhoengz, wenj lumj naeng, laj mbaw miz bwnnyungz mong lumj baengzseicouz saeq deih; limqva 5~7 dip roxnaeuz engq lai, gyaengh gwnz luenz gyaeq, byai loq mboep, gyaengh laj saek haemq laeg, youq laj goek lienzhab baenz aen cingjdaej ndeu, mbang lumj ceij; nyiuzboux lai, 2 lwnz, lwnz baihrog vasei lienzhab baenz aen cingjdaej ndeu. Heiq noix, feih diemz.

【Singqheiq】Van、haemz、manh、saep, nit.

【Goengnaengz】Doeng lohlungz, cing caep ndat doeg. Yungh bae yw rueglwed, oklwed mbouj dingz, aelwed, haexlwed, okleih, nyouhniuj, nyouhlwed,

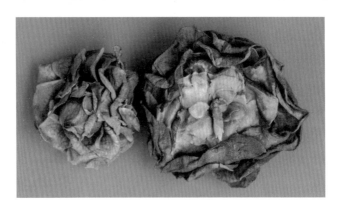

baezhangx, roengz begdaiq, feizcoemh raemxgoenj log sieng, deng cax deng dub sieng in.

【Yunghfap yunghliengh】Gwn: Cienq raemx, 5~10 gwz; roxnaeuz nienj baenz mba. Rogyungh: Habdangq soqliengh, nienj baenz mba, youzmaz diuz oep gizdeng.

【Anqlaeh wngqyungh】

(1) Yw okleih: Dancazhoengz 10 gwz, yaemhawq nienj baenz mba, gya begdangz gyaux yinz, youq gwnz rekhaeux naengj, faen sam seiq baez gwn.

(2) Yw raemx ndat log sieng: Dancazhoengz habliengh, nienj baenz mba, youzmaz diuz baeng gizdeng.

(3) Yw baezhangx oklwed: Dancazhoengz 10 gwz, nienj baenz mba, cung gwn.

Gaeulwedgaeq

【Laizloh】Dwg gij ganjgaeu dougoh doenghgo duhvamaed.

【Hingzyiengh】Gaeugvaqngaeu lumj faex, raez daengz geijcib mij. Ganj geq raemj goenq seiz ndaej raen haujlai gien gengx biensim, raemx lumj lwed gaeq daj giz gengx iemq okdaeuj. Sam mbaw doxdaeb doxdoiq maj; mbaw iq gwnz byai gvangq yiengh luenz raez, raez 12~20 lizmij, gvangq 7~15 lizmij, byai raehsoem, goek yiengh luenz roxnaeuz gaenh lumj sim, gwnz mbaw miz bwn geng dinj, meg laengmbaw miz bwn'unq henj dinj; song mbiengj mbaw iq youq gyaengh goek ngeng. Valup luenzsoem maj youq laj nye gaenqmbaw, hung, va lai youh deih; va'ngoz miz noh, lumj aendoengz, 5 diuz faenzgawq, baihgwnz 2 diuz faenzgawq hab maj, song mbiengj miz bwn'unq henj; roujva saek hau, baenz noh, dipgeiz gaenh yiengh luenz, miz nyauj, dip fwed caeuq dip ndoklungz cungj miz nyauj caeuq rwz; nyiuzboux 10 diuz, 2 cuj.

【Faenbouh】Cujyau canj youq Gvangjsih、Fuzgen、Gvangjdungh、Yinznanz. Gvangjsih cujyau faenbouh youq Lingzyinz、Yunghningz、Nanzningz、Ginhsiu.

【Go yw singqhingz】Ganj gaeu benj luenz sang, loq goz, cizging 2~7 lizmij, saek cazmong, mizseiz ndaej raen gij raiz saek monghau, giz naeng doekloenq saek cazhoengz, miz riz mieng mingzyienj caeuq conghnaeng lumj diemj iq; genq, nanz eujraek, gatmienh yiengh gep dek mbouj caezcingj. Gij gep gaeulwed yiengh luenz raez, raez dinj luenz roxnaeuz gij gep ngengcab mbouj gvicaek, na 3~10 hauzmij; cab mienh gyaengh faex saek cazhoengz roxnaeuz saek caz, congh daujguenj lai, mbouj hab gvicaek baizlied, gyaengh naeng miz raemx iemqok lumj ieng gofaex nei, saek cazhoengz daengz saek hoengzndaem, caemhcaiq caeuq gyaengh faex baizlied baenz 3~10 aen gengx yiengh biensim buenq luenz roxnaeuz yiengh gengxluenz. Ngviz iq, bien yiengq mbiengj neu. Heiq noix, feih saep.

【Singqheiq】Haemz、loq van, ndat.

【Goengnaengz】Doeng lohlungz. Yungh bae yw genga mazmwnh, roxnyinh gig mbouj cingqciengz, bien gyad, buenq ndang gyod, fungcaep ndok in, dawzsaeg mbouj diuz, dawzsaeg in, dingzging.

【Yunghfap yunghliengh】Gwn: Cienq raemx, 10~15 gwz, yunghliengh lai yungh daengz 30 gwz; roxnaeuz cimq laeuj.

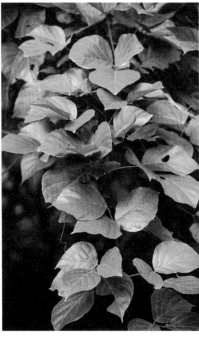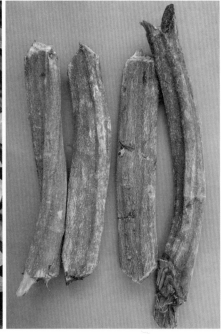

【Anqlaeh wngqyungh】

(1) Yw gingsaek: Gaeulwedgaeq、conbosiz gak 30 gwz, cienq raemx gwn, ngoenz 1 fuk yw.

(2) Yw binzhez gazngaihsingq caiqseng: Gaeulwedgaeq 60~120 gwz, gyaeqgaeq 2~4 aen, makcauj 10 aen, dwk raemx 2.5 swngh, cienq daengz 300 hauzswngh (gyaeqgaeq cug le bae nyukgyaeq caiq cuengq haeujbae cienq), gyaeq caeuq yw doengzcaez gwn, moixngoenz 1 fuk yw.

(3) Yw hwet in, roengz begdaiq: Gaeulwedgaeq、raggovengj、goragdingh、gaeuducung、caekleknaz gak 15 gwz, noix mbouj ndaej gya dangjsinh 15 gwz, cienq raemx, ngoenz 1 fuk yw, faen 2 baez gwn.

Mbawien'gya

【Laizloh】Dwg gij mbaw gezgoh doenghgo mbawien'gya.

【Hingzyiengh】Gofaex sang iq. Nga miz bwnnyungz deih baenz nyup lumj gyaeulgaenq saek hau. Dan mbaw doxdoiq maj; mbaw hung youh na, yiengh gyaeq luenz raez, raez 10~29 lizmij, gvangq 4~12 lizmij, mbang lumj ceij, unqnem, nezmbaw caezcienz, byai ciemh soem, goek lumj limx roxnaeuz ngoemx, gwnz

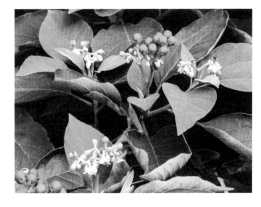

mbaw saek loeg, laeng mbaw saek mongheu, miz bwn lumj ndaundeiq cax. Valup lumj liengj lai va, maj ok henz roxnaeuz maj youq byai go; va saek hau; va'ngoz yiengh aen cung, 5 duj buenq dek, rog miz bwn monghau lumj ndaundeiqq; roujva lumj aen cung feuz, dek 5 riz laeg, gep dek yiengh luenz raez; nyiuzboux 5 diuz, maj youq roujva gwnz hoz, yw va saek henj; nyiuzmeh, rongzceh youq gwnz vih. Aen mak miz ieng yiengh lumj giuz, miz va'ngoz sukyouq, saek henjgeq, haidaeuq miz di bwnnyungz baenz nyup lumj ndaundeiq, doeklaeng ciemhciemh loenq roengzdaeuj.

【Faenbouh】Cujyau canj youq Fuzgen、Daizvanh、Gvangjdungh、Gvangjsih、Swconh、Gveicouh、Yinznanz. Gvangjsih gak dieg cungj miz faenbouh.

【Gipaeu gyagoeng】Cienz bi ndaej gipaeu, swiq seuq, cab dinj, dak sauj.

【Go yw singqhingz】Mbaw lai nyaeuq, loq mboep doed mbouj bingz, gij mbaw caezcingj haenx yiengh gyaeq luenz raez, raez 10~30 lizmij, gvangq 4~12 lizmij, henz mbaw caezcienz, byai ciemh soem, goek gvangq lumj limx roxnaeuz ngoemx, gwnz mbaw saek loeg, laeng mbaw saek monghau, miz bwn deih lumj ndaundeiqq; gaenqmbaw raez 1.5~5.5 lizmij, miz bwn maed; byot, yungzheih soiq. Heiq loq rang, feih manh、haemz.

【Singqheiq】Manh、haemz, loq ndat.

【Goengnaengz】Diuz lohlungz, lohhuj, siu foeg cij in. Yungh bae yw dungxin, fungcaep ndok in, baeznong, baezfoeg, ndokraek, deng cax deng dub sieng in, baeznou, sizcinj, rogsieng oklwed, dungxin, naengnoh biuxnaeuh.

【Yunghfap yunghliengh】Gwn: Cienq raemx, 5~15 gwz. Rogyungh: Habdangq soqliengh, goenj raemx swiq; roxnaeuz dubsoiq baeng gizdeng.

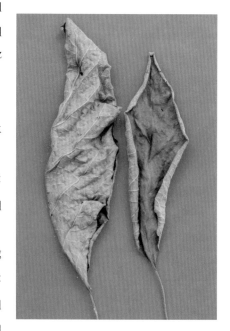

【Anqlaeh wngqyungh】

(1) Yw gyak: Mbawien'gya, saz raemx swiq gizdeng.

(2) Yw mbouj miz mingz foegdoeg: Mbawien'gya habdangq soqliengh, dubsoiq oep gizdeng.

(3) Yw baeznong, sizcinj, ndaeng fatyiemz, baihrog deng sieng ganjyenj: Mbawien'gya singjsien habliengh, dubsoiq oep gizdeng; roxnaeuz cienq aeu raemx swiq gizdeng.

Goliuzdiuhcuz

【Laizloh】Dwg cienz go lozmozgoh doenghgo cizcangzcingh.

【Hingzyiengh】Caujbwnj. Rag saeq baenz sei, miz gij heiq daegbied hom. Ganj saeq youh soh, mbouj faennga. Mbaw doiq maj; mbouj miz gaenq; mbaw bihcinhhingz daengz sienqhingz, raez 4~13 lizmij, gvangq 3~15 hauzmij, byai ciemh soem, goek ciemh gaeb, henz mbaw loq fanj gienj, miz bwndaraemx, gwnz mbaw saek loeglaeg, laeng mbaw saek damhloeg; cawj meg doed hwnj. Valup lumj liengj luenzsoem; va'ngoz dek 5 riz laeg, yiengh gyaeq bihcinhhingz; roujva saek henjloeg, 5 riz laeg, yiengh gyaeq gvangq; fouq roujva 5 aen, saek henj, baenz 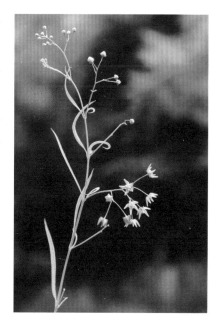 noh, lumj aen mak, goek caeuq nyiuzboux hab maj; nyiuzboux 5 diuz, doxlienz baenz aendoengz, va yw 2 aen, gep vafaenj moix fungh 1 aen, duiq doxroengz; nyiuzmeh 1 diuz, rongzceh youq gwnz vih, youz song aen naengsim doxliz gapbaenz, saeuva 2 diuz, gyaeujsaeu hajgakhingz. Aen mak yiengh haj gak, dan maj, biujmienh saek henjgeq.

【Faenbouh】Cujyau canj youq Gyanghsuh、Cezgyangh、Anhveih、Sanhdungh、Huzbwz、Huznanz、Hoznanz daengj. Gvangjsih cujyau faenbouh youq Gveilinz、Yilinz、Yungzyen.

【Gipaeu gyagoeng】Seizhah seizcou gipsou rag caeuq gij rag lumj ndaek ganj, swiq seuq, dak sauj; Daengx go dak daengz byongh hawq, cap baenz bog youq ndaw yaem langh hawq.

【Go yw singqhingz】Hanj lumj rag baenz diuz saeu mbouj gvicaek, miz buenz hothoh, raez 0.5~3.5 lizmij, cizging 2~4 hauzmij; miz mbangj gwnzdingj miz diuzganj canzlw yiengh luenz, raez 1~2 lizmij, duenhmiemh cungqgyang hoengq; rag baenz nyup maj youq giz hothoh ragganj, yiengh luenz soh, saeq youh goz, raez 10~16 lizmij, cizging 1~1.5 hauzmij; saek damhcazhenj daengz saek damhhoengz, miz di raiz nyaeuq soh iq, caemhcaiq miz ragmumh saeq; byot, heih eujraek; duenhmiemh miz mba, gyaengh naeng loih saek hau roxnaeuz saek henjhau, cauxbaenz gij caengzgengx saek damhhoengz, gyaengh faex saeq iq. Daengx go daiq miz rag, ganj dan'it roxnaeuz noix miz faennga, raez 20~60 lizmij, cizging 1~2 hauzmij; saek damhhenjloeg, goek loq daiq saek damh'aeuj, miz raiz soh saeq, roxnaeuz miz bwn; loq byot, mienh eujraek miz senhveiz. Mbaw doiq maj; miz gaenq dinj roxnaeuz geij mbouj miz gaenq; mbaw niujvan, yungzheih deksoiq, mbaw caezcingj raez bihcinhhingz, saek damhhenjloeg. Heiq rang, feih loq manh.

【Singqheiq】Manh, ndat.

【Goengnaengz】Diuz lohhaeux, lohraemx, cing caep ndat doeg. Yungh bae yw dungxin, fungcaep ndok in, hwetnaet, nyouhniuj, nyouhhlwed, oksiq, okleih, sizcinj, cinzmazcij, ngwzdoeg haebsieng, dungxin, ndaw dungx in, heuj in, oknyouh mbouj swnh.

【Yunghfap yunghliengh】Gwn: Cienq raemx, 6~15 gwz, mbouj ndaej cienq nanz; roxnaeuz haeuj ywyienz; roxnaeuz cimq laeuj.

【Anqlaeh wngqyungh】

(1) Yw dungx nit dungxin: Goliuzdiuhcuz 9 gwz, gobyaek hom 6 gwz, cienq

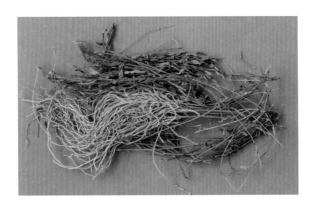

raemx gwn.

(2) Yw deng sieng ndang foeg in: Goliuzdiuhcuz rag、makcihswj ndip gak daengjliengh, daem yungz oep gizsieng; linghvaihh aeu goliuzdiuhcuz 9 gwz, raemx cienq, gyaux di laeujhenj gwn.

(3) Yw lwed haw gingsaek: Goliuzdiuhcuz 6~9 gwz, saz laeujvan gwn roxnaeuz aeuq noh gwn; hix ndaej nienj baenz mba gyan gwn 3 gwz.

Ngaihdinbit

【Laizloh】Dwg doenghgo gizgoh doenghgo go'ngai geizheih daengx go.

【Hingzyiengh】Caujbwnj. Ganj daengjsoh, cungqgyang doxhwnj faennga. Mbaw gyaenghlaj youq vageiz doekloenq; gij mbaw cungqgyang gaenh lumj naeng, yiengh luenz roxnaeuz yiengh gyaeq bihcinhhingz, raez 7~11 lizmij, soeng raez 7~11 lizmij, byai ciemh soem, goek ciemh gaeb baenz gaenq dinj, mbouj faenmbek, henz miz bakgawq gig maed. Valup lumj gyaeuj gig lai, mbouj miz gaenq, youq gwnz

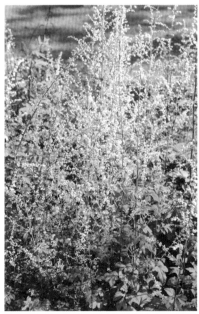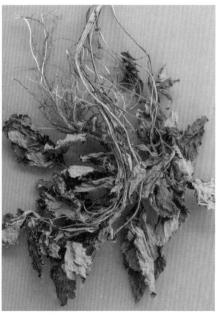

nga maeddeih, youq byai ganj caeuq gwnz goekmbaw gyoebbaenz cungj valup; cungj baubenq lumj aen cung nei, mbouj miz bwn; cungj bauhben 3~4 caengz, luenz raez, henz mbaw gvangq mozciz, daiq saek hau; va'ngoz lumj aen doengz, caengz rog dwg vameh, caengz baihndaw miz song singq; comz yw nyiuzboux 5 diuz; nyiuzmeh 1 diuz. Mak byom loq iq, yiengh giuz raez, mbouj miz bwn.

【 Faenbouh 】 Cujyau canj youq Gyanghsuh、Cezgyangh、Gyanghsih. Gvangjsih cujyau faenbouh youq Cenzcouh、Gvanyangz、Lozcwngz、Lingzconh、Gveilinz、Bingzloz、Fuconh、Hocouh、Cauhbingz、Ginhsiu、Laizbinh、Liujgyangh、Luzcai、Yungzanh、Yizcouh、Vanzgyangh.

【 Gipaeu gyagoeng 】 Seizhah seizcou hai va seiz gipsou, lienz rag beng hwnj, swiq seuq, yungh singjsien roxnaeuz dak sauj.

【 Go yw singqhingz 】 Ganjyiengh luenzsang, cizging 2~4 hauzmij, itbuen utvan; saek cazhenj, miz limq saeq soh; caet geng youh byot, yungzheih eujraek; gatmienh miz senhveiz, saek henjhau, cungqgyang miz gij ngviz saek hau youh soeng. Mbaw doxdoiq maj; mbaw ciengz reuqsuk roxnaeuz loenq bae, gij caezcingj haenx mbebingz yienh'ok gyaeq luenz raez, raez 6~10 lizmij, gvangq 3~4 lizmij, henz mbaw miz faenzgawq, gwnz mbaw saek cazloeg, laeng mbaw saek mongloeg, miz bwn hau deih; gaenqmbaw dinj. Caet byot heih deksoiq roxnaeuz doekloenq. Valup lumj gyaeuj gyonj baenz gij valup yiengh luenz raez lumj rienghaeux, saek henj reuq. Heiq rangrwtrwt, feih cit.

【 Singqheiq 】 Manh、haemz, ndat.

【 Goengnaengz 】 Doeng lohlungz, diuz lohhaeux, cawz caepdoeg. Yungh bae yw fungging, dawzsaeg in; senglwg gvaqlaeng heiq cwk dungxin; senglwg gvaqlaeng oklwed mbouj dingz, deng cax deng dub sieng in, lwedcingq, fungcaep ndok in, haexlwed, nyouhlwed, dungxin, oksiq, okleih, baezgim ok lwed, deng feizcoemh feizmbaw log sieng, gwn mbouj siu dungxin.

【 Yunghfap yunghliengh 】 Gwn: Cienq raemx, 5~10 gwz, yw gwn mbouj siu yungh ndip daengz 30 gwz; roxnaeuz roengz ywsanq. Rogyungh: Habdangq soqliengh, dubsoiq oep gizdeng.

【Anqlaeh wngqyungh】

(1) Yw hung oknyouh: Ngaihdinbit 6 gwz, nienj baenz mba, caz diuz, dungxbyouq gwn.

(2) Yw baezhangx: Ngaihdinbit、vujveiswj daengjliengh, nienj baenz mba, laeujhoengqsim soengq gwn.

(3) Yw ok begleih hoengzleih: Ngaihdinbit、makmeizndaem、hinghau gak daengjliengh, cienq raemx gwn; ok hoengzleih gya makmeizndaem, begleih gya hing.

Gutdonj

【Laizloh】Dwg cienz go fungveijcuzgoh doenghgo go gutdonj.

【Hingzyiengh】Nga rag dinj youh maj vang, miz gij gyaep mbaw deih saek caz bihcinhhingz. Mbaw baenz nywj, miz song yiengh; gij gaenqmbaw yingzyangj saek maklaeq daengz saek maklaeqgeq, raez 8~12 lizmij, 3~4 limq, dan youq goek miz gij gyaep saek hoengzgeq, diuzsug mbaw caeuq diuzsug fwed song mbiengj gwnz bien gaeb doed hwnjdaeuj haenx miz oen dinj; mbaw yiengh luenz raez daengz bihcinhhingz luenz raez, raez 15~40 lizmij, gvangq 6~15 lizmij, byai lumj rieng, song baez dansoq mbawfwed dek riz laeg roxnaeuz song baez

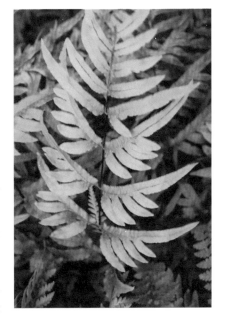

buenq bien dek riz laeg; henz maj 4~6 doiq mbawfwed, gaenq gig dinj, benqfwed yiengh samgak bihcinhhingz roxnaeuz samgakhingz, goek mbit ngeng, byai lumj rieng, mbaw dek gaenh daengz diuzsug fwed, daih'it doiq ceiq hung; mbaw dek 4~9 gep, yiengh luenz roxnaeuz gaeb luenz raez, dan dwg mbaw yingzyangj dingjbyai miz faenzgawq soem; mbaw bauhswj caeuq mbaw yingzyangj doxlumj youh haemq raez, mbaw yiengh gyaeq gaeb; henz maj mbawfwed 5~7 doiq, gep dek byai ciemh soem. Gyoengq daeh bauhswj lumj sienq, maj youq gwnz meg iq henz mbawfwed, gij goemq gyoengq daeh bauhswj yiengh sienq, mozciz.

【Faenbouh】Gvangjsih gak dieg cungj miz faenbouh.

【Gipaeu gyagoeng】Cienz bi ndaej gipaeu, saeuj bae namh, dak sauj roxnaeuz ring sauj.

【Go yw singqhingz】Gaenqmbaw raez 40~70 lizmij, yiengh saeu seiqlimq, saek hoengz henjgeq, wenj, mbouj miz bwn, miz rongh, goenqmienh lumj mbaeklae; mbaw yiengh luenz raez daengz bihcinhhingz luenz raez, saek henj daengz henjloeg, song baez buenq mbawfwed dek, benqfwed buenqgakhingz, miz rongh, byai yiengh rieng raez, mbiengj gwnz wenj, mbiengj laj dekfwed gaenh daengz diuzsug fwed, goek gep dek ceiq raez, yiengq gwnz ciemh dinj, meg mbaw lumj fwed. Daeh bauhswj baenz gyoengq yiengh sienq, maj youq henzbien mbaw dek, aen goemq gyoengq daeh cungj saek henjhoengz. Heiq noix, feih haemz、manh.

【Singqheiq】Haemz、saep, nit.

【Goengnaengz】Diuz lohlungz, lohhuj, cing hujdoeg, liengz lwed, sanq cwk. Yungh bae yw okleih, oksiq, hangzgauqmou, baeznong, baezfoeg, fouzmingz foeg doeg, deng cax deng dub sieng in, ngwzdoeg haeb sieng.

【Yunghfap yunghliengh】Gwn: Cienq raemx 15~30 gwz. Rogyungh: Habdangq soqliengh, dubsoiq baeng gizdeng.

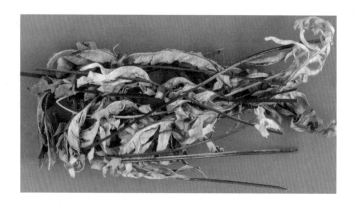

【Anqlaeh wngqyungh】

（1）Yw liuhingzsing hangzgauqmou fatyiemz: Gutdonj, mbaw goromz gak 15 gwz, cienq raemx gwn.

（2）Yw deng cax deng dub sieng in: Gutdonj 30 gwz, cienq raemx gwn; linghvaih aeu habdangq soqliengh dubsoiq bae oep gizdeng.

（3）Dingz rueg lwed: Gutdonj gaem ndeu, daem yungz, aeu raemxreiz cung gwn.

（4）Cij lwed goep baksieng: Gutdonj ndip habliengh, daem yungz oep roxnaeuz yw mba saj giz sieng deng fouj mid sieng.

（5）Yw baezding: Gutdonj mbaw oiq 2 faenh, vangzdangz it faenh, dubsoiq oep gizdeng.

（6）Yw cungfung: Gutdonj、gosipraemx、daezmax mbejyiengz gak 5 gwz, cienq raemx gwn.

Hingsamcaet

【Laizloh】Dwg gij rag lumj ganj caeuq ragndaek gyanghgoh doenghgo mbawhingsamcaet.

【Hingzyiengh】Caujbwnj lai bi maj, sang 15~30 lizmij. Gij rag lumj ganj baenz ndaek, cizging daih'iek dwg 1 lizmij, baihrog saek hoengzndaem, baihndaw saek cazhenj, baenz faenj, miz heiq hom youh miz feih manhget, rag byai hung baenz gaiq yiengh giuz. Mbaw maj youq goek, doengciengz miz 2~4 mbaw; gaenqmbaw raez 6~18 lizmij; mbaw yiengh gyaeq dauqdingq raez roxnaeuz bihcinhhingz, raez 10~18 lizmij, gvangq 2~3.5 lizmij, saek loeg roxnaeuz nyumx saek aeuj. Va 10~15 duj comz maj youq ndaw cungj baubenq lumj aen cung, cungj baubenq raez 4~5 lizmij, gvangq 2~2.5 lizmij, byai dek 2~3 riz, gak giz cungj baubenq caeuq gak giz va miz gij siengqdiemj iq saek hoengzgeq ronghcingx; cungj gaenqva raez 2.2~10 lizmij; baubenq iq sienqhingz, mozciz, raez daih'iek 1.5 lizmij; va saek hau, diuzguenj va'ngoz raez 9~11 hauzmij, byai dek 3 riz feuz; roujvadoengz raez 2.5~ (2) 7 lizmij, gep dek yiengh gyaeq luenz raez, raez daih'iek 1.2 lizmij; henz maj nyiuzboux doiqvaq bihcinhhingz, raez 1.6~2 lizmij, gvangq daih'iek 4 hauzmij; naengbak luenz, raez daih'iek 2 lizmij, dek 2 riz daengz giz 5 hauzmij, saek hau, cungqgyang miz raiz saek henjgeq, goek lumj limx; gij yw va raez daih'iek 5 hauzmij, seiva raez 2~3 hauzmij; yw gek byai miz gij doxgaiq bengxyouq yiengh luenz, raez daih'iek 3 hauzmij; saeuva sienqhingz, gyaeujsaeu miz bwn; rongzceh youq laj vih, yiengh gyaeq, raez 3.5 hauzmij.

【Faenbouh】Cujyau canj youq Gvangjsih、Yinznanz、Haijnanz、Gvangjdungh daengj.

【Gipaeu gyagoeng】Seizcou gaenh sat mbaw ngamq henj le vat aeu, cawz bae gij labcab, swiq seuq, cuengq roengz ndaw raemxgoenj bae log, dak sauj.

【Go yw singqhingz】Gij rag go yw neix yiengh luenzliem roxnaeuz lumj lwgrok, raez 1~2.5 lizmij, cizging 0.5~1.2 lizmij; saek cazmong daengz cazhoengz, miz hothoh maed, miz riz rag saek hau lumj diemj; ndongj byot, yungzheih eujraek; gatmienh bingz, yiengh baenz gak, saek mong roxnaeuz saek cazmong. Rag luenzliem roxnaeuz lumj aen lwgrok, raez 1~2 lizmij, cizging 0.5~1.2 lizmij; saek mong roxnaeuz saek cazmong, nyaeuq; ndongj byot, yungzheih eujraek; gatmienh

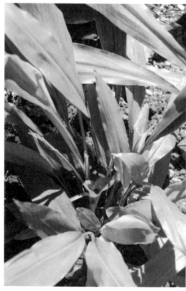 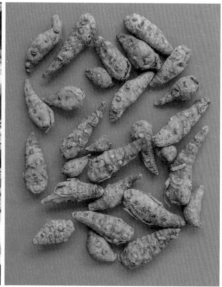

bingz, yiengh baenz gak, saek monghau roxnaeuz monghenj. Heiq noix, feih manh.

【Singqheiq】Manh, raeuj.

【Goengnaengz】Doeng lohlungz, diuz lohhuj. Yungh bae yw niujsieng, fungcaep ndok in, oklwed mbouj dingz, dawzsaeg mbouj diuz, ngwzdoeg haeb sieng.

【Yunghfap yunghliengh】Gwn: 3~9 gwz. Rogyungh: Habdangq soqliengh.

【Anqlaeh wngqyungh】

(1) Yw deng cax deng dub sieng in: Hingsamcaet 3~9 gwz, cienq raemx gwn; roxnaeuz cimq laeuj gwn. Rogyungh: Habdangq soqliengh, laeuj cauj ndat oep gizdeng.

(2) Yw rueg lwed, ndaeng ok lwed, dawzsaeg lae lwed lai: Hingsamcaet (dak sauj, coemh) 3~9 gwz, cienq raemx gwn.

(3) Yw dengsieng oklwed: Hingsamcaet cauj baenz danq, nienj baenz mba, habliengh saj gizdeng.

Gobienmax

【Laizloh】Dwg majbengoh doenghgo gobienmax gij bouhfaenh gwnz namh.

【Hingzyiengh】Caujbwnj lai bi maj, baenz go sang 30~120 lizmij. Ganj seiqfuenghingz, gwnz hothoh daengz nye miz bwn geng. Mbaw doiq maj; mbaw yiengh luenz gyaeq, yiengh gyaeq dauqdingq daengz bihcinhhingz luenz raez, raez 2~8 lizmij, gvangq 1~5 lizmij, henz mbaw bingzciengz miz bakgawq co caeuq vengq; ganj maj mbaw lai baenz 3 riz laeg, gepdek henzbien miz faenzgawq mbouj caezcingj, song mbiengj cungj miz bwn geng. Valup

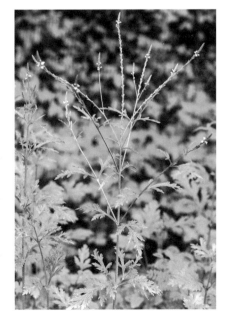

lumj rienghaeux maj youq byai go caeuq maj youq laj goek gaenqmbaw, saeq nyieg, raez daengz 25 lizmij; va iq, codaeuz maed, giet mak seiz liz mbang; moix duj va miz 1 aen baubenq, miz bwn co; va'ngoz lumj diuz guenj, mozciz, miz 5 limq, miz 5 diuz heuj; roujva saek aeuj daengz saek lamz, aendoengz roujva soh roxnaeuz vangoz, byai dek 5 riz, gep dek luenz raez; nyiuzboux 4 diuz, maj youq cungqgyang aendoengz roujva, vasei dinj. Aenmak raez lumj aen giuz, raez daih'iek 2 hauzmij, suek youq ndaw va'ngoz sukyouq, sug le dek 4 limq.

【Faenbouh】Cujyau canj youq Huzbwz、Gyanghsuh、Gvangjsih、Gveicouh、Anhveih、Cezgyangh、Huznanz、Gyanghsih、Fuzgen、Hozbwz、Swconh、Yinznanz daengj.

【Gipaeu gyagoeng】6~8 nyied va hai seiz gipaeu, cawz bae gij labcab, dak sauj.

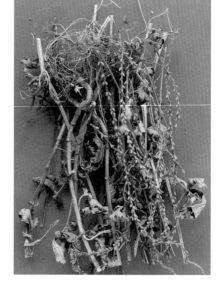

【Go yw singqhingz】Ganj lumj saeu seiqfueng, lai faennga, seiq mienh miz mieng soh, raez 0.5~1 mij; saek loeghenjgeq, cocauq; ndongj youh byot, duenhmienh miz ngviz roxnaeuz cungqgyang hoengq. Mbaw doiq maj, nyaeuqsuk, lai deksoiq, saek loeghenjgeq, mbaw caezcingj dek 3 riz laeg, henzmbaw miz bakgawq. Valup lumj rienghaeux, miz va iq lai. Heiq noix, feih haemz.

【Singqheiq】Haemz, liengz.

【Goengnaengz】Doeng lohlungz, diuz lohraemx, gaij ciengdoeg, cawz caepdoeg. Yungh bae yw gij bingh cieng, daep mbei foeg hung, dingzging, dawzsaeg in, hozin, baeznong, baezfoeg, foeg raemx, nyouhniuj, nyouhlwed.

【Yunghfap yunghliengh】Gwn: 5~10 gwz.

【Anqlaeh wngqyungh】

(1) Yw banhlahsingq daep fatyiemz, daep ndongj ok raemx: Gobienmax、nyadaezmax、naengdawgaeq gak 15 gwz, cienq raemx gwn.

(2) Yw gipsingq danjnangzyenz: Gobienmax、nyadiginjcauj gak 15 gwz,

yenzmingzfaenj 9 gwz, cienq raemx gwn; bouxinnaek gya nyagemzbuhsammbaw 30 gwz.

(3) Yw binghcangzyenz, okleih, lohnyouh ganjyenj, nyouhlwed: Gobienmax ndip 30~60 gwz, cienq raemx gwn.

Godaebdoengz

【Laizloh 】Dwg muzceizgoh doenghgo godaebdoengz gij bouhfaenh gwznznamh.

【Hingzyiengh 】Caujbwnj. Rag lumj gaenqva ng maj, saek ndaemmong. Ganj yiengh ndeu, mbouj faennga roxnaeuz mbouj gvicaek faennga, itbuen sang ndaej miz 1 mij, cizging 2~15 hauzmij, cungqgyang hoengq, biujmienh miz ndoksaen caeuq rizmieng, ndoksaen 6~30 diuz, gaenhbingzraeuz; nga iq 1 diuz roxnaeuz 2~3 diuz cuj ndeu, miz di nga iq caiq faen nya. Byak mbaw ciengz lumj diuzguenj roxnaeuz

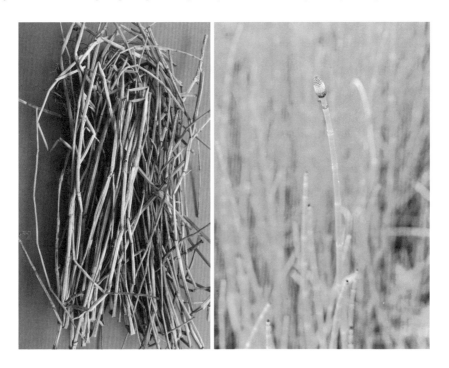

lumj aenlaeuh, gaenj diep, gwnz dingj ciengz hoengz, heujbyak gaeb yiengh samgak, gyaengh gwnz mozciz, saek damhhoengz, doek caeux, lw gij goek yiengh bingzcab, byak byai gaenh caezcienz, gij ndoksaen byakmbaw benjbingz. Daeh riengbauhswj maj youq byai go, byai dinjliem roxnaeuz soem doed iq.

【 Faenbouh 】 Cujyau canj youq Gvangjdungh、Yinznanz. Gvangjsih cujyau faenbouh youq Yunghningz、Vujmingz、Lungzlinz、Fungsanh、Nanzdanh、 Gveibingz、Bwzliuz、Cauhbingz、Cenzcouh.

【 Gipaeu gyagoeng 】 Seizcou genj aeu go geq ndang hung de mbaet sou, yungh singjsien roxnaeuz dak sauj.

【 Go yw singqhingz 】 Ganj saek damhloeg daengz saek henjloeg, raez daih'iek 50 lizmij, miz faennga saeq raez, biujmienh cocauq, miz lueng soh, ndaw hothoh raez 5~8 lizmij, cungqgyang hoengq. Aen byakmak lumj aendoengz dinj, ndaet diep youq ganj, mbiengj laeng byaksej bingz, heujbyak mozciz, byai ngoemx, goek bingz, miz aen gengx saek ndaem. Heiq noix, feih cit.

【 Singqheiq 】 Haemz、van, nit.

【 Goengnaengz 】 Diuz lohlungz, cing hujdoeg, leih lohraemx, rongh lwgda, cij lwed. Yungh bae yw lwgda hwngq foeg in, damueg cw lwgda, nyouhniuj, nyouhlwed, vuengzbiu, nyouhlwed, dawzsaeg oklwed mbouj dingz.

【 Yunghfap yunghliengh 】 Gwn: Cienq raemx gwn, 9~15 gwz (ndip 15~30 gwz).

【 Anqlaeh wngqyungh 】

(1) Yw da mueg raemxda lai: Godaebdoengz cawzbae hothoh、haeuxreiz cimq canghsuz gak 30 gwz, nienj baenz mba, moix gwn 6 gwz, caz diuh gwn; roxnaeuz caeuq dangzrwi guhbaenz ywyienz hix ndaej.

(2) Yw ok haexlwed mbouj dingz: Godaebdoengz 15 gwz, cienq raemx gwn, ngoenz 1 baez.

(3) Yw conghhoz hoengzin: Godaebdoengz habliengh, dubsoiq aeu raemx, diuz dangzrwi gwn.

Makbup

【Laizloh】Dwg gij ganj, mbaw sanghgoh doenghgo makbup.

【Hingzyiengh】Go faexcaz benz hwnj sang roxnaeuz benz lumj gomakit. Mbaw song yiengh; gwnz ngahingzyangj miz rag mbouj dingh maj, mbaw iq youh mbang, mbaw yiengh gyaeq lumj sim, raez daih'iek 2.5 lizmij; gwnz ngacanjmaj mbouj miz rag mbouj dingh, mbaw haemq hung, doxmaj; dakmbaw 2 mbaw, bihcinhhingz, miz bwnsei saek henj; mbaw lumj ceij na, yiengh gyaeq luenz raez, raez 5~10 hauzmij, gvangq 2~3.5 lizmij, byai gip liem daengz yiengh ngoemx, goek yiengh luenz daengz sim feuz, henzmbaw caezcienz, gwnz mbaw mbouj miz bwn, laeng mbaw miz bwnnyungz saek henj; goek ok meg 3 diuz, meg vangj yiengh rongzdoq. Vadak dan maj youq laj goek gaenqmbaw, yiengh makleiz roxnaeuz lumj aen gyaeq dauqdingq, byaidingj bingz, loq miz gyaeuj ngoemx dinj roxnaeuz miz saejndw doed hwnj; vaboux caeuq vaai doxcaez maj youq aen vadak ndeu, vabenq

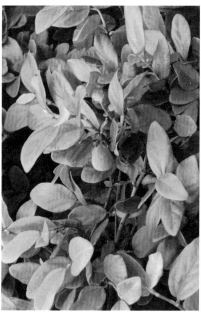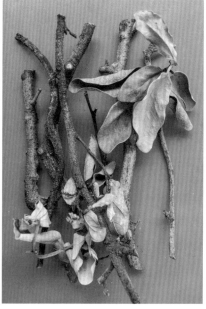

2~3 gep; nyiuzboux 2 diuz, vasei dinj, vaai vabenq miz 3 gep, saeuva maj ok henz; vameh maj youq ndawnaeng lingh go valup, vabenq 4~5 gep. Makbyom lumj aen giuz, miz raemxhaux.

【Faenbouh】Daengx guek gak dieg cungj miz. Gvangjsih gak dieg cungj miz faenbouh.

【Gipaeu gyagoeng】Gipaeu gij gaeu ganj daiq mbaw, cawz bae labcab, dak sauj, cug baenz bog iq.

【Go yw singqhingz】Ganj luenzsaeu, giz hothoh miz gij rag baenz nyup benz doxhwnj caeuq gij rizrag lumj diemj doed hwnj. Mbaw doxdoiq maj, raez 0.6~2.5 lizmij, yiengh luenz raez, henzmbaw caezcienz, goek mbaw ngenggoz, mbiengj naj mbaw wenj, saek loeg, laeng mbaw saek damhloeg, miz megmbaw yiengh muengx doed hwnj mingzyienj, cauxbaenz haujlai giz mboep iq, miz bwn saeq. Ngeiq byot roxnaeuz nyangq; gatmienh yawj ndaej raen giz ngviz, lumj diemj luenz, ngeng youq mbiengj ndeu. Heiq noix, feih cit.

【Singqheiq】Van, nit.

【Goengnaengz】Doeng lohlungz, leih lohraemx, siu fungdoeg, cawz caepdoeg. Yungh bae yw fungcaep ndok in, okleih, nyouhniuj, nyouh lwed, deng cax deng dub sieng in, dawzsaeg mbouj diuz, raemxcij mbouj doeng, baeznong, baezfoeg, foeg raemx, bingh ndatnit, dingzging, senglwg gvaqlaeng cwk lwed, conghhoz foeg in, gyaeqraem in.

【Yunghfap yunghliengh】Gwn: Cienq raemx, 12~30 gwz (ndip 60~90 gwz); daem aeu raemx; cimq laeuj; roxnaeuz nienj baenz mba. Rogyungh: Habdangq soqliengh, dubsoiq aeu raemx cat gizdeng; roxnaeuz goenj raemx roemz swiq gizdeng.

【Anqlaeh wngqyungh】

(1) Yw bingh ndatnit: Makbup 60 gwz, gocidmou, nyagvanjdouj gak 30 gwz, cienq raemx gwn.

(2) Yw raemx: Makbup, goheiqvaiz, gaeugvaqngaeu bwnhau gak 31 gwz, raemx goenj le, habdangq gya dangznae, faen haet haemh gwn.

(3) Yw fungcaep in, genfwngz hothoh mbouj leih: Gaeumakbup 12 gwz, cienq raemx gwn.

Makgakbya

【Laizloh】Dwg gij ganjnaeng muzlanzgoh doenghgo makgakbya.

【Hingzyiengh】Go faexcaz. Daengx go miz heiq hom. Nga oiq saek cazhoengz, nga geq saek mong, naeng saek monghoengz. Mbaw ciengz 3~5 mbaw comzmaj; mbaw wenj lumj naeng daengz naeng na, miz ronghlwenq, dauj bihcinhhingz roxnaeuz luenz raez, raez 7~14 lizmij, gvangq 2~5 lizmij, byai dinj ciemh soem, goek soem lumj limx roxnaeuz gvangq lumj limx, henz mbaw caezcienz, song mbiengj mbouj miz bwn. Va saek hoengz, maj youq laj goek gaenqmbaw roxnaeuz gaenh dingj maj; vabenq 15~20 gep, yiengh samgak; cungqgyang song lwnz haemq hung, gvangq luenz raez roxnaeuz

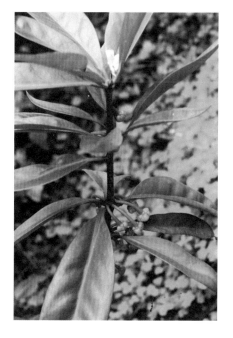

gaenh luenz, miz noh; nyiuzboux 21~23 diuz, gij naeng sim ciengz miz 13 gep, doxliz maj, lwnz lied. Gij mak doxcomz haenx youz 9~11 gep naeng gapbaenz, byaidingj ciengz miz gyaeuj soem yiengq baihndaw utngeuj.

【Faenbouh】Gvangjsih cujyau faenbouh youq Denzdungh、Nazboh、Dwzbauj、Lungzcouh、Majsanh、Duh'anh、Bahmaj.

【Gipaeu gyagoeng】Seizcin seizcou gipaeu, genj gij go geq 10 bi doxhwnj, youq gwnz go faex mbiengj ndeu gawq gij naengfaex gwnz laj song gyaeuj, yungh cax soh bok naengfaex, soek gij naengfaex roengzdaeuj, gizyawz naengfaex ce mbouj bok, dawz naengfaex cuengq youq giz doengrumz langhhawq.

【Go yw singqhingz】Naengfaex yiengh gienj baenz aendoengz roxnaeuz baenz ruq, raez 5~15 lizmij, na 0.2~0.3 lizmij; rog biujmienh saek cazmong daengz saek hoengzgeq, miz raiz mieng soh doxgeuj mingzyienj, miz mbangj yawj ndaej raen rizraiz saek haumong, naeng mak yungzheih doekloenq, giz doekloenq yienh saek cazhoengz, naengcongh mbouj mingzyienj, baihndaw biujmienh saek caz roxnaeuz saek cazhoengz, miz rai mieng soh mingzyienj; byot, heih eujraek; duenhmiemh baenz naed. Heiq rangrwtrwt, feih loq saep.

【Singqheiq】Loq manh、saep, ndat, miz doeg iq.

【Goengnaengz】Doeng lohlungz, lohhuj, siu fungdoeg, cawz caepdoeg, sanq giet cij in. Yungh bae yw fungcaep ndok in, deng cax deng dub sieng in, heiqhaw, ngwzdoeg haeb sieng.

【Yunghfap yunghliengh】Gwn: Cienq raemx, 9~15 gwz. Rogyungh: Habdangq soqliengh, goenj raemx swiq gizdeng.

【Anqlaeh wngqyungh】

(1) Yw daepmamx mbouj gaeuq, ndok in gyaeujhoq nyieg, genga mazmwnh, hwet naet ga unq, bak mbit da sez, vah gangj mbouj gok doenghgij neix: Makgakbya、gaeuhaijfunghdwngz、canghsuz (cauj)、cenhnenzgen、raglingzsien、youzsunghcez、conhniuzciz、rum'ietnyinz、suzdivangz、sanghgiswngh、cirujyangh、mozyoz、caujbwzsuz、lwglazbyaj、ndokma、moeggva、cinzgyauh、duzhoz、conhyungh、hoengzva、byakducung、danghgveih、naenggam、suzdon gak 80 gwz, mazvangz 20 gwz, fangzgij 110 gwz, giujci lwglazbyaj 172 gwz, ndoeknyawh 130 gwz, nyago'gveiq 60 gwz, dangznding 4~5 goenggaen, laeujhau 25 swngh, doengzcaez dwk roengz ndaw boemh, gvaq ndwen ndeu le, lawh aeu gij raemxyw cingh caengz baihgwnz. Moix baez gwn 20 hauzswngh, ngoenz 3 baez.

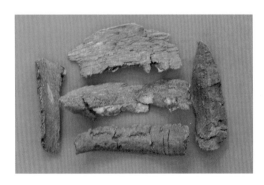

(2) Yw deng fungdoeg cwkcaep, seiq ga mazmwnh, ndoknyinz inget, yamqdin gannanz: Majcenzswj (aeu rinsa ring guh)、mazvangz gak 80 gwz, makgakbya、duzhoz、gyanghhoz、nyago'gveiq、ganhcauj、cenhnenzgen、niuzciz、rujyangh (meiq cimq)、moeggva、muzyoz (meiq cimq)、lwglazbyaj gak 6 gwz, ducung (gyu iep)、suzdon gak 3 gwz, itheij nienj mienz baenz mba. Moix 100 gwz gya dangzrwi 150~170 gwz, guh baenz ywyienz naed hung, gwn, moix baez 1 naed, moix ngoenz 1 baez.

Meizsoemj

【Laizloh】Dwg gij rag swjginhniuzgoh doenghgo go meizsoemj.

【Hingzyiengh】Gofaexcaz benz doxhwnj roxnaeuz go gaeu. Nga miz congh naeng. Mbaw doxdoiq maj; mbaw geng lumj ceij, yiengh luenz raez roxnaeuz yiengh gyaeq dauqdingq, raez 3~4 lizmij, gvangq 1~1.5 lizmij, byai luenzngoemx roxnaeuz loq mboep, goek lumj limx, henz mbaw caezcienz, laj mbaw ciengz miz faenj hau mbang, meg gyang doed hwnj, meg bangxhenz mbouj mingzyienj. Valup baenznyumq, miz bwn'unq saeq, goek miz 1~2 lwnz baubenq, baubenq iq yiengh cuenq roxnaeuz luenz raez, miz bwn; va 4 duj, saek hau; va'ngoz yiengh gyaeq roxnaeuz samgak, byai gip soem, miz diemjsienq; roujva gep dek yiengh luenz raez, yiengh gyaeq; vaboux maj youq gep dek goek roujva. Mak lumj aengiuz, wenjbingz roxnaeuz miz diuz raiz nyaeuq soh caeuq di diemjsienq.

【Faenbouh】Cujyau canj youq Yinznanz、Gvangjdungh、Gvangjsih、

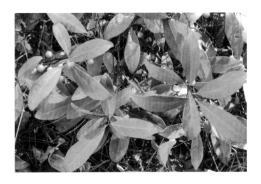

Gyanghsih、Fuzgen、Daizvanh. Gvangjsih cujyau faenbouh youq Vuzcouh、Dwngzyen、Ginhsiu、Gveibingz、Majsanh、Yunghningz、Nanzningz、Ningzmingz、Nazboh.

【Gipaeu gyagoeng】Cienz bi ndaej gipaeu, swiq seuq, yungh singjsien roxnaeuz dak sauj.

【Go yw singqhingz】Mbaw lai gienj, mbebingz yiengh gyaeq dauqdingq daengz luenz raez, raez 3~5.5 lizmij, gvangq 1~2.5 lizmij, byai luenzngoemx roxnaeuz loq mboep, goek yiengh limx, henz mbaw wenj, meg bangxhenz mbouj mingzyienj; gaenqmbaw dinj, raez 5~8 hauzmij. Mizseiz yawj ndaej raen gij nga iq yiengh luenz saeu, raezdinj mbouj ityiengh, saek aeujgeq. Heiq noix, feih soemj.

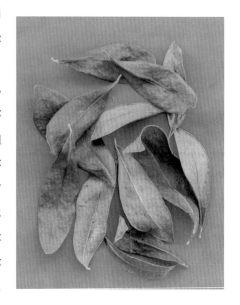

【Singqheiq】Soemj、saep, nit.

【Goengnaengz】Diuz lohlungz, lohhuj, cing hujdoeg, cawz caepdoeg fungdoeg. Yungh bae yw hozin, okleih, oksiq, baezndip naeng biux naeuh, naenghumz naengnyap, baezhangx, deng cax deng dub sieng in.

【Yunghfap yunghliengh】Gwn: Cienq raemx, 15~30 gwz; roxnaeuz dubsoiq aeu raemx. Rogyungh: Habdangq soqliengh, cienq raemx swiq; roxnaeuz coegbak.

【Anqlaeh wngqyungh】

(1) Yw maenzfaex cungdoeg: Meizsoemj 15 gwz, cienq raemx gwn.

(2) Yw deng cax deng dub sieng in: Meizsoemj habdangq soqliengh, dubsoiq oep gizdeng.

(3) Yw ndokraek: Meizsoemj 30 gwz, cienq raemx swiq gizdeng.

Godonhhau

【Laizloh】 Dwg bwzvahdanhgoh doenghgo godonhhau daengx go.

【Hingzyiengh】 Caujbwnj buenq faexcaz. Ganj miz limq saeq, gwnz hothoh daiq saek hoengz, miz bwn sienq. Dan mbaw doxdoiq maj; gaenqmbaw youq giz goek gya'gvangq cix suek ganj; mbaw lumj ceij, yiengh luenz gyaeq daengz lumj gyaeq luenz raez, raez 4~10 lizmij, gvangq 1.5~5 lizmij, byai soem, goek gvangq yiengh limx, henz mbaw wenj. Valup lumj rienghaeux maj youq dingjbyai roxnaeuz maj youq laj nye mbaw; baubenq henz sauj mozciz; va'ngoz yiengh guenj, saek loeg, baihgwnz dek 5 riz, miz 5 limq, ndaw limq sauj mozciz, rog miz bwnsienq, miz niu; roujva saek hau roxnaeuz loq daiq saek lamz, lumj aen debgasang, guenj gaeb youh raez, byai dek 5 riz, mbe'gvangq; nyiuzboux 5 diuz, maj youq hoz roujva; rongzceh youq gwnzvih, 1 aen, gyaeuj saeu dek 5 riz. Mak miz dip mozciz.

【Faenbouh】 Cujyau canj youq Fuzgen、Daizvanh、Gvangjdungh、Gvangjsih、Swconh、Gveicouh、Yinznanz. Gvangjsih cujyau faenbouh youq Lingzyinz、Nazboh、Bozbwz、Luzconh、Gveigangj、Gveibingz、Cwnzhih、Gunghcwngz.

【Gipaeu gyagoeng】 Cienz bi ndaej gipaeu, swiq seuq, cab dinj, dak sauj.

【Go yw singqhingz】 Ragcawj saeq raez, luenz soh, lai faennga, loq miz di

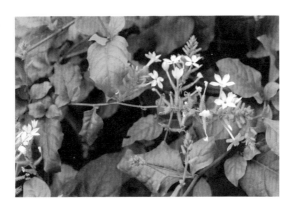

goz, saek monghenj roxnaeuz saek cazhoengz. Ganj luenz sang, saek loeghenj daengz saek henjgeq, hothoh mingzyienj, miz di limq soh saeq; geng, yungzheih eujraek; duenhmienh gyaengh naeng baenz senhveiz, saek henjdamh, cungqgyang miz naed, saek damhhenjhau, gyaengh ngviz saek hau. Mbaw lai nyaeuq dek soiq, gij caezcingj mbehai yiengh gyaeq roxnaeuz yiengh gyaeq luenz raez, raez 4~9 lizmij, gvangq 3~6 lizmij, gwnz mbaw saek damhloeg daengz saek henjloeg. Valup lumj rienghaeux maj youq gwnz dingjbyai; va'ngoz yiengh guenj, byak miz gaenq sienqdaej; va saek hau daengz saek henjdamh. Heiq noix, feih manh.

【Singqheiq】Haemz, loq ndat.

【Goengnaengz】Diuz lohlungz, lohhuj, cawz caepdoeg, siu foeg, cij in. Yungh bae yw fungcaep ndok in, dungxin, daepmamx foeg, dingzging, deng cax deng dub sieng in, baeznong, baezfoeg, baeznou, nyan, ngwzdoeg haeb sieng.

【Yunghfap yunghliengh】Gwn: Cienq raemx, 9~15 gwz. Rogyungh: Habdangq soqliengh, goenj raemx swiq; roxnaeuz dubsoiq oep gizdeng; roxnaeuz cat gizdeng.

【Anqlaeh wngqyungh】

(1) Yw baezding, ngwzdoeg haeb sieng: Mbaw godonhhau singjsien habdangq soqliengh, dubsoiq oep gizdeng, roxnyinh ndat couh ndaej dawz yw deuz.

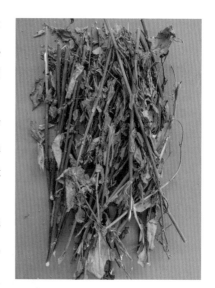

(2) Yw lwgnyez daihdoeg: Mbaw godonhhau singjsien habdangq soqliengh, coemh baenz danq nienj baenz mba, diuz youzcaz cat gizdeng.

(3) Yw damueg: Mbaw godonhhau singjsien habdangq soqliengh, daem yungz nem yaenqdangz, raen hwnj bop couh ndaej dawz yw deuz.

Golwggwzmbwn

【Laizloh】Dwg gij rag cezgoh doenghgo lwggwzding.

【Hingzyiengh】Go caujbwnj daengjsoh daengz buenq faexcaz. Doenghgo cawz ganj, nga caixvaih gak giz cungj longx gij bwnsaeq miz hothoh, ganj caeuq nga iq miz oen saeq soh saek henjdamh. Mbaw dan maj roxnaeuz baenz doiq maj; gaenqmbaw coekmaengh; mbaw gvangq yiengh 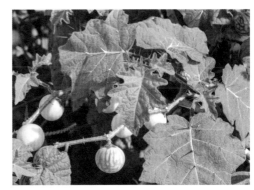 gyaeq, raez 5~14 lizmij, gvangq 4~12 lizmij, byai dinj soem, goek yiengh sim, miz 5~7 riz dek roxnaeuz cungqgyang dek, gep dek baenz samgakhingz roxnaeuz gaenh lumj aen gyaeq, gwnz meg miz oen soh. Valup lumj liengj maj youq rog laj nge mbaw, dinj youh va noix; gaenqva saeq, miz oen soh caeuq bwnsaeq; va'ngoz lumj aen cenj, miz oen, dek 5 riz; roujva saek hau, dek 5 riz, gep dek bihcinhhingz, byai soem; nyiuzboux 5 diuz, maj youq hoz roujva, dingj va yw dek aj; rongzceh lumj aen giuz, 2 aen rongz, cehdai dingzlai. Aenmak miz ieng lumj aen giuzbenj, haidaeuz saek loeghau, doeklaeng sug le saek hoengz lumj makdoengj, goek miz va'ngoz daiq oen sukyouq, miz oen soh saeq; ceh hawq le benj youh mbang, henzbien lumj fwed.

【Faenbouh】Cujyau canj youq Vazdungh digih、Cunghnanz digih caeuq Liuzningz、Hoznanz、Baekging、Swconh、Gveicouh、Yinznanz. Gvangjsih cujyau faenbouh youq Ginhsiu、Cwnzhih、Bingznanz、Yilinz、Nanzningz、Binhyangz、Sanglinz daengj.

【Gipaeu gyagoeng】Seizhah seizcou gipsou, swiq seuq, cab dinj, dak sauj.

【Go yw singqhingz】Rag gaenh luenz sang, faennga cix niujgoz, byai mizseiz miz gij ganj canzlw daiq miz oennaeng saeq soh, ganj mbouj miz bwn, roxnaeuz cab baenz gyaengh 2~3 lizmij dinj, cizging 5~15 hauzmij; saek henj, gvet bae naeng saek hau; ndang mbaeu, caet soeng; duenhmienh saek henjhau, miz gehdek, simngviz saek damhloeg. Heiq daegbied mbouj doxdoengz, feih haemz、manh.

【Singqheiq】Haemz、manh, ndat, miz doeg.

【Goengnaengz】Doeng lohlungz, doeng lohheiq, diuz lohhuj, sanq giet cij in. Yungh bae yw ae'ngab, dungxin, deng cax deng dub sieng in, ngwzdoeg haeb sieng, dwgliengz, binghndatnit, baeznou, gyak, nyan, mansing cihgi'gvanjyenz.

【Yunghfap yunghliengh】Gwn: Cienq raemx, 3~6 gwz. Rogyungh: Habdangq soqliengh, dubsoiq oep gizdeng; roxnaeuz goenj raemx swiq; roxnaeuz nienj baenz mba diuz oep gizdeng.

【Anqlaeh wngqyungh】

(1) Yw cax haeuj rin dub foeg in, baeznong foegdoeg: Golwggwzmbwn habdangq soqliengh, dubsoiq oep gizdeng; roxnaeuz golwggwzmbwn habdangq soqliengh, dak sauj nienj baenz mba, diuz youzcaz cat baksieng.

(2) Yw deng niuj sieng: Golwggwzmbwn、 hinghenj、byaek gep habdangq soqliengh, gungh dubsoiq baeng gizsieng.

(3) Yw dungxin: Golwggwzmbwn habdangq soqliengh, dak sauj nienj mienz, dungxin seiz gwn 1 gwz, lwgnyez aenq ndangnaek gemj gwn.

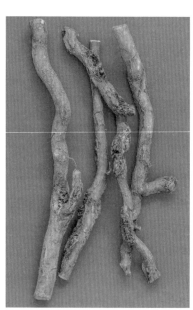

Dumhhoengz

【Laizloh】Dwg ciengzveizgoh doenghgo dumhhoengz gij mbaw nga oiq de.

【Hingzyiengh】Go faexcaz. Nga iq daengjsoh roxnaeuz ngeng, ciengz miz diemjsienq saek henjdamh, miz oennaeng benjbingz, nga oiq miz bwnnyungz deih

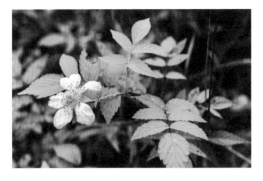

saek hau. Mbaw dansoq doxdaeb lumj bwnfwed, doxmaj; dakmbaw iq 2 mbaw; mbaw iq 5~7 mbaw, yiengh bihcinhhingz luenz raez, mbaw raez 3~5.5 lizmij, gvangq 1.2~2 lizmij, byai ciemh soem, goek yiengh luenz, henz miz faengawq naek, song mbiengj miz bwnnyungz mbang, miz diemjsienq saek henjdamh. Va 1~2 duj, maj youq byai go roxnaeuz maj youq laj goek gaenqmbaw; va'ngoz miz 5 riz dek, rog miz bwn'unq dinj caeuq diemjsienq, va'ngoz byai soem raez; limqva 5 dip, saek hau, raez gvaq gep va'ngoz. Mak comz lumj aen giuz roxnaeuz lumj aen gyaeq, sug le saek hoengz.

【 Faenbouh 】 Cujyau canj youq Anhveih、Cezgyangh、Gyanghsih、Fuzgen、Daizvanh、Huznanz、Gvangjdungh、Gvangjsih、Gveicouh、Swconh. Gvangjsih gak dieg cungj miz faenbouh.

【 Gipaeu gyagoeng 】 Seizhah gipsou, swiq seuq, dak sauj.

【 Go yw singqhingz 】 Ganj saeq raez, luenz soh, miz faennga, cizging 1~10 mij; saek mongloeg roxnaeuz saek loeggeq, maj miz naeng oen haemq lai, naeng oen doekloenq louz miz gij riz raiz hau luenz raez; nga oiq miz bwnnyungz hau; byot, heih eujraek; duenhmiengh giz ngviz yienhda, saek hau. Mbaw dansoq doxdaeb lumj bwnroeg, mbawfwed 5~7 mbaw, doxmaj; cungj gaenqmbaw raez 4~12 lizmij, miz oen; dakmbaw 2 mbaw, haemq iq; mbaw lai nyaeuqsuk, saek mongloeg roxnaeuz saek henjloeg, mbebingz yiengh bihcinhhingz luenz raez, raez 3~5.5 lizmij,

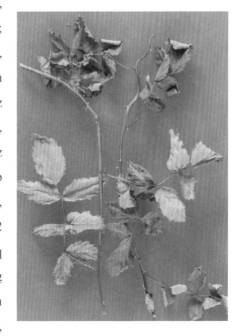

gvangq 1.2~2 lizmij, byai ciemh soem, goek luenz, henz mbaw miz faenzgawq naek, song mbiengj miz faenzgawq saek henjdamh roxnaeuz diemjsienq saek hau. Ciengz yawj ndaej raen valup maj youq byai go roxnaeuz laj goek gaenqmbaw, rog miz bwnnyungz dinj caeuq diemjsienq. Heiq noix, feih loq saep.

【Singqheiq】Saep、loq manh、haemz, loq nit.

【Goengnaengz】Doeng lohlungz, doeng lohheiq, diuz lohraemx, cing hujdoeg, ciep ndok. Yungh bae yw aebakngoenz, baenzae, bwtlauz ae oklwed, lwgnyez gingfung, dawzsaeg mbouj diuz, okleih, deng cax deng dub sieng in, feizcoemh log sieng, dengsieng oklwed.

【Yunghfap yunghliengh】Gwn: 9~15 gwz, roxnaeuz cimq laeuj. Rogyungh: Yungh yw ndip habdangq soqliengh; roxnaeuz dubsoiq baeng gizdeng; roxnaeuz goenj raemx swiq gizdeng.

【Anqlaeh wngqyungh】

(1) Yw gyoenjconh caemhcaiq yw hoengzleih: Dumhhoengz、fanhbeihungz、makcauj nding (diyi) gak 15 gwz, cienq raemx gwn.

(2) Yw deng cax deng dub sieng in: Dumhhoengz 15~30 gwz, cimq laeuj, gwn; caemh ndaej aeu daeuj guh gij yw ciepndok.

(3) Yw dengsieng oklwed: Dumhhoengz ndip habdangq soqliengh, dubsoiq baeng gizsieng.

Liuzlanzyangh

【Laizloh】Dwg cinzhingzgoh doenghgo liuzlanzyangh daengx go.

【Hingzyiengh】Caujbwnj, rang. Mbaw doiq maj; mbaw bihcinhhingz, yiengh gyaeq bihcinhhingz roxnaeuz bihcinhhingz luenz raez, raez 3~7 lizmij, gvangq 1~2 lizmij, byai ciemh soem, goek luenz ngoemx daengz yiengh limx, henz mbaw miz faenzgawq cax mbang mbouj gvicaek, heujsoem doed okrog, saek loeg, song mbiengj miz sienqgyaep, mbouj miz bwn roxnaeuz baihlaeng loq miz di bwn dinj. Valup lumj lwnzliengj doxcomz baenz gij valup lumj rienghaeux maj youq byai go; baubenq iq sienqhingz, raez mauhgvaq va'ngoz; va'ngoz lumj aen cung, loq baenz song naengbak, naengbak gwnz 3 faenz, cungqgyang loq dinj, naengbak laj 2 faenz; roujva saek damh'aeuj, yiengh song dip naengbak, naengbak gwnz haemq gvangq, byai loq mboep, naengbak laj dek 3 riz haemq gaeb; nyiuzboux 4 diuz, gaenh raez doxdoengz, vayw 2 aen, saek aeuj, doeklaeng bienq henjgeq. Aenmakgeng iq yiengh gyaeq, saek ndaem, miz conghgumz saeq iq.

【Faenbouh】Cujyau canj youq Hozbwz、Gyanghsuh、Cezgyangh、Gvangjdungh、Swconh、Gveicouh、Yinznanz. Gvangjsih cujyau faenbouh youq Lingzsanh、Lungzlinz.

【Gipaeu gyagoeng】Cienz bi ndaej gipaeu, swiq seuq, cab dinj, dak sauj.

【Go yw singqhingz】Daengx go raez 20~30 lizmij. Ganj yiengh saeu seiq limq, cizging 3~6 hauzmij, goek ciengz raen rag sei, gyaengh gwnz miz faennga; saek aeujhoengz roxnaeuz saek aeujhenjgeq; caet byot yungzheih eujraek; duenhmienh cungqgyang hoengq. Mbaw doiq maj; mbaw lai nyaeuq, saek loeg, mbebingz le yiengh gyaeq luenz raez, raez 3~7 lizmij, gvangq 1~2 lizmij, byai soem, goek luenzngoemx daengz yiengh limx, henz mbaw miz faenzgawq mbang mbouj gvicaek. Heiq cingh rang, feih loq van, roxnyinh liengz.

【Singqheiq】Manh, ndat.

【Goengnaengz】Doeng lohlungz, diuz lohhuj, siu fungdoeg, doeng lohheiq. Yungh bae yw dwgliengz, baenzae, gyaeujin, dungxraeng dungxin, dawzsaeg in, hozin, lwgda hwngqfoeg, conghndaeng oklwed, dungxin, dungxraeng, rueg, oksiq

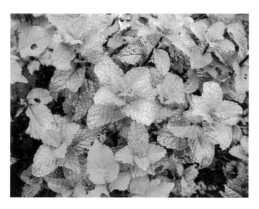

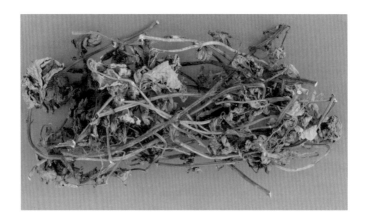

haenq, naengnoh maz, deng cax deng dub sieng in, baezndip, dekleg.

【Yunghfap yunghliengh】Gwn: Cienq raemx, 25~50 gwz. Rogyungh: Habdangq soqliengh, dubsoiq oep gizdeng; roxnaeuz haed aeu raemx diemj lwgda.

【Anqlaeh wngqyungh】

(1) Yw dwgliengz baenzae: Liuzlanzyangh 30 gwz, cienq raemx gwn.

(2) Yw dungxin: Liuzlanzyangh、ragmakgak、naenggam、yiengyenz、hingndip gak habliengh, cienq raemx gwn.

(3) Yw dekleg: Liuzlanzyangh singjsien habliengh, dubsoiq oep gizdeng.

Va'gviq

【Laizloh】Dwg gij va muzcihgoh doenghgo gogviq.

【Hingzyiengh】Go faex sang roxnaeuz faexcaz. Byak monghenjgeq; nga iq saek henjgeq, mbouj miz bwn. Mbaw doiq maj; mbaw wenj lumj naeng, yiengh luenz raez, raez yiengh luenz raez roxnaeuz bihcinhhingz luenz raez, raez 7~14.5 lizmij, gvangq (2) 6~4.5 lizmij, byai ciemh soem, goek ciemh gaeb yiengh limx roxnaeuz gvangq yiengh limx, henz mbaw caezcienz roxnaeuz doengciengz gyaengh gwnz miz faenzgawq saeq, diemjsienq youq song mienh lienz baenz gij doxgaiq lumj bopraemx iq doed hwnj. Valup lumj liengj maj youq laj nye mbaw; baubenq 2

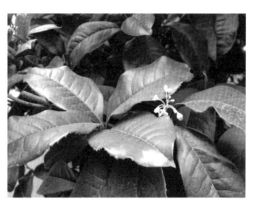

gep, gvangq yiengh gyaeq, caet na, miz gyaeuj soem iq, goek hab maj; va gig rang; va'ngoz lumj aen cung, dek baenz 4 riz, gep dek loq mbouj caezcingj; roujva dek 4 dip, saek henjhau, henjdamh, saek henj roxnaeuz saek hoengzhenj, roujvadoengz dinj; nyiuzboux 2 diuz, maj youq ndaw roujvadoengz gyaengh cungqgyang. Mak ngeng, luenz raez, saek ndaem'aeuj.

【Faenbouh】Daengx guek gak dieg cungj miz. Gvangjsih gak dieg cungj ndaem miz, cujyau faenbouh youq Gveilinz.

【Gipaeu gyagoeng】Seizcou seizdoeng gipaeu, dak sauj.

【Go yw singqhingz】Va iq, miz gaenq saeq; va'ngoz iq, miz 4 riz dek, mozciz; roujva 4 riz dek, gep dek yiengh luenz seiqfueng, lai nyaeuqsuk, raez 3~4 hauzmij, saek henjdamh daengz saek hoengz lumj lwgdoengj. Heiq rangrwtrwt, feih cit.

【Singqheiq】Van, loq saep, bingz.

【Goengnaengz】Doeng lohlungz, diuz lohhuj, cawz caepdoeg, cij in. Yungh bae yw fungcaep ndok in, hwet in, makhaw heuj in, raembouz in, heujin, bak haeu.

【Yunghfap yunghliengh】Gwn: Cienq raemx, 3~12 gwz.

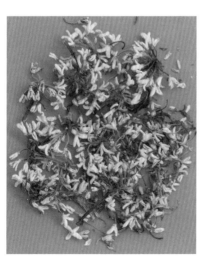

【Anqlaeh wngqyungh】

(1) Yw dungx nit in: Va'gviq 3 gwz, gocidmou, hinggauhliengz gak 9 gwz, sahyinz 6 gwz, cienq raemx gwn.

(2) Yw gingsaek dungxin: Va'gviq、ngadoiqnyied、daujcuzsanj、ngaihmwnj gak 12 gwz, mbawngai 9 gwz, vavengjmbawmunz 6 gwz, cienq raemx gwn.

(3) Yw deng sieng: Va'gviq habdangq soqliengh, goenj raemx swiq gizdeng.

Daih 10 Cieng Yw Doeng Lohhuj

Gimndangq

【Laizloh】 Daengx ndang genzgezgoh doenghduz gimzndangq.

【Hingzyiengh】 Ndang raez daih'iek miz 60 hauzmij, ndangdaej saek hoengzndaem, byairieng saek namhhenj. Gyaeuj aek gyacp gwnz laeng yiengh mbaeklae. Ngengda sam doiq. Gyaengh aek gep yiengh samgak, nyauj gwnz lumj gemz miz song diuz faenzheuj. Gij nyauj lumj

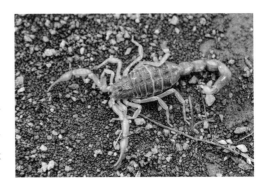

gimz, gwnz laj nyauj baihndaw miz 12 hangz naed ngeng baizlied. Daihsam, daihseiq doiq nyaujbyaij miz hothoh doxliz, gak diuz nyaujbyaij satbyai hothoh miz 2 diuz nyauj caeuq 1 diuz liz. Baihlaj gwnz laengndang miz 5 diuz ndoksaen. Conghhaex youz 2 aen buenq gyapbenq luenz gapbaenz. Gij nyauj lumj fagroi haenx miz 16~25 diuz heuj. Gyaengh laj laeng dungx baihnaj 4 hothoh gak miz 10 diuz sienq ndoksaen doedhwnj, diuz hothoh daihaj dan miz 5 diuz, diuz hothoh daihroek diuz cim mizdoeg baihlaj mbouj miz liz.

【Faenbouh】 Gvangjsih gak dieg cungj miz faenbouh.

【Gipaeu gyagoeng】 "Gimzngangq ndaengq": Dawz duz gimzndangq swiq seuq le, aeu raemxgyu (noengzdoh 4%~5%) cimq 6~12 diemjcung, lauz ok; yienzhaeuh dwk haeuj ndaw raemxgyu goenj cawj 10~20 faencung, caiq lauz hwnjdaeuj, cuengq youq giz doeng rumz haenx langh hawq. "Gimzngangq damh": Sien dawz gimzndangq dwk roengz ndaw raemxgyoet bae swiq seuq, caiq dwk roengz ndaw raemxgoenj bae cawj daengz raemx goenjfoedfoed seiz lauz hwnjdaeuj, dak sauj.

【Go yw singqhingz】 Aen aek gyaeuj caeuq gyaengh naj dungx miz yiengh benjbingz luenz raez, gyaengh dungx laeng yiengh rieng, nyaeuq goz. Gij caezcingj he gyaengh aek gyaeuj yienh ok saek monggeq, baihlaj miz 1 doiq gabaeu gig dinj caeuq 1 doiq mumhga yiengh gemz haemq raez, gwnz baihlaeng miz gyaep lumj mbaeklae, gwnz dungx miz baenz doiq nyauj gig hung, cungj dwg 7 diuz hothoh, byai gak miz 2 diuz nyaujngaeu; gyaengh dungx baihnaj youz 7 diuz hothoh gyoebbaenz, daihcaet hothoh saek laeg, gij gyaep gwnz laeng miz 5 diuz ndoksaen. Naj dungx saek monggeq, gyaengh dungx baihlaeng saek cazhenj, 6 diuz hothoh, gwnz hothoh cungj miz mieng soh, hothoh satbyai miz oendoeg yiengh ngaeusoem, laj oendoeg mbouj miz liz. Heiq noix sing, feih ndaengq.

【Singqheiq】Manh, bingz, miz doeg.

【Goengnaengz】Doeng lohhuj, doeng lohlungz, siu fungdoeg, cij in sanq giet. Yungh bae yw lwgnyez gingfung, genga mazmwnh, roxnyinh gig mbouj cingqciengz, bien gyad, buenq ndang nding mbouj ndaej, fungcaep ndok in, baeznou.

【Yunghfap yunghliengh】Gwn: Cienq raemx, 2~5 gwz; roxnaeuz nienj baenz mba haeuj ywyienz, ywsanq, moix baez 0.5~1 gwz, gij rieng gimzndangq yunghliengh dwg cienzbouh gimzndangq 1/3. Rogyungh: Habdangq soqliengh, nienj baenz mba diuz cat gizdeng; roxnaeuz aeu youz cimq cat baeng dizdeng.

【Anqlaeh wngqyungh】

（1）Yw hezyaz sang、doenghmeg giet ndongj yinxhwnj gyaeuj in: Gimzndangq、gaeugvaqngaeu、gauhlicinh gak 3 gwz, nienj baenz mba, moix baez gwn 3 gwz, ngoenz 2 baez.

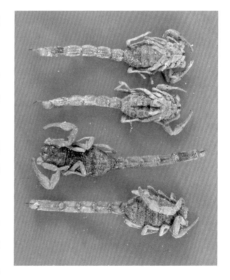

（2）Yw lwed saek fungsaeksingq megguenjyiemz, linzbahgezhwz, ndok hothoh giethaed: Gimzndangq、duzndwen、dujyenz、duzsipndangj gak daengjfaenh, nienj baenz mba roxnaeuz aeu raemx guh baenz naed, moix gwn 2 gwz, ngoenz 3 baez.

（3）Yw yizhingz naujyenz hwnjgeuq: Gyanghcanz 30 gwz, duzsipndangj, denhmaz gak 15 gwz, gimndangq 10 gwz, nienj baenz mba, moix baez gwn 1 gwz; boux hwnjgeuq youqgaenj haenx, ndaej baez daih'it gwn 1.5 gwz, gvaqlaeng moix gek 4~6 diemjcung gwn 1 gwz.

Sipndangj

【Laizloh】Dwg vuzgunghgoh doenghduz duzsip oennoix cienz ndang.

【Hingzyiengh】Gaiq banjgyaeuj caeuq baihlaeng gaiq banj daih'it saek gimhenj, daj gaiq banj daihngeih baihlaeng hwnj saek loegheu roxnaeuz saek amqheu. Gaiq banj ceiq doeklaeng baihlaeng miz seiz saek gaenh henjgeq, gaiq banj gwnz dungx aek caeuq nyaujga saek henj damh. Gaiq banj baihlaeng daj 4~9 hothoh hwnj. Gaiqbanj laj dungx youq daih 2~19 duenh hothoh ndawde miz mieng vang. Daih 3, 5, 8, 10, 12, 14, 16, 18, 20 hothoh gwnzndang song mbiengj gak miz 1 doiq heiqdou. Banjgyaeuj gyaenghnaj song mbiengj gak miz 4 aen da dog, gyoeb baenz gyoengq lwgda baihswix, baihgvaz, gahwk baihndaw miz sienqdoeg; banjheuj baihnaj miz 5 diuz heuj iq. Nyaujbyaij 21 doiq, doiq nyaujbyaij ceiq doeklaeng de ceiq raez, iet coh baihlaeng, lumj rieng; goek gaiq banjhenz miz 2 diuz oen iq; nyaujnaj henzrog gwnz hothoh miz 2 diuz oen, henzndaw miz 1 diuz oen; gwnz laeng baihndaw miz 1 diuz oen caeuq 1 diuz oenhenz; gwnz dingj oenhenz miz 2 diuz oen iq.

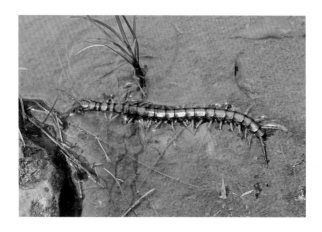

【Faenbouh】Gvangjsih gak dieg cungj miz faenbouh.

【Gipaeu gyagoeng】Youq gwnz namh vat aen gumz hung ndeu, dawz bwngaeq caep roxnaeuz rum naeuh, haexmax comz youq ndaw gumz, goemq fan mbinj cumxmbaeq, gvaq geijcib ngoenz couh ndaej gaemhdawz sipndangj. Gaemh dawz ndaej le, aeu gep faexndoek soek liem song gyaeuj haenx, gyaeuj ndeu cap haeuj laj hwk bae, lingh gyaeuj cap haeuj gyaeuj rieng bae cengj hwnjdaeuj, sawj duz sipndangj daengx dang iet soh, dak sauj roxnaeuz aeu feiziq ring hawq, youq mwh guh saeh aeu fuengzre eujraek gyaeuj caeuq rieng.

【Go yw singqhingz】Yiengh yw neix benjbingz baenz diuz raez, raez 9~15 lizmij, gvangq 0.5~1 lizmij, daengx ndang gungh 22 aen hothoh. Aen gyaeuj de saek hoengzamq roxnaeuz saek hoengz henjgeq, loq miz rongh, miz gaiq banjgyaeuj cwgoemq, banjgyaeuj gaenh luenz, byai loq doedok, song mbiengj nem miz 1 doiq gahwk, song mbiengj gyaeujnaj miz 1 doiq gokgimz. Gwnz ndang gaiq daih'it banjlaeng caeuq banjgyaeuj saek doxdoengz, gizyawz 20 gaiq banjlaeng saek cazhoengz roxnaeuz saek ndaemheu, miz ronghlwenq, daj daih 4 gaiq banjlaeng daengz daih 20 gaiq banjlaeng gwnz banj ciengz miz 2 diuz sienqmieng gvangq; gwnz dungx saek damhhenj roxnaeuz cazhenj, nyaeuq; daj daih 2 hothoh hwnj, moix hothoh song mbiengj miz 1 doiq nyaujbyaij, nyaujbyaij saek henj roxnaeuz saek hoengzgeq, saekseiz miz saek henjhau, yiengh lumj ngaeu goz; ceiq satbyai 1 doiq nyaujbyaij lumj rieng nei, yungzheih doekloenq. Byot, duenhmienh miz gehdek. Miz heiq haeu daegbied coeg ndaeng, feih manh、loq ndaengq.

【Singqheiq】Manh, ndat, miz doeg.

【Goengnaengz】Doeng lohhuj. Yungh bae yw lwgnyez gingfung, genga mazmwnh, roxnyinh gig mbouj cingqciengz, bien gyad, buenq ndang gyad, baeznou,

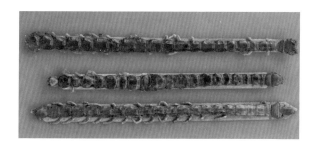

ngwzdoeg haeb sieng, fungcaep ndok in, boqsiengfung.

【Yunghfap yunghliengh】Gwn: Cienq raemx, 2~5 gwz; nienj baenz mba, 0.5~1.5 gwz; roxnaeuz haeuj ywyienz, ywsanq. Rogyungh: Habdangq soqliengh, nienj baenz mba diuz oep gizdeng.

【Anqlaeh wngqyungh】

(1) Yw cungfung bak mbit: Sipndangj 1 diuz, ring sauj nienj baenz mba, aeu raemx mbeimou diuz oep gizdeng.

(2) Yw fatbagmou hwnjgeuj: Sipndangj, gimzndangq gak daengjliengh, nienj baenz mba, moix baez 3 gwz, ngoenz 2 baez.

(3) Yw rumz ci hwnj gyaep: Duz sipndangj, ngwzheu gak 30 gwz, caez riengj, nienj baenz mbasaeq, boux ndangcangq gwn 3 gwz, boux ndangnyieg moix baez gwn 1.5 gwz, raemx raeuj soengq gwn, ngoenz 2 baez.

Gocoenghhoengz

【Laizloh】Dwg gij ceh dagizgoh doenghgo gocoenghhoengz.

【Hingzyiengh】Caujbwnj hung sang. Mbangj oiq miz faenj hau, saek loeg roxnaeuz loq baenz saek aeuj. Dan mbaw doxdoiq maj; mbaw miz gaenq raez, yiengh luenz lumj gaiq banjdangj, cizging 15~60 lizmij, lumj fajfwngz dek baenz it mbaw dingz ndeu doxroengz; gep dek 5~11 benq,

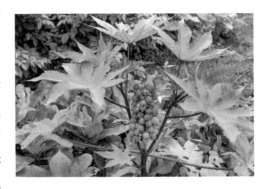

yiengh gyaeq bihcinghhingz daengz luenz raez; byai ciemh soem, henzmbaw miz bakgawq, cawjmeg lumj fajfwngz. Valup lumj liengj caeuq mbaw doiq maj daengz byai go, gyaengh laj miz vaboux, gyaengh gwnz maj vameh; va dansingq doengz go, mbouj miz limqva; vaboux ngozbenq dek 3~5 riz, nyiuzboux lai, vasei lai faennga;

va'ngoz vameh dek 3~5 riz; rongzceh 3 aen
fuengz, moix aen fuengz miz 1 aen cawdai;
saeuva 3 aen, saek hoengz dek 2 riz. Aenmak
miz dip yiengh giuz, miz oen unq, mak geq
seiz dekhai, ceh yiengh luenz raez, wenj miz
riz raiz.

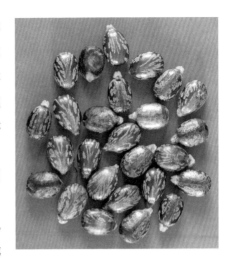

【 Faenbouh 】 Gvangjsih gak dieg cungj
ndaem miz.

【 Gipaeu gyagoeng 】 Seizcou gipsou,
lienz aen mak itheij dak sauj, bok bae naeng
aeu ceh.

【 Go yw singqhingz 】 Ceh yiengh luenz raez roxnaeuz lumj aen gyaeq, loq
benj, raez 0.9~1.8 lizmij, gvangq 0.5~1 lizmij; rog lwenq, miz riz raiz va saek
monghau caeuq saek ndaemmong roxnaeuz saek henjhoengz caeuq saek hoengzgeq
doxcab; mbiengj ndeu haemq bingz, mbiengj ndeu haemq doed hwnjdaeuj, mbiengj
haemq bingz de miz diuz ndoksaenceh ndeu doed hwnjdaeuj, mbiengj ndeu miz gij
gyaeujceh saek mong hau roxnaeuz saek damhcazhoengz doed hwnjdaeuj. Naengceh
mbang youh byot, gij cijdai biz na, saek hau, miz youz lai. Mbaw iq 2 mbaw, mbang.
Mbouj haeu, feih loq haemz, manh.

【 Singqheiq 】 Van、manh, bingz, miz di doeg.

【 Goengnaengz 】 Doeng lohhuj, diuz lohraemx、lohhaeux, cing caep ndat
doeg. Yungh bae yw baeznong, baezfoeg, baeznou, baezcij, hozin, gyak, nyan, deng
cax deng dub sieng in, feizcoemh sieng, foeg raemx gawh raeng, haex hawq giet
ndaek, lwgda aenbak mbitmbeuj.

【 Yunghfap yunghliengh 】 Gwn: Haeuj ywyienz, 1~5 gwz; roxnaeuz nienj
baenz mba; roxnaeuz cauj gwn. Rogyungh: Habdangq soqliengh, dubsoiq oep
gizdeng. ; roxnaeuzdiuz oep gizdeng.

【 Anqlaeh wngqyungh 】

(1) Yw baezfoeg oknong: Gocoenghhoengz daih'iek 20 aen, bok byuk bae,
caeuq di gyu, haeux gyaux yinz, oep gideng, ngoenz vuenh 2 baez.

(2) Yw hoz naet ndok in: Gocoenghhoengz 5 gwz, aeu noh dub soiq, aeu mbaw ceij gienj baenz aen doengz, cit ien mup.

(3) Yw nanzcanj caeuq bauei roengz mbouj ndaej: Gocoenghhoengz 7 aen, nienj baenz gau, oep daej din, lwgnding caeuq bauei ngaemq roengz, vaiq swiq bae.

Hihsenhcauj

〖 Laizloh 〗 Dwg gizgoh docnghgo gohihsenhcauj gij bouhfaenh gwnznamh.

〖 Hingzyiengh 〗 Caujbwnj. Ganj, nga miz bwnnyungz dinj saek hau. Mbaw doiq maj; gij mbaw laj goek ganj youq va hai seiz reuq; gij mbaw gyaengh ganj cungqgyang yiengh gyaeq samgak roxnaeuz yiengh gyaeq bihcinhhingz, raez 4~10 lizmij, gvangq 1.8~6.5 lizmij, byai ciemh soem, goek gvangq yiengh limx, iet roengz laj baenz gaiq gaenq miz fwed, henz mbaw miz riz dek feuz roxnaeuz faenzgawq mbouj gvicaek, miz diemjsienq, song mbiengj miz bwn, sam ok meg goek, meg bangxhenz caeuq meg vangj mingzyienj; gij mbaw gyaengh gwnz ganj ciemj iq, luenz raez lumj aen gyaeq, henz mbaw yiengh raemxlangh feuz roxnaeuz wenj, gaenh mbouj miz gaenq. Valup lumj gyaeuj lai, doxcomz baenz gij valup yiengh luenzliem maj youq byai go; cungj baubenq yiengh aen cung gvangq, cungj baubenq miz 2 caengz, lumj mbaw, gwnzlaeng miz gij bwnsienq yiengh gaenq lumj gyaeuj saek henjgeq; va saek henj; va song singq lumj diuz guenj gyaengh gwnz yiengh cung, baihgwnz miz 4~5 gep dek yiengh luenz gyaeq. Aenmak byom lumj aen gyaeq dauqdingq, miz 4 limq, byai miz gij gengx saek monghoengz doed hwnj.

〖 Faenbouh 〗 Cujyau canj youq Cinzlingj caeuq Cangzgyangh baihnamz digih. Gvangjsih cujyau faenbouh youq Hocouh、Cauhbingz、Dwngzyen、Cwnzhih、Bozbwz、Lungzcouh、Lungzanh daengj.

〖 Gipaeu gyagoeng 〗 Cienz bi ndaej gipaeu, swiq seuq, cab dinj, dak sauj.

〖 Go yw singqhingz 〗 Ganj yiengh luenz saeu, saek mongloeg, saek henjhoengz roxnaeuz cazhoengz, miz riz mieng raez caeuq gij sienq dajnyib doxgeuj, hothoh

loq bongzhung, miz bwn'unq dinj
saek hau maeddeih; mbaeu youh byot,
yungzheih eujraek; mienh raemj miz
ngviz saek hau gig yienhda. Mbaw
doiq maj; lai loenq roxnaeuz deq soiq,
gij caezcingj de yiengh gyaeq samgak
roxnaeuz yiengh gyaeq bihcinhhingz,
raez 4~10 lizmij, gvangq 1.8~6.5

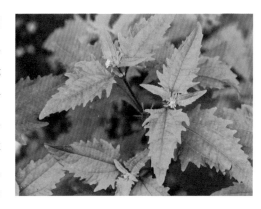

lizmij, byai liemngoemx, goek gvangq lumj limx iet doxdoengz baenz gaenqfwed,
henzmbaw miz riz dek mbouj gvicaek roxnaeuz heuj co, song mbiengj miz bwn,
baihlaeng miz diemjsienq. Mizseiz youq byai ganj roxnaeuz ndaw nye mbaw yawj
ndaej raen gij valup yiengh gyaeuj saek henj. Heiq noix, feih loq haemz.

【Singqheiq】Haemz, nit.

【Goengnaengz】Doeng lohhuj, lohlungz, siu fungdoeg, hawj ndoknyinz
maengh. Yungh bae yw bingh genga mazmwnh, roxnyinh gig mbouj bingzciengz,
genga unqnaiq, nyinzgeuj, gizsing ganhyenz, hezyaz sang, baezndip, dengsieng

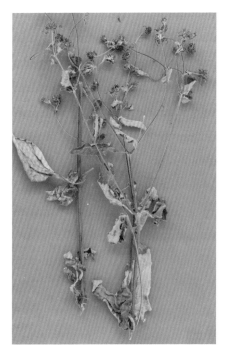

oklwed, fungcaep ndok in, binghndatnit,
vuengzbiu, baeznong, baezfoeg, sizcinj
daengj.

【Yunghfap yunghliengh】Gwn: Cienq
raemx, 9~20 gwz, yunghliengh lai 30~60
gwz; roxnaeuz dub aeu raemx; roxnaeuz
haeuj ywyienz、ywsanq. Rogyungh:
Habdangq soqliengh, dubsoiq oep gizdeng;
roxnaeuz nienj baenz mba saj gizdeng;
roxnaeuz goenj raemx roemz swiq gizdeng.

【Anqlaeh wngqyungh】

(1) Yw cunghfung lwgda aenbak
mbitmbeuj, din fwngz mbouj baenz, vahgangj
mbouj gok ndang saenz, myaiz rih okbak,

ndoknyinz hwnjgeuj, hwet ga mbouj miz rengz daengj: Hihsenhcauj (laeuj naengj, dak 9 baez) 1500 gwz, ngwz 2 duz, yinzcinh、vangzgiz、ceh goujgij、conhbizgaij、bwzsuz、danghgveih gak 240 gwz, canghwjswj、conhyungh、golingzsien、banya gak 120 gwz (gij yw gwnzneix、yungh laeuj gyaux cauj)、cinzyangh 60 gwz (mbouj raen feiz), nienj baenz mba, guhbaenz ywyienz lumj aen makcauj hung, moix haet haemh gag gwn 9 gwz, dang hau soengq gwn.

(2) Yw baezhaem foegdoeg, sojmiz gij baezdoeg: Hihsenhcauj 20 gwz, rujyangh 30 gwz, bwzfan (coemh) 15 gwz, nienj baenz mba, moix baez gwn 6 gwz, laeuj ndat diuz gwn. Boux dengdoeg haenq lienz gwn 3 baez yw, ok hanh couh ndei.

(3) Yw hezyaz sang: Hihsenhcauj、go'gyaeuq haeuq、nyayazgyae gak 9 gwz, cienq raemx gwn, ngoenz gwn 1 baez.

Gaeubanz

【Laizloh】Dwg gij ganj gaeu buzdauzgoh doenghgo gaeubanz.

【Hingzyiengh】Goaeu hung lumj gofaex benz hwnjsang. Daengx go mbouj miz bwn. Ganj saek laeg henjgeq, gvangq youh luenz, goek gvangq, faen nga yiengh luenzsang, ciengz miz hothoh foeg hung, miz diuz raiz. Mumh cocangq, mbouj faennga. Mbaw lumj fajfwngz doiq maj; cungj gaenqmbaw cocangq, goek ciengz benj youh gvangq; mbaw iq 5 mbaw, wenj lumj naeng, cungqgyang gij mbaw yiengh bihcinhhingz luenz raez roxnaeuz dauj bihcinhhingz luenz raez, raez 8~13 lizmij, gvangq 3~6 lizmij, byai ciemh soem, goek yiengh ngoemx roxnaeuz limx, henz miz faenz ngoemx feuz; gih mbaw iq mak ok mbiengj de haemq gaeb roxnaeuz dinj di. Valup lumj liengj baenz nyup maj youq laj goek gaenqmbaw; gaenqva gaenh goek miz baubenq; va'ngoz lumj aen cenj, byai yiengh cabbingz, miz diemj iq lumj cij doed; limqva 4 dip, saek loeghau, lumj aen gyaeq samgak, byai lumj daeh; vabuenz youq ndaw vaboux mingzyienj, dek 4 riz feuz, youq ndaw vameh mbouj mingzyienj, nyiuzboux beij rongzceh dinj; aen rongzceh gvangq yiengh luenz liem, mbouj miz bwn, gyaeuj saeu dek 4 riz feuz. Aen mak miz ieng haemq hung, gaenh lumj aen giuz, baenz noh, miz 2 naed ceh. Ceh yiengh gyaeq dauqdingq luenz raez, song mbiengj cungj miz 2 diuz cauz iq bingzbaiz, caemhcaiq miz raiznyaeuq vang.

【Faenbouh】Cujyau canj youq Fuzgen、Gvangjdungh、Haijnanz、Gvangjsih、Gveicouh、Yinznanz. Gvangjsih cujyau faenbouh youq Nazboh、Lungzanh、Sanglinz、Yunghningz、Sangswh、Fangzcwngz.

【Gipaeu gyagoeng】Cienz bi cungj ndaej gipaeu cienz go, dak sauj.

【Go yw singqhingz】Gij gaeu ganj saek henjgeq, gvangq youh benj, ciengz cab baenz gaiq iq 1 lizmij na, biujmienh yawj ndaej raen miz laujlai cauz mboep soh caeuq gehdek iq vang; genq ndongj caemhcaiq nyangq, mbouj yungzheih eujraek; gat miemh baenz senhveiz, saek monggeq. Heiq noix, feih soemj.

【Singqheiq】Manh, ndat.

【Goengnaengz】Doeng lohhuj, siu fungdoeg, cawz caepdoeg, hoizsoeng ndoknyinz. Yungh bae yw fungcaep ndok in, guhhong hamjrengz hwetgyad, deng cax deng dub sieng in, mbiengj gyad, buenq ndang gyad.

【Yunghfap yunghliengh】Gwn: Cienq raemx, 30~45 gwz; roxnaeuz cimq laeuj gwn.

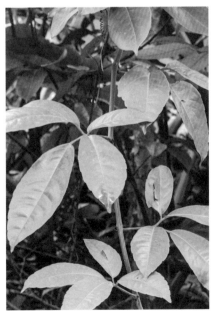 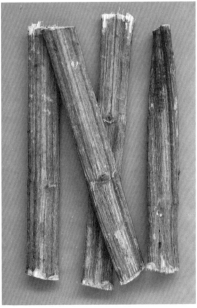

【Anqlaeh wngqyungh】

(1) Yw youzbyaijsingq fungcaep in, ndoklaeng in: Gaeubanz 30 gwz, goyenzfuhmuz 15 gwz, rieng duz saeceij 6 gwz, cienq raemx gwn.

(2) Yw cungfung buenq ndang gyad, bingh yiznauj gvaqlaeng cauxbaenz gij bingh genga mbouj cingqciengz: Gaeubanz 30 gwz, aeuq giqmo caez gwn.

(3) Yw sinzmazcinj: Gaeubanz ndip habliengh, cienq raemx swiq gizdeng.

Makraeu

【Laizloh】Dwg gij makgoj ginhlijmeizgoh doenghgo goraeuhom.

【Hingzyiengh】Gofaex sang mbaw loenq. Byakfaex saek monghenjgeq, baenz gaiq bok loenq. Mbaw doxdoiq maj; dakmbaw sienqhingz, loenq caeux; mbaw yiengh sim, ciengz miz 3 riz dek, seiz lij iq couh did ngaz okdaeuj, mbaw gwnz nga lai lumj fajfwngz miz 5 riz dek, raez 6~12 lizmij, gvangq 8~15 lizmij, gep dek yiengh gyaeq samgak roxnaeuz lumj aen gyaeq, byai ciemh soem lumj rieng, goek yiengh sim, henz mbaw miz faenzgawq iq, byaiheuj miz diemjsienq doed hwnj. Va dansingq, vaboux vameh doengz go, mbouj miz va byak; vaboux saek damhhenjloeg, valup baenz bauva caiq baiz baenz cungj baubenq, dok youq gwnz dingj nye, nyiuzboux lai, vasei raez mbouj doengz; vameh baiz baenz valup lumj gyaeuj yiengh luenzgiuz; heuj va'ngoz 5 diuz, cuenqhingz; rongzceh buenq lajvih, 2 aen fuengz, saeuva 2 aen, gyaeuj saeu goz gaeuz. Gij yiengh mak luenz lumj gyaeuj yiengh luenzgiuz, biujmienh miz oen, aen mak de miz va'ngoz caeuq saeuva sukyouq, song dip dek hai, moix dip dek 2 riz feuz. Ceh lai, saeq iq, benjbingz.

【Faenbouh】Cujyau canj youq Gyanghsuh、Cezgyangh、Anhveih、Fuzgen、Huzbwz、Huznanz、Sanjsih daengj. Gvangjsih gak dieg cungj miz faenbouh.

【Gipaeu gyagoeng】Seizcou seizdoeng gipaeu, dak sauj.

【Go yw singqhingz】Aenmak luenz lumj aen giuz, cizging 2~3 lizmij, saek mong daengz cazhenjgeq, miz dingzlai heuj va'ngoz sukyouq lumj oen liem, ciengz eujraek roxnaeuz utngeuj, cawz bae le yienh ok haujlai congh iq lumj rongzdoq; goek miz gaenqmak yiengh luenz sang, raez 3~4.5 lizmij, ciengz eujraek roxnaeuz dan miz riz gaenqmak. Aen mak dingjbyai haidek baenz conghgyoeng, yawj ndaej raen ceh lai, gij ceh maj mbouj caezcienz

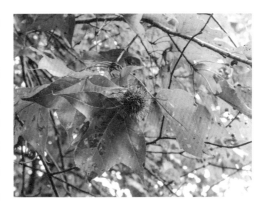

haenx iq, miz lai gok, cizging daih'iek 1 hauzmij, saek cazhenj daengz henjgeq, gij maj caezcienz de siujsoq, benjbingz yiengh luenz raez, miz fwed, saek henjgeq. Ndang mbaeu, byot ndongj, mbouj yungzheih buq hai. Heiq loq rang, feih cit.

【Singqheiq】Manh、haemz, bingz.

【Goengnaengz】Diuz lohhuj, doeng lohhaeux, siu fungdoeg, capdoeg. Yungh bae yw baezndip, fungcaep ndok in, heujin, oksiq, okleih, lwgnyez siuvaq mbouj ndei, genga mazmwnh, roxnyinh gig mbouj bingzciengz, dungxbongq indot, gingsaek, raemx cij mbouj doeng, foeg raemx bongzraeng, sizcinj.

【Yunghfap yunghliengh】Gwn: Cienq raemx, 15~30 gwz; roxnaeuz dubsoiq aeu raemx. Rogyungh: Habdangq soqliengh, dubsoiq baeng gizdeng.

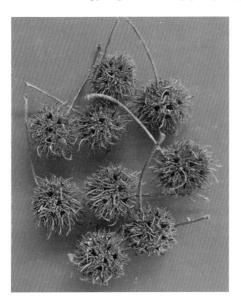

【Anqlaeh wngqyungh】

(1) Yw sinzmazcinj: Makraeu 500 gwz, cienq raemx noengz, moix ngoenz 3 baez, moix baez 18 gwz, dungxbyouq gwn.

(2) Yw gominjsing ndaenghaenz: Makraeu 12 gwz, canghrwjswj、fangzfungh gak 9 gwz, cazlad、bwzcij gak 6 gwz, cienq raemx gwn.

(3) Yw rwz lae raemxhenj: Makraeu 15 gwz, cienq raemx gwn.

Raglingzsien

【Laizloh】Dwg mauzgenhgoh doenghgo raglingzsien gij rag caeuq ganj lumj rag.

【Hingzyiengh】Gogaeu lumj faex. Ring hawq le daengx go bienq ndaem. Mbaw doiq maj, lwnz mbaw daih'it lumj fwed doxdaeb, mbaw iq 5 mbaw, mizseiz 3 mbaw roxnaeuz 7 mbaw, mbaw lumj ceij, yiengh gyaeq gaeb, yiengh gyaeq roxnaeuz yiengh gyaeq bihcinhhingz, raez 1.5~10 lizmij, gvangq 1~7 lizmij, byai soemliem roxnaeuz ciemh soem, goek yiengh luenz, gvangq limx roxnaeuz yiengh sim feuz, henzmbaw caezcienz, song mbiengj mbouj miz bwn, roxnaeuz laeng mbaw miz bwn dinj mbang. Valup lumj liengj luenzsoem;

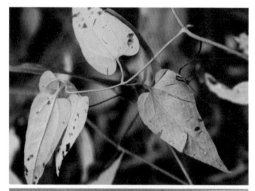

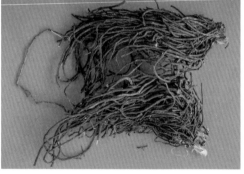

va song singq; va'ngoz 4 benq, yiengh luenz raez roxnaeuz yiengh gyaeq dauqdingq, mbehai, saek hau, byai ciengz doed soem, baihrog henzmbaw miz bwnnyungz saeq deih; mbouj miz limqva; nyiuzboux lai, raez mbouj doxdaengj; naengsim lai, miz bwnnyungz. Aen mak byom yiengh benj roxnaeuz lumj aen gyaeq, miz bwnnyungz mbang gaenjdiep. Gij saeuva sukyouq yiengh bwn roeg.

【Faenbouh】Cujyau canj youq Gyanghsuh、Cezgyangh、Gyanghsih、Huznanz、Huzbwz、Swconh. Gvangjsih gak dieg cungj miz faenbouh.

【Gipaeu gyagoeng】Vet aeu rag, cawz bae gij mbaw ganj caeuq gij namh, dak

sauj.

【Go yw singqhingz】Ganj lumj rag yiengh diuz saeu; saek damhhenjgeq, byai lw miz goekganj; haemq nyangq; gatmienh miz cenhveiz; mbiengj laj henz maj dingzlai rag saeq. Rag saeqraenz yiengh luenz saeu, loq van, raez 7~20 lizmij, cizging 0.1~0.3 lizmij; saek henjgeqndaem, miz raiz soh iq, miz mbangj gyaengh naeng loenq roengzdaeuj, loh ok gyaengh faex saek henjhau; ndongj byot, yungzheih eujraek; duenhmienh gyaengh naeng loq gvangq, gyaengh faex saek damhhenj, loq lumj yiengh seiqfueng, gyaengh naeng caeuq gyaengh faex ciengz miz geh dek. Heiq noix, feih cit.

【Singqheiq】Manh、ndaengq、haemz, ndat, miz doeg iq.

【Goengnaengz】Diuz lohhuj, cawz caep cij in. Yungh bae yw fungcaep ndok in, genga mazmwnh, roxnyinh gig mbouj cingqciengz, nyinz fatbingh, din heiq foeg in, binghndatnit, hozin, ae byaizniu.

【Yunghfap yunghliengh】Gwn: Cienq raemx, 9~15 gwz, yw ndok gaz conghhoz daej yungh daengz 30 gwz; roxnaeuz haeuj ywyienz, ywsanq; roxnaeuz cimq laeuj. Rogyungh: Habdangq soqliengh, dubsoiq oep gizdeng; roxnaeuz goenj raemx roemz swiq; roxnaeuz guh yw fat.

【Anqlaeh wngqyungh】

(1) Yw heuj in: Raglingzsien、gomauzgwn gak daengjliengh, caez daem yungz aeu raemx, 1000 hauzswngh gya raemx 75% ciujcingh 10 hauzswngh, aeu daeuj fuengzre naeuh, yungh ciemfaiq caemj raemxyw cat giz heuj in. Louzsim mbouj ndaej cat lai, mienx deng hwnj bop.

(2) Yw din fwngz mazmwnh, saekseiz indot, roxnaeuz deng dub sieng, in mbouj ndaej nyaenx, roxnaeuz ndang gyad daengj: Raglingzsien (ceuj) 150 gwz, conhvuh ndip、vujlingzcij gak 120 gwz. nienj baenz mba, caeuq meiq guhbaenz ywyienz lumj aen'gyaeuq hung, moix gwn 7 naed ywyienz, dang gyu soengq gwn, gwn yw seiz geih caz.

(3) Yw raembongz, hwet in rumz nit, genga maz haenq: Raglingzsien 125 gwz, danghgveih、nohgveiq gak 60 gwz, nienj baenz mba, caeuq laeuj guhbaenz ywyienz lumj aen'gyaeuq hung, moix gwn 20~30 naed, simhoengq cienq dang makgak soengq gwn; mehmbwk yungh vahoengz cien laeuj gwn.

Maknyaujgaeq

【Laizloh】Dwg gij ceh sujlijgoh doenghgo gonyaujgaeq.

【Hingzyiengh】Gofaex sang. Byakfaex monghenjgeq, miz riz dek soh feuz; nga iq saek hoengzgeq, seiz oiq miz bwn saeq saek myaex. Mbaw doxdoiq maj; gaenqmbaw hoengzmong, miz diemjsienq saeq; mbaw yiengh gyaeq roxnaeuz luenz gyaeq, raez 8~16 lizmij, gvangq 6~11

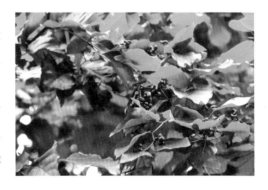

lizmij, byai ciemh liem, goek luenz roxnaeuz yiengh sim, henz mbaw miz faenzgawq liem saeq, gwnz meg laengmbaw caeuq meg laj nye mbaw miz bwn saeq; sam ok meg, saek damhhoengz. Valup lumj liengj yiengh faen song nga, va cab singq; va'ngoz 5 gep, lumj aen gyaeq samgak; limqva 5 dip, yiengh gyaeq dauqdingq, saek henjloeg; vaboux miz nyiuzboux 5 diuz, cungqgyang miz gij nyiuzmeh doiqvaq; va song singq miz nyiuzboux 5 diuz, rongzceh youq gwnzvih, haem youq ndaw buenz va, yiengh luenzliem, 3 aen fuengz, moix aen fuengz miz 1 naed cawdai, gyaeuj saeu miz buenq dek roxnaeuz dek laeg. Aen mak gaenh lumj aen giuz, saek monggeq; gaenqmak miz noh biz hung, niujgoz, saek hoengzgeq, miz conghnaeng saek henj.

【Faenbouh】Cujcanj youq Sanjsih、Huzbwz、Gyanghsuh、Anhveih、Hozbwz、Sanhdungh、Sanhsih、Ganhsuz、Huznanz、Hoznanz、Swconh hix miz. Gvangjsih cujyau faenbouh youq Nanzningz、Sanglinz、Lozyez、Hozciz、Vanzgyangh、Lozcwngz、Linzgvei、Bingznanz、Dwngzyen、Canghvuz.

【Gipaeu gyagoeng】10~11 nyied aen mak henj seiz mbaetaeu gij mak lienz diuzsug valup miz noh haenx, dak sauj, dawz ceh okdaeuj.

【Go yw singqhingz】Ceh saek henjgeq roxnaeuz ndaem'aeuj, cizging 3.2~4.5

hauzmij.

【Singqheiq】Van、saep, ndat.

【Goengnaengz】Doeng lohhuj, diuz lohlungz, siu fungdoeg, gaij laeuj. Yungh bae yw fungcaep ndok in, baenzae, aelwed, lwgnyez gingfung, laeuj fiz, hozhat, rueg, oknyouh okhaex mbouj swnh.

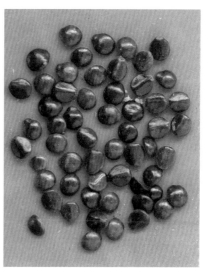

【Yunghfap yunghliengh】Gwn: Cienq raemx, 9~15 gwz (ndip 15~30 gwz); roxnaeuz aeuq noh gwn.

【Anqlaeh wngqyungh】

(1) Yw din fwngz hwnjgeuj: Maknyaujgaeq、seiqgepngvax、dumhngwz gak 15 gwz, cienq raemx gwn.

(2) Yw lwgnyez gingfung: Maknyaujgaeq 30 gwz, cienq raemx gwn.

(3) Yw fungcaep mazmwnh: Maknyaujgaeq 120 gwz, laeujhau 500 gwz, cimq 3~5 ngoenz, moix baez gwn cenj laeuj iq ndeu, ngoenz 2 baez.

Daih 11 Cieng
Gij Yw Yw Gyaujuh

Gosipraemx

【Laizloh】Dwg gij rag lumj ganj denhnanzsinghgoh doenghgo gosipraemx.

【Hingzyiengh】Caujbwnj. Rag lumj gaenqva ng fomz, rang, rognaeng saek henjgeq. Rag baenz noh, miz ragsci lai, rag lumj ganj ciengz miz nyinzsei sukyouq goek mbaw. Mbaw mbang, sienqhingz, raez 20~30 lizmij, gvangq 7~13 hauzmij, goek doiq euj, byai ciemh gaeb, goek song mbiengj mozciz, gwnz faek iet doxhwnj gaenh daengz mbaw cungqgyang, saek amqloeg, mbouj miz meg cungqgyang, gij meg bingzbyaij dingzlai, loq doed hwnj. Aen baufeizbaed lumj mbaw beij gij valup miz riengz noh haenx raez 2~5 boix roxnaeuz engq raez; valup miz rieng noh yiengh luenzsaeu,

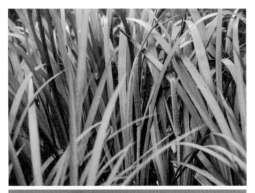

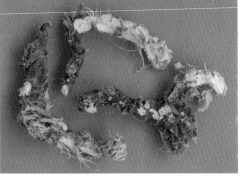

gyaenghgwnz ciemh soem, daengjsoh roxnaeuz loq van; va saek hau. Aenmak oiq saek loeg, mak geq seiz saek henjloeg roxnaeuz saek henjhau.

【Faenbouh】Cujyau canj youq Swconh、Cezgyangh、Gyanghsuh. Gvangjsih cujyau faenbouh youq Ningzmingz、Vujmingz、Majsanh、Dwzbauj、Lungzlinz、Lozyez、Dunghlanz、Nanzdanh、Lozcwngz、Swhyenz、Cauhbingz、Luzconh、Bozbwz、Lingzsanh、Sangswh.

【Gipaeu gyagoeng】Ndaem gvaq 3~4 bi le souaeu. Hai cin roxnaeuz seizdoeng satbyai vat aeu rag lumj ganj, cawz gij mbaw caeuq ragmumh le, swiq seuq dak sauj, cawz bae bwnmumh couh baenz.

【Go yw singqhingz】Rag lumj ganj yiengh benj luenz sang, loq van, ciengz miz faennga; saek hoengzgeq, saek cazhoengz roxnaeuz saek henjmong, cocad, miz hothoh lai; gyaengh gwnz loq miz gij riz rag yiengh benj samgak, swixgvaz doxgyau baizlied, gyaengh laj miz riz rag yiengh diemj luenz, hothoh miz mbawgoek lumj gyaep canzlw; gengbyot; gatmienh miz senhveiz, loih saek hau roxnaeuz loq hoengz, ndaw naeng gengxcaengz mingzyienj, yawj ndaej raen haujlai diemj iq baenz nyup cenhveizgvanj caeuq youzdiemj saek cazhoengz. Heiq rangrwtrwt, feih haemz, loq manh.

【Singqheiq】Manh、haemz, ndat.

【Goengnaengz】Diuz lohhaeux, doeng lohhuj, hai uk ik dungxcaiz, cawz caepdoeg. Yungh bae yw nohndat gyaeujngunh, myaizniu saek hoz, yungzheih lumz, rwzokrumz, rwznuk, dungx raeng dungxin, okleih, fungcaep ndok in, miz baezhaem, couh dwg bingh naengnoh gipsingq oknong, deng cax deng dub sieng in, baeznong, baezfoeg, gyak, nyan.

【Yunghfap yunghliengh】Gwn: Cienq raemx baek, 3~6 gwz, ndip gya boix; roxnaeuz haeuj ywyienz、ywsanq. Rogyungh: Habdangq soqliengh, goenj raemx swiq; roxnaeuz nienj baenz mba diuz oep gizdeng.

【Anqlaeh wngqyungh】

(1) Yw myaizniu haenq: Gosipraemx、hingndip gak habdangq soqliengh, dubsoiq aeu raemx, guenq gwn.

(2) Gij dinfwngz gyoetcaep soj cauhbaenz dinfwngz mbouj ndaej iet ut: Gosipraemx habliengh, cienq raemx oep gizdeng, caemhcaiq aeuq raemx yw daeuj swiq din.

(3) Yw vunz ndang saenz: Gosipraemx habliengh, dubsoiq, caeuq raemx makleiz caez gwn.

Gaeugvaqngaeu

【Laizloh】Dwg ganjnga daiq ngaeu gencaujgoh doenghgo gaeugvaqngaeu.

【Hingzyiengh】Gogaeu lumj faex. Nge iq yiengh seiqfueng lumj saeu, saek henjgeq, ndoq seuq mbouj miz bwn. Mbaw faex miz baenz doiq ngaeu roxnaeuz dan maj gij ngaeu, yiengq laj goz, byai soem. Mbaw doiq maj; miz gaenq dinj; mbaw yiengh gyaeq, yiengh gyaeq luenz raez

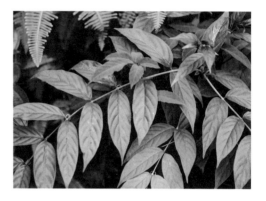

roxnaeuz luenz raez, raez 5~12 lizmij, gvangq 3~7 lizmij, byai ciemh soem, goek gvangq yiengh limx, henz caezcienz, gwnz mbaw wenj rongh, laj mbaw youq goek meg ciengz miz baenz nyup bwn, loq lumj faenj hau; mbawdak dek 2 riz laeg, gepdek yiengh cuenq baenz diuz. Valup lumj gyaeuj; va saek henj, roujva hab maj, gyaengh gwnz 5 riz dek, gepdek rog miz bwn'unq lumj faenj; nyiuzboux 5 diuz; rongzceh youq laj vih. Aenmak miz dip yiengh gyaeq dauqdingq roxnaeuz luenz raez, miz bwnnyungz mbang, miz va'ngoz sukyouq. Ceh song gyaeuj miz fwed.

【Faenbouh】Cujyau canj youq Sanjsih、Anhveih、Cezgyangh、Gyanghsih、Fuzgen、Huzbwz、Huznanz、Gvangjdungh、Swconh、Gveicouh、Yinznanz daengj. Gvangjsih cujyau faenbouh youq Fangzcwngz、Sangswh、Vujmingz、Dwzbauj、Bazboh、Lingzyinz、Yungzsuij、Ginhsiu.

【Gipaeu gyagoeng】Seizcou seizdoeng gipsou, cawz bae mbaw, cab dinj dak sauj.

【Go yw singqhingz】Ganjnga yiengh luenzsaeu roxnaeuz lumj diuz saeu seiq fueng, cizging 2~6 hauzmij; saek cazhoengz daengz saek aeujhoengz roxnaeuz saek henjgeq, gwnz miz raiz saeq, mbouj miz bwn. Gwnz ganj miz gij gengxhothoh loq doed hwnj, doiq maj 2 aen ngaeu yiengq baihlaj gozvan roxnaeuz dan mbiengj ndeu miz ngaeu, ngaeu raez 1~2 lizmij, lumj gij ngaeu lamhruz, byai ciemh soem, goek loq luenz; gij nga gwnz goek ngaeu yawj ndaej raen gaenqmbaw doekloenq gvaqlaeng giz mboep caeuq riz mbawdak lumj gengx; ndang mbaeu, byot ndongj. Gij mienh vangcab caengzrog saek cazhoengz, giz ngviz saek damhhoengz roxnaeuz saek henjdamh. Heiq noix, feih cit.

【Singqheiq】Van, loq nit.

【Goengnaengz】Cing huj bingz daep, bingz rumz dingh doeksaen, cij nyinzgeuj. Yungh bae yw hezyaz sang, lwgnyez gingfung, gyanghwnz daej, baenzgam, dungxin, deng cax deng dub sieng in, fungcaep ndok in, ndathaenq gingfung, fatbagmou.

【Yunghfap yunghliengh】Gwn: Cienq raemx, 6~30 gwz, roxnaeuz haeuj ywmba. Mbouj hab cienq nanz.

【Anqlaeh wngqyungh】

(1) Yw hezyaz sang, gyaeuj ngunh da raiz, sinzginghsing gyaeujin: Gaeugvaqngaeu 15 gwz, cienq raemx gwn.

(2) Yw lwgnyez gyanghaemh daej: Gaeugvaqngaeu 6 gwz, byuk duzbid 7 duz, daengsim 2 nyaep, cienq raemx gwn.

(3) Yw gwnznaj sinzgingh mazmwnh: Gaeugvaqngaeu 30 gwz, gaeu hozsoujvuh ndip 125 g, cienq raemx gwn.

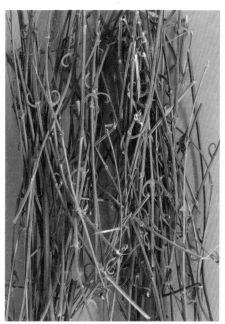

Gobwzcangh

【Laizloh 】 Dwg gij rag lumj ganj denhnanzsinghgoh doenghgo gobwzcangh.

【Hingzyiengh 】 Caujbwnj. Rag lumj gaenqva ng maj, loq benj, naengrog saek henjgeq, rang, rag noh lai, miz rag mumh lumj byoemgyaeuj. Mbaw maj youq goek; goek song mbiengj mozciz, byakmbaw gvangq 4~5 hauzmij, yiengq gwnz ciemh gaeb; mbaw yiengh sienq lumj faggiemq, raez 90~150 lizmij, cungqgyang gvangq 1~3 lizmij, goek gvangq, doiq daeb, cungqgyang doxhwnj ciemh gaeb, lumj nywj, saek loeg, miz ronghlwenq, meg cungqgyang youq song mbiengj cungj mingzyienj doed hwnj, meg bangxhenz 3~5 doiq, byaij bingz. Gaenqva yiengh sam limq; mbaw feizbaed baenz diuz sienq lumj faggiemq; valup lumj rienghaeux yiengh luenz soem gaeb; va saek henjloeg; rongzceh luenz raez. Aen mak miz ieng yiengh luenz sang, saek hoengz.

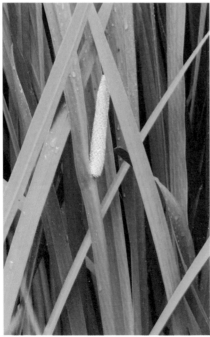 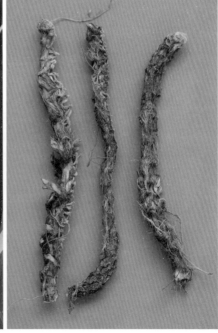

【Faenbouh】Cujyau canj youq Huzbwz、Huznanz、Liuzningz、Swconh、Hwzlungzgyangh、Hozbwz、Sanhsih hix miz. Gvangjsih lai dwg ndaem aeu.

【Gipaeu gyagoeng】Seizcin haidaeuz roxnaeuz seizdoeng satbyai vat ok rag lumj ganj, raed gij mbaw caeuq rag mumh, swiq seuq, dak sauj, saeuj bae mumh.

【Go yw singqhingz】Rag lumj ganj yiengh benj luenz sang, noix miz nga; raez 10~24 lizmij, cizging 1~1.5 lizmij; loih saek hau daengz saek cazhoengz, miz riz raiz saeq; baihgwnz miz gij rizmbaw samgak haemq hung, baihlaj miz riz rag baenz diemj mboep doxroengz, gwnz hothoh miz di mumh saek caz canzlw; saedcaet geng, gat mienh yiengh haijmenz, loih saek hau roxnaeuz saek damhhoengz, mbiengjcab gij gengx caengz naeng baihndaw mingzyienj, miz dingzlai hoengqbyouq caeuqlienz miz diemj iq baenz nyup cenhveizgvanj. Heiq haenq youh daegbied, feih haemz, manh.

【Singqheiq】Manh、haemz, ndat.

【Goengnaengz】Doeng lohhuj, diuz lohhaeux, hai uk ik dungxcaiz, cawz caepdoeg. Yungh bae yw myaizsaek ngunhmaez, cungfung, fatbagmou, doeksaet, rungzheih lumz, rwzokrum, rwznuk, gwn mbouj siu, bien gyad, buenq ndang gyad, baezndip, okleih, fungcaep ndok in, sizcinj, baezding.

【Yunghfap yunghliengh】Gwn: Cienq raemx, 3~9 gwz; roxnaeuz haeuj ywyienz, ywsanq. Rogyungh: Habdangq soqliengh, goenj raemx swiq; roxnaeuz nienj baenz mba diuz oep gizdeng.

【Anqlaeh wngqyungh】

(1) Yw cungfung gangjvah mbouj ok, lwgda mbitmbeuj: Gobwzcangh ndip 15 gwz, dangznae 15 gwz, raemx aeuq gwn.

(2) Yw rungzheih lumz, doeksaet simyiep, cingsaenz mbouj cingcuj: Gobwzcangh、yenjci、fuzlingz、lungzgoet gak 9 gwz, bajbyaj gak 15 gwz, nienj mienz, moix gwn 4.5 gwz, moix ngoenz gwn 3 baez.

(3) Yw menhsingq dungxin, mbouj ngah gwn doxgaiq: Gobwzcangh、golinzgaeq gak 9 gwz, naenggam、caujdougou gak 6 gwz, cienq raemx gwn.

Godayezgouhdwngz

【Laizloh】Dwg gij ganjnga daiq ngaeu gencaujgoh doenghgo go gaeugvaqngaeu mbawhung.

【Hingzyiengh】Gogaeu lumj faex. Nge iq yiengh seiq limq saeu. Mbaw nye miz gij ngaeu baenz doiq roxnaeuz dan maj, yiengq laj vangoz, byai soem. Mbaw doiq maj; miz gaenq dinj; mbaw hung, wenj lumj naeng, yiengh gyaeq, yiengh gyaeq luenz raez roxnaeuz luenz raez, raez 10~16 lizmij, gvangq 6~12 lizmij, byai ciemh soem, goek gvangq yiengh limx, henz mbaw caezcienz, gwnz mbaw wenjrongh, laj mbaw youq meg lajeiq ciengz miz bwnnyup, loq yienh saek faenj hau; mbawdak dek 2 riz laeg, gepdek yiengh cuenq baenz diuz. Valup lumj

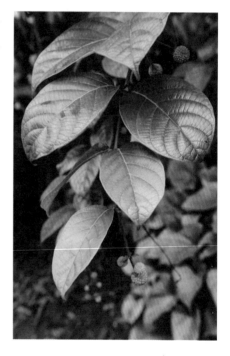

gyaeuj dan maj youq laj nye roxnaeuz maj youq byai go lumj gij cungjvalup baizlied; va saek henj, va'ngoz dek baenz sienq yiengh luenz raez; roujva hab maj, gyaengh gwnz miz 5 riz dek, gepdek rog miz bwn'unq yiengh faenj; nyiuzboux 5 diuz; rongzceh youq laj vih. Mak miz dip yiengh gyaeq dauqdingq roxnaeuz yiengh luenz raez, miz bwn'unq mbang, miz va'ngoz sukyouq.

【Faenbouh】Cujyau canj youq Gvangjsih、Gyanghsih、Huznanz、Cezgyangh、Fuzgen、Anhveih、Gvangjdungh. Gvangjsih cujyau faenbouh youq Fangzcwngz、Sangswh、Cungzcoj、Yunghningz、Nanzningz、Lungzanh、Bingzgoj、Cingsih、Bahmaj daengj.

【Gipaeu gyagoeng】Cienz bi cungj ndaej gipaeu, cawzbae mbaw cab dinj, dak

sauj.

【Go yw singqhingz】Ganjnga lumj diuz saeu seiqfueng, song mbiengj miz diuz mieng haemq laeg, cizging 2~5 hauzmij; saek cazmong daengz saek damhhoengz, miz bwn saek henjgeq, daegbied dwg youq gwnz hothoh caeuq byaingaeu mingzyienj; ngaeu raez (1) 7~3.5 lizmij, yiengq baihndaw laeg van baenz byongh luenz, byai bongz hung baenz giuz iq; gatmienh giz ngviz doengciengz ndawgyang hoengq, dingjlingz miz ngviz.

【Singqheiq】Van, loq nit.

【Goengnaengz】Doeng lohhuj, cing huj bingz daep, dingz rumz dingh saenz. Yungh bae yw hezyaz sang, lwgnyez gingfung, baenzgam, dungxin, deng cax deng dub sieng in, fungcaep ndok in, bien gyad, buenq ndang gyad, foegraemx daengj.

【Yunghfap yunghliengh】Gwn: Cienq raemx, 5~20 gwz.

【Anqlaeh wngqyungh】

(1) Yw hezyaz sang, gyaeuj ngunh da raiz, sinzginghsing gyaeujin: Godayezgouhdwngz 15 gwz, cienq raemx gwn.

(2) Yw rangjlwg daidoengh dungxin, najheu ok hanhnit, heiq gaenh goenq: Godayezgouhdwngz、danghgveih、wozsinz (cawzbae gij faex)、sanggeiqseng、yinzcinh gak 3 gwz, nyafaenzlenz 1.5 gwz, cienq raemx gwn. Boux nyap ndat gya siggau.

(3) Yw rumz ndat, lwgda hwngq foeg, gyaeujin: Godayezgouhdwngz 12 gwz, cizsoz、mbawgosang、vagut gak 10 gwz, cienq raemx gwn.

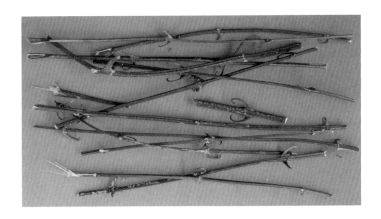

Daih 12 Cieng Yw Sanqnit

Makgak

【Laizloh】Dwg gij mak muzlanzgoh doenghgo gobatgak.

【Hingzyiengh】Gofaex sang.
Byak faex saek mong daengz saek
hoengz, miz riz mbouj gvicaek. Mbaw
doxdoiq maj roxnaeuz lumj duzsae
baizlied; mbaw wenj, yiengh luenz
raez roxnaeuz bihcinhhingz luenz raez,
raez 6~12 lizmij, gvangq 2~5 lizmij,
gwnz mbaw saek damhloeg, rongh

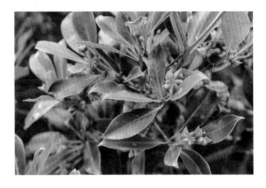

mbouj miz bwn, miz diemjyouz ronghcingx, laeng mbaw saek damhloeg, miz bwn
mbang; gaenqmbaw comaengh. Va dan maj youq nye mbaw, gaenqva youq mak cug
seiz byai ut goz; va'ngoz 3 gep, saek henjloeg; limqva 6~9 dip, saek damhhoengz
daengz saek hoengzlaeg; nyiuzboux 15~19 diuz, 1~2 lwnz; naengsim miz 8~9
gep, liz maj, 1 lwnz. Mak miz byak yiengh betgak lumj ndaundeiq baizlied, saek
hoengzgeq, baenz faex, mak geq seiz swh diuzsienqngib laj mbaw haidek.

【Faenbouh】Cujyau canj youq Yinznanz、Gvangjsih. Gvangjsih cujyau
faenbouh youq Gveinanz、Gveisihnanz.

【Gipaeu gyagoeng】Soumak le cuengq youq gwnz gaqgo'ndoek ring, vihliux
fuengzre heiqhom sanqsaet, yungh feiznumq menhmenh iengj, laebdaeb iengj 2
ngoenz, hawqsauj couh ndaej lo.

【Go yw singqhingz】Aen mak lai youz 8 aen mak miz byak comzbaenz, gak
dip faen mak ca mbouj lai hung doxdoengz, yiengh ruz iq, lumj cuengqingj baizlied
youq gwnz diuzsug, mak miz byak raez 1~2 lizmij, sang 0.5~1 lizmij; baihrog
biujmienh saek cazgeq roxnaeuz saek hoengzgeq, miz raiz nyaeuq mbouj gvicaek,
dingjgyaeuj ngoemx roxnaeuz soemngoemx, naengmak haemq na, baihndaw

biujmienh saek damhhoengz, miz rongh. Heiq rangrwtrwt, feih manh, van.

【Singqheiq】Manh, ndat.

【Goengnaengz】Diuz lohhuj, doeng lohheiq, doeng lohhaeux, sanq nitdoeg, cij in. Yungh bae yw rueg, raembongz, dungxin, hwetin, ngwzdoeg haeb sieng, raem miz heiqnit dungxin, dungxin, nitcaep dinyo.

【Yunghfap yunghliengh】Gwn: Cienq raemx, 5~10 gwz; roxnaeuz haeuj ywyienz, ywsanq.

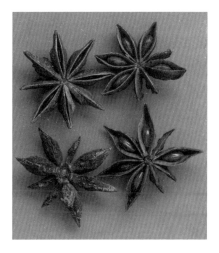

【Anqlaeh wngqyungh】

(1) Yw saejlwg heiq in mbouj ndaej nyaenx: Ngveih makgingq、makgak gak 30 gwz, coeng hau (caeuq rag dubsoiq, ring hawq) 15 gwz, nienj baenz mba, simbyouq, raeuj laeujhuzdauz soengq gwn.

(2) Yw raembongz: Fuzlingz、bwzsuz、ngveihsanhcah (cauj)、makgak (cauj)、cazlad、golaehcei gak 30 gwz, ngveihlwggengz 24 gwz, ngveihgam (cauj) 90 gwz, nienj baenz mba, moix naed naek 4.5 gwz simbyouq saeq nyaij soiq, raemx hing soengq gwn.

(3) Yw rongznyouh mbiengj ndeu heiq haeuj gyaeqraem: Makgak、bwzcenhniuz (cauj) gak daengjfaenh, nienj mbaenz mba saeq, laeuj simbyouq diuz gwn.

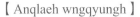

Naenggveiq

【Laizloh】Dwg gij ganj naeng canghgoh doenghgo go'gveiq.

【Hingzyiengh】Gofaex sang. Go homfwtfwt, naeng faex saek monggeq; nga miz bwnnyungz dinj saek monghenj. Mbaw doxdoiq maj roxnaeuz gaenh doiq maj; mbaw raez roxnaeuz gaenh bihcinhhingz, raez 8~34 lizmij, gvangq 4~9.5 lizmij, byai soem roxnaeuz gij soem dinj, goek mbaw yiengh limx, henz mbaw gienj haeuj

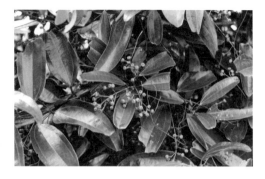

ndaw, gwnz mbaw saek loeg, miz ronghlwenq, mbouj miz bwn, laj mbaw saek damhloeg, miz bwnnyungz dinj saek henj mbang, liz goek mbaw ok sam meg, loq bingzbyaij, lumj naeng. Valup luenzliem, gij valup faennga gwnz byai miz 3 duj va yiengh lumj liengj nei baizlied; saek va hau; gep va dek yiengh gyaeq, byai ngoemx roxnaeuz soemset; miz 9 diuz nyiuzboux ndaej fatmaj; miz 3 diuz nyiuzboux doiqvaq; rongzceh yiengh giuz gyaeq. Aen mak luenz raez, saek aeuj; dakmak lumj aen cenj feuz, mizseiz heuj loq dek.

【Faenbouh】Cujyau canj youq Gvangjsih、Gvangjdungh、Haijnanz、Fuzgen、Yinznanz. Gvangjsih lai ndaem ganq, daegbied dwg youq Lungzanh、Denhdwngj、Lungzcouh、Fangzcwngz、Bozbwz、Yilinz、Bwzliuz、Yungzyen、Bingznanz、Cwnzhih、Gvanyangz、Ginhsiu ceiq lai.

【Gipaeu gyagoeng】Seizcin seizcou cungj ndaej bok naeng. Gij gengxnaeng ciuq gij raez sanghbinj gveihgwz haenx bae bok naenggveiq, caiq ciuq gij gvangq gveihgwz aenq loq gvangq di cab baenz diuz. Gij baenz diuz bok naeng hix couh dwg

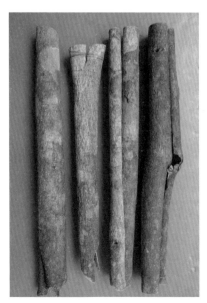

youq gwnz faex ciuq gij cikconq doekdingh hung gvangq de aenq loq hung di veh baenz sienq, cug diuz daj gwnz faex bok roengzdaeuj, yungh gij fuengfap youq dieg gumz oemq youz roxnaeuz cuengq youq ndaw loz rog goemq bozmoz oemq guh gyagoeng.

【Go yw singqhingz】Ganjnaeng yiengh cauz roxnaeuz lumj aen doengz gienj; baihrog biujmienh saek cazmong, loq co, miz raiz nyaeuq saeq, raiz dek iq caeuq conghnaeng yiengq vang doed hwnj, miz mbangj daiq miz riz raizbuh monghau; ndaw biujmienh saek hoengzgeq roxnaeuz saek hoengzndaem, loq wenj, miz raiz soh saeq, veh de miz riz youz; geng youh byot, yungzheih eujraek; duenhmienh rog henz saek aeuj, baihndaw saek hoengzgeq cix youz nyinh. Heiq rangrwtrwt, feih van、loq manh.

【Singqheiq】Manh、van, ndat.

【Goengnaengz】Sanq nitdoeg, bangcoh yiengz, bouj hawnyieg, cij in, cawz caep. Yungh bae yw heiqhaw, lwedhaw, yangzveij, nyouhlwed, naj hoengz ga maz, gyaeuj ngunh rwz okrumz, bak linx deknaeuh, dungxin, oksiq, hwetin, dingzging, dawzsaeg, baeznong, baezfoeg, rongzva nit mbouj mizndang, ging in ging saek.

【Yunghfap yunghliengh】Gwn: Cienq raemx, 3~9 gwz, mbouj ndaej cienq nanz; nienj baenz mba, 0.5~1.5 gwz; roxnaeuz haeuj ywyienz. Rogyungh: Habdangq soqliengh, nienj baenz mba diuz oep gizdeng; roxnaeuz cimq laeuj cat gizdeng.

【Anqlaeh wngqyungh】

(1) Yw heiq gyoet gung sim, dungxin, rueg lai, mbouj siengj gwn: Naenggveiq (simgveiq)、ginghndoengz (cab)、danghgveih (cab, loq cauj)、yinzsinh (cawzbae gyaeujmbaw) gak 30 gwz, caujdougou gak 45 gwz (cawzbae naeng), houbuz 60 gwz (cawz naeng co, caeuq raemxhing ndip cauj rang), dubsoiq raengsenj guh baenz ywsanq, moix gwn 9 gwz.

(2) Yw bingh laeuh raemx okleih nanz mbouj dingz: Naenggveiq (cawzbae naeng co)、fuswj (baudek, cawzbae naeng, saejndw)、hinghawq (bauq)、cizsizcij gak 30 gwz, dubsoiq, cienq dangz guh baenz ywyienz lumj lwgyienz hung, moix baez gwn 20 naed ywyienz, ngoenz gwn 3 baez.

(3) Yw nit raembongz, baedauq cung sim dungxin: Naenggveiq (simgveiq) 120 gwz, hingndip 90 gwz, cazlad 60 gwz, cab saeq, aeu laeuj 1000 hauzswngh cienq daengz 500 hauzswngh, vut nyaq, faen sam baez gwn.

Hozceu

【Laizloh】Dwg aen mak huzceuhgoh doenghgo hozceu.

【Hingzyiengh】Gogaeu lumj gofaex benz hwnj sang. Hothoh bongzhung, ciengz maj rag sei. Mbaw doxdoiq maj; mbaw na lumj naeng, yiengh gyaeq gvangq roxnaeuz lumj aen gyaeq luenz raez, raez 9~15 lizmij, gvangq 5~9 lizmij, byai dinj socm, goek luenz, mizseiz loq mbitngeng, megmbaw raez 5~7 diuz, ceiq baihgwnz 1 doiq liz goek 1.5~3.5 lizmij, daj meg cungqgyang fatok, gizyawz daj goek ok. Va doengciengz dan singq, vaboux vameh doengz go, noix miz cab singq, mbouj miz va byak; valup lumj rienghaeux caeuq mbaw doiq maj; baubenq lumj beuzgeng yiengh luenz raez, baihlaj nem maj youq diuz sug valup, baihgwnz lumj aen cenj feuz; nyiuzboux 2 diuz, vayw lumj aenmak, vasei co dinj; rongzva lumj aen giuz, gyaeuj saeu 3~4 aen, noix miz 5 aen. Aen miz ieng lumj aen giuz, baenz mak le saek hoengz.

【Faenbouh】Cujyau canj youq Fuzgen、Daizvanh、Gvangjdungh、Haijnanz、Gvangjsih、Yinznanz daengj. Gvangjsih dingzlai dwg ndaem aeu.

【Gipaeu gyagoeng】Gvej roengz aen riengzmak dak gonq, doeklaeng bae naeng, cungfaen dak sauj, couh baenz gij sanghbinj hozceundaem. Yungh raemx

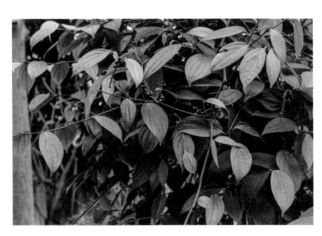

cimq gij riengzmak daengz naeng mak naeuh, dak sauj couh baenz gij sanghbinj hozceuhau.

【Go yw singqhingz】Aenmak hozceundaem gaenh luenz lumj aen giuz, cizging 3~6 hauzmij; saek amqhoengz daengz mongndaem, miz gij riz nyaeuq doedhwnj lumj muengx, gwnz dingj miz gij goek gyaeujsaeu iq canzlw, goek miz rizmai daj gaenq mak gag doek; caet genq, naeng mak rog ndaej bokliz, naeng mak ndaw saek monghau roxnaeuz saek henjdamh; gatmienh saek henjhau, baenz faenj, cungqgyang miz geh iq. Heiq rangrwtrwt, feih manh.

Ngveih huzceuhau yiengh gaenh luenzgiuz, cizging 3~6 hauzmij; ceiq baihrog dwg naeng mak baihndaw, biujmienh saek monghau, wenj, byai caeuq goek miz haujlai raizmeg lumj sienq saek damh.

【Singqheiq】Manh, ndat.

【Goengnaengz】Doeng lohheiq, diuz lohraemx, sanq nitdoeg. Yungh bae yw dungxin, gwn mboujsiu, rueg, oksiq, bya baeu deng doeg, bingh mbouj siengj gwn.

【Yunghfap yunghliengh】Gwn: Cienq raemx, 0.6~1.5 gwz; nienj baenz mba ndwnj gwn. Rogyungh: Habdangq soqliengh.

【Anqlaeh wngqyungh】

(1) Yw dungxsaej rumz nit, heiq nit sim aek in, rueg raemxsaw: Hozceu habliengh, laeuj soengq gwn, hix hab aeu raemxdang soengq gwn.

(2) Yw gij dungxfan rueg doxgaiq, geij ngoenz mbouj dingh: Hozceu 10 gwz (mba), hingndip 30 gwz (loq saz cab baenz gep), aeu raemx 500 hauzswngh, cienq aeu 250 hauzswngh, cawz nyaq bae, baen sam baez gwn.

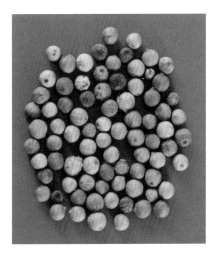

(3) Yw nit sieng: Hozceu 10%, laeujhau 90%, hozceu cimq youq ndaw laeujhau, 7 ngoenz gvaqlaeng gvaqlawh daeuj yungh, cat youq giz deng nit sieng.

Mauzgiz

【Laizloh】Dwg huzceugoh doenghgo mauzgiz daengx go.

【Hingzyiengh】Gogaeu benz hwnj sang. Daengx go miz heiq hom haenq. Nga oiq saeq, miz bwn'unq dinj deih. Mbaw doxdoiq maj; gaenqmbaw miz bwnnyungz dinj deih, dan goek miz faek; mbaw lumj ceij, yiengh gyaeq bihcinhhingz roxnaeuz lumj aen gyaeq, raez 4~11 lizmij, gvangq 2~6 lizmij, byai gip soem roxnaeuz ciemh soem, goek simhingz, song mbiengj ciengz mbouj doiqcwng, song mbiengj miz bwn'unq dinj, geq seiz gwnz mbaw gaenh mbouj miz bwn; miz seiz faennga, meg mbaw 5~7 diuz. Va dan singq gag go, mbouj miz byakva; valup lumj rienghaeux; cungjgaenqva vaboux caeuq diuzsug valup doengzcaez miz bwn'unq dinj; baubenq yiengh gaenh luenz, nyiuzboux doengciengz 3 diuz; rongzceh gaenh lumj aen giuz, saeuva 4 diuz.

【Faenbouh】Cujyau canj youq Gvangjdungh、Haijnanz、Gvangjsih daengj. Gvangqsih cujyau faenbouh youq Bwzswz, Lungzcouh, Fangzcwngz, Ginhsiu daengj.

【Gipaeu gyagoeng】Cienz bi ndaej gipaeu, swiq seuq, dak sauj roxnaeuz yungh singjsien.

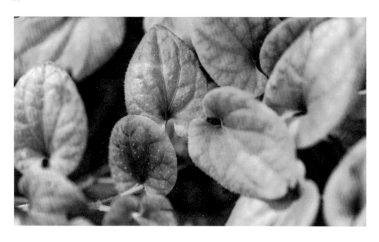

【Go yw singqhingz】Ganj nga ciengz utngeuj, yiengh benj luenz soh, cizging 1~3 hauzmij, raez daih'iek 30 lizmij; saek monggeq roxnaeuz saek cazmong, hothoh bongz hung, ndaw hothoh raez 7~9 lizmij; caet mbaeu youh byot; gatmienh naeng gaeb, gij baenznyup cenhveizgvanj caeuq diuz siedsienq baizlied lumj cuengqingj, gyaengh faex miz dingzlai congh iq, cungsim miz gij ngviz saek monggeq. Mbaw mongloeg, lai

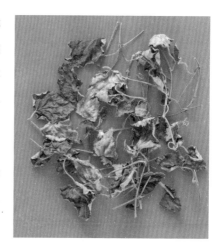

nyaeuq, mbebingz le yiengh gyaeq bihcinhhingz roxnaeuz lumj gyaeq, raez 4~10 lizmij, gvangq 2~5 lizmij, goek yiengh sim feuz ciengz mbouj doxdoiq, song mbiengj miz bwnnyungz, laeng mbaw miz bwnnyungz mbang, megmbaw miz 5~7 diuz, ceiq baihgwnz 1 doiq liz goek daj meg cungqgyang fat ok; gaenqmbaw miz bwn dinj maed, goek lumj faek. Mizseiz yawj ndaej raen gij valup lumj riengzhaeux caeuq mbaw doxdoiq. Heiq cingh rang, feih manh.

【Singqheiq】Manh, ndat.

【Goengnaengz】Doeng lohheiq, lohraemx, siu fungdoeg, nitdoeg, cawz caepdoeg. Yungh bae yw fungcaep ndok in, deng cax deng dub sieng in, dungxin, senglwg gvaqlaeng rumz ci in, rumz nit gyaeujdot, dungxin, raembongz in, dawzsaeg in.

【Yunghfap yunghliengh】Gwn: Cienq raemx, 6~15 gwz; nienj baen mbafwnj 1~3 gwz. Rogyungh: Habdangq soqliengh, cienq raemx swiq ndang, roxnaeuz nienj baenz mba diuz laeuj cat ndang; roxnaeuz dub yungz, cauj ndat le oep gizdeng.

【Anqlaeh wngqyungh】

(1) Yw dwgliengz gyaeujin, dungxin: Mauzgiz 15 gwz, cienq raemx gwn.

(2) Yw fungcaep ndokin, deng cax deng dub sieng in: Mauzgiz habliengh, nienj baenz mba, moix baez gwn 1.5 gwz, caemhcaiq yungh yw diuz laeuj cat gizsieng.

(3) Yw dungxin, dungxsaejin: Mauzgiz 3 gwz, cienq raemx gwn; roxnaeuz nienj baenz mba raemx raeuj soengq gwn.

Hing

【Laizloh 】Dwg gij rag lumj ganj gyanghgoh doenghgo hing.

【Hingzyiengh 】Caujbwnj. Rag lumj ganj bizna, gatmienh saek henj, miz gij heiqmanh haenq. Mbaw doiq maj, baiz baenz 2 hangz, mbouj miz gaenq, ca mbouj geij suek ganj; mbaw yiengh bihcinhhingz daengz bihcinhhingz baenz diuz, raez 15~30 lizmij, gvangq (1) 2~ (2) 5 lizmij, byai ciemh liem, goek gaeb, goek mbaw got ganj lumj byak, mbouj miz bwn. Limqva daj ndaw goek rag lumj ganj did ok; valup lumj rienghaeux; baubenq yiengh gyaeq, saek damhloeg, henz mbaw saek henjdamh, byai miz gyaeuj soem iq; ngozgvanj miz 3 diuz heujsoem dinj; roujva saek henjloeg, gep dek 3 riz, bihcinhhingz, gij gepdek cungqgyang limqbak yiengh gyaeq dauqdingq luenz raez, beij gepdek roujva dinj, miz diuzraiz saek aeuj caeuq diemjraiz saek henjdamh, song mbiengj gepdek yiengh gyaeq, saek henjloeg, henzbien saek

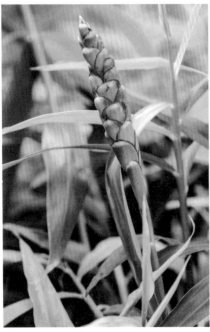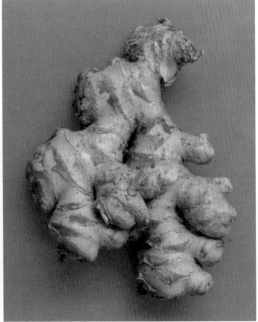

aeuj; nyiuzboux 1 diuz, saek ndaem'aeuj, gekyw miz gij doxgaiq benggya dukdawz saeuva; rongzceh 3 fungh, mbouj miz bwn, saeuva 1 diuz, gyaeuj saeu gaenh lumj giuz. Aenmak miz byuk.

【 Faenbouh 】 Daengx guek gak dieg cungj ndaem miz.

【 Gipaeu gyagoeng 】 Doengceiq gaxgonq vat aeu rag lumj ganj, cawz bae ganj mbaw caeuq ragsei, swiq seuq, yungh singjsien.

【 Go yw singqhingz 】 Rag lumj ganj baenz gaiq mbouj gvicaek, loq benj. Gij yiengh lumj lwgfwngz faennga, raez 4~18 lizmij, na 1~3 lizmij; saek henjgeq roxnaeuz saek monghoengz, miz hothoh, faen nga byai miz rizrag roxnaeuz nyez; byot, heih eujraek; gatmienh loq saek damhhenj, caengz naeng baihndaw riz raizgengx mingzyienj, baenz nyup cenhveizgvanj sanq youq. Heiq rang, daegbied mbouj doengz, feih manh.

【 Singqheiq 】 Van, ndat.

【 Goengnaengz 】 Doeng lohheiq、lohhaeux, cawz nitdoeg, cij rueg、cij ae. Yungh bae yw dwgliengz, ae byaizniu, heiqngab, oksiq, gaij bya baeu doeg, fatndat, gyaeuj in ndaeng saek.

【 Yunghfap yunghliengh 】 Gwn: Cienq raemx, 9~30 gwz; roxnaeuz dubsoiq aeu raemx gwn. Rogyungh: Habdangq soqliengh, dubsoiq oep gizdeng; roxnaeuz cauj ndat oep gizdeng.

【 Anqlaeh wngqyungh 】

(1) Yw dwgliengz: Hingndip 5 gep, mbaw swjsu 30 gwz, cienq raemx gwn.

(2) Yw deng nit ae myaizniu: Hing、dangz gak 30 gwz, raemx 1200 hauzswngh cienq daengz 400 hauzswngh, raeuj menmenh gwn.

(3) Yw gij binghndatnit banhlah: Bwzsuz 60 gwz, hing、ngveih makhaeuq gak 30 gwz, raemx 5 swngh, cienq daengz 2 swngh, caengz fatbingh seiz caeux gwn.

Sagieng

【Laizloh】Dwg gij rag lumj ganj gyanghgoh doenghgo gosagieng.

【Hingzyiengh】Caujbwnj lai bi maj. Rag lumj ganj baenz ndaek, dan aen roxnaeuz geij aen doxrangh, saek locghau, rang. Mbaw 2~4, diep namh fatmaj, gaenh mbouj miz gaenq; mbaw gaenh luenz roxnaeuz yiengh gyaeq gvangq, raez 7~20 lizmij, gvangq 4~12 lizmij, byai gip soem roxnaeuz

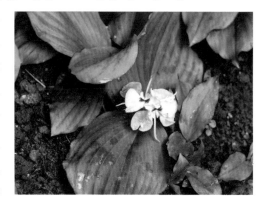

gaenh yiengh ngoemx, goek gvangq yiengh limx roxnaeuz luenz, gwnz mbaw saek loeg, mizseiz henzmbaw caeuq byai saek aeuj, mbaw oiq miz bwn'unq, doeklaeng mbouj miz bwn roxnaeuz laeng mbaw miz bwnnyungz raez; goek mbaw miz mbaw doiqvaq lumj baubenq, mozciz, yiengh luenz raez. Valup lumj riengzhaeux daj ndawgyang faekmbaw yot okdaeuj, va 5~12 duj; baubenq iq bihcinhhingz, saek hau; bangxhenz nyiuzboux doiqvaq lumj limqva, yiengh gyaeq dauqdingq, saek hau, gyaenghhoz saek hoengzaeuj; nyiuzboux 1 diuz ndaej fatmaj, mbouj miz vasei, gij doxgaiq bengxgya gek vayw yiengh cingqseiqfuengh, dek 2 riz; rongzceh youq laj vih, 3 fungh, saeuva saeqraez, goek miz gij doxgaiq lumj 2 diuz faexmbaenq iq saeq raez, gyaeuj saeu yiengh buenz, miz bwnyienz. Aen geq le dek aj.

【Faenbouh】Cujyau canj youq Gvangjsih、Gvangjdungh、Yinznanz、Fuzgen、Daizvanh hix miz. Gvangjsih gak dieg cungj ndaem miz.

【Gipaeu gyagoeng】Seizdoeng vat aeu, swiq seuq, cawzbae mumhrag, cab gep, dak sauj.

【Go yw singqhingz】Gij rag lumj ganj cab baenz benq yiengh luenz roxnaeuz gaenh luenz, cizging 1~2 lizmij, na 2~5 hauzmij, mizseiz 2~3 aen doxrangh.

Baihrog naeng nyaeuq, saek cazgeq roxnaeuz henjgeq, miz mbangj miz riz rag caeuq ragmumh canzlw; gatmienh saek hau, miz faenj lai, ciengz loq doed hwnj, sibgvenq heuh "naeng suk noh doed"; geng byot, yungzheih eujraek. Heiq rangrwtrwt, feih manh.

【Singqheiq】Manh, ndat.

【Goengnaengz】Doeng lohhaeux, sanq nitdoeg, cawz caepdoeg, cij in. Yungh bae yw dungxin, rueg, oksiq, baenzsiq, gwn mbouj siu, heujin, fungcaep ndok in, dungxbongq gyoet in, nitcaep oksiq, aekndaet dungxraeng, gwnndoet mbouj siu.

【Yunghfap yunghliengh】Gwn: Cienq raemx, 3~9 gwz, roxnaeuz haeuj ywyienz, ywsanq. Rogyungh: Habdangq soqliengh, dubsoiq oep gizdeng; roxnaeuz nienj baenz mba diuz oep gizdeng; roxnaeuz hou ndaeng.

【Anqlaeh wngqyungh】

(1) Yw sim dungx nit in: Sagieng、dinghyangh、danghgveih、ganhcauj gak daengjliengh, nienj baenz mba, aeu meiq gyaux guhbaenz naed ywyienz lumj ngveih duhhenj hung, moix baez gwn 30 naed ywyienz, laeuj soengq gwn.

(2) Yw dwgliengz gwn mbouj siu, dungxraeng aek ndaet, dungxin oksiq: Sagieng 15 gwz, rag sanhcanghswj 6 gwz, rag nanzvujveiswj 9 gwz, fwnzcenzdongz 5 gwz, mbawcazgaeuq 3 gwz, nienj baenz mba, moix baez 15 gwz, raemxndat cimq roxnaeuz cawj goenj le gwn.

(3) Yw ndok gazhoz: Sagieng 6~15 gwz, raemx cienq hamz riengx bak.

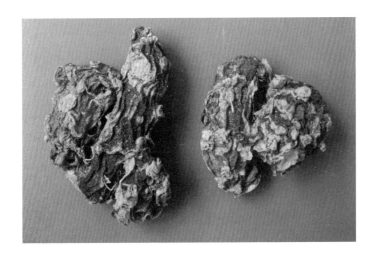

Maexcungdwnh

【Laizloh】Dwg gij byak canghgoh doenghgo maexcungdwnh.

【Hingzyiengh】Go faex sang ciengzloeg, sang miz 20 mij. Byakfaex wenj, saek monghoengz roxnaeuz saek ndaemhenjgeq, naeng baihndaw saek hoengz, feihdauh lumj naenggveiq, nga mbouj miz bwn. Mbaw doxdoiq maj roxnaeuz gaenh doxdoiq maj; gaenqmbaw raez 0.5~1.2 lizmij, gaenh mbouj miz bwn; mbaw wenj lumj naeng, yiengh luenz gyaeq, luenz raez roxnaeuz bihcinhhingz, raez 5.5~10.5 lizmij, gvangq 2~5 lizmij, byai dinj ciemh soem, goek gvangq yiengh limx, henz mbaw wenj, gwnz mbaw saek loeg, wenjrongh, laeng mbaw saek faenjloeg, song mbiengj mbouj miz bwn, liz goek sam ok meg, meg cungqgyang caeuq meg bangxhenz youq gwnz mbaw mingzyienj, laj mbaw doed hwnj, meg muengx song mbiengj doed hwnj. Valup luenzliem maj youq goek gaenqmbaw roxnaeuz gaenh youq byaidingj maj, raez 2~6 lizmij, miz bwn'unq iq monghau, va noix, mbang sanq, diuz sugva ceiq doeklaeng miz 3 duj va yiengh liengjhaep baizlied; va song singq, raez daih'iek 5 hauzmij, saek loeghau, gaenqva raez 4~6 hauzmij, miz bwn'unq hau gig noix; vadoengz yiengh cuenq dauqdingq, raez daih'iek 2 hauzmij; va dek 6

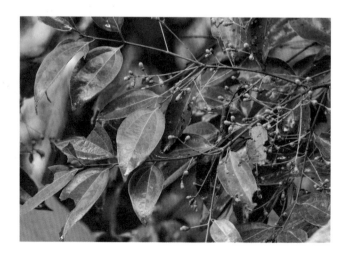

gep, yiengh gyaeq luenz raez, raez daih'iek 2 hauzmij, byai soemraeh; nyiuzboux 9 diuz ndaej fatmaj, ywva baihlaeng caeuq vasei miz bwnnyungz mbang, daih'it, daihngeih lwnz vaboux raez 2.5 hauzmij, ywva yiengh luenz raez, 4 aen fuengz, dek yiengq limqva baihndaw, vasei loq raez gvaq ywva, mbouj miz sienqdaej, daih 3 lwnz nyiuzboux raez 2.7 hauzmij, ywva yiengh luanz raez, 4 aen fuengz, dek yiengq limqva baihrog, vasei loq raez gvaq ywva, cungqgyang miz 1 doiq sienqdaej yiengh luenz; doiqvaq nyiuzboux 3 diuz, yiengh gyaeuj naq, raez daih'iek 1 hauzmij, gaenq raez daih'iek 0.7 hauzmij, miz bwnnyungz, youq lwnz cei baihndaw; rongzceh gaenh lumj aen giuz, raez daih'iek 1.5 hauzmij, loq miz bwnnyungz, saeuva raez 2 hauzmij, loq fomz di bwnnyungz, gyaeujsaeu lumj aenbuenz. Aen mak lumj aen gyaeq, raez daih'iek 8 hauzmij, gvangq daih'iek 5 hauzmij; gij dakmak raez 4 hauzmij, byai miz heuj dek.

【Faenbouh】Cujyau canj youq Fuzgen、Gvangjdungh、Gvangjsih、Yinznanz daengj. Gvangjsih gak dieg cungj miz faenbouh.

【Gipaeu gyagoeng】Daengx bi cungj ndaej gipaeu, langh hawq.

【Go yw singqhingz】Naengfaex gienj lumj ruq, yiengh doengz roxnaeuz baenz gep, raez dinj mbouj ityiengh, na 0.1~0.6 lizmij; rog biujmienh saek monghenjgeq

daengz ndaem henjgeq, cocauq, miz mbangj ndaej raen rizraiz saek monghau, baihndaw biujmienh saek hoengzndaem, bingzrwdrwd; caet geng youh byot, yungzheih eujraek; mienh raemj mbouj bingz, caengzrog saek cazhoengz, cocauq, caengz baihndaw saek amqhoengz, youz nyinh. Heiq rang, feih loq van, saep.

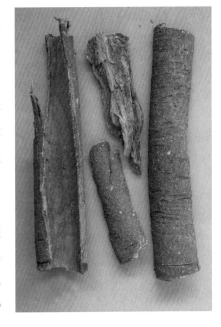

【Singqheiq】Manh、van, ndat.

【Goengnaengz】Diuz lohhaeux, sanq nitdoeg, cij in. Yungh bae yw dungxin, oksiq, niuj deng sieng, baezndip, gwn mbouj siu, fungcaep ndok in, hwetin, deng cax deng dub sieng in, oklwed.

【Yunghfap yunghliengh】Gwn: 5~10 gwz. Rogyungh: Habdangq soqliengh, nienj baenz mba, aeu laeuj diuz oep gizdeng.

【Anqlaeh wngqyungh】

(1) Yw nitsingq dungxin: Maexcungdwnh 9 gwz, cienq raemx gwn.

(2) Yw fungcaep hothoh in: Maexcungdwnh 6 gwz, rag meiznongmox gak 30 gwz, cienq raemx gwn.

(3) Yw deng cax deng dub sieng in: Maexcungdwnh、naeng gomakseq gak daengjliengh, nienj baenz mba, aeu laeuj daeuj diuh oep gizsieng.

Daih 13 Cieng　　Yw Cijlwed

Nyacaijmaj

【Laizloh】Dwg gij bouhfaenh gwnznamh ciengzveizgoh doenghgo gogobienmax.

【Hingzyiengh】Caujbwnj lai bi maj, sang 30~120 lizmij. Rag lumj ganj dinj, goek ciengz miz 1 aen roxnaeuz lai aen ngazlup oiq, ganj miz bwnnyungz caeuq bwnnyungz dinj, gyaengh laj goek miz bwngeng raez mbang. Mbaw dansoq lumj bwnfwed doxdaeb nei doxdoiq maj; dakmbaw yiengh liemz, yiengh gyaeq, byai gip liem roxnaeuz ciemh liem, henz mbaw miz faenzgawq raeh roxnaeuz dekbenq, henz mbaw wenj; mbaw iq miz hung iq 2 cungj, doxcab maj youq diuzsug gwnz mbaw, gij mbaw iq haemq hung de miz 3~4 doiq, noix miz 2 doiq, yiengq gwnz gemjnoix daengz 3 mbaw iq;

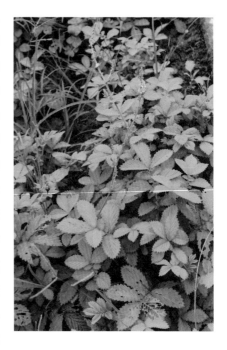

mbaw iq mbouj miz gaenq; mbaw yiengh gyaeq dauqdingq daengz yiengh gyaeq dauqdingq bihcinhhingz, raez 1.5~5 lizmij, gvangq 1~（2）5 lizmij, byai gip soem daengz luenzngoemx, gig noix ciemh soem, goek yiengh limx, henz mbaw miz gip soem daengz bakgawq luenzngoemx, gwnz mbaw saek loeg, miz bwnnyungz, laeng mbaw saek damhheu, gwnz meg fomz bwnnyungz cax, noix doekloenq mbouj miz bwn, miz diemjsienq gig yienhda. Cungj valup dip ndeu roxnaeuz 2~3 dip maj youq dingj ganj, diuzsug valup miz bwnnyungz, gaenqva raez 1~5 lizmij, miz bwnnyungz; baubenq doengciengz dek 3 riz laeg, gep dek yiengh diuzsai, baubenq iq doiq maj, yiengh gyaeq, henz mbaw caezcienz roxnaeuz henzbien faenmbek; va cizging 6~9 hauzmij, ngozbenq 5 gep, yiengh aen gyaeq samgak; limqva 5 dip, yiengh luenz raez, saek henj; nyiuzboux 5~15 diuz; saeuva 2 aen, lumj sei, gyaeuj saeu lumj gyaeuj. Makbyom luenz limx yiengh gyaeq dauqdingq, baihrog miz 10 diuz ndoksej, miz bwn'unq

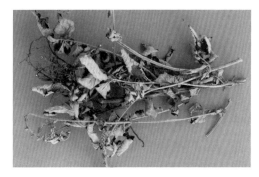

mbang, gyaeuj miz geij caengz oen ngaeu, mwh lij iq daengjsoh, mak geq seiz haep yiengq baihndaw, lienz oen ngaeu raez 7~8 hauzmij, giz ceiq gvangq haenx cizging 3~4 hauzmij.

【Faenbouh】Cujyau canj youq Huzbwz、Cezgyangh、Gyanghsuh、Anhveih、Liuzningz、Fuzgen、Gvangjdungh、Hozbwz、Sanhdungh、Huznanz daengj hix miz.

【Gipaeu gyagoeng】Seizhah seizcou ganj mbaw mwn seiz gvejaeu, cawz bae gij labcab, dak sauj.

【Go yw singqhingz】Daengx go raez 50~100 lizmij, miz bwnnyungz saek hau, ganj gyaengh laj yiengh luenz sang, cizging 4~6 hauzmij, saek cazhoengz, ganj gyaengh gwn yiengh seiqfueng, seiq mbiengj loq mboep doxdauq, miz diuz mieng raez caeuq sienq limq, miz hothoh; ndang mbaeu, byot ndongj, yungzheih eujraek; gatmienh cungqgyang gyoeng. Mbaw dansoq doxdaeb lumj bwnfwed doxdoiq maj; mbaw saek amqloeg, nyaeuqsuk gienjgoz, byot, yungzheih soiq; mbaw miz hung iq 2 cungj, doxcaez maj youq gwnz sugmbaw, gij mbaw iq gwnzdingj haemq hung, gij mbaw iq caezcingj de mbebingz lumj gyaeq roxnaeuz luenz raez, byai soem, goek yiengh limx, henzbien miz faenzgawq; dakmbaw 2 mbaw, suek ganj, yiengh gyaeq ngeng. Cungj valup saeq raez, va'ngoz gyaenghlaj yiengh doengz, gwnz doengzva'ngoz miz oen ngaeu, byai dek 5 riz, limqva saek henj. Heiq noix, feih loq haemz.

【Singqheiq】Haemz、saep, bingz.

【Goengnaengz】Diuz lohlungz, cij lwed, cij okleih, gaj non. Yungh bae yw oklwed mbouj dingz, daep ndongj dungx foeg raemx, oksiq, okleih, binghhraq, roengz begdaiq, feizcoemh raemxgoenj log sieng, mbouj miz mingz foeg doeg, baeznong, baezfoeg.

【Yunghfap yunghliengh】Gwn: Cienq raemx, 10~15 gwz, yw yunghliengh lai ndaej yungh 30~60 gwz; roxnaeuz roengz ywsanq. Rogyungh: Habdangq soqliengh, dubsoiq oep gizdeng; roxnaeuz ngauz baenz gau oep gizdeng.

【Anqlaeh wngqyungh】

(1) Yw ndanghaw sonjhaih, rueglwed, aelwed: Nyacaijmaj 18 gwz, makcauj 5 aen, cienq raemx gwn.

(2) Yw aelwed, rueglwed: Nyacaijmaj、mbaw meizbag gak 30 gwz, hotngaeux 12 gwz, cienq raemx gwn.

(3) Yw hoengzleih, begleih caeuq aelwed, rueglwed: Nyacaijmaj 9~18 gwz, cienq raemx gwn.

Meizbag

【Laizloh】Dwg bozgoh doenghgo meizbag gij nga, mbaw, ceh.

【Hingzyiengh】Gofaex sang. Nga iq benjbingz, soh mbe hai, baiz baenz aen bingzmienh ndeu. Mbaw yiengh gyaep, doxdoiq maj, raez 1~3 hauzmij, byai loq ngoemx, gij bouhfaenh mbaw youq gwnz nga'iq loh ok de yiengh limq lumj aen gyaeq dauqgingq, gij mbaw song mbiengj doxdaeb fomz gij mbaw gwnzlaj giz goek song mbiengj, lumj ndoklungz nei; laeng mbaw cungqgyang miz ruqsienq. Vameh vaboux doengz go; vagiuz dan maj youq byai nga

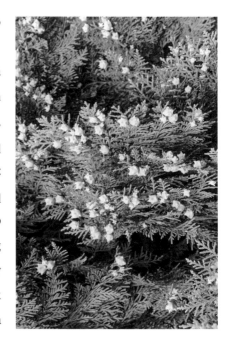

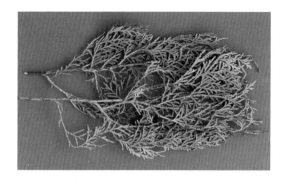

dinj; vagiuzboux saek henj, yiengh luenz gyaeq. Aen makgiuz yiengh luenz gyaeq, mak sug gaxgonq miz noh, saek heuloeg, miz faenj hau; sug le baenz faex, ajhai, saek hoengzgeq; gyaepceh 4 doiq, benjbingz, baihlaeng gaenh byai miz gyaeuj soem fanj goz, gij gyaepcehgyaengh cungqgyang gak miz 1~2 naed ceh. Ceh yiengh luenz raez, saek monggeq roxnaeuz saek henjgeq, mbouj miz fwed roxnaeuz miz saen limq, gij saejndw naedceh hung cix mingzyienj.

【Faenbouh】Daengx guek daihbouhfaenh digih cungj canj. Gvangjsih cujyau faenbouh youq Nazboh、Lozcwngz、Liujgyangh、Laizbinh、Gveibingz、Yungzyen、Bozbwz.

【Gipaeu gyagoeng】Cienz bi ndaej gipsou, swiq seuq, cab dinj, dak sauj.

【Go yw singqhingz】Nga raez dinj mbouj ityiengh, lai faennga; nga iq benjbingz. Mbaw iq yiengh gyaep iq, doxdoiq maj, nem youq gwnz nga, mbaw saek loegheu roxnaeuz saek loeghenj, caet byot, yungzheih eujraek. Heiq cingh rang, feih, saep, loq manh. Ngveihceh yiengh gyaeq raez daengz luenz raez, raez 3~7 hauzmij, cizging 1.5~3 hauzmij; gij ceh singjsien saek damhhenj roxnaeuz saek henjhau, ce nanz le yienzsaek couh bienq laeg cix yienh'ok saek henj myox, miz youz lai. Rog suek gij naengceh ndaw mozciz, byai loq rongh, yiengh luenz sam limq, miz diemj iq saek henjgeq, goek ngoemx, yienzsaek haemq feuz; duenhmienh saek cijhau daengz saek henjhau, cijdai haemq fatdad, mbawlwg miz 2 mbaw roxnaeuz engq lai, miz youz lai. Heiq loq rang, feih cit youh yungzheih roxnyinh nywnx.

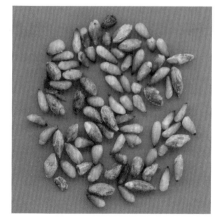

【Singqheiq】Haemz、saep, nit.

【Goengnaengz】Diuz lohlungz, lohhuj, cij lwed. Yungh bae yw aelwed, oklwed mbouj dingz, okhaexlwed, dawzsaeg boedbaih, nyouhlwed, aelwed, hangzgauqmou, baezndip, feizcoemh raemxgoenj log sieng, fungcaep ndok in.

【 Yunghfap yunghliengh 】 Gwn: Cienq raemx, 9~20 gwz, rogyungh: Habdangq soqliengh.

【 Anqlaeh wngqyungh 】

(1) Yw bingh rueg lwed mbouj dingz: Mbaw meizbag、hinghawq gak 9 gwz, mbawngaih habdangq soqliengh, aeu raemx 500 hauzswngh, raemxmaxdoeng 100 hauzswngh, hab cawj goenj aeu 100 hauzswngh, raeuj gwn.

(2) Yw ndaeng ok lwed, mbouj roxnyinh saekyiengh: Meizbag、vasiglouz gak daengjliengh, nıenj baenz mba, boq ndaeng.

(3) Yw hezyaz sang: Mbaw meizbag 20 gwz, cab soiq, cienq goenj raemx, dang caz gwn, gwn daengz hezyaz cingqciengz cij dingz.

Nyalinzswj

【 Laizloh 】 Dwg daengx go gizgoh doenghgo nyalinzswj.

【 Hingzyiengh 】 Caujbwnj. Gyaengh gwnz ganj miz monghau, miz bwnnyungz maeddeih. Mbaw maj youq goek caeuq baihlaj ganj maj mbaw yiengh luenz raez, bihcinhhingz roxnaeuz bihcinhhingz luenz raez, yiengq baihlaj ciemh gaeb baenz gaenq fwed, gaenqgoek mizseiz mbe' gvangq buenq suek ganj, gaenqfwed henzbien miz heuj oen samgak roxnaeuz oensim, mbaw lumj bwnfwed buenq dek, dek laeg roxnaeuz ca mbouj geij cienzbouh dek, gij bangxbien cienzbouh gep dek henzbien miz heujoen

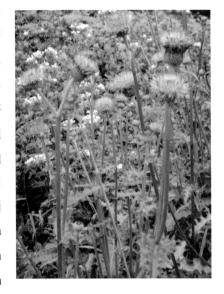

daihhingz roxnaeuz siujhingz samgak caeuq diuz oensim lumj byaimbaw, mizseiz gij heujoen henzbien dek haemq laeg, cix sawj mbaw lumj bwnfwed dek song lwnz; gij mbaw doxhwnj ciemh iq, goek gya'gvangq suek ganj lumj dujrwz. Valup lumj gyaeuj; cungj baubenq lumj aen cung; cungj baubenq daih'iek 5 caengz, sojmiz baubenq baihlaeng miz sienqnem saek ndaem; va saek aeujhoengz, gyaengh yiemh caeuq gyaengh guenj saeq raez doxdoengz, dek 5 riz mbouj daengz gyaengh yiemh cungqgyang. Aen makbyom saek henjdamh, ngeng lumj bihcinhhingz dauqdingq, at benj, byai bingz; bwn rouj lai caengz, saek hau, bwn geng raez lumj bwnfwed.

【Faenbouh】Cujyau youq guek raeuz Doengbaek digih caeuq Hozbwz、Sanhdungh、Gyanghsuh、Anhveih、Cezgyangh、Swconh. Gvangjsih gak dieg cungj miz faenbouh.

【Gipaeu gyagoeng】Gvej aeu gwnz namh bouhfaenh, dak sauj, roxnaeuz dawz rag swiq seuq, dak sauj.

【Go yw singqhingz】 Ganj daengjsoh, yiengh luenzsaeu, raez daih'iek 1 mij, cizging 0.5~1.5 lizmij; saek henjgeq, saek loeghenjgeq roxnaeuz cazhoengzgeq, miz geij diuz limq raez, miz bwn lumj sei saek monghau; soeng youh byot; duenhmienh gyaengh ngviz saek hau, cungqgyang hoengq roxnaeuz mboeng. Gij mbaw caezcienz mbebingz yiengh bihcinhhingz dauqdingq roxnaeuz yiengh gyaeq dauqdingq luenz raez, mbaw dek laeg lumj fwed, henz mbaw miz oencim saek hau raez mbouj doxdoengz. Heiq loq haeu, feih van, damh.

【Singqheiq】Van、haemz, nit.

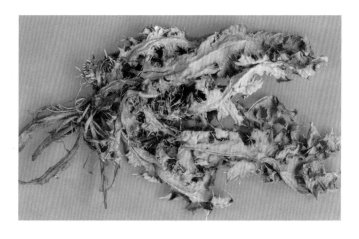

【Goengnaengz】Doeng lohlungz, cij lwed, siu foeg. Yungh bae yw aelwed, rueglwed, oklwed mbouj dingz, nyouhlwed, dawzsaeg boedbaih mbouj dingz, baeznong, baezfoeg, sizcinj, baeznou, ganhyenz, sinyenz.

【Yunghfap yunghliengh】Gwn: Cienq raemx, 5~15 gwz (ndip 30~60 gwz). Rogyungh: Habdangq soqliengh, dubsoiq oep gizdeng, yungh daeuj cijlwed hab cauj baenz danq.

【Anqlaeh wngqyungh】

(1) Yw sim ndat rueg lwed, bak sauj: Nyalinzswj mbaw caeuq rag, dubsoiq aeu raemx haed ndei, moix gwn 100 hauzswngh, laebdaeb gwn.

(2) Yw rueg lwed, ndaeng oklwed, dawzsaeg boedbaih oklwed: Nyalinzswj gaem ndeu, dubsoiq aeu raemx, moix gwn 150 hauzswngh.

(3) Yw bwt ndat ae lwed: Aeu rag nyalinzswj 30 gwz, swiq seuq le dubsoiq, gya dangznae 15 gwz, caeuq raemx cienq baenz 250 hauzswngh, raeuj gwn, ngoenz 2 baez.

Vaduhungz

【Laizloh】Dwg gij mbaw majbenhcaujgoh doenghgo vaduhungz gij mbaw de.

【Hingzyiengh】Go faexcaz. Nga iq, gaenqmbaw caeuq va cungj miz bwn lumj ndaundeiq saek henjmong caeuq bwn faennga. Mbaw dan doiq maj; mbaw yiengh gyaeq luenz raez roxnaeuz luenz raez, raez 6~15 lizmij, gvangq 3~8 hauzmij, byai ciemh soem, goek luenzngoemx roxnaeuz yiengh daetbingz, henz mbaw miz faenzgawq saeq, gwnz mbaw miz bwngeng dinj, laeng mbaw miz bwn limj ndaundeiq saek henjmong caeuq siengdiemj

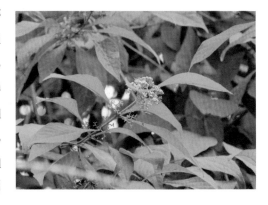

iq saek henj, meg bangxhenz miz 8~12 doiq. Valup lumj liengj maj youq goek gaenqmbaw, gaenqva raez 1.5~2.5 lizmij; miz baubenq iq; va'ngoz lumj aen cenj, miz bwn lumj ndaundeiq saek henjmong, gij heuj va'ngoz ngoemx yiengh song gok; roujva saek aeuj daengz saek damh'aeuj, mbouj miz bwn, dek 4 dip, luenzngoemx; nyiuzboux 4 diuz; rongzceh mbouj miz bwn. Aen mak gaenh lumj aen giuz, saek aeuj.

【Faenbouh】Faenbouh youq Cezgyangh、Gyanghsih、Fuzgen、Daizvanh、Gvangjdungh、Gvangjsih、Yinznanz. Gvangjsih cujyau faenbouh youq Denhngoz、Nanzdanh、Lozcwngz、Cenzcouh、Hingh'anh、Lingzconh、Gveilinz、Gvanyangz、Fuconh、Cwnzhih.

【Gipaeu gyagoeng】7~8 nyied gipaeu, dak sauj.

【Go yw singqhingz】Mbawyw lai nyaeuqsuk gienjgoz, deksoiq, gij caezcingj haenx mbebingz yiengh gyaeq luenz raez, raez 4~19 lizmij, gvangq 2.5~9 lizmij, byai ciemh soem roxnaeuz luenzngoemx, goek gvangq yiengh limx roxnaeuz luenzngoemx, henz mbaw miz faenzgawq saeq, gaenh goek henz mbaw caezcienz, gwnz mbaw saek mongloeg roxnaeuz saek cazloeg, youq laj gingqcuengqhung yawj ndaej raen di bwn lumj ndaundeiq caeuq bwn co dinj, mienh baihlaeng saek damhloeg roxnaeuz saek damhcazloeg, miz bwnnyungz henjmong, mehcawj caeuq

meg bangxhenz doed hwnj, meg iq iet haeuj goek heuj; gaenqmbaw raez 0.5~1.5 lizmij. Nga oiq saek henjmong, mizseiz ndaej raen congh naeng lumj diemj iq saek hau. Heiq noix, feih loq haemz saep.

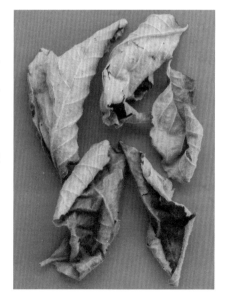

【Singqheiq】Haemz、saep, nit.

【Goengnaengz】Doeng lohlungz, cing hujdoeg, cij lwed. Yungh bae yw aelwed, rueglwed, oklwed mbouj dingz, baeznong, baezfoeg, dawzsaeg boedbaih mbouj dingz, dengsieng oklwed, feizcoemh raemxgoenj log sieng, ngwzdoeg haeb sieng.

【Yunghfap yunghliengh】Gwn: Cienq raemx, 10~15 gwz (ndip 30~60 gwz); roxnaeuz nienj baenz mba, 1.5~3 gwz, ngoenz 1~3 baez. Rogyungh: Yungh yw ndip habdangq soqliengh, dubsoiq oep gizdeng. ; roxnaeuz nienj baenz mba saj gizdeng.

【Anqlaeh wngqyungh】

(1) Yw doekndaw deng sieng oklwed: Vaduhungz ndip 60 gwz, dangznae 30 gwz, raemx aeuq gwn, ngoenz 2 baez.

(2) Yw ae oklwed: Vaduhungz 3 gwz, diuz gyaeqgaeq cing, moix gek 4 aen cungdaeuz gwn baez ndeu; laebdaeb yungh vaduhungz mba hawq 6 gwz, raemx goenj cung gwn, daih caz ciengz gwn.

(3) Yw ndaeng oklwed: Vaduhungz 6 gwz, diuz gyaeqgaeq cing gwn, baihrog aeu siudoeg faiq caemj mbambaw saek conghndaeng.

Oenceu

【Laizloh】Dwg gij rag yinzyanghgoh doenghgo go oenceu.

【Hingzyiengh】Gogaeu lumj faex. Nga cungj miz oen ngaeu maeddeih, nga laux saek hoengzgeq, nga oiq loq loeg roxnaeuz saek henjloeg, miz conghnaeng saek hau. Mbaw doxdoiq maj, miz gaenq, sam ok mbaw doxdaeb; mbaw iq yiengh luenz raez, yiengh gyaeq dauqdingq,

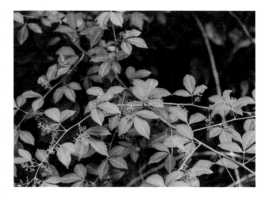

yiengh raez luenz daengz daujbihcinhhingz, raez 3~6 lizmij, gvangq 1.5~2.5 lizmij, byai mbaw ciemh soem roxnaeuz ciemh soem, goek mbaw yiengh limx, henz mbaw miz faenzgawq luenz saeq roxnaeuz raiz nyaeuq, wenj lumj naeng, miz diemjsienq. Va dan singq, saek hau, saek loeg roxnaeuz saek henj; baubenq gig saeq; va'ngoz 4~5 gep; limqva 4~5 dip; nyiuzboux 4~5 diuz, beij limqva raez; vameh mbouj fatmaj nyiuzboux 4~5 diuz, rongzceh miz bwn. Mak saek henj daengz saek hoengzsien, miz diemjsienq saek laeg, naeng mak baenz noh, biujmienh miz 3~5 diuz raizsej loq doed hwnj.

【Faenbouh】Cujyau canj youq Huznanz、Gveicouh、Swconh、Gvangjdungh、Haijnanz、Gvangjsih、Sanjsih daengj. Gvangjsih gak dieg cungj miz faenbouh.

【Gipaeu gyagoeng】Seizcou seizdoeng gipsou, swiq seuq, cab dinj, dak sauj.

【Go yw singqhingz】Rag baenz faexmbaenq, cizging 2~3 lizmij, saek monghoengz, miz raiz soh saeq caeuq dingzlai baenz diemj lumj rengq doed hwnj; giz doed hwnj naengduq doekloenq lai, loh ok saek henj roxnaeuz caengz naeng saek hoengzzhenj, caet cocauq; bokbae caengz naeng, yawj ndaej raen gij faex ndaw gyangsaeu, rizraiz soh maed. Caet geng, mbouj yungzheih eujraek, mienhgat bingz. Heiq noix, feih cit.

【Singqheiq】Manh、loq haemz, ndat.

【Goengnaengz】Doeng lohlungz, siu fungdoeg, cawz caepdoeg, sanq giet cij lwed. Yungh bae yw deng cax deng dub sieng in, fungcaep ndok in, dungxin, dawzsaeg mbouj diuz, ndokraek, dawzsaeg in, dengsieng oklwed, hwetin, dingzging, oklwed mbouj dingz, baeznong, baezfoeg.

【Yunghfap yunghliengh】Gwn: Cienq raemx, 9~15 gwz, roxnaeuz cimqlaeuj. Rogyungh: Ndip habdangq soqliengh; roxnaeuz dubsoiq baeng gizdeng.

【Anqlaeh wngqyungh】

(1) Yw rueg lwed, ndaeng oklwed: Goraghaz 15 gwz, oenceu 9 gwz, hoengzbegngeih ywyienz 3 gwz, nienj baenz mba saeq, cienq raemx gwn, aeu nyouh lwgnyez guh yw yinx.

(2) Yw dingzging, dungxin: Oenceu 15 gwz, cienq raemx gwn.

(3) Yw boedbaih mbouj dingz: Cinzcunghdan、bwzcaujsieng gak 12 gwz, oenceu、mbawngaih gaeuq gak 9 gwz, cienq raemx gwn, begdangz yinx.

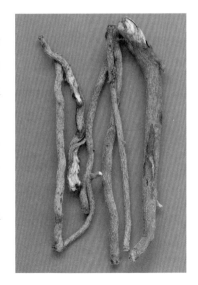

Daihfeng

【Laizloh】Dwg gij mbaw caeuq nye oiq majbenhcaujgoh doenghgo daihfeng.

【Hingzyiengh】Go faexcaz. Nga iq miz bwnnyungz lumj ndaundeiq saek henjgeq caeuq bwnsienq sibauh lai. Mbaw dan doiq maj; gaenh mbouj miz gaenq; mbaw yiengh gyaeq dauqdingq roxnaeuz yiengh gyaeq dauqdingq luenz raez, raez 10~20 lizmij, gvangq 3~10 lizmij, byairieng soem roxnaeuz ciemh soem, goek yiengh sim, gaenh dujrwz roxnaeuz ngeng, henz mbaw miz bwnsienq saeq caeuq diemjsienq saek henj. Valup lumj liengj maj youq laj goek gaenqmbaw; baubenq yiengh luenz gyaeq; va'ngoz lumj aen cenj, goekheuj mbouj mingzyienj roxnaeuz ngoemx yiengh samgak, miz bwn lumj ndaundeiq roxnaeuz bwnsienq nem diemjsienq saek henj; roujva saek aeujhoengz, saek henjheu roxnaeuz saek hau, byai dek 4 riz, gep dek luenz ngoemx, miz bwnsienq caeuq diemjsienq saek henj; nyiuzboux 4 diuz, beij roujva raez 2 boix; rongzceh miz bwn. Aenmak saek aeujhoengz.

【Faenbouh】Cujyau canj youq Gvangjsih、Gvangjdungh、Yinznanz、Gveicouh、Huznanz daengj. Gvangjsih cujyau faenbouh youq Cenzcouh、Lozcwngz、Lingzconh、Cauhbingz、Vuzcouh、Luzconh、Fangzcwngz、Bingzgoj、Denzlinz、Lingzyinz、Vanzgyangh.

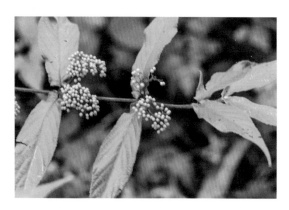

【Gipaeu gyagoeng】Seizhah seizcou gipsou, yungh singjsien roxnaeuz dak sauj.

【Go yw singqhingz】Nga oiq yiengh luenzsang, cizging 0.4~0.9 lizmij; saek monggeq, miz bwn henjgeq lumj ndaundeiq saek mong caeuq bwnsienq sibauh lai; caet byot, heih eujraek; gat mienh giz ngviz mingzyienj. Mbaw lai gienj nyaeuq, gij caezcingj de mbebingz yiengh

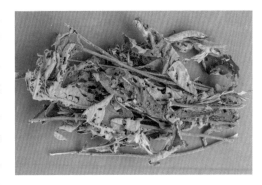

gyaeq dauqdingq roxnaeuz yiengh gyaeq dauqdingq luenz raez, raez 8~20 lizmij, gvangq 3~9 lizmij, byai ciemh soem, goek loq lumj yiengh sim, henz mbaw miz faenzgawq yiengh samgak, gwnz mbaw miz bwnnyungz saek cazamq, laeng mbaw miz diemjsienq saek henj, song mbiengj cungj miz bwn'unq; gaenqmbaw gig dinj, raez daih'iek 0.3 lizmij. Heiq iq, feih loq haemz、saep.

【Singqheiq】Manh、haemz, bingz.

【Goengnaengz】Doeng lohlungz, cing caep ndat doeg. Yungh bae yw aelwed, oklwed mbouj dingz, rueglwed, haexlwed, deng cax deng dub sieng in, fungcaep ndok in, baezhangx oklwed, dengsieng oklwed, baeznong, baezfoeg.

【Yunghfap yunghliengh】Gwn: Cienq raemx, 15~30 gwz. Rogyungh: Habdangq soqliengh, dubsoiq oep gizdeng; roxnaeuz nienj baenz mba saj gizdeng.

【Anqlaeh wngqyungh】

(1) Yw rueglwed, ndaeng oklwed, aeoklwed, baezhangx oklwed: Mbaw meizbag 60 gwz, mbaw daihfeng 30 gwz, cienq raemx gwn.

(2) Yw baenzbaez foeg doeg, caxhaeuj rindub foeg in: Mbaw daihfeng ndip habliengh, dubsoiq oep gizdeng.

(3) Yw baihrog dengsieng oklwed: Go daihfeng habliengh, nienj baenz mba, saj youq gizdeng.

Genjbwkbaihnamz

【Laizloh】Dwg genjbwzgoh doenghgo daengx go.

【Hingzyiengh】Caujbwnj lai bi maj. Cawj ganj daengjsoh, yiengh luenz roxnaeuz miz limq, saek gomiuz; ganj youq gyaenghlaj mbouj faennga, ganj gyaenghgwnz sam lwnz daengz seiq lwnz faennga, lumj mbaw doxdaeb, yiengh gyaeq samgak, raez 5~12 lizmij; gij mbaw gwnz faennga iq, song yiengh, baizlied baenz 4 hangz, henz mbaw 2 hangz, mbaw yiengh gyaeq samgak, raez 1.5~2 hauzmij, byai gip liem, song mbiengj mbouj doxdoiq, goek yiengh luenz roxnaeuz gaenh yiengh sim, henz mbaw dwg bien mbang bozmoz, miz di heuj; mbaw gyang

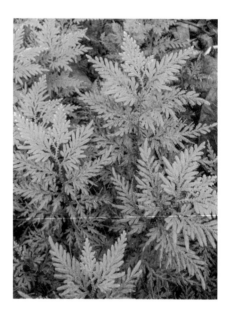

haemq iq, faen 2 hangz baiz youq gwnz faennga, maj mbang, mbaw yiengh luenz gyaeq, ciemh liem lij miz oen raeh, goek yiengh sim, meg cungqgyang mingzyienj, miz bien'gyaiq hau caeuq heuj cax; mbawlwg lumj aen gyaeq samgak, byai raez ciemh soem, henzbien miz heuj iq, lumj ndoklungz nei. Daeh rienghaeux bauhswj yiengh seiqlimq, dan maj youq nga byai; daeh bauhswj hung luenz lumj aen mak, maj youq cungqgyang daeh rienghaeux, aen daeh bauhswj iq yiengh luenz lumj aen mak, maj youq daeh rienghaeux song gyaeuj roxnaeuz ndaw rienghaeux cungj dwg daeh bauhswj iq, bauhswj yiengh mbouj doengz.

【Faenbouh】Cujyau canj youq Cezgyangh、Gyanghsih、Swconh、Sanjsih、Huzbwz、Gveicouh. Gvangjsih cujyau faenbouh youq Lungzcouh、Yunghningz、Bozbwz、Bwzliuz、Canghvuz daengj.

【Gipaeu gyagoeng】Seizcin seizhah gipsou, swiq seuq, dak sauj.

【Go yw singqhingz】Rag lumj ganj saek monghoengz, utgoz, rag gag daj gij baihswix baihgvaz de fatok, saeq, miz bwn rag. Ganj saek gomiuz roxnaeuz goek loq saek hoengz, sang 10~40 lizmij, cizging 1.5~2 hauzmij, laj ganj mbouj faennga, maj gij yiengh cuenq samgak, nem fomz youq baihgwnz, gyaengh gwnz ganj faennga lumj bwnfwed, daengx mbaw yiengh lumj aen gyaeq samgak. Mbaw lai niuj nyaeuq, gwnz mbaw saek damhloeg, laeng mbaw saek mongloeg, song yiengh, gij mbaw song henz nga yiengh gyaeq bihcinhhingz, hung iq gaenh lumj mbaw gwnz ganj, gij mbaw nem maj youq

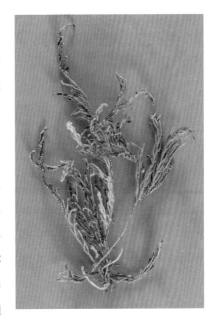

nga iq cungqgyang de haemq iq, yiengh luenz gyaeq, byai soem. Daehrieng bauhswj noix raen. Ganj unq nyangq, yungzheih eujraek; mbaw caet byot, yungzheih soiq. Heiq noix, feih cit.

【Singqheiq】Van、manh, bingz.

【Goengnaengz】Diuz lohlungz, leih lohraemx, cij lwed. Yungh bae yw oklwed mbouj dingz, haexlwed, dengsieng oklwed, foeg raemx, feizcoemh raemxgoenj lod sieng, lwgnyez gingfung, baezhangx, fatndat, nyouhniuj, nyouhlwed, vuengzbiu, aelwed, baezhangx oklwed, dengsieng oklwed.

【Yunghfap yunghliengh】Gwn: Cienq raemx 15~30 gwz, yw yunghliengh lai yungh daengz 60 gwz. Rogyungh: Habdangq soqliengh, nienj baenz mba oep gizdeng; roxnaeuz go yw ndip dubsoiq baeng gizdeng.

【Anqlaeh wngqyungh】

(1) Yw bwt ndat rueglwed: Genjbwkbaihnamz、nyacoengmou gak 30 gwz, cienq raemx cawj begdangz gwn.

(2) Yw dengdoeg oklwed: Genjbwkbaihnamz、vangzgiz gak daengjliengh, nienj baenz mba, raemxdang soengq gwn 20 gwz.

(3) Yw daep ndongj dungx foegraemx: Goraghaz 120 gwz, nyagvaeknoux、rag makit ndoi、makcauj gak 30 gwz, genjbwkbaihnamz、cazdeih、nomjsoemzsaeh、banbenhlenz gak 15 gwz, cienq raemx gwn.

Faexlwedlungz

【Laizloh】Dwg bwzhozgoh doenghgo gombawgiemq faexlwedlungz gij icngfaex ginggvaq daj gij go faex hamz miz ieng de daezaeu haenx.

【Hingzyiengh】Gyauzmuz. Byakfaex saek monghau, wenj, geq seiz saek monghenjgeq, baenz gep bok loenq; nga oiq miz riz mbaw yiengh gengx. Mbaw baenz nyumq maj youq byai ganj roxnaeuz nga byai, doxdaeb; gep mbaw giemqhingz, mbang lumj naeng, raez 50~100 lizmij, gvangq

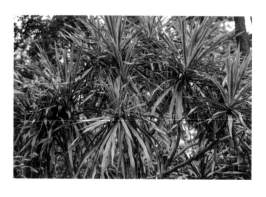

2~3 lizmij, yiengq goek loq bienq gaeb le doeklaeng gya hung, suek ganj, mbouj miz gaenq, goek caeuq ganj, gwnz dingj nga daiq saek hoengz. Valup luenzliem raez, diuz sug valup miz bwnnyungz dinj lumj aencij doed hwnj; va song singq, saek cijhau; youq goek va hab maj; vasei benjbingz, gaenh sienq hingz, gyaengh gwnz miz diemjrengq saek cazhoengz; rongzceh miz 3 aen, saeuva saeq, lumj sei raez, gyaeujsaeu lumj gyaeuj, dek 3 riz. Aen mak lumj aen giuz, saek henj lumj aen makdoengj.

【Faenbouh】Gvangjdungh, Daizvanh ndaem miz. Gvangjsih cujyau faenbouh youq Cingsih、Lungzcouh、Bingzsiengz、Dasinh、Ningzmingz.

【Gipaeu gyagoeng】Aeu gofaex geq hamz miz ieng haenx dubsoiq, aeu yizcunz daez aeu ieng faex.

【Go yw singqhingz】Biujmienh saek amqhoengz roxnaeuz ndaemhoengz, mienhraemj bingz miz gij rongh lumj bohliz nei; caet byot yungzheih soiq; gwnz mienhraeuj rongh miz congh iq; mbafaenj saek hoengzsien, yungz youq ndaw yizcunz yienh ok saek cazhoengz roxnaeuz lwedhoengz, mbouj yungz haeuj raemx, sizyouzmiz caeuq sunghcezyouz. Mbouj miz heiq, feih cit.

【Singqheiq】Van, ndaengq、bingz, miz siujdoeg.

【Goengnaengz】Doeng lohlungz, sanq giet cij in. Yungh bae yw deng cax deng dub sieng in, dawzsaeg in, senglwg gvaqlaeng dungxin, baeznou, baezcueng, baezhangx, dengsieng oklwed mbouj dingz.

【Yunghfap yunghliengh】Gwn: Nienj baenz mba, 1~1.5 gwz; roxnaeuz haeuj ywyienz. Rogyungh: Habdangq soqliengh, nienj baenz mba diuz oep gizdeng; roxnaeuz haeuj ywgau baeng youq gizdeng.

【Anqlaeh wngqyungh】

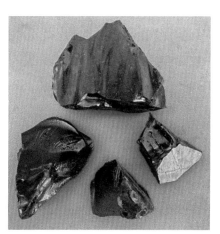

(1) Yw sieng sonjhaih ndoknyinz, in mbouj ndaej nyaenx: Faexlwedlungz、mozyoz、danghgveih (coeg, loq cauj)、cizsozyoz、simgveiq gak 30 gwz, bwzcij 60 gwz, dubsoiq oemq baenz mba, moix baez gwn 6 gwz, aeu laeuj raeuj soengq gwn, moix ngoenz sam seiq baez.

(2) Yw lwed giet baenz ndaek ndaw dungx: Faexlwedlungz、mozyoz、vadsig、naengmauxdan (doengzcaez cawj gvaq) gak 30 gwz, nienj baenz mba, aeu meiq gyaux guh baenz ywyienz lumj duhhenj hung, gwn de.

(3) Yw senglwg gvaqlaeng lwed cung simgek diemheiq baeg: Faexlwedlungz、mozyoz gak 5 gwz, nienj baenz mba, aeu nyouh lwgnyez caeuq laeuj diuz gwn.

Godienzcaet

【Laizloh】Dwg gij rag vujgyahgoh doenghgo gosamcaet.

【Hingzyiengh】Caujbwnj. Rag lumj ganj dinj, miz riz ganj geq canzlw; rag cocangq baenz noh, yiengh dauj luenzliem roxnaeuz luenzsang dinj, miz lai diuz rag nga, naengrog saek henjloeg daengz saek hoengzhenj. Ganj daengjsoh, gaenh luenzsang; wenj mbouj miz bwn, saek loeg roxnaeuz daiq dingzlai diuz raiz soh saeq saek aeuj. Mbaw doxdaeb lumj fajfwngz, 3~6 benq lwnz maj youq gwnz ganj; mbaw iq 3~7 mbaw; mbaw yiengh luenz raez daengz lumj aen gyaeq dauqdingq luenz raez, raez daih'iek 5~14 lizmij, gvangq 2~5 lizmij, cungqgyang lai mbaw haemq hung, ceiq baihlaj 2 mbaw ceiq iq, byai raez

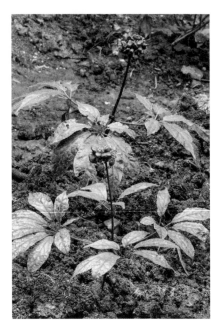

soem, goek gaenh luenz roxnaeuz song mbiengj mbouj doxdaengh, henz mbaw miz faenzgawq saeq, gyaeuj faenzheuj mizseiz miz bwn oen iq, biujmienh swnh meg miz bwn oen iq, mizseiz song mbiengj cungj ca mbouj geij mbouj miz bwn. Cungj gaenqva daj goek gaenqmbaw gwnzganj cungqgyang yot okdaeuj, daengjsoh; valup lumj liengj dandog maj youq dingjbyai; va dingzlai, song singq, mizseiz dan singq va caeuq song singq va caezyouq; va'ngoz saek loeg, byai doengciengz 5 riz heuj dek; limqva 5 dip, yiengh gyaeq luenz raez, saek henjloeg; nyiuzboux 5 diuz; nyiuzmeh 1 diuz, rongzceh youq laj vih. Aenmak lumj aen makieng, gaenh lumj aen mak, seiz oiq saek loeg, mak geq seiz saek hoengz; ceh 1~3 naed, yiengh giuz, naeng ceh saek hau.

【Faenbouh】Cujyau canj youq Gyanghsih、Huzbwz、Gvangjdungh、Gvangjsih、Swconh、Yinznanz. Gvangjsih cujyau faenbouh youq Denzdungh、Dwzbauj、Cingsih、Nazboh daengj.

【Gipaeu gyagoeng】Dajndaem gvaqlaeng 3 bi seizhah seizcou gipaeu, cawz ragmumh bae, dak ndit daengz buenq hawq, yungh rengz fou, caiq youq laj ndithaenq dak, cungzfuk lai baez, cuengq youq ndaw daehndaij gya lab dwk rongh.

【Go yw singqhingz】Diuz rag yiengh luenzliem, yiengh lwgrok roxnaeuz baenz gaiq mbouj gvicaek, raez 1~6 lizmij, cizging 1~4 lizmij; saek monghenj daengz hoengzndaem, miz gij rongh lumj lab, gwnz dingj miz riz rag lumj ganj, seiqhenz miz gij yiengh nok doed hwnj, henz miz raiz

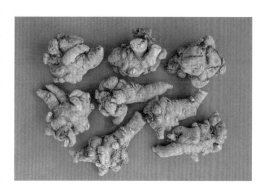

nyaeuq caeuq riz ragnga goenq, ndang naek, caet maenh, dwk soiq le gyaengh naeng caeuq gyaengh faex ciengz faenliz; mienh vang raemj saek mongloeg, saek henjloeg roxnaeuz saek monghau, gyaengh naeng miz diemj raizyouz saeq iq saek cazhoengz, cungsim miz gij raizloh loq lumj yiengh cuengqyingj. Heiq noix, feih haemz, loq liengz le dauq van.

【Singqheiq】Van, raeuj.

【Goengnaengz】Diuz lohlungz, lohhuj, bouj lwed, cij lwed, sanq giet cij in. Yungh bae yw gij bingh senglwg gvaqlaeng lwedhaw, aelwed, lwedcingq, haexlwed, boedbaih mboujdingz, aek in, dungxin, deng cax deng dub sieng in, dawzsaeg in, baeznong, baezfoeg.

【Yunghfap yunghliengh】Gwn: Cienq raemx, 3~15 gwz; roxnaeuz nienj baenz mba ndwnj gwn, moix baez 3~6 gwz. Rogyungh: Habdangq soqliengh.

【Anqlaeh wngqyungh】

(1) Yw rueglwed: Gaeq 1 duz, buqhai, dawz deuz gij labsab ndaw dungx, caeuq yw mba godienzcaet 3 gwz, raemxgo'ngaeux cenj ndeu, laeujgaeuq buenq cenj, gek raemx aeuq cug gwn.

(2) Yw aeoklwed, giem yw rueglwed, leix lwed cwk caeuq oknyouhlwed okhaexlwed: Gorinvasim (coemh) 9 gwz, godienzcaet 7 gwz, lwedyawz (coemh) 3 gwz. Nienj baenz mba, raemx raeuj soengq gwn, faen 2 baez gwn.

(3) Yw mehmbwk lwedbyoengq: Godienzcaet 7 gwz, nienj baenz mba, aeu laeujcit roxnaeuz raemx danghaeux diuz gwn.

Nyienghvamaeq

【Laizloh】Dwg cienz go gizgoh doenghgo nyienghvamaeq.

【Hingzyiengh】Caujbwnj. Rag lumj ganj raez; ganj mbouj miz bwn roxnaeuz miz di bwnsei lumj sei duzgyau. Gij mbaw maj youq goek de seiz va hai couh reuq; gij mbaw youq gyaengh laj ganj caeuq cungqgyang ganj de yiengh luenz raez daengz bihcinhhingz luenz raez, raez 7~15 lizmij, gvangq 1.5~14 lizmij, byai ngoemx roxnaeuz luenz, goek yiengh limx, ciengz mbouj miz gaenqmbaw, gij mbaw gyaengh gwnz ganj ciemh iq, henzmbaw miz oencim roxnaeuz heujoen deih. Valup lumj gyaeuj dan maj youq byai gaenq, vaboux vameh mbouj doengz go; cungj baubenq 6 caengz, caengz rog gig dinj, yiengh

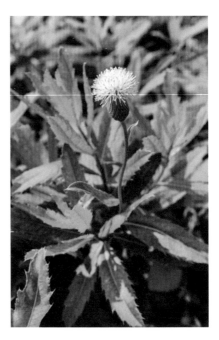

luenz raez bihcinhhingz, caengz ndaw bihcinhhingz, byai raez liem, miz oen; vaboux vayw saek aeujhoengz; roujva vameh saek aeujhoengz. Mak byom lumj aen giuz roxnaeuz luenz raez, loq benjbingz; bwnrouj lumj bwnfwed.

【Faenbouh】Daengx guek daihbouhfaenh digih cungj miz. Gvangjsih gak dieg cungj miz faenbouh.

【Gipaeu gyagoeng】5~6 nyied mwh va hai hoengh, gvej aeu daengx go, dak sauj roxnaeuz yungh singjsien. Ndaej lienzdaemh sou 3~4 bi.

【Go yw singqhingz】Ganj yiengh luenzsang, raez 30~45 lizmij, cizging 2~4 hauzmij; saek loeg roxnaeuz daiq di saek aeujhoengz, miz limq soh caeuq bwnnyungz; byot, heih eujraek; mienhgoenq baenz cenhveiz, cungqgyang hoengq. Mbaw lai nyaeuq roxnaeuz deksoiq, gij caezcingj de mbebingz yiengh luenz raez, raez 3~12 lizmij, gvangq 0.5~3 lizmij, henzmbaw caezcienz roxnaeuz loq miz riz lumj raemxlangh, miz oencim iq maeddeih, gwn mbaw saek loeghenj, laeng mbaw saek mongloeg, song mbiengj cungj miz bwn lumj seiduzgyau saek hau. Valup yiengh gyaeuj maj youq byai go, cungj baubenq lumj aen cung, baubenq saek henjloeg, 5~6 caengz, sienqhingz roxnaeuz bihcinhhingz, roujva lai loenq, bwnrouj lumj bwnfwed ciengz loh ok rog. Heiq noix, feih loq haemz.

【Singqheiq】Van、haemz, nit.

【Goengnaengz】Doeng lohlungz, cing huj cij lwed. Yungh bae yw aelwed, rueglwed, oklwed mbouj dingz, nyouhlwed, okhaexlwed, baeznong, baezfoeg, dawzsaeg mbouj dingz, dengsieng oklwed.

【Yunghfap yunghliengh】Gwn: Cienq raemx, 5~15 gwz (ndip 30~60 gwz); roxnaeuz dubsoiq aeu raemx. Rogyungh: Habdangq soqliengh, dubsoiq baeng gizdeng.

【Anqlaeh wngqyungh】

(1) Yw sim ndat rueg lwed bak sauj: Aeu raemx rag nyienghvamaeq、raemx go'ngaeux ndip、raemx niuzbang ndip、raemx maenzsiengjdeih ndip gak 100 hauzswngh, dangzrwihau 1 beuzgeng gyaux yinz, mbouj suenq seiz, menhmenh hamz gwn.

(2) Yw lwedbyoengq: Gij ganj、mbaw (swiq, cab) nyienghvamaeq habliengh, nienj aeu raemx boi hung ndeu, yungh raemx maenzsiengjdeih ndip boi hung ndeu, bwzsuz 15 gwz, cienq gemj buenq, raeuj gwn.

(3) Yw rueglwed, aelwed: Nyienghvamaeq、nyalinzswj、mbaw go'ngaeux、mbaw gomeizbag, raghaz、gencauj、faenzgaehhenj、davangz、naeng mauxdan、naeng go'gyang gak daengjliengh, coemh baenz danq, nienj baenz mba gig saeq, aeu ceij suek, aeu aen vanj goemq youq gwnz dieg hwnz ndeu, yungh seiz sien gwn raemx go'ngaeux hau roxnaeuz raemx lauxbaeg muz gingmaeg buenq vanj 15 gwz, gwn haeux sat le gwn.

Go'gyang

【Laizloh】Dwg gij gaenq caeuq byukmbaw cenhveiz cunghlijgoh doenghgo go'gyang.

【Hingzyiengh】Gofaex sang. Ganj luenz sang, hung co daengjsoh, mbouj faennga, saek monggeq, gij byukmbaw geq lumj cenhveiz saek henjgeq canzlw de caengz youh caengz suek youq gwnz ganj, loenq le yienh ok gij hothoh miz gengx. Mbaw baenz nyup maj youq byai go, yiengq rog mbehai; gaenqmbaw ndongj, vang gat mienh yiengh gaenh samgak, henz mbaw miz faenzgawq saeq, goek miz byukmbaw lumj cenhveiz saek henjgeq, gaenqmbaw moq daengjsoh, gaenqmbaw geq ciengz duiq

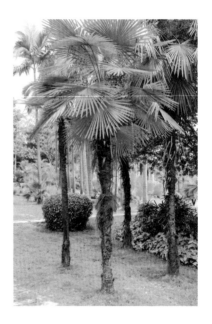

doxroengz; gij mbaw gaenh lumj faj beiz luenz, cizging 60~100 lizmij, miz haujlai riz nyaeuq, lumj fajfwngz nei faenmbek daengz cungqgyang bae, gwnz mbaw saek loeg, laeng mbaw miz faenjlab, lumj aeng. Gij rienghaeux valup, daj dingj ganj laj goek gaenqmbaw yot okdaeuj, goek miz dingzlai baubenq lumj faek hung; vameh vaboux lingh go; vaboux iq, saek henjdamh, va byak 6 gep, 2 lwnz, yiengh gyaeq gvangq, nyiuzboux 6 diuz; vahmeh vabyak caeuq vaboux doxdoengz, rongzceh youq gwnz vih, miz bwn'unq hau maeddeih, saeuva 3 riz dek. Aenmak miz haed yiengh aen giuz roxnaeuz lumj aen mak, sug le rog naeng mak saek lamzmong, miz faenj lab.

【Faenbouh】Cujyau canj youq Gyanghsih、Gyanghsuh、Anhveih、Cezgyangh、Fuzgen、Gvangjdungh、Gvangjsih、Swconh、Gveicouh、Yinznanz daengj. Gvangjsih cujyau faenbouh youq Bwzswz、Nanzningz、Liujcouh、Gveilinz daengj.

【Gipaeu gyagoeng】Cienz bi cungj ndaej gipaeu, lienz gaenqmbaw caeuq byak mbaw senhveiz gvej roengzdaeuj, dak sauj.

【Go yw singqhingz】Gij naeng go'gyang nanz de, mingz dwg naenggaeuq go'gyang. Dawz gij cenhveiz rog gaenqmbaw bok bae, dak sauj, an' mingz heuh ndokgo'gyang.

Gij naenggaeuqgo'gyang dwg gij cenhveiz co raez, baenz nyumq roxnaeuz baenz gep, raez 20~40 lizmij, hung iq mbouj doxdoengz, saek hoengzgeq, unqnyangq, mbouj yungzheih sik vaih. Heiq noix, feih cit.

Ndokgo'gyang lumj diuzbenj raez, raez dinj mbouj ityiengh; saek caznding, goek haemq gvangq youh loq bingz, roxnaeuz loq yiengq baihndaw utngeuj, yiengq gwnz cix ciemh gaeb youh na, gwnz mbaw cungqgyang bongz hwnj, yiengh samgak, baihlaeng song mbiengj bingz, gwnzde miz bwnnyungz saek cazhoengz maeddeih, gwnz mbaw bingz, sik gij naeng rog bae le, couh yawj ndaej raen gij senhveiz geng youh nyangq haenx; caet genqnyangq, mbouj ndaej eujraek, mbiengjcab bingzcingj, sanq maj dingzlai baenz nyup diuzguenj cenhveiz lumj diemj saek henjdamh. Heiq

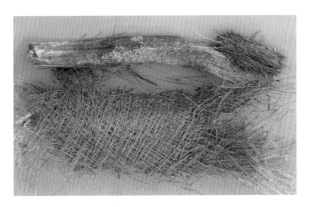

noix, feih cit.

【Singqheiq】Haemz、saep, bingz.

【Goengnaengz】Diuz lohlungz, cij lwed. Yungh bae yw aelwed, oklwed mbouj dingz, haexlwed, nyouhlwed, dawzsaeg oklwed mbouj dingz, dengsieng oklwed.

【Yunghfap yunghliengh】Gwn: Cienq raemx, 3~18 gwz. Rogyungh: Habdangq soqliengh, nienj baenz mba diuz oep gizdeng.

【Anqlaeh wngqyungh】

(1) Yw ndaeng oklwed mbouj dingz: Go'gyang (coemh baenz daeuh) habliengh, boq ndaeng.

(2) Yw ndaeng oklwed mbouj dingz: Go'gyang, nyalinzswj, naeng gofaexvaz, lungzgoet gak daengjliengh, nienj baenz mba saeq le, moix gwn 6 gwz, haeuxcuk diuz gwn.

(3) Yw uk ok lwed: Gek bi go'ngaeux, go'gyang, byoemgyaeuj (caemhcaiq coemh baenz daeuh) gak daengjliengh, nienj baenz mba, moix gwn 6 gwz, cienq raemx namzmoeghom soengq dang gwn; roxnaeuz dan aeu go'gyang dwk daeuh ndat, raemxreiz diuz gwn.

Gobyaekdingaeq

【Laizloh】Dwg cibcih vahgoh doenghgo gobyaekdingaeq daengx go.

【Hingzyiengh】Caujbwnj. Ganj loq miz faennga roxnaeuz bwn dan. Mbaw baenz nyup daj goek maj, lumj baenz aen va'ngaeux, miz gaenqmbaw raez, mbaw hung gyaeuj lumj fwed dek, raez ndaej dabdaengz 12 lizmij, gvangq ndaej dabdaengz 2.5 lizmij; gij dek benq gwnz byai haemq hung, yiengh gyaeq daengz luenz raez; henz maj gij gep dek haemq iq, gaeb raez, yiengh luenz daengz yiengh aen gyaeq, byai ciemh soem, dek feuz roxnaeuz miz faenzgawq mbouj gvicaek; mbaw gwnz ganj gaeb bihcinhhingz, raez 1~2 lizmij, gvangq 2~15 hauzmij, goek lumj naq suek ganj, henz mbaw miz vengq roxnaeuz faenzgawq. Cungj valup maj youq byai go roxnaeuz maj youq laj goek gaenqmbaw; va'ngoz luenz raez; limqva saek hau, lumj beuzgeng roxnaeuz lumj aen gyaeq, miz nyauj dinj. Gij gok aenmak dinj lumj aen gyaeq dauqdingq samgak roxnaeuz lumj aensim dauqdingq samgak, benjbingz, mbouj miz bwn, byai loq gumz, dip dek miz megmuengx.

【Faenbouh】Canj youq daengx guek gak dieg. Gvangjsih gak dieg cungj miz faenbouh.

【Gipaeu gyagoeng】3~5 nyied gipsou, cawz bae mbaw roz labsab, swiq seuq, dak sauj.

【Go yw singqhingz】Ganj, mbaw saek henjloeg, mbaw nyaeuq, mbehai loq gaeb bihcinhhingz, raez 1~2 lizmij, gvangq 2~15 hauzmij, goek lumj naq suek ganj. Diuzsug cungj valup haemq saeq, saek henjloeg; gaenqva iq saeq, yungzheih eujraek; va iq, cizging daih'iek 2.5 hauzmij, limqva 4 dip, saek hau roxnaeuz saek damh cazhenj; diuzsug valup baihlaj ciengz miz aenmakngaeu iq yiengh dauj samgak, saek loeg roxnaeuz saek henjloeg, raez 5~8 hauzmij, gvangq 4~6 hauzmij. Heiq rang, feih cit.

【Singqheiq】Van、cit, nit.

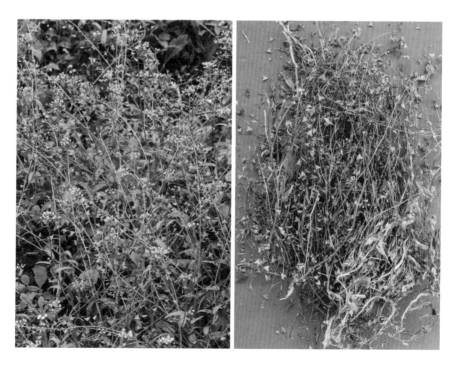

【Goengnaengz】 Doeng lohlungz, doeng lohhaeux、lohraemx, cij lwed, cing daep rongh da. Yungh bae yw aelwed, oklwed mbouj dingz, nyouhlwed, lwgda in, hezyaz sang, okleih, foegraemx, lajdaej lwgda oklwed, nyouh gwd.

【Yunghfap yunghliengh】 Gwn: Cienq raemx 15~30 gwz (ndip 60~120 gwz) roxnaeuz haeuj ywyienz、ywsanq. Rogyungh: Habdangq soqliengh, dubsoiq aeu raemx diemj lwgda.

【Anqlaeh wngqyungh】

(1) Yw ok nyouh lwed: Byaekdingaeq 15 gwz, cienq raemx, diuz dangzrwi seizdoeng gwn; roxnaeuz gya gij daeuh naenggo'gyang 3 gwz, cung gwn.

(2) Yw ndaw deng sieng oklwed: Byaekdingaeq 30 gwz, dangzrwi cauj makcauj 30 gwz, cienq raemx gwn.

(3) Yw lwed boedbaih caeuq dawzsaeg oklwed lai: Byaekdingaeq 30 gwz, gobienmax 30 gwz, cienq raemx gwn.

Raghaz

【Laizloh】 Dwg gij rag lumj ganj hozbwnjgoh doenghgo gohaz.

【Hingzyiengh】 Caujbwnj lai bi maj. Rag soh saek hau, bomz youq gwnz namh byaij vang, miz gyaep gig maed. Ganj baenznyup maj, daengjsoh, yiengh luenz soh, wenj mbouj miz bwn, goek miz dingzlai mbaw geq caeuq goekmbaw canzlouz. Mbaw baenz diuz roxnaeuz baenz diuz bihcinhhingz; gvangq 3~8 hauzmij, byukmbaw saek henjgeq, mbouj miz bwn, roxnaeuz gyaengh gwnz caeuq henzbien nem bakbyuk miz linxmbaw dinj caeuq bwn dinj. Valup luenzliem suk lumj riengzhaeux, maj youq byai go, lumj aendoengz luenz; riengz iq bihcinhhingz roxnaeuz luenz raez, baenz doiq baizlied youq gwnz diuzsug valup, riengz iq miz gaenq haemq raez, lingh diuz rieng iq miz gaenq dinj; va song singq, moix diuz rieng iq miz 1 duj va, goek miz bwnnyungz lumj sei saek hau; song mbaw raez doxdoengz roxnaeuz mbaw daih'it loq dinj youh gaeb, miz 3~4 diuz meg, daihngeih mbaw haemq gvangq, miz 4~6 diuz meg; byukva mozciz, mbouj miz bwn, aen byukrog daih'it lumj aen gyaeq luenz raez, byukndaw dinj, aen byukrog daihngeih yiengh bihcinhhingz, caeuq byukndaw raez doxdoengz; nyiuzboux 2 diuz, ywva saek henj; vameh 1 diuz, miz saeuva haemq raez, gyaeuj saeu yiengh bwn roeg. Mak miz faek yiengh luenz raez, saek henjgeq, aenmak sug de miz bwn'unq raez saek hau.

【Faenbouh】Daengx guek daihbouhfaenh digih cungj canj. Gvangjsih gak dieg cungj miz faenbouh.

【Gipaeu gyagoeng】Seizcin seizcou vat aeu, cawz bae gij bouhfaenh gwnz namh caeuq faekmbaw lumj gepgyaep, swiq seuq, yungh singjsien roxnaeuz cug baenz bog dak sauj.

【Go yw singqhingz】Rag lumj ganj yiengh luenz raez, mizseiz faennga, raez dinj mbouj ityiengh, cizging 2~4 hauzmij; saek henjhau roxnaeuz saek henjdamh, miz ronghlwenq, miz riz nyaeuq soh, rizgengx hothoh mingzyienj, gwnz hothoh miz mbawgyaep saek monghoengz caeuq rag saeq canzlouz, ndaw hothoh raez 1~3 lizmij. Ndang mbaeu, caet nyangq; mienhgat miz cenhveiz, saek henjhau, lai miz

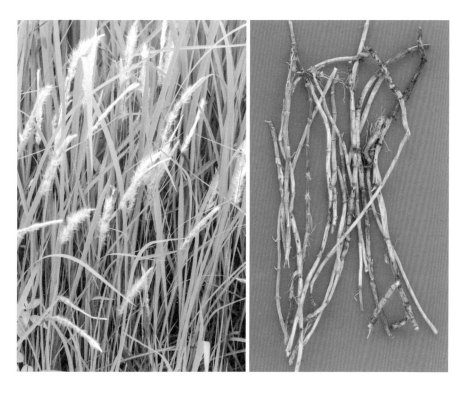

gehdek lumj cuengqyingj, mizseiz lij ndaej raen ndawgyang miz aen congh iq ndeu. Heiq noix, feih loq van.

【Singqheiq】Van, nit.

【Goengnaengz】Diuz lohlungz, leih lohraemx, liengz lwed cij lwed, cing hujdoeg. Yungh bae yw oklwed mbouj dingz, binghndat hozhawq, rueg, baenzae, heiq ae'ngab, nyouhniuj, foegraemx, vuengzbiu, lwed ndat ok lwed.

【Yunghfap yunghliengh】Gwn: Cienq raemx dang, 6~30 gwz (ndip 30~60 gwz); roxnaeuz dubsoiq aeu raemx. Rogyungh: Ndip habdangq soqliengh, dubsoiq aeu raemx cat gizdeng.

【Anqlaeh wngqyungh】

(1) Yw rueg lwed mbouj dingz: Raghaz gaem ndeu, cienq raemx gwn.

(2) Yw ndaeng ok lwed mbouj dingz: Raghaz habdangq soqliengh, nienj baenz mba, raemxreiz soengq gwn 6 gwz.

(3) Yw ok nyouhlwed: Raghaz、ngveihnyadaezmax gak 30 gwz, begdangz 15 gwz, cienq raemx gwn.

Daih 14 Cieng   Yw Sousaep

Hwzswj

【Laizloh】Dwg gij mak sijginhswjgoh doenghgo hwzswj.

【Hingzyiengh】Gofaex sang. Nga gaenh mbouj miz bwn, conghnaeng iq raez, saek hau roxnaeuz saek henjdamh, nga oiq saek henjgeq, miz bwnnyungz. Mbaw doxdoiq maj roxnaeuz gaenh doxdoiq maj; gaenqmbaw coekmaengh, liz gwnzbyai 1~5 hauzmij gizde miz 2 (~4) aen siengqdaej; mbaw yiengh

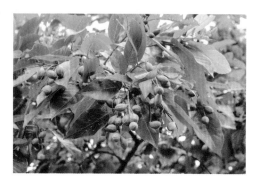

gyaeq roxnaeuz luenz raez, raez 7~14 lizmij, gvangq 4.5~8.5 lizmij, byai soem dinj, goek luenzngoemx roxnaeuz yiengh limx, mbitngeng, henzbien caezcienz roxnaeuz loq miz riz lumj raemxlangh, song mbiengj mbouj miz bwn, miz diemj nok iq deih. Valup lumj rienghaeux, miz seiz youh gapbaenz gij valup luenzsoem; va song singq; va'ngoz lumj aen cenj, saek loeg daiq saek henj, 5 diuz heuj dek, samgak, baihrog

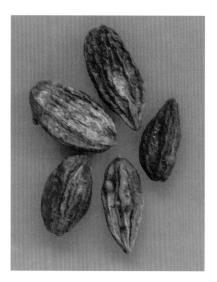

mbouj miz bwn, baihndaw miz bwn'unq saek hoengzgeq; limqva vauq; nyiuzboux 10 diuz; rongzceh youq laj vih, luenz soh, miz bwn. Aenmak miz ngveih yienghj aen gyaeq roxnaeuz yiengh luenz raez, saek loeg, cocauq, mbouj miz bwn, mak geq seiz bienq saek ndaemgeq, doengciengz miz 5 diuz limq ngoemx.

【Faenbouh】Faenbouh youq fueng dieg Saenamz guek raeuz caeuq Yinznanz、Gvangjdungh. Gvangjsih dingzlai dwg ndaem ganq.

【 Gipaeu gyagoeng 】 Seizcou seizdoeng gipaeu, ring sauj roxnaeuz dak sauj.

【 Go yw singqhingz 】 Aenmak yiengh luenz raez roxnaeuz luenz gyaeq, raez 2~4 lizmij, cizging 2~2.5 lizmij, saek cazhenjgeq roxnaeuz saek hoengzndaem, loq miz rongh, miz 5~6 diuz sienq limq soh caeuq raiznyaeuq mbouj gvicaek, goek miz riz gaenqmak yiengh luenz; genq saed; aenmak noh na 0.2~0.4 lizmij, saek cazhenjgeq roxnaeuz saek henjgeq; ngveihmak raez 1.5~2.5 lizmij, cizging 1~1.5 lizmij, saek henjoiq, cocauq, ndongj. Ceh saeq raez lumj lwgrok, raez daih'iek 1 lizmij, cizging 0.1~0.4 lizmij; naengceh saek cazhenj, mbawlwg song mbaw, saek hau, cigsoh doxdaeb baenqgienj. Heiq noix, feih soemj saep gvaqlaeng diemz.

【 Singqheiq 】 Haemz、soemj、saep, bingz.

【 Goengnaengz 】 Diuz lohlungz, lohhuj, bouj lwed, cij lwed, sanq giet cij in. Yungh bae yw okleih, oksiq, haexlwed, baenzae, hozin, gyoenjconh, ae nanz lai gangjvah mbouj ok.

【 Yunghfap yunghliengh 】 Gwn: Cienq raemx, 3~12 gwz.

【 Anqlaeh wngqyungh 】

(1) Yw, ae nanz lai gangjvah mbouj ok: Hwzswj (cawzbae ngveih) 30 gwz, ngveih makgingq (cimq, cawzbae naeng, byai) 30 gwz, dunghcauj 7.5 gwz, cab mienz, moix gwn 12 gwz, raemx 150 hauzswngh, hing (saz) 5 gep, cienq daengz 100 hauzswngh, cawzbae nyaq, gwn haeux le raeuj gwn.

(2) Yw bouxgeq oksiq mbouj dingz: Bwzfanz (coemh baenz daeuh) 30 gwz, hwzswj 3 gwz (saz, yungh naeng), dubsoiq daeuj guh ywsanq, moix gwn 6 gwz, aeu souh diuz gwn.

(3) Yw bakbaeznong nanz mbouj ndei: Hwzswj 5 aen (laeuj nyinh, mbaw ceij suek saz cug, noh caeuq ngveih caez dub soiq), nae gep 0.3 gwz, nienj baenz mba saeq, seiz mbouj seiz caemj di ndeu, bak hamz menhmenh ndwnj roengz.

Makvengj

【Laizloh】 Dwg ciengzveizgoh doenghgo govengj gij mak.

【Hingzyiengh】 Go faexcaz ciengz loeg benz hwnj sang. Ganj mboujmiz bwn, miz oen naeng lumj ngaeu caeuq bwn oen lumj ngaeu. Mbaw doxdaeb lumj fwed roeg, gaenqmbaw caeuq diuzsug mbaw miz oen bwn iq caeuq bwn oen; dakmbaw bihcinhhingz, caeuq gaenqmbaw dox faenliz, caeux doek; mbaw iq lumj naeng, doengciengz miz 3 mbaw, noix miz 5 mbaw, mbaw yiengh gyaeq luenz raez roxnaeuz bihcinhhingz, raez 2.5~7 lizmij, gvangq 1.5~4.5 lizmij, byai gip soem roxnaeuz ciemh soem, goek gaenh luenz, henz mbaw miz faenzgawq saeq lumj heuj, mbouj miz bwn, miz ronghlwenq. Va dan maj youq gwnz dingj henz nga, gaenqva caeuq aendoengz va'ngoz baihrog

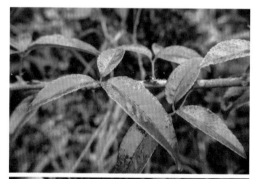

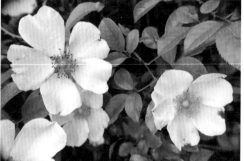

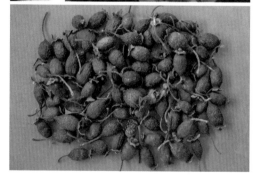

cungj miz bwn oen; va'ngoz 5 gep; limqva 5 dip; saek hau; nyiuzboux lai diuz; naeng sim lai, gyaeuj saeu comz youq bak vadak. Aen mak lumj aen gyaeq dauqdingq, saek aeujgeq, miz bwn oen gig maed.

【Faenbouh】 Faenbouh youq Sanjsih、Gyanghsuh、Anhveih、Cezgyangh、

Gyanghsih、Fuzgen、Daizvanh、Huzbwz、Hoznanz、Huznanz、Gvangjdungh、Haijnanz、Gvangjsih、Swconh、Gveicouh、Yinznanz. Gvangjsih cujyau faenbouh youq Lingzyinz、Nazboh、Vujmingz、Yunghningz、Nanzningz、Gveibingz、Yangzsoz.

【Gipaeu gyagoeng】8~11 nyied aen mak bienq hoengz le gipaeu, dak sauj, cawz bae bwn oen.

【Go yw singqhingz】Aenmak lumj aen gyaeq dauqdingq, saek henjhoengz daengz cazhoengz, loq miz rongh, miz dingzlai gij nok iq saek cazhoengz youz gij bwn geng lumj oen doekloenq gvaqlaeng canzlw laj goek cauhbaenz haenx doedhwnj; miz va'ngoz sukyouq ndaw byai lumj aen buenz, cungqgyang loq doed hwnj, miz saeuva saek henj caeuq gaenqmak canzlw; caet genggenq, sohcab le yawj ndaej raen aendoengz va'ngoz baihndaw miz bwnnyungz saek henj maeddeih, miz rongh. Aen mak byom geij cib ngveih, yiengh benj lumj lwgrok, saek cazhenj, baenz faex, rog miz bwnnyungz saek henjdamh. Heiq noix, feih van, loq saep.

【Singqheiq】Soemj, saep; bingz.

【Goengnaengz】Doeng lohhaeux, lohraemx, dinghmaenh cingsaenz, cij begdaiq. Yungh bae yw bingh raelaeuh, nyouhdoekcongz, nyouhdeih, oksiq, okleih, nyouhniuj, nyouhlwed, roengz begdaiq, dawzsaeg mbouj dingz, gyoenjconh, rongzva gyod, nyouh doekcongz.

【Yunghhfap yunghhliengh】Gwn: Cienq raemx, 12~30 gwz; roxnaeuz haeuj ywyienz, ywsanq, roxnaeuz ngauz baenz gau.

【Anqlaeh wngqyungh】

(1) Yw loqfangzhwnz raelaeuh, rae mbouj maenh: Makvengj 5 goenggaen, buqhai cawzbae gij bwn ngveih, youq ndaw ruq faex coeg soiq bae, gya raemx 1 swngh, cienq baenz gau gwn.

(2) Yw nyouh deih, nyouh lai, oknyouh mbouj gimq: Makvengj (cawzbae oen caeuq gij labsab ndaw dungx) habliengh, dungxiqmou 1 aen, raemx cawj gwn.

(3) Yw ndanghaw nanz lai oksiq okleih: Makvengj (cawzbae oen caeuq labsab ndaw dungx) 30 gwz, dangjsinh 9 gwz, cienq raemx gwn.

Gyapsae

【Laizloh】 Dwg gij gyap muzligoh doenghduz gaenh gyang gyapbangx.

【Hingzyiengh】 Ndangdaej bienqvaq lai, hoeng dingzlai dwg samgakhingz. Byak raez itbuen 3~6 lizmij, swix gvaz song gep byak raez mbouj doxdoengz, byak baihswix gig mboep, haemq hung youh na, ndaej yungh daeuj nem gij doxgaiq wnq, biujmienh diuznyinz lumj cuengqingj

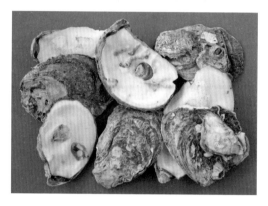

de haemq lai, roxnaeuz cingcuj ndaej geq soq; gep byak baihgvaz haemq iq youh bingz, biujmienh miz lai caengz gyaep yiengh gengx simluenz heux youq seiqhenz, mbouj miz diuznyinz lumj cuengqingj yienhda. Gwnz byak baihgvaz biujmienh dingzlai dwg saek henjdamh, cab miz saek aeujhenjgeq roxnaeuz raiz diuz saek ndaem, byak baihndaw miz saek hau roxnaeuz saek monghau, gij riznoh byakhaep saek henjmong, yiengh luenz gyaeq; gij saek byak baihswix biujmienh beij byak baihgvaz damh di, byak baihndaw saek monghau.

【Faenbouh】 Gvangjsih cujyau faenbouh youq Bwzhaij、Ginhcouh、Fangzcwngz daengj, hix miz vunzgoeng ciengxaeu.

【Gipaeu gyagoeng】 Cienz bi ndaej gipsou. 3~7 nyied dwg aen geiqciet hoengh aeu duz gyapbangx, ndonj haeuj laj daej haij yungh dietngaeu riengjvaiq ngaeudawz gyapbangx. Dawz noh okdaeuj, swiq byak seuq dak sauj, yungh siengfaex roxnaeuz aenlaz cang ndei, baexmienx deng fung'vaq.

【Go yw singqhingz】 Gyapbyuk yiengh luenz, luenz gyaeq, samgak daengj. Byak baihswix mboep, hung youh na; baihgvaz bingzbwd, loq iq di. Byak baihgvaz biujmienh loq mbouj bingz, miz saek mong, saek aeuj, saek cazhoengz, saek henj daengj, gengx miz gep gyaep caez sim, gij ndang iq de gyaep mbang youh byot, gij lai bi maj de gyaep na youh geng. Baihndaw biujmienh saek hau, henzbien mizseiz saek aeuj; caet ndongj, gatmienh baenzcaengz mingzyienj, na 2~10 hauzmij. Mbouj haeu, feih loq ndaengq.

【Singqheiq】Ndaengq, nit.

【Goengnaengz】Diuz lohhuj, cing hujdoeg, andingh cingsaenz, sanq giet. Yungh bae yw gyaeujngunh, daraiz, rwzokrumz, ninz mbouj ndaek, baeznou, ok hanh, ok hanhheu, raelaeuh, dawzsaeg lwed boedbaih, begdaiq roengz.

【Yunghfap yunghliengh】Gwn: Cienq raemx, 15~30 gwz; roxnaeuz haeuj ywyienz、ywsanq. Rogyungh: Habdangq soqliengh, nienj baenz mba saj roxnaeuz diuz oep gizdeng.

【Anqlaeh wngqyungh】

(1) Yw nyouh deih: Aen gyapsae (coemh mong) 150 gwz, nyouhlwgnyez 1500 hauzswngh cienq daengz 800 hauzswngh, faen 3 baez gwn.

(2) Yw veisonh lai gvaqbouh: Yungh gyapsae, byukmaeg'yiz gak 15 gwz, cezbeimuj 12 gwz, nienj baenz mba, moix ngoenz 3 baez.

(3) Yw ninz couh ok hanhheu, rumz haw gyaeuj in: Gyapsae、bwzsuz、fangzfungh gak 90 gwz, dubsoiq gvaq raeng, aeu laeuj diuh gwn 1 gwz, moix ngoenz 3 baez.

Gosuenqbuenz

【Laizloh】Dwg gij rag dagizgoh doenghgo gosuenqbuenz.

【Hingzyiengh】Go faexcaz, gig noix gyauzmuz. Ganj miz bwnnyungz raez saek byaex roxnaeuz bwn co. Dan mbaw doxdoiq maj; dakmbaw bihcinhhingz; mbaw wenj lumj naeng, yiengh gyaeq daengz yiengh gyaeq luenz raez, gig noix luenz raez, raez 7~15 lizmij, gvangq 4~7 lizmij, byai ngoemx roxnaeuz gip soem, goek luenz roxnaeuz loq miz di yiengh sim cix mbitngeng, laj mbaw saek mong hau, miz bwnnyungz dinj maeddeih. Valup lumj liengj maj youq laj goek gaenqmbaw;

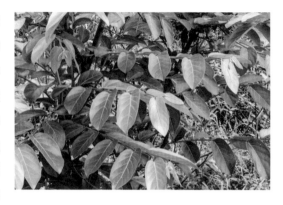

vaboux lai, va'ngoz 6 gep, yiengh luenz raez roxnaeuz raez youh luenz, baihrog miz bwnnyungz dinj, doengciengz miz 3 gep haemq gvangq, nyiuzboux 5~8 diuz; va'ngoz vameh 6 gep, yiengh gyaeq roxnaeuz yiengh gyaeq gvangq lij na, baihrog miz bwn'unq, 3 gep haemq gvangq, rongzceh lumj aen giuz. Mak miz dip lumj aen giuzbenj, miz 10~14 diuz mieng soh mbouj mingzyienj, miz bwn'unq.

【Faenbouh】Gvangjsih cujyau faenbouh youq Dwngzyen、Bingznanz、Gveigangj、Lingzsanh、Sangswh、Lungzanh、Lungzcouh、Denhdwngj.

【Gipaeu gyagoeng】Cienz bi ndaej gipaeu, swiq seuq, yungh singjsien roxnaeuz dak sauj.

【Goyw singqhingz】Rag yiengh luenzsaeu, saek cazhenj, yungzheih doekloenq, miz haemq lai faennga, byot yungzheih eujraek, mienhgoenq gyaengh naeng saek cazhenj, gyaengh faex saek henjhau, heiq noix, feih damh.

【Singqheiq】Cit、saep, bingz.

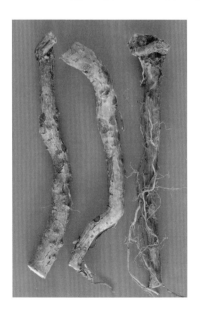

【Goengnaengz】Diuz lohhaeux, cawz caepdoeg, diuz lohhuj, doeng lohlungz. Yungh bae yw oksiq, fungcaep ndok in, deng cax deng dub sieng in, baezhangx, rongzva gyod, roengz begdaiq, ganhyenz.

【Yunghfap yunghliengh】Gwn: Cienq raemx, 6~9 gwz.

【Anqlaeh wngqyungh】

(1) Yw heuj in: Gosuenqbuenz mbaw habliengh, cienq aeu raemx, hamz riengx bak.

(2) Yw sinzmazcinj, sizcinj, baezmboq: Gosuenqbuenz habliengh, cienq raemx swiq gizdeng.

Mbawnimhenj

【Laizloh】Dwg gij mba dauzginhniengzgoh doenghgo mbawnimhenj.

【Hingzyiengh】Gofaex sang. Naeng faex bingzwenj, saek mong, baenz gep bok doek, nga oiq miz limq, miz bwn. Mbaw doiq maj; mbaw wenj, yiengh raez youh luenz roxnaeuz luenz raez, raez 6~12 lizmij, gvangq 3.5~6 lizmij, byai gip soem roxnaeuz ngoemx, goek gaenh luenz, henzmbaw caezcienz, gwnz mbaw loq co, laeng mbaw miz bwn; diuzmeg lumj bwnfwed. Va dan maj roxnaeuz 2~3 duj baiz baenz gij valup lumj liengj; diuz guenj va'ngoz yiengh lumj aen cung, miz bwn, gep va'ngoz gaenh luenz, mbouj miz gvicaek dek hai; limqva 4~5 dip, saek hau; nyiuzboux lai diuz; rongzceh laj vih, caeuq va'ngoz habmaj. Mak miz ieng lumj aengiuz, luenz lumj aen gyaeq roxnaeuz yiengh makleiz, byai miz ngozbenq sukyouq, nohmak saek hau caeuq saek henj, goekmak bizhung, baenz noh.

【Faenbouh】Cujyau canj youq Fuzgen、Daizvanh、Gvangjdungh、Haijnanz、Gvangjsih、Swconh、Yinznanz. Gvangjsih cujyau faenbouh youq baihnamz caeuq baihsae daengj.

【Gipaeu gyagoeng】Seizhah seizcou gipsou, yungh singjsien roxnaeuz cab dinj, dak sauj.

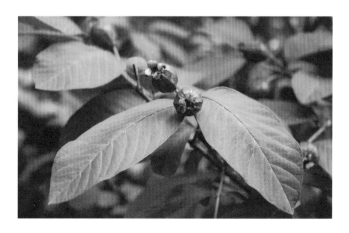

【Go yw singqhingz】Mbaw seiqcingq yiengh luenz raez daengz luenz gyaeq, lai nyaeuqgoz roxnaeuz deksoiq, raez 5~12 lizmij, gvangq 3~5 lizmij, byai luenz roxnaeuz loem dinj, goek ngoemx daengz luenz, henz mbaw caezcienz, gwnz mbaw saek henjdamh, mbouj miz bwn, laeng mbaw saek damhcazmong, miz bwn'unq dinj deih, cawjmeg caeuq henzmeg cungj doed hwnj, henzmeg youq giz gaenh bienmbaw lienz baenz bienmeg. Gaenqmbaw raez 3~6 hauzmij; lumj naeng cix byot, yungzheih eujraek. Ganj oiq benj miz seiq limq, miz bwnnyungz dinj deih. Heiq cingh rang, feih saep、loq van、haemz.

【Singqheiq】Haemz、saep, bingz.

【Goengnaengz】Doeng lohhaeux, diuz lohraemx, souliemx cij siq, cij lwed, cing huj gej doeg. Yungh bae yw oksiq, okleih, rueg, baeznong, baezfoeg, deng cax deng dub sieng in, ngwzdoeg haeb sieng, dawzsaeg lwed boedbaih.

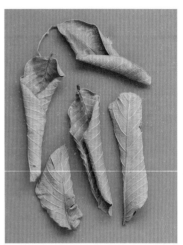

【Yunghfap yunghliengh】Gwn: Cienq raemx, 5~15 gwz, ndip yungh daengz 24~30 gwz; roxnaeuz nienj baenz mba. Rogyungh: Habdangq soqliengh, dubsoiq oep gizdeng; roxnaeuz goenj raemx swiq; roxnaeuz nienj baenz mba saj gizdeng; roxnaeuz hamz coegbak.

【Anqlaeh wngqyungh】

(1) Yw binghcangzyenz、okleih: Mbawnimhenj 30 gwz, cienq raemx gwn.

(2) Yw deng cax deng dub sieng in、cax sieng oklwed: Mbawnimhenj habliengh, dubsoiq oep gizdeng.

(3) Gaij gwn duhbap dengdoeg: Mbawnimhenj、bwzsuz (cauj)、naeng gonimhenj gak 9 gwz, raemx 500 hauzswngh cienq daengz 350 hauzswngh, ndoet gwn.

Anzmoedlwngj

【Laizloh】Dwg gij rag dagizgoh doenghgo go anzmoedlwngj.

【Hingzyiengh】Go faexca lai nga daengjsoh. Nga iq saek monggeq, miz bwnnyungz dinj saek byaex roxnaeuz saek henjgeq. Mbaw doxdoiq maj; gaenqmbaw miz bwnnyungz; dakmbaw yiengh samgak daengz gaeb samgak, miz bwnnyungz; mbaw yiengh luenz raez daengz yiengh gyaeq luenz raez roxnaeuz bihcinhhingz, gig noix yiengh gyaeq roxnaeuz yiengh gyaeq dauqdingq, raez 3~9 lizmij, gvangq 1~3.5

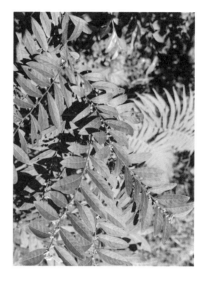

lizmij, byai ngoemx daengz gip soem, gig noix yiengh luenz, ciengz miz gyaeuj soem iq, goek yiengh limx daengz yiengh ngoemx, gwnz mbaw dan diuz meg cungqgyang miz bwnnyungz dinj roxnaeuz gaenh mbouj miz bwn, laeng mbaw saek faenjloeg, miz bwnnyungz dinj, henz meg 5~8 diuz, laeng mbaw mingzyienj. Va dan singq doengz go roxnaeuz mbouj doengz go, va iq, 2~5 duj baenz nyup maj youq goek gaenqmbaw; mbouj miz limqva; va'ngoz 6 gep, 2 lwnz; gij gaenqva vaboux saeq, doengciengz miz bwnnyungz, gep va'ngoz haemq na, yiengh luenz raez daengz gaeb luenz raez roxnaeuz yiengh gyaeq dauqdingq luenz raez, rog miz bwn'unq youh dinj youh mbang; nyiuzboux 3 diuz, hab maj baenz diuz saeu, mbouj miz rongzceh doiqvaq; gij gaenqva vameh miz bwn'unq deih, va'ngoz caeuq vaboux doxlumj, hoeng loq dinj youh na, song mbiengj cungj miz bwn. Mak miz dip yiengh benjgiuz, ciengz miz 8~10 diuz riz mieng soh mingzyienj, byai miz gij saeuva loq iet raez yiengh gengx sukyouq, miz bwnnyungz dinj maeddeih, aenmak sug seiz daiq saek hoengz. Ceh gaenh lumj aen mak, miz sam limq, saek hoengzgeq.

【Faenbouh】Cujyau canj youq Sanjsih、Ganhsuz、Gyanghsuh、Anhveih、Gyanghsih、Fuzgen、Daizvanh、Hoznanz、Gvangjsih、Gvangjdungh、Swconh、Gveicouh. Gvangjsih gak dieg cungj miz faenbouh.

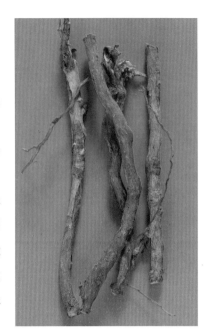

【Gipaeu gyagoeng】Seizcou vat aeu, gip gij labcab deuz, dak sauj.

【Go yw singqhingz】Rag lumj diuz saeu luenz, cizging 1~3 lizmij, byai miz riz ganj canzlouz, saek cazmong, naeng cocauq, gig yungzheih doekloenq, miz raiz soh caeuq dek vang; caet maenh, mbouj yungzheih eujraek; gatmienh saek damhcazhoengz. Heiq noix, feih saep.

【Singqheiq】Haemz、saep, nit.

【Goengnaengz】Doeng lohhaeux, diuz lohhuj, sou caep cij haenz, cing hujdoeg, cawz caepdoeg, cawz cieng doeg. Yungh bae yw okleih, oksiq, vuengzbiu, binghndatnit, nyouhcwng, roengz begdaiq, hozin, raembongz, seng lwg gvaqlaeng dungxin, heuj in.

【Yunghfap yunghliengh】Gwn: Cienq raemx, 15~60 gwz.

【Anqlaeh wngqyungh】

(1) Yw binghndatnit: Anzmoedlwngj 30 gwz, laeuj、raemx gak buenq cienq, youq fatbingh gaxgonq 2~3 diemjcung gwn.

(2) Yw roengz begdaiq lai, senglwg gvaqlaeng dungxin: Anzmoedlwngj、hoengzdangz gak 60 gwz, cienq raemx gwn.

Daih 15 Cieng   Yw Dwknon

Makbinhlangz

【Laizloh】Dwg gij ceh cingzsug cunghlijgoh doenghgo binghlangz.

【Hingzyiengh】Ganj daengjsoh, sang 10~30 mij, miz rizmbaw yiengh gengx mingzyienj. Mbaw baenz nyup maj youq dingj ganj, raez 1~2 mij, bwn dingzlai, song mbıengj mbouj miz bwn, gij fwed gyaenghgwnz hab maj, dingj byai miz riz heuj dek mbouj gvicaek. vaboux vameh doengz go, valup lai faennga, diuz sug valupcoekcangq at benj; vaboux iq, mbouj miz gaenq, doengciengz dwg dan maj, gig noix baenz doiq maj, va'ngoz yiengh gyaeq, raez mbouj daengz 1 mij, limqva yiengh luenz raez, nyiuzboux 6 diuz, vasei dinj, vasei dinj, doiqvaq nyiuzmeh 3 diuz, lumj diuz sienq;

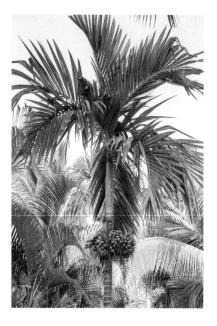

vameh haemq hung, gep va'ngoz yiengh gyaeq, limqva gaenh yiengh luenz, doiqvaq nyiuzboux 6 diuz, hab maj, rongzceh yiengh luenz raez. Aen mak yiengh luenz raez roxnaeuz yiengh gyaeq lumj aen giuz, raez 3~5 lizmij, saek henjhoengz, naeng mak na, miz cenhveiz; ceh yiengh gyaeq, goek bingz.

【Faenbouh】Cujyau canj youq Haijnanz、Yinznanz、Fuzgen、Daizvanh.

【Gipaeu gyagoeng】Seizcin satbyai daengz seizcou haidaeuz gipaeu aen mak geq le, yungh raemx cawj le, cawzbae naengmak, aeu gij ceh okdaeuj, dak sauj.

【Goyw singqhingz】Ceh yiengh benj giuz roxnaeuz luenzliem, sang 1.5~3.5 lizmij, lajdaej cizging 1.5~3.5 lizmij; saek cazhenjdamh daengz saek cazhoengzdamh; miz gij raizmieng yiengh muengx loq moep, lajdaej cungqsim miz gij conghngveih yiengh luenz moep doxroengz, hangxhenz miz gij cehndw lumj

rizmai mingzyienj, genq, mbouj
yungzheih deksoiq; fatmienh yawj
ndaej raen gij naengceh saek ndaem
naeng caeuq gij raizva yiengh
rindalijsiz nem gij cijdai saek hau
doxcab haenx. Heiq noix, feih saep、
loq haemz.

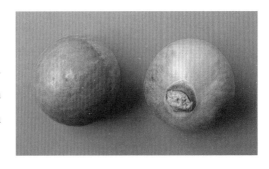

　【Singqheiq】Haemz、manh, ndat.

　【Goengnaengz】Doeng lohhaeux, cawz ciengdoeg, gyaep non. Yungh bae yw
ndawsaej nongeiqseng, okleih, comzcwk, binghndatnit.

　【Yunghfap yunghliengh】Gwn: 3~9 gwz; caenh dehbenj, nonhinggep, 30~60
gwz.

　【Anqlaeh wngqyungh】

　(1) Yw bingh dehnon: Makbinhlangz 6 gwz, laeuj 800 hauzswngh, cienq baenz
400 hauzswngh, faen 2 baez gwn.

　(2) Yw lwgnyez deng nondeh nanz mbouj ndei: Makbinhlangz 2 aen, yiengyenz
(coemh) 3 diuz, ceh gorenh 5 aen, nienj baenz mba, baez gwn 1.5 gwz, simhoengq
cienq gij rag naeng gofaexrenh dang soengq gwn.

　(3) Yw gak cungj non youq mbawdungx, haujlai nanz bingh mbouj ndei:
Makbinghlangz (bauq) 25 gwz, nienj baenz mba, moix gwn 6 gwz, aeu coeng、
dangzrwi cawj dang diuz gwn.

Dauhngam

　【Laizloh】Dwg gij mbaw swjginhswjgoh doenghgo dauhngam.

　【Hingzyiengh】Go faexcaz benz hwnjsang. Nga iq gaenh yiengh saeu
seiqfueng, saek monghenjgeq, miz cauz raez, miz bwnnyungz saek cazhenj caeuq
gyaep saek makdoengj. Mbaw doiq maj roxnaeuz gaenh doiq maj; gaenqmbaw miz

gyaep roxnaeuz miz bwn; mbaw lumj ceij
na, yiengh luenz raez daengz bihcinhhingz
gvangq, raez 12~16 lizmij, gvangq 4.8~7.3
lizmij, byai ciemh liem, goek yiengh limx,
henz mbaw wenj, song mbiengj loq cocauq,
baihlaeng miz gyaep saek henjgeq roxnaeuz
saek henj makdoengj. Valup lumj rienghaeux,
cungjsug miz gyaep; baubenq iq yiengh sienq;
va saek henjhau; va'ngoz lumj aencung,
rog miz gyaep caeuq bwnco, ndawde miz
aen gengxbwn saek makgengx henj youh
miz ronghlwenq; limqva yiengh gyaeq
dauqdingq raez; nyiuzboux 8 diuz, vasei yiet
ok ngozbenq; aen rongzceh luenz sang. Aen mak luenz raez, miz gepgyaep saek henj
roxnaeuz saek henj lumj makdoengj, miz 4 diuz fwed, fwed cingzsug le saek hoengz
roxnaeuz saek hoengzaeuj.

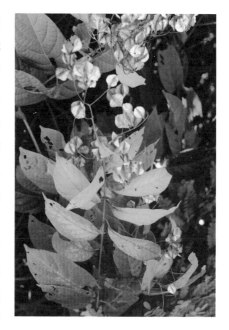

【Faenbouh】Cujyau canj youq Gyanghsih、Huznanz、Gvangjdungh、
Gvangjsih. Gvangjsih cujyau faenbouh youq Ginhsiu、Laizbinh、Liujcouh、
Sanhgyangh、Lungzswng、Hingh'anh、Linzgvei、Yangzsoz daengj.

【Gipaeu gyagoeng】Seizcou gvaq le gipaeu, cab gep, dak sauj.

【Go yw singqhingz】Mbaw yiengh luenz raez, bihcinhhingz gvangq, lumj gyaeq
dauqdingq luenz raez roxnaeuz yiengh gyaeq, saek henjloeg, raez 10~20 lizmij, gvangq

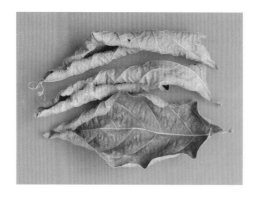

4.8~7.3 lizmij, byai ciemh soem, goek
yiengh limx roxnaeuz luenz ngoemx,
henzmbaw caezcienz, song mbiengj
mbouj miz bwn cix cocauq, roxnaeuz
youq gwnz meg baihlaeng miz bwn co,
youq laj gingqcuengqhung yawj ndaej
raen miz diemj raiz iq yiengh luenz saek
hau doedhwnj, baihlaeng miz gyaep saek

henjgeq roxnaeuz saek hen lumj makdoengj, meggyang doedhwnj, meghenz miz 6~7 doiq, ndaw ngemeg miz bwn co baenznyup; gaenqmbaw miz cauz, miz bwn roxnaeuz miz gyaep. Mbaeu, mbouj haeu, feih cit.

【Singqheiq】 Van、cit、haemz, bingz.

【Goengnaengz】 Diuz lohhaeux, gyaep non, gej doeg. Yungh bae yw binghnondeh, binghdehbenj, feizcoemh raemxgoenj log sieng.

【Yunghfap yunghliengh】 Gwn: Cienq raemx, 10~18 gwz.

【Anqlaeh wngqyungh】

(1) Yw binghnondeh, binghdehbenj: Dauhngam mbaw 18 gwz (mbaw ndip 30 gwz), cienq raemx 2 baez, dungxbyouq gwn.

(2) Yw feiz coemh raemxgoenj lod sieng: Dauhngam mbaw ndip habliengh, daem yungz, diuz raemx reiz cat gizdeng.

Raetleizvanz

【Laizloh】 Dwg gij raet dohgungjgingoh cinhgin raetleizvanz.

【Hingzyiengh】 Dwg gij doxgaiq naeuh le maj ok gij loih raet, ngveihraet doengciengz dwg mbouj gvicaek lumj giuz, lumj gyaeq roxnaeuz baenz ndaek, biujmienh saek henjgeq, saek ndaem henjgeq daengz saek ndaem, miz riz raiz saeq, baihndaw saek hau daengz labhau, loq niu. Ceh saeddaej mbouj yungzheih raen.

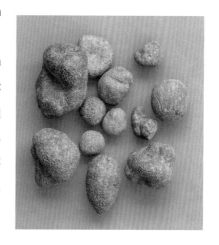

【Faenbouh】 Cujyau canj youq Ganhsuz、Gyanghsuh、Cezgyangh、Hoznanz、Huzbwz、Gvangjsih、Gvangjdungh、Swconh、Yinznanz、Gveicouh daengj. Gvangjsih gak dieg cungj miz faenbouh.

【Gipaeu gyagoeng】 Lai youq seizcou gipsou. Genj gij go'ndoek mizbingh nye mbaw reuqhenj de, vat aeu lajgoek maj gij ngveih raetleizvanz haenx, swiq seuq, dak sauj.

【Go yw singqhingz】Raet yiengh loih giuz roxnaeuz baenz ndaek mbouj gvicaek, cizging 1~3 lizmij; saek henjgeq roxnaeuz saek monggeq, miz raiz saeq lumj muengx loq doedhwnj; maenhsaed, mbouj yungzheih dekvaih; mienh raemj mbouj bingz, saek hau roxnaeuz saek monghenj, lumj faenj roxnaeuz baenznaed, itbuen miz gij raiz yiengh rindaihleix saek cazhenj. Mbouj miz heiq haeu, feih loq haemz, nyaijde loq roxnyinh miz ngveih, loq daiq niu, nyaij nanz le mbouj miz nyaq.

【Singqheiq】Haemz, nit.

【Goengnaengz】Doeng lohhaeux, gaj non. Yungh bae yw bingh ndawsaej nongeiqseng, lwgnyez baenzbam.

【Yunghfap yunghliengh】Gwn: 9~30 gwz, mbouj haeuj yw cienq, itbuen nienj mba gwn. Moix baez 3~7 gwz, gwn ngaiz le aeu raemxraeuj diuz gwn, moix ngoenz 3 baez, lienz gwn 3 ngoenz.

【Anqlaeh wngqyungh】

(1) Yw binghdehbenj: Raetleizvanz 15 gwz, hungzbwzwcouj、makbinghlangz gak 6 gwz. Sien aeu song feih yw doeklaeng aeu raemx cienq 2 baez heuz yinz, doeklaeng gya haeuj mba raetleizvanz, gyanghaet gwn 1 baez, lwgnyez aenq liengh gemj gwn.

(2) Yw binghnondeh, binghnonraez, binghdehbenj: Raetleizvanz、yunghginz gak 30 gwz, dubsoiq baenz mba saeq, moix gwn 2 gwz, cawj haeuxfiengj dungxnyouq gwn, haet haemh gag gwn 1 baez.

(3) Siu gam gaj non: Raetleizvanz、gaeucijginh (bauq, bae byak)、duzgvaenghhag、nohfeiswj、makbinhlangz gak daengjliengh, nienj baenz mba, moix gwn 3 gwz, haeuxcuk ndat soengq gwn, gwn cij gaxgonq gwn.

Gogaeucaengz

【Laizloh】Dwg gij ceh vuzdungzgoh doenghgo gogaeucaengz.

【Hingzyiengh】Gofaex sang. Byakfaex saekndaemgeq, nga iq seiz loq miz bwn lumj ndaundeiq. Mbaw doxdoiq maj; mbaw wenj naeng mbang, yiengh raez youh luenz roxnaeuz luenz raez, raez 8~25 lizmij, gvangq 5~15 lizmij, byai gip liem roxnaeuz ngoemx, goek luenz roxnaeuz ngoemx, song mbiengj cungj mbouj miz bwn. Valup luenzliem maj youq byai go roxnaeuz maj youq laj goek gaenqmbaw, sanq youq, miz bwnnyungz dinj; va dan singq; mbouj miz roujva; va'ngoz saek damhhoengz, lumj aen cung, baihrog miz bwnnyungz dinj, 5 riz dek, mbaw dek yiengh diuz bihcinhhingz, byai ciemh soem caemhcaiq goz yiengq baihndaw, youq giz byai doxnem, caeuq gij aendoengz va'ngoz lumj aen cung raez doxdoengz; vaboux haemq lai, gaenq nyiuzboux nyiuzmeh vangoz, mbouj miz bwn, ywva saek henj; vameh haemq noix, loq hung,

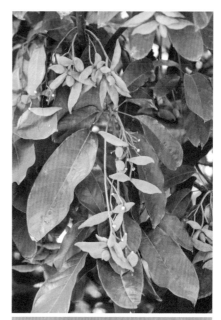

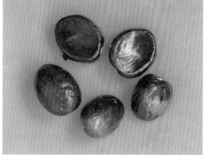

rongzceh luenz lumj aen giuz, miz 5 diuz raiz mieng, miz bwn maeddeih, saeuva goz, gyaeujsaeu miz 5 riz dek feuz. Mak miz dip saek nding, baenz naeng na, lumj aen gyaeq luenz raez, byai miz bak, moix aen mak miz 1~4 naed ceh. Ceh yiengh luenz raez roxnaeuz yiengh raez youh luenz, saek ndaemhenjgeq.

【Faenbouh】Gvangjsih cujyau faenbouh youq Denhngoz、Lingzyinz、Nazboh、Lungzcouh、Ningzmingz、Yunghningz、Majsanh、Yungzyen daengj.

【Gipaeu gyagoeng】Seizcou gipaeu aen mak sug, dak sauj daengz aen mak dekhai, dawz ceh okdaeuj dak sauj.

【Go yw singqhingz】Ceh yiengh luenz raez, saek ndaemhenjgeq roxnaeuz amqhoengz, cizging daih'iek 1.5 lizmij. Heiq noix, feih cit.

【Singqheiq】Van, raeuj.

【Goengnaengz】Doeng lohhaeux, gaij doeg gaj non. Yungh bae yw dungxsaej miznon (bingh ndawsaej nongeiqseng), rueg.

【Yunghfap yunghliengh】Gwn: Cienq raemx, 6~8 aen; roxnaeuz nienj baenz mba. Rogyungh: Habdangq soqliengh, coemh baenz danq nienj baenz mba diuz cat saejndw.

【Anqlaeh wngqyungh】

(1) Yw ndaw dungx duzdeh gung hwnj gwnz, laj sim in haenq yaek dai, gwnznaj miz raizhau: Gogaeucaengz、cehvalahbah gak 7 aen, cienq raemx gwn.

(2) Yw dungx fan rueg, gwn roengz couh rueg, roxnaeuz haet gwn haemh rueg, haemh gwn haet rueg: Gogaeucaengz 7 aen, coemh baenz danq nienj mienz, moix ngoenz aeu laeuj cienq gwn, gwn liux couh ndei.

(3) Yw raembongz in: Gogaeucaengz 7 aen, aeu laeuj cienq gwn.

Swjginhswj

【Laizloh】Dwg aen mak swjginhswjgoh doenghgo swjginhswj.

【Hingzyiengh】Go faexcaz benz hwnjsang. Nga oiq miz bwn'unq dinj saek cazhenj. Gaenqmbaw mbouj miz hothoh, youq mbaw loenq gvaqlaeng sukyouq; mbaw mizciz, yiengh gyaeq roxnaeuz luenz raez, raez 5~11 lizmij, gvangq 2.5~5.5 lizmij, byai ciemh soem, goek luenzngoemx, biujmienh mbouj miz bwn, laeng mbaw mizseiz miz di bwn'unq saek cazhoengz. Valup lumj riengzhaeux maj youq byai go cujbaenz gij valup yiengh liengj; va song singq; baubenq yiengh gyaeq daengz bihcinhhingz lumj sienq, miz bwn; diuzguenj va'ngoz miz bwn'unq saek henj, heujngoz 5 gep; limqva 5 dip, byai luenzngoemx, haidaeuz saek hau, doeklaeng bienq saek damhhoengz; nyiuzboux 10 diuz, 2 lwnz, mbouj doed ok rog roujva; rongzceh roengz vih. Aenmak lumj aen gyaeq, soem dinj, mboujmiz bwn, miz 5 diuz limq soem mingzyienj, mak geq le naeng rog byot mbang, yienh'ok saek heundaem roxnaeuz saekmaklaeq.

【Faenbouh】Cujyau canj youq Saenamz digih caeuq Gyanghsih、Fuzgen、Daizvanh、Huznanz、Gvangjdungh、Gvangjsih daengj. Gvangjsih cujyau faenbouh youq Nanzningz、Yilinz、Gveilinz daengj.

【Gipaeu gyagoeng】Seizcou mak bienq geq seiz gipaeu, cawz bae labsab, dak sauj.

【Go yw singqhingz】Aen mak yiengh luenz raez roxnaeuz luenz gyaeq, miz 5 diuz limq soh, mizseiz miz 4~9 diuz limq, raez 2.5~4 lizmij, cizging daih'iek 2 lizmij; biujmienh saek ndaemhenjgeq daengz saek aeujhenjgeq, wenj, loq miz rongh, byai gaeb soem, goek luenzngoemx, miz riz gaenqmak yiengh luenz mingzyienj; caet genq; mbiengj vangcab lai yienh'ok hajgaksing, limq nyukrog naeng haemq na, cungqgyang hoengq yiengh luenz. Ceh yiengh luenz raez roxnaeuz lumj lwgrok, raez daih'iek 2 lizmij, cizging daih'iek 1 lizmij, saek hoengzhenjgeq roxnaeuz ndaemhenjgeq, miz dingzlai raiz nyaeuq soh; ceh naeng mbang, yungzheih bokliz;

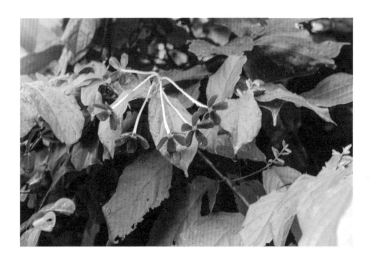

mbawlwg 2 mbaw, saek hau, miz youz, mbiengj goenq miz raiz dek. Heiq loq rang, feih loq van.

【 Singqheiq 】 Van, ndat, miz doeg noix.

【 Goengnaengz 】 Diuz lohhaeux, gaj non. Yungh bae yw okleih, oksiq, bingh ndawsaej nongeiqseng, gwn mbouj siu, lwgnyez baenzgam.

【 Yunghfap yunghliengh 】 Gwn: Cienq raemx, 6~15 gwz.

【 Anqlaeh wngqyungh 】

(1) Yw lwgnyez duzdeh haeb in, bak haiz myaizsaw: Swjginhswj (duet bae nyuk) 12 gwz, nienj gig saeq, aeu haeuxcuk diuz, moix ngoenz banhaet dungxbyouq gwn.

(2) Yw lwgnyez baenz gamdeh: Swjginhswj (gwnz vax ceuj baenz mba) 10 aen, cehgorenh (bauqguh, cawzbae ngveih) 5 aen, ganhcauj (raemxmbei cimq hwnz ndeu)、bwzvuzyiz gak 3 gwz, nienj baenz mba, moix gwn 3 gwz, cienq raemx gwn.

(3) Yw bingh nondeh: Swjginhswj nienj baenz mba, aeu raemxreiz diuh gwn 3 gwz.

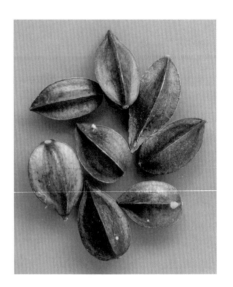

Daih 16 Cieng   Yw Rogyungh

Gosamcienzsam

【Laizloh】Dwg gij rag yinghsuzgoh doenghgo Gosamcienzsam.

【Hingzyiengh】Caujbwnj, daengx go daiq miz faenjhau, deng raek le miz raemxhenj lae okdaeuj. Ganj luenz sang, ndaw gyoeng, saek loeg, mizseiz daiq saek aeujhoengz. Dan mbaw doxdoiq maj; mbaw gvangq yiengh gyaeq roxnaeuz gaenh luenz, raez 5~27 lizmij, gvangq 5~25 lizmij, lai faenjhau, daih'iek ok meg bingzciengz miz 5 diuz, henz mbaw lumj raemxlangh roxnaeuz lumj riz faenzheuj. Valup luenzliem hung; baubenq gaeb bihcinhhingz; va'ngoz gaeb lumj aen gyaeq dauqdingq luenz raez, saek henjhau; nyiuzboux 24~30 diuz; rongzceh lumj aen gyaeq dauqdingq, gaeb lumj aen gyaeq dauqdingq roxnaeuz dauj bihcinhhingz. Mak miz dip, dauj bihcinhhingz, benjbingz, baihrog miz faenjhau. Ceh yiengh giuz. Ceh naeng lumj rongzdoq, miz gij doxgaiq lumj roujgaeq doed hwnj.

【Faenbouh】Cujyau canj youq Gyanghsih、Cezgyangh、Anhveih、

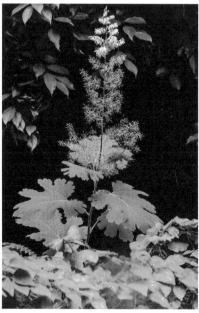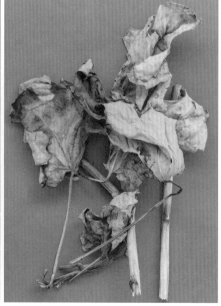

Gyanghsuh. Gvangjsih cujyau faenbouh youq Sanhgyangh、Lungzswng、Swhyenz、Cenzcouh、Hingh'anh、Fuconh、Cauhbingz、Canghvuz、Cwnzhih、Bingznanz.

【Gipaeu gyagoeng】Cienz bi cungj ndaej gipaeu, swiq seuq, cab baenz gep roxnaeuz cab baenz gyaengh dinj, dak sauj.

【Go yw singqhingz】Rag, ganj bizcoek. Ganj yiengh luenzsaeu, ndaw gyoeng, biujmienh saek hau, yungzheih eujraek, mbaw oiq goenq le miz raemx cij henj lae okdaeuj. Mbaw dan doxmaj, miz gaenqmbaw, gaenqgoek loq suek ganj; mbaw yiengh gyaeq gvangq roxnaeuz gaenh luenz, raez 13~30 lizmij; gvangq 12~25 lizmij, 7~9 riz dek lumj fajfwngz, henz mbaw dek yiengh raemxlangh roxnaeuz miz faenzheuj lumj raemxlangh. Valup luenzliem. Mak miz dip, gaeb lumj aen gyaeq dauqdingq roxnaeuz daujbihcinhhingz cix benjbingz, duiq roengzlaj. Ceh 4~6 naed.

【Singqheiq】Haemz、manh, nit, miz doeg haenq.

【Goengnaengz】Cing caep ndat doeg, gaj non cij in. Yungh bae yw deng cax deng dub sieng in, baeznong, baezfoeg, baeznong, sizcinj, ngwzdoeg haeb sieng, gyak, nyan, dizcungzsing yinhdauyenz caeuq ndaeng baenzbaez, fungcaep hothoh in, heujndungj in.

【Yunghfap yunghliengh】Rogyungh: Habdangq soqliengh, dubsoiq oep gizdeng; roxnaeuz goenj raemx roemz swiq, roxnaeuz nienj baenz mba diuz oep gizdeng.

【Anqlaeh wngqyungh】

(1) Yw baezyak, baezcueng, binghnaenghau, denggujdoeg, raemx doeg: Gosamcienzsam、gobwzcangcingh、daeuh gosanggaeq gak daengjliengh, nienj baenz mba oep gizdeng.

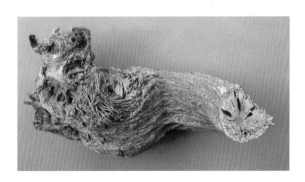

(2) Yw galaj biuxnaeuh: Gosamcienzsam habliengh cienq raemx swiq, linghvaihh yungh 2 mbaw, ndawde geb begdangz, cuengq ndaw rek naengj geij faen cung, aeu ok diep gizdeng, ngoenz vuenh 1 baez; gosamcienzsam (rag ndip) 1000 gwz, cienq raemx noengz, diuz youzlabcuk cat seiqhenz bak naeuh, baihrog aeu baengzsa daeuj suek baksieng.

(3) Yw raemx, feiz log sieng: Gosamcienzsam habliengh, nienj baenz mba, yungh youzfaiq diuz cat gizdeng.

Gaeunguenx

【 Laizloh 】Dwg Majcenzgoh doenghgo go gaeunguenx gij bouhfaenh gwnz namh.

【 Hingzyiengh 】Gogaeu. Ngeiq wenj, nga oiq miz limq raez soh. Dan mbaw doiq maj, miz gaenq dinj; mbaw yiengh gyaeq luenz raez daengz yiengh gyaeq bihcinhhingz, raez 5~12 lizmij, gvangq 2~6 lizmij, byai ciemh soem, goek yiengh limx roxnaeuz gaenh luenz, henzmbaw caezcienz. Valup lumj liengj lai maj youq byai go, sam ca faennga, baubenq 2 gep, yiengh dinj samgak; va'ngoz 5 dip, faenliz; va iq, saek henj, roujva yiengh aenlaeuh, byai dek 5 riz, ndaw de miz diemjraiz saek

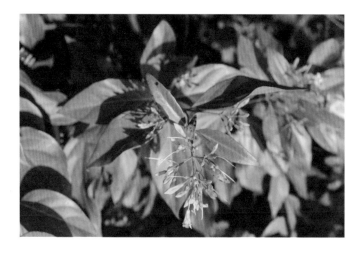

damhhoengz, dekbenq yiengh aen gyaeq, byai soem, beij doengzva dinj; nyiuzboux 5 diuz; rongzceh youq gwnz, 2 aen fuengz, saeuva lumj sei, gyaeuj saeu 4 riz dek. Mak miz dip yiengh lumj aen gyaeq luenz raez, duiq doxroengz, goek miz va'ngoz sukyouq, naeng mak mbang lumj naeng. Ceh yiengh luenz raez, miz nok lumj oen doed hwnj, henz mbaw miz fwed.

【Faenbouh】Cujyau canj youq Gvangjdungh、Gvangjsih、Fuzgen、Cezgyangh、Yinznanz、Gveicouh. Gvangjsih gak dieg cungj miz faenbouh.

【Gipaeu gyagoeng】Cienz bi cungj ndaej gipaeu, cab baenz gep, dak sauj roxnaeuz yungh singjsien.

【Go yw singqhingz】Ganj yiengh luenz sang, naeng rog saek henjmong daengz saek henjgeq, ndaw riz mieng laeg caeuq gehdek vang; ganj oiq haemq ngaeuz, saek henjheu roxnaeuz saek hoengzhenj, miz riz raiz saeq caeuq gij conghnaeng baenz diemj doedhwnj yiengh luenz raez soh; hothoh loq bongz hung, yawj ndaej raen gij riz gaenqmbaw; caet genqmaenh, mbouj yungzheih eujraek; mienhgat mbouj caezcingj, gyaenghnaeng saek cazhenj roxnaeuz cungqgyang hoengq. Mbaw nyaeuq mbouj gvicaek, gij caezcingj de mbehai yiengh gyaeq roxnaeuz yiengh gyaeq

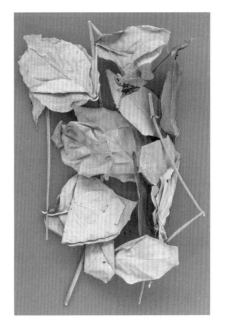

bihcinhhingz, raez 4~8 lizmij, gvangq 2~4 lizmij, byai ciemh soem, goek yiengh limx roxnaeuz luenz ngoemx, gwnz mbaw saek mongloeg daengz damhhenjgeq, baihlaj saek haemq damh. Heiq noix, feih loq haemz, miz doeg.

【Singqheiq】Haemz、manh, ndat, miz doeg haenq.

【Goengnaengz】Doeng lohlungz, lohhuj, cawz fungdoeg, siu foeg cij in. Yungh bae yw fungcaep ndok in, deng cax deng dub sieng in, baeznou, sizcinj, baeznong, baezfoeg, baezndip, sinzgingh in.

【Yunghfap yunghliengh】Gwn: Cienq raemx, 0.1~0.2 gwz. Rogyungh:

Habdangq soqliengh, dubsoiq oep gizdeng, roxnaeuz cienq goenj raemx swiq gizdeng.

【 Anqlaeh wngqyungh 】

(1) Yw nyan: Sunghyangh、yungzvangz gak 4~5 gwz, meizben 1.2 gwz, gaeunguenx、bwzcij、cinghdaih、vujbeiswj、majcenzswj、byukngwz gak 0.6 gwz, nienj baenz mba, caeuq youzlabcuk yungzvaq guh baenz ywgau diep.

(2) Yw baeznong foegdoeg: Aeu gaeunguenx 120 gwz, vangzdangz 15 gwz, dubsoiq oep gizdeng.

(3) Yw baezhaem: Aeu gaeunguenx habliengh, nienj baenz mba, aeu fanzswlinz diuzyinz, guh baenz ywgau oep gizdeng.